图解手术配合丛书

总主编 龚仁蓉 李继平 李 卡

图解泌尿外科手术配合

主 编 赖 力 卢一平 莫 宏

U0252374

科学出版社

北京

内 容 简 介

本书系《图解手术配合丛书》之一,全书共 18 章。主要包括泌尿外科常见手术与手术配合,基本按照手术用物准备、手术体位、消毒铺巾、手术配合及特殊关注点的顺序予以介绍。重点突出手术配合部分,对手术步骤配以解剖、器械及具体操作的图解,循序渐进,图文并茂。本书作者均来自于临床一线,所介绍的手术方式及术中配合技巧也来源于临床经验的总结,并得到了临床医师的指导。全书强调整体护理观念,关注手术配合技能,为高质量的手术配合提供全面的解决方案。

本书既适合于初入手术室工作的人员,也可供有一定手术室工作经验的人员阅读。既可用于手术室护士的三基三严培训,也可作为手术室教学教师备课的参考书。

图书在版编目(CIP)数据

图解泌尿外科手术配合/赖力,卢一平,莫宏主编. —北京:科学出版社. 2015.5
(图解手术配合丛书/龚仁蓉,李继平,李卡主编)

ISBN 978-7-03-044397-7

Ⅰ. 图… Ⅱ. ①赖… ②卢… ③莫… Ⅲ. 泌尿系统外科手术-图解 Ⅳ. R699-64

中国版本图书馆 CIP 数据核字(2015)第 107388 号

责任编辑:戚东桂 孙岩岩 / 责任校对:张怡君 刘亚琦
责任印制:李 彤 / 封面设计:范璧合

科学出版社 出版
北京东黄城根北街 16 号
邮政编码:100717
http://www.sciencep.com
北京凌奇印刷有限责任公司 印刷
科学出版社发行 各地新华书店经销

*

2015 年 5 月第 一 版 开本:787×1092 1/16
2023 年 4 月第六次印刷 印张:39 1/2
字数:938 000

定价:118.00 元
(如有印装质量问题,我社负责调换)

《图解手术配合丛书》编委会

总主编 龚仁蓉　　李继平　　李 卡

编 委（按姓氏汉语拼音排序）

马慧
倪禾丰
彭巧
邱姝婷
宋珍
汤红梅
唐英
涂雪花
王静
温娜
吴若梅
向雯
谢敏
徐淑芳
阳光
杨立惠
余小兰
曾维渝
张天笑
郑丹
钟玲
朱道珺

罗红英
莫宏
潘昕茹
戚齐
宋敏
谭永琼
唐庆
田延利
王慧
魏美辰
吴非
向瑜
谢利莉
鄢伟霄
杨红
叶群
曾昌娅
张妮
赵秀梅
植路君
朱燕

罗春蓉
马悦
牛玲岚
蒲文彬
帅文辉
谭玲
唐玲
田蕾蕾
汪丽英
王仁秋
文艳琼
夏青红
谢静
徐静
许宁惠
杨婷
杨小蓉
袁琦
张译
赵迪芳
郑艳
朱炜
邹世蓉

罗媛
马利
宁芳
彭铄
石伊潇
覃燕
汤宁
田清
万莉
王敏
文波
吴雪霖
肖小潇
谢江英
徐小凤
杨茜
杨思悦
袁凤
张燕
张祥蓉
郑静
周俊英
朱晓燕

《图解泌尿外科手术配合》编写人员

主　编　赖　力　　卢一平　　莫　宏

副主编　李　霞　　李　蓉　　罗　媛

编　者（按姓氏汉语拼音排序）

巴学园	陈忠兰	杜玉芳	段秀丽
冯　璐	高丽川	郭　晖	郭祖艳
侯　林	侯小波	胡　雯	黄中力
金　晶	敬凤君	赖　力	李　蓉
李　霞	廖安鹊	廖邦华	刘　莲
刘华英	刘嘉铭	刘晓曦	刘昕月
刘元婷	刘振华	刘志洪	卢一平
罗　娜	罗　媛	莫　宏	石伊潇
宋　敏	田蕾蕾	王　维	魏美辰
文春玉	许　娟	岳　轩	张　燕
张祥蓉	赵秀梅	朱道珺	朱育春

绘　图　巴学园　　廖安鹊　　刘昕月　　罗　媛

　　　　　莫　宏　　王　维　　朱道珺

《图解手术配合丛书》序

护理成为一级学科以后对临床护理专业化发展提出了更高的要求。作为涉及范围广、专科特点强、技术含量高的手术护理成为国家卫生和计划生育委员会提出的首批专科护理建设的专业护理领域。随着医疗亚专业的细化和发展，医疗器材、微创技术在外科得以迅速发展，使疾病治疗能在创伤最小、住院时间最短、术后生命质量最佳的状态下完成，与此同时，围手术期的护理也面临专业护理技术精细化的更大挑战。

如何在短期内有效提升各级医院手术室护理人员的专业服务能力，成为我国各级医院护理管理需要解决的重要任务。《图解手术配合丛书》是以国家卫生方针政策为依据，以满足社会患者手术需求为立足点，以提升我国各级医院手术护理专业人才专科服务能力、促进外科手术护理学科人才专业化发展需求为切入点而进行组织编写的实用性与学术性并重的医院手术护理指南。

近年来，手术技术发展日新月异，技术的进步对手术室护士的专业技能与手术配合也提出了更高的要求。为了帮助各级手术护理人员适应现有手术技术的发展，提升护士手术配合质量，保证患者安全，由四川大学华西医院牵头组织编写了本套丛书。丛书有如下特点：①图文并茂，易于理解，适用于各级医院手术护理人员。②深入浅出，既有操作层面的手术操作步骤与程序，又有手术护理发展的理论基础，对各级手术护理人员均有较强的指导作用。③内容覆盖面广。根据不同医院手术范围和特点，丛书涉及全国医院手术室开展的绝大多数手术类型，包括普外科、骨科、神经外科、泌尿外科、心血管外科、胸外科、耳鼻咽喉-头颈外科、眼科和妇科。④编写队伍实力雄厚，编委均是来自全国各大医院的手术室护理专家和教育专家，具有丰富的临床手术配合技能及专科护理理论知识。⑤编写立足手术护理实践，注重手术护理新业务、新技术发展前沿，为广大手术护理人员提供了可持续发展的实践指导。⑥强调医护配合，在手术配合理念、步骤等内容编写过程中，得到外科各专业医疗专家亲自指导、修改和完善，使丛书更具学科建设价值和手术护理实践操作价值。

　　本套丛书具有很强的指导性、实用性和便捷性，对手术室护理同仁，特别是各专科的护理配合工作有重要的参考价值。希望《图解手术配合丛书》能成为各级医院手术室护理人员全面、系统的工具书，在持续提升全国手术专科护理人员专业能力方面做出积极贡献。

中华护理学会副理事长
四川大学华西医院护理学科主任
四川大学华西医院博士生导师
李继平教授
2014 年 12 月

前　言

在临床工作中，一台手术的成功与否，除了医生具有坚实的医学基础及过硬的外科手术技术外，还需要手术室护士与手术医师、麻醉医师之间良好的协调配合。泌尿外科手术专科性强，术式多样，各种腔镜及腔道手术特别多，术中涉及的专科仪器设备及器械复杂多变，这给泌尿专业组护士提出了更高的要求。基于以上构思，本书从泌尿外科专业护士和手术医师角度出发，详细描述并图解泌尿外科手术操作的每一个步骤、医师操作要点、护士配合要点及特殊关注点，使医护同步理解并完成手术的每一个细节，高质量地完成每一台手术配合。

本书图文并茂，用文字加图片的方式详尽解读手术配合的过程。全书对泌尿系统解剖、体位、手术配合步骤进行图解，对临床护理操作具有指导意义。同时针对泌尿外科专科仪器设备及器械多的特点，本书在手术器械的配置、腔镜器械的构造及清洗消毒灭菌管理、腔镜器械常见的故障及预防方法、专科仪器设备的安全使用管理等方面进行了专门的讲解，具有非常强的临床实用性，是手术室护理人员尤其是泌尿专科护士必备的参考书。

感谢四川大学华西医院泌尿外科的魏强、王佳、李响、王坤杰、董强、沈宏、林涛、张朋、曾浩、韩平等教授，感谢你们在本书的编写过程中为我们提供了许多泌尿外科方面的专业知识和图片资料。感谢主编卢一平教授为撰写本书所付出的辛勤劳动，除了撰写大量的章节外，卢一平教授还在百忙之中对本书进行了仔细审阅和校改。感谢黄智慧老师对负责本书绘图人员的培训，感谢负责绘图的巴学园、莫宏、刘昕月、罗媛、王维、廖安鹊、朱道珺、刘建老师，正是由于你们无私的奉献，我们才有了书中大量的解剖图、手术器械图和手术插图。感谢泌尿专业的全体同事，在你们的支持和帮助下，我们顺利完成了本书的编写工作。

编　者
2014 年 11 月

目　录

上篇　总　论

下篇　各　论

上篇 总 论

第一章 泌尿外科的发展现状和展望

泌尿外科是一个比较古老的专科，具有悠久的历史；同时又是一个迅速发展的新兴学科。近年来由于各相关学科，如医学遗传学、医学免疫学、分子生物学、基因工程技术、影像科学、计算机多媒体技术及高分子生物材料科学等迅速发展，现代泌尿外科学的基础研究和临床诊疗都进入了一个飞跃发展的时期，取得了许多突破性进展。

一、微创泌尿外科的进展

自从 1804 年第一台膀胱镜问世以来，微创泌尿外科从其萌芽状态到如今蓬勃发展的阶段已经走过了 200 多个年头。但是直到 1983 年由英国学者 Wickham 首次提出微创外科（minimally invasive surgery，MIS；minimal access surgery，MAS）这一概念以后，微创泌尿外科才逐渐成为真正意义上微创外科学的一个重要的分支学科。自 1991 年 Clayman 等首次应用腹腔镜施行了肾切除术以来，腹腔镜技术在泌尿外科领域得到飞速的发展。目前，从单纯器官切除术到复杂的器官保留和组织重建手术，从上尿路手术到位于盆腔深部的下尿路手术均可以使用腹腔镜技术来完成。目前，微创泌尿外科手术已经涉及泌尿外科手术的绝大多数领域，并且已经基本取代了传统的开放手术，成为现代泌尿外科微创手术的标准。

微创外科的兴起和蓬勃发展得益于 20 世纪 70 年代出现的整体治疗观念，即认为应将患者接受治疗后在心理与生理上最大限度的康复作为外科手术的终极目标。微创外科的核心理念就是"以人为本"，其目的是以最小的创伤、最轻的全身应激反应、最完美的伤口愈合和外观效果，达到最理想的治疗效果。微创外科是现代医学发展的必然，是机械学、物理学、信息学、数学和人体生物学相互融合渗透的成果。微创外科已经发展成为涉及几乎所有外科亚专业的一种外科思维方式与哲学。

一般来说，微创外科包括腔镜、内镜及各种影像学（X 线、B 超、CT 介导）介入治疗，广义的微创外科还包括传统的小切口诊疗技术。总而言之，目前的微创泌尿外科主要涉及以下几个方面：①使用膀胱镜，经尿道对膀胱、前列腺和尿道疾病进行诊断和治疗；②使用输尿管镜，经尿道对输尿管和部分肾脏疾病进行诊断和治疗；③使用肾镜，经皮肤对肾脏和部分输尿管疾病进行诊断和治疗；④利用血管穿刺插管技术，经皮肤进行泌尿生殖系统血管腔内的诊断和治疗；⑤腹腔镜诊断和治疗技术；⑥利用经皮穿刺的方法将能量传导至病灶部位进行相关治疗；⑦利用能量聚焦技术，在没有切口的情况下将能量传导至病灶部位进行治疗。

（一）泌尿外科腹腔镜技术临床应用现状

回顾泌尿外科腹腔镜技术的发展过程，其经历了下面几个方面的不断进步、不断拓宽应用范围和不断改进手术技巧及手术设备的发展历程。

（1）从单纯的器官毁损性切除手术向着复杂的器官功能保留和重建手术发展。

（2）从相对较为简单的上尿路手术向着位于盆腔深部的较为复杂的下尿路手术发展，泌尿外科腹腔镜技术的适应证不断扩大。

（3）从经典的经腹腔入路向着包括经腹腔途径、腹膜外及腹膜后等多种入路并存的格局发展；从常规的多个人工通道向着人工通道加上或者单独使用自然通道（NOTES）及单孔（LESS）的多种形式的格局不断发展。

（4）标准的光学视管向着高清、电子、三维腹腔镜不断发展。

（5）从标准的腹腔镜向着手助、针状腹腔镜、机器人辅助腹腔镜等多种形式发展。

（6）从单纯的高频电刀向着拥有超声刀、氩气刀、结扎速血管闭合系统（简称结扎速）、激光、射频、冷冻、高能聚焦超声等多种能量平台及腔内超声影像技术、腔内低温降温技术等先进的腔内诊断、治疗辅助技术的方向不断开发和涌现。

（7）从最初的个案初探性研究到目前拥有大宗、长期随访病例的循证医学研究证据的方向发展。

上述几个发展历程充分反映了泌尿外科腹腔镜手术正在逐渐走向成熟，日益趋于标准化和规范化。泌尿外科腹腔镜技术已经显著超越常规开放手术，成为泌尿外科手术的主导术式，其中尽管常规的腹腔镜手术应用最为广泛，但是单孔腹腔镜、经自然腔道腹腔镜手术及后来居上的机器人辅助腹腔镜手术已经越来越多地被采用，大有取代常规的腹腔镜手术成为主流的趋势。

1. 标准腹腔镜手术 一般需要 3～6 个孔作为操作通道，孔的直径为 5～12cm，术者在视频系统监视下通过操作通道进行相关操作。手术入路包括经腹腔途径、腹膜外途径和后腹腔途径。经腹腔途径的腹腔镜手术在泌尿外科开展较早。后腹腔途径是 1992年 Gaur 首次将气囊置入后腹膜间隙并对其进行充气以撑开后腹膜潜在的间隙，从而人为地形成一个后腹膜腔隙来进行手术。腹膜后腹腔镜手术获得成功，开创了腹膜后和盆腔腹膜外腹腔镜手术的新方式。

2. 手助腹腔镜手术 由于在施行标准腹腔镜手术时术者缺乏在常规开放手术时所具有的直接触觉感和手眼协调，这一缺陷在完成相对简单的手术（如腹腔镜肾囊肿去顶减压术）时很容易克服。然而，在进行复杂的腹腔镜手术（如腹腔镜腹膜后淋巴结清扫术、肾部分切除术）时，就需要经过较长时间的训练和一定经验的积累。只有经过较长时间训练和富有经验的泌尿外科腹腔镜医师才能安全、并以开腹手术一样的效率来完成这类复杂的泌尿外科腹腔镜手术。而且，腹腔镜手术中的图像是二维影像，缺乏层次，加上手术中需要较为频繁地更换器械，相对于开放手术而言，腹腔镜手术的难度更大，缺乏经验的医师行腹腔镜手术很容易给患者造成危险。如果能设法在腹腔镜手术进行的过程中改善术者的手眼协调、增加术者对手术区域组织结构的判断力及减少更换器械的次数，就有可能简化复杂腹腔镜手术的难度和步骤，增加手术效率和安全性，并且显著缩短和平缓术者的学习曲线，使泌尿腹腔镜技术更容易掌握和推广。解决的方法之一，就是手助腹腔镜（hand-assisted laparoscopic surgery，HALS）技术。

手助腹腔镜是在普通腹腔镜设备的基础上增加一个防漏气的手助套袖设备，该装置实际上是一只能让手和器械通过而又不漏气的大套管。该套袖设备是通过一个小切口（通常为 5～7cm 长，劈开肌肉的切口）安置在手术区域表面的相应位置，术者通常将非优势手（中国人多为左手）通过该套袖设备伸入腹腔或者后腹腔以辅助和配合腹腔镜手术，而术者的优势手在体外使用腹腔镜手术器械进行主要的操作。手助腹腔镜技术结合了腹腔镜手术和开放手术的优点，术者伸入手术腔隙内的手触觉灵敏、动作灵巧，可以通过感知手术区域内的器官组织的硬度、韧性、血管搏动等触觉信息并实时反馈给术者，引导术者进行腹腔镜相关操作的实施和调整，从而使在腹腔镜下的切割、分离、缝扎等精细操作变得更加准确、容易，提高了三维定向的效果及手术的安全性。对于复杂的泌尿外科手术，如腹膜后淋巴结清扫术、肾部分切除术、肾输尿管全切除术和活体供肾摘除术等，尤其是需要完整取出标本的手术及在术中可能发生大出血需要紧急控制肾蒂血管的肾脏手术较为适用。

现有的关于应用手助腹腔镜技术的临床及实验报告表明：手助腹腔镜由于恢复了术者手的触觉感受，可以用伸入手术腔隙内的手来触摸、发现一些单凭镜下视觉难以发现的病变；由于手的帮助，使术中腹腔镜的操作更为容易，更换器械的次数明显减少；由于手术区域内的脏器可以在手的控制之下，因此，从理论上讲，手助腹腔镜手术可以同开放手术一样安全。

患者术后恢复正常活动的时间与标准腹腔镜手术相同；中转开放手术率与标准腹腔镜手术无差别；而且手助腹腔镜需要安置的套管数量较少。手助腹腔镜的缺点是需要一个 5～7cm 长的切口；少数病例可能因为术中漏气，不能维持气腹而需要中转为开放手术。

3. 腹腔镜的单孔手术和经自然腔道微创手术 腹腔镜在泌尿外科手术中已经得到广泛应用，其手术入路也从腹腔逐渐扩展到后腹腔。腹腔镜的单孔手术（laparo-endoscopic single-site surgery，LESS）和经自然腔道微创手术（natural orifice transluminal endoscopic surgery，NOTES）都是微创外科技术发展和延伸的结果。随着科学技术的飞速发展，外科技术发展的趋势必然是微创化。有效、安全、无瘢痕、无痛是外科医生和患者共同的终极梦想，NOTES 与 LESS 的手术理念为我们指引了一个实现梦想的美好前景，随着专为 NOTES 与 LESS 设计的机器人手术系统的问世，目前的技术瓶颈必然会被突破，这将为我们插上飞向梦想的翅膀，届时外科手术必将又迎来一场崭新的革命。

LESS 技术指应用腹腔镜多种器械通过腹壁或体壁的单一切口，同时进入体腔内完成手术。正如人们对美的追求无止境一样，外科医生对手术完美的追求亦在不断提高。早在 1969 年，Wheelers 就已报道经脐施行单切口的腹腔镜输卵管结扎术。20 世纪 90 年代初期，传统腹腔镜技术得以广泛应用，众多学者开始尝试沿袭传统腹腔镜技术，通过改进手术器械，减少手术切口，最终成功地把传统腹腔镜的多个小切口改为单个稍大的切口，利用单个切口完成手术。这种单切口手术与传统腹腔镜手术相比，优势在于减少了切口的数量和总长度，手术创伤更小；患者可能术后恢复更快、疼痛更轻。如果选择从脐入路的话，术后瘢痕被隐藏在脐这一人体自然的瘢痕中，美容效果更好。LESS技术由于具有最小的手术创伤、良好的术后恢复，以及术后疼痛减轻和更好的美容效果等优点，逐渐得到医生和患者的认可，因而具有广泛的应用前景。但是，现阶段施行LESS手术需要特制的通道和相应的经过改良的器械，在手术中各个器械之间更容易互相影响，产生不利干扰，需要手术医生进行更长时间的培训，学习曲线更为漫长和陡峭。因此，需要继续在大的医疗中心，由经验丰富的腹腔镜医生实施，以保证患者的安全。LESS手术在给患者带来更小创伤的同时，也给外科医生带来了很多的技术挑战。LESS手术存在的问题及解决方法如下：①多个单孔手术的器械均需要从一个通道进入体腔，过于集中，彼此之间的关系接近于平行，形成了"筷子效应"，而不能形成像传统腹腔镜那样的"操作三角"，而这个"操作三角"的形成对于在术中对组织的牵拉、分离都具有非常重要的意义。目前，对该问题的解决之道是使用带有活动关节的可曲式器械或使用本身带有一定角度的特制器械，必要时还需要双手进行互换，交叉器械以完成相关操作。②LESS手术的腹腔镜与操作器械处在同一个通道内，并相互呈直线排列。由于手术器械和光源同轴，在这种视角下伴随着深度觉和三维立体觉的丧失，就会在一定程度上影响术者对于深度和距离的判断。此外，为了顾及操作器械，窥镜的视角常常不能处于最佳的位置，使视野观察受到限制，必然也会给术者操作上带来困难。现在已经研发出末端可曲式内镜并已经应用于临床，在一定程度上改善了这一问题。③LESS手术时切口小，手持器械操作时的外部空间拥挤，这就需要开发出更为纤细、灵巧的器械，而且器械的手柄要带有弯度，必要时还需要使用长短不同的器械，以保持术者两手在操作时不在同一个平面，以避免相互之间的干扰。④LESS手术因为手术通道少，允许插入体内进行操作的器械有限，因此，在需要牵开邻近器官进行暴露时，往往需要额外再增加一个小切口以置入手术拉钩。可以使用固定或缝线悬吊的方法来代替，或者通过应用单孔多通道操作器（如Gel port等）提供更多的操作通道来增加一个术中拉钩以便于暴露。⑤术中缝合的难度大。在传统腹腔镜手术中，缝合对术者就是一个很大的技术挑战。在LESS手术中，手术器械之间多呈交叉操作的状态，就更增加了缝合难度，加上可弯持针器在持针、进针和出针上都与传统腹腔镜手术有很大区别，另外由于能够同时使用的器械有限，常常难以有效地进行暴露，这些都大大增加了术中缝合的操作难度。⑥患者体形的影响。在常规腹腔镜手术中，术者可以根据患者的体型来调整套管针的位置。遇到肥胖或过高的患者，通过上移或外移套管针，可以缩短脐与目标脏器之间的距离，以获得更好的手术操作空间。但在LESS手术时，切口的位置固定，套管针的位置也相对固定，因此，对于过于肥胖的患者由于脐与操作目标之间的距离过远，因而显著增大了手术的难度。因此，对于过于肥胖的患者不适宜施行经脐单孔腹腔镜手术（U-LESS）；基于同样的道理对身高过高的患者也不适宜施行U-LESS，尤其是手术区域位于肾上极或肾上腺的手术。对这类的患者可以考虑经后腹膜的LESS手术。脐病并不是LESS手术的禁忌证，因为经脐入路可以同时修补脐病。

　　近年来，尽管LESS手术的类型和手术量都在不断增长，但上述LESS手术中的操作难题仍然普遍存在。随着LESS手术技巧的不断提高和手术器械的发展完善，这些困难已经得到一定程度的解决。但就目前情况而言，现有的手术器械仍然没有最大限度地符合人体工程学的相关要求，在临床上使用的效果仍不尽如人意。上述技术上的挑战仍然是目前妨碍 LESS 技术在临床上普及的主要症结。近年来，有学者提出将机器人手术系统引入 LESS 手术，即机器人辅助的单孔腹腔镜手术（robotic-assisted laparoscopic single-site surgery，R-LESS）可以有效地解决这些技术难题。由于机器人手术与 LESS 手术被称为微创外科近年来的两大重要创新，而 R-LESS 手术将 LESS 手术的理念与机器人手术的先进技术相结合，一方面可以为机器人手术在外科的广泛应用又增加一条新途径；另一方面也可以弥补 LESS 手术操作上的"先天不足"，其前景无疑是相当光明和具有诱惑力的。2009 年，White 指出，现已证实 R-LESS 手术有着相当广泛的手术适应范围，与开放手术比较其潜在优势包括：更小的手术瘢痕、更小创伤性的手术入路、更轻程度的术后疼痛和相似的肿瘤治疗结果。但 R-LESS 手术与传统腹腔镜技术孰优孰劣尚需要前瞻性随机对照研究来进一步证实。现已有超过 20 例的临床应用的报道，手术均取得成功，无术中并发症及中转开放手术的病例。

NOTES 技术是一种新型的以内镜为工具的微创手术方式，它是通过人体天然存在的胃、阴道、结直肠、尿道膀胱等自然腔道进入腹腔进行相关的诊疗操作的新型手术方式。因其能够避免腹部的手术瘢痕，故有学者将其称为无瘢痕手术（no scar operation）。与传统的开放手术和标准腹腔镜手术相比，NOTES 技术的优势主要体现在无体表切口、美容效果好、患者的生理和心理创伤较小、术后疼痛较轻、恢复较快等。但经自然腔道内镜手术的操作难度大，存在腹腔感染及安全性等问题，因而到目前为止，大多数医疗中心尚停留在动物实验阶段。目前，已经有通过自然孔道进行包括前列腺、肾脏、肾上腺、输尿管等泌尿脏器的微创手术和相关检查的人体应用的报道。

2012 年由 Autorino 等报道了全球 21 个中心 1163 例大宗病例研究的结果，充分证实 LESS 手术的有效性与安全性。2012 年我国学者 Gao 等报道，经自然腔道（膀胱）单孔腹腔镜施行前列腺癌根治术 20 例（临床分期 T1c 或 T2a）均获成功，无 1 例中转为标准腹腔镜或开放手术，无 1 例患者需要输血，肿瘤控制结局良好。与同期开放手术对比研究的结果显示，两者在手术时间和并发症发生率等方面无明显差异，但腹腔镜前列腺癌根治性切除术的微创优势明显，如住院时间、术后恢复等指标均明显优于开放手术。

4. 3D 腹腔镜技术　虽然腹腔镜手术在中国的应用和发展已经有 20 多年，但由于传统腹腔镜技术受到技术、设备的局限，在显示屏上反映出来的手术区域的图像是单眼的视觉图像，即平面的二维视野，缺乏立体感和层次感，使得术者丧失了人类视觉原有的三维空间感。对于以往习惯于在直视下三维立体视野中进行开放手术的外科医师而言，会感到很不习惯、很不适应。由于手术视野没有层次，缺乏深度感觉，需要经过长期的严格训练才能逐渐适应，因此，限制了腹腔镜手术的发展和人才培养。而新近问世的 3D 腹腔镜技术则利用其卓越的三维视野弥补了这一缺陷。随着图像成型技术、现代通讯技术和计算机多媒体技术等的蓬勃发展，拓宽了微创泌尿外科的应用领域，近期 3D 腹腔镜技术也在泌尿外科腹腔镜手术中得到较好的应用。

虽然早在 20 世纪 90 年代 3D 技术就已经开始进入临床，但是由于早期技术尚不成熟，设备也不完善，因此，外科医师需要佩戴特制的头套式显示器，使用极不方便；同时还存在着移动不便、移动时图像模糊不清、无法与普通眼镜同时使用、分辨率不高等诸多缺点，因此限制了其在临床中的推广和应用。

最近开始广泛应用于临床的新型 3D 腹腔镜系统，在各方面都已经有了很大的进步，设备更为轻便，操作更为简单。3D 腹腔镜系统的外形与普通腹腔镜相似，不同之处在于图像采集及处理系统，其具体的成像步骤为：①收集图像。镜体末端采用独特的左、右分离式双通道镜片系统，能够对同一物体同步收集左、右两束具有极小差别的影像。②处理图像。采用特殊的视频信号控制器可以同时将左、右两路视频信号快速、交替、无交叉地传送到显示器。③呈现图像。在视频同步信号的作用下，通过调节和改变液晶调制屏的偏振状态，使其分别与左、右两路光学系统所获得的信号相一致，这样使得两组图像互不干扰地同时呈现在显示器上。这时，术者通过裸眼看到的还仅仅是两组在显示器上重叠显示的模糊图像，但是只要戴上一副左、右眼分别与液晶屏幕偏振状态一致的无源偏振眼镜，就可以获得物体的空间纵深感觉，从而产生三维立体的视觉效果。

3D 腹腔镜技术在保留普通腹腔镜微创技术优势的前提下，还具有以下特殊的优势：①让监视器的图像富有立体层次感，让手术医生有了更多身临其境的感觉。3D 腹腔镜视野的纵深感更强，使得腹腔镜下的手术视野如同开放手术时一样直观、清晰，让手术区域相关组织、器官的影像更加鲜活、真实，层次结构更加精细、准确。②3D 腹腔镜可以放大手术区域的血管、神经、肌肉等组织结构，能够让手术医生更为清晰地看到血管、神经的走行和分布，使医生能够更加准确到位地进行组织分离等操作，在术中尽可能地避开重要的神经和血管，最大限度地减少手术的创伤和出血。③由于 3D 腹腔镜的空间定位更加准确，因而更有利于进行复杂的微创操作，进行精确的切除与重建，从而降低手术难度和减少手术并发症。④3D 腹腔镜技术在体内缝合方面更具有优势，立体图像可以更为有效、快捷地指导术者调整持针器的方向和进针、出针的角度，较传统 2D 腹腔镜手术可以明显提高速度和精确度，手术时间缩短，可以完成更为复杂的手术。⑤使用裸眼 3D 技术还可以减少手术医生的视觉疲劳，使手术更精准、更安全。⑥此外，由于 3D 腹腔镜逼真和亲临其境的视觉感受，使得外科医生在学习和适应 3D 腹腔镜的时间上会比 2D 腹腔镜大大缩短，从而可以提高和改善学习曲线。目前已有多项试验性临床研究证实，3D 腹腔镜系统可以提高手术和学习的效率。Smith 等随机选取了 20 名没有腹腔镜经验的医师轮流在 2D 和 3D 视野下完成腹腔镜手术的四项基本操作，结果发现 3D 腹腔镜系统可以明显减少操作的失误率，能显著提高初学者对腹腔镜操作的学习能力。Wagner 等将参加测试的人群按照既往有无腹腔镜手术经验分为两组，分别在 2D 和 3D 的视野下完成开放、腹腔镜及机器人辅助腹腔镜的相关操作。结果也发现，所有人员在 3D 视野下的操作更为准确，而且对于越是复杂的操作，在 3D 视野下完成任务更为迅速。

此外，采用球面调和函数的线性组合法再通过计算机处理后，即可模拟出泌尿系统器官的 3D 影像，从而能够更加准确地进行疾病诊断、肿瘤定位，以及必要时进行穿刺活检。

5. 泌尿外科机器人辅助腹腔镜手术

（1）泌尿外科机器人辅助腹腔镜手术的发展与现状：机器人辅助外科手术（robot-assisted surgery，RAS）是指外科医生不需要直接用自己的手去进行手术操作，而是依靠手术台下的一个操纵台进行终端控制，指挥机器人手臂和连接其上的手术器械来进行和完成相关的手术操作。首度将机器人辅助外科手术应用于泌尿外科是在 1989 年，当时英国伦敦的学者发表了采用框架结构（早期机器人）施行经尿道前列腺电切术（TURP）的尝试。在该初期尝试中所采用的机器人框架结构是由支持六轴的机器人手臂与内镜电切设备共同组成。

机器人手术系统已经经历了 Aesop 系统、Zeus 系统、da Vinci 系统三代的发展。由美国直觉外科公司开发和生产的达芬奇机器人外科手术系统是美国食品药品监督管理局（FDA）批准的第一个可在手术室临床使用的机器人系统，也是目前全球最先进、最成熟、应用最为广泛的医疗机器人系统。目前市场上普遍应用的是其第三代产品（da Vinci Si）。业内人士表示，该系统在实时操作上已经非常到位，但是在手术操作范围上仍有局限性。而在第四代产品中，美国直觉外科公司对达芬奇系统进行了大量改进。第四代产品最大的特点在于四个微创手术刀的设计，配以可旋转支架能够使其旋转到身体的任何部位。如果主刀医生认为有必要，这四个微创手术刀可以取出并重新植入身体内部。此外，第四代产品可以配合直觉外科公司的萤火虫荧光影像系统，为医生提供更多实时的视觉信息，包括血管检测、胆管和组织灌注等。该产品具有十分强大的可扩展性，可以为其他影像和器械技术提供无缝连接入口。

在国外，尤其是美国机器人辅助腹腔镜手术已经进入爆炸式发展阶段。2013 年在美国注册的 6000 家医院中，有 2000 家医院购买了至少 1 台达芬奇机器人外科手术系统。2013 年在美国境内，使用达芬奇机器人系统总共实施了 523 000 例外科手术，手术量是 2010 年的 3 倍。美国直觉外科公司宣布，在过去的 10 年里，全世界范围内总共使用达芬奇机器人系统实施的外科手术超过 150 万例次。

机器人辅助腹腔镜手术系统自发明以来，很快就在泌尿外科领域中体现了它微创、精细的优势。目前，机器人辅助腹腔镜已开展的泌尿外科手术几乎涉及泌尿外科所有的领域，包括肾移植手术、肾切除手术、肾部分切除手术、肾囊肿切除术、肾盂成形术、肾盂输尿管成形术、输尿管成形术、输尿管吻合术、输尿管切除术、输尿管膀胱成形术、盆腔淋巴结清扫术、精索静脉曲张手术、根治性全膀胱切除术、膀胱部分切除术、根治性前列腺切除术等几乎所有的泌尿外科手术。在北欧国家，超过一半以上的前列腺癌根治手术是由手术机器人完成，而在美国，这一比例更是高达 90%，其已成为前列腺癌根治手术的"金标准"。

国内机器人辅助手术系统的普及率远远低于欧美，主要限于大城市的少数综合性医院。其主要原因是手术机器人的购置、使用和维护成本均很高，性价比优势不明显。造成这一现象的主要原因是生产商的技术垄断，但是这种情况可能在近期内将有所改变。由加拿大多伦多的 Titan 医疗研制开发的单通道手术机器人系统（single port orifice robotic technology，SPORT）预计将于 2015 年上市，预计售价仅为 80 万美元，外加 40 万美元的器械费及 10%的协议服务费。据业内人士估计，SPORT 手术机器人系统极有可能对达芬奇机器人手术系统造成冲击。国内由天津大学、中南大学等单位联合研发，并得到国家科技项目支持的全新型、具备自主知识产权的腔镜辅助手术机器人系统已经初步研制成功，并且于 2014 年 4 月 4 日在中南大学湘雅三医院首次运用于临床，成功地实施了 3 例机器人手术。2014 年 7 月 3 日，由天津大学、南开大学和天津医科大学总医院联合研制的国内首台微创外科手术机器人"妙手 A"（Mcro Hand A）系统在天津大学通过了由天津市科学技术委员会主持的成果鉴定。我们有理由相信，随着国内手术机器人及其相关辅助设备、耗材的不断研发和完善，目前存在的手术机器人的技术和市场垄断可能被打破，手术机器人的购置和使用成本必然会下降，从而在国内得到普及，为患者提供最优质的治疗手段。

（2）机器人手术系统的构成、工作原理及特点：机器人手术系统大致可以分成以下三部分。

第一部分就是所谓的手术操控台。机器人手术系统的手术操控完全有别于传统的开放手术及普通腹腔镜手术，术者并不是站在手术台上进行相关手术操作，而是坐在位于手术室无菌区之外的控制台旁，使用双手（通过操作两个主控制器）及脚（通过脚踏板）来控制机械臂和一个三维高清内镜，手术器械的尖端与外科医生的双手同步运动。手术操控台又包括下面几个部分：①操控手柄，手术中术者将双手的示指与拇指分别套入双侧主控制器手柄上相应的指环中，就能如平常手术那样自如地操控安置在手术台上的手术器械。双侧的操控手柄均具有完全的三维自由度，可以上下、左右、前后自如地运动。操控手柄被设计成为仿真手腕，术者与手术器械之间完全是一种主仆关系。美国直觉公司（da Vinci 系统）还开发了所谓的内手腕（endo wrist）系统，它具有 7 个自由度和 90° 的关节，通过 4 个连接器可以模仿人手腕的任意动作，从而可以把人手的动作直接地、分毫无差地准确传送到器械臂的最尖端，并转化成机器人手臂的精确运动，尤其是在狭窄的解剖环境中能达到比人手操作更好的效果。美国直觉公司还在操控手柄与机械臂之间采用了缩放比例技术，设置有不同比例的三个挡位，可以在 1∶1～5∶1 进行调整。当术者想进行精细的操作，如吻合细小血管的时候，可采用 5∶1 的挡。此时，当术者手的挪动幅度达到 5cm 的时候，机械臂仅仅挪动 1cm，从而为精确操作和精细手术提供了最佳的操作环境和安全保障。②脚踏控制板，术者通过双脚来操控计算机中预置的相关程序从而进行不同的手术操作，包括调整镜头焦距、调整视野宽度、进行电凝、电切及操作复位等。

第二部分是成像系统（video cart），其内装有外科手术机器人的核心处理器及图像处理设备。其在手术过程中位于无菌区之外，可由巡回护士操作，并可放置各类辅助手术设备。外科手术机器人的内镜为高分辨率三维立体（3D）镜头，对手术视野具有 10～15 倍的放大倍数，能为手术医生带来患者体腔内三维立体的高清影像，使手术医生能够较普通腹腔镜手术更好地把握操作的距离，能更好地辨认解剖结构，从而提升了手术的精确度和安全性。手术医生在手术期间需要将双眼分别贴在双筒目镜上来观察手术区域的三维图像。

第三部分是床旁机械臂系统（patient cart），其是外科手术机器人的操作部件，是由机械臂、摄像臂和手术器械共同组成的移动平台，主要功能是为器械臂和摄像臂提供支撑。机器人和摄像系统，这部分都配置在传统意义的手术台上，包括床旁的手术机械臂系统和与其连接用于手术的器械及成像系统。2003 年以后的达芬奇手术机器人系统都是采用四机械臂系统，每个机械臂同时又具有 6 个关节，可以上下、左右、前后任意地活动和操作。助手医生或者技师在无菌区内的床旁机械臂系统旁工作，负责更换器械和调整内镜，协助主刀医生完成手术。为了确保患者的安全，助手医生或者技师比主刀医生对于床旁机械臂系统的运动具有更高的优先控制权。

（3）机器人辅助腹腔镜手术系统的优缺点：机器人辅助腹腔镜手术除了继承了普通腹腔镜手术的微创、精细、术中出血少、术后疼痛较轻、并发症较少、恢复较快、住院时间较短、床位利用率较高的优点之外，还具有以下独特的优势。

1）机器人辅助腹腔镜采用双通道、高清晰度三维立体成像系统，使手术区域的图像更加清晰、层次更加分明、色彩更加逼真，术者在术中还可以仅仅通过数码变焦即可自如地改变手术视野的范围，而无需调整腹腔镜镜头伸入的深度，因而使得术者在术中能够更好地辨认和保护相应的组织、血管、神经、淋巴管等细微结构，从而可以最大限度地减少创伤和并发症的发生。

2）机器人的手臂由多关节组成，因而灵活自如，可以提供几乎与人手相媲美的旋转、弯曲等动作，还可以根据需要进行 $1:1 \sim 5:1$ 的不同比例的精细化操作，从而极大地提高了对重要脏器及血管、神经、淋巴管等细微结构处理时的精确性和灵敏度。上述作用尤其是在施行盆底部位的深部手术时优势更为突出。

3）人机合一，减轻术者的疲劳。通过计算机辅助的机器人进行操作，滤除了生理性颤动，因此，可以避免由于术者的呼吸、手的生理性颤抖对精细操作可能带来的不利影响，从而保障和增加了手术的安全性。

4）机器人辅助腹腔镜手术还可以缩短腹腔镜手术的学习曲线。

机器人辅助腹腔镜手术系统也存在以下不足之处。

1）设备的购置、使用、维护的费用高，加之现有的医疗给付体系尚不完善，导致运行成本高昂，严重地制约和影响了该项技术在国内的广泛普及和应用。

2）术者缺乏触觉反馈。在术中，术者是借助于机械手进行手术区域的相关操作，因而对手术区域的操作缺乏直接的触觉感知，无法像开放手术及普通腹腔镜手术那样或者通过术者的手直接感知，或者通过伸入手术区域的操作器械传导给术者手部的间接感觉来感知血管、肿瘤等组织的弹性、搏动性、软硬度、张力等感觉，而这些感觉对于完善处理一些复杂的肿瘤是十分重要甚至是必不可少的。

3）由于机器人辅助腹腔镜技术高端、设备复杂、部件繁多，因而在使用过程中发生机械故障的概率明显高于普通腹腔镜，加之维修、配件更换耗时、费钱，从而可能影响设备使用效率。

4）由于设备体积庞大，因而需要较大的容纳空间和专门设计的手术室。

5）使用前设备的购置、安装、调试、人员培训费时、耗力。

6）人体内操作空间较小，尤其是对于部分深部和男性生殖系统的手术，机械臂及各手术器械之间难于展开，容易相互干扰、碰撞。

（4）机器人辅助腹腔镜技术今后的研究重点：虽然现有的机器人辅助腹腔镜手术已经获得了很大的发展和进步，但是还需要不断地改进和完善相关的技术和应用。今后具体研究的重点如下所述。

1）完善触觉反馈，进一步加强和完善人机互动。

2）进一步加强对图形和图像的处理能力，建立手术虚拟系统。

3）进一步提高机械臂的灵活性和视野的清晰度，尤其是探讨和突破在局限的、小而深的视野里如何加强协调的技术瓶颈。

4）进一步提高机器人腹腔镜系统的智能水平。

5）深入探讨和应用机器人辅助的腹腔镜技术与其他微创技术［如 LESS、NOTES、经皮肾通道（PAKY）系统］、其他机器人（纳米机器人、软式机器人、微型机器人）系统及远程遥控技术的相互交叉和融合。

6）探讨进一步缩小机器人的体积，减少购置、使用、维护的费用。

6. 腹腔镜术中超声技术（laparoscopic intraoperative ultrasonography） 是近年来在现代腹腔镜外科高速发展基础上开发出的一种将腹腔镜手术和术中超声检查、治疗结合为一体的新型影像学诊断、治疗技术。腹腔镜术中超声影像技术是在腹腔镜视野直视下将微型超声探头与受检组织、器官直接接触并进行扫描，再将扫描信号实时传输的超声检查技术。腹腔镜术中超声影像技术已较广泛地应用于泌尿外科肾部分切除术、腹腔镜下肿瘤射频消融术、腹腔镜前列腺癌根治术等手术，成为保证微创泌尿外科手术安全、准确施行的重要辅助设备，在微创泌尿外科诊断和治疗中拥有十分重要的临床应用价值和广阔的应用前景。

（二）腹腔镜技术未来的发展趋势

1. 腹腔镜技术平台的改进与创新 新型的革命化的腹腔镜及其相关设备、器械的不断研发、创新、改良和完善是保证腹腔镜手术长盛不衰并且不断发展、完善的根本动力和基础。首先应使腹腔镜及其器械智能化、微型化。智能化机器人可以通过虚拟现实反馈技术让医生具有亲临手术现场的感觉，同时还可具有人机交互功能、危险动作预警、思维控制操作等功能，具有极大的临床价值和广阔的市场应用前景。微型化包括进一步开发和完善针状内镜、前后端可弯曲的电子腹腔镜及外观细小、柔韧度优异的微型手术器械等；其次是进一步加强对图形和图像的处理能力，进一步增强高清摄像系统的影像摄取、传输、处理和显示效果，发展和完善 3D 显示系统，为手术提供更为完善的影像显示系统；再次是进一步改善手术机器人机械臂的灵活性，尤其是探讨和突破在局限的、小而深的视野里如何加强协调的技术瓶颈；最后是开发和完善更加强大和有效的能量平台，能够根据不同的手术类型、不同的处理要求提供不同的能量输出，以便于术中同时或在数秒内进行转换，完成对组织、器官、血管、神经等重要结构的分离、切割、结扎、缝合等多项手术步骤，显著缩短手术时间，明显减低创伤和出血量，以使腹腔镜手术更加高效和安全。

2. 深入探讨腹腔镜技术与其他微创技术、尚处于研发阶段的新型机器人及远程遥控技术的相互交叉和融合 希望在不久的将来，随着对经自然通道手术相关设备的研发，实现真正意义上的无瘢痕手术，促进经自然通道手术将由目前的临床探索阶段向现实外科手术转变。同时随着对单孔腹腔镜与机器人手术的协同及相关器械的研发，如各种多通道套管、双弯曲的手持器械、新型无人牵引的内脏牵拉器等，使得多种复杂手术的微创化得以实现，从而显著提高腹腔镜手术的实用性和安全性。

3. 分子影像导航与腹腔镜技术的结合 由于传统手术中对于组织、结构的识别，以及病灶的范围和血管的走行等完全依赖于医生的临床经验，因而术者需要长时间的培训，并且仍然可能存在缺陷和出现人为的偏差。近年来，应运而生的新的分子影像技术可以将通过计算机辅助导航技术与腹腔镜机器人外科手术系统有机地结合起来，利用新型的显影和示踪技术将由术前或术中影像检查所获得的空间影像信息及时反馈给手术医生，以辅助医生完成对病灶的诊断和手术导航。例如，将腹腔镜手术中的血管超声图像与手术区域的实时视觉图像进行整合，以利于术中对重要器官、组织及血管的缝扎止血，既可保证手术的顺利进行，又可减少出血和保证手术安全。可以将术前获得的 MRI、CT 影像通过三维重建与显示，在术前即可对靶病灶进行标记和规划手术路径，从而避开重要的血管和神经；还可将术前获得的 MRI、CT 影像与术中实时的手术区域图像进行整合，以便于术中指导术者实现精细切割，以减低切缘阳性率，获得更好的肿瘤控制率；并且最大限度地减少对患者的创伤，实现真正意义上的微创。此外，利用生物光学探针可以在手术过程中实时地探测肿瘤组织、转移病灶及前哨淋巴结，从而减少手术切除时的遗漏，还可以直观地显示手术中的实时组织影像，为精确手术治疗提供可靠的技术支持。生物光学探针尤其是在对肿瘤进行光学成像介导手术中体现出了较为广阔的临床应用价值。

4. 探索远程遥控机器人腹腔镜手术及建立机器人网络系统　机器人外科手术逐渐成为微创泌尿外科手术的主要潮流，这必将逐步开创远程遥控手术的新时代。远程遥控手术就是利用远程遥控技术让医生从距离患者很远的地方来远程操控手术机器人，进行精密的手术治疗。远程遥控手术使经验丰富的外科医生和患者之间建立起全新的联系，患者在原住地、原医院即可接受外地相关专家的会诊及手术；还可以加强不同地区、不同医疗水平医生之间的技术交流和学习，以减少和弥补医疗资源分布不均衡的现状。远程遥控手术在军事、抢险救灾等领域潜在的价值也逐渐显现，手术医生可在后方遥控操作系统完成前线及灾区急需的高难度手术，这可能对平时、战时、灾时伤员的救治产生深远的影响。随着计算机及互联网技术的不断进步与发展，将来还有可能通过某种特殊的方式，将全球或者某个地区内的机器人腹腔镜手术系统相互联系起来，形成一个局域网系统。可以在该局域网系统内实现远程会诊、手术教学，并进行远程遥控手术治疗，这必将为更多的患者带来益处。

由上述可见，腹腔镜手术已经给泌尿外科手术带来了革命性的飞跃。随着科技的不断进步，泌尿外科腹腔镜手术必将向着更加微创化、智能化、精细化、规范化及远程控制化的方向发展，泌尿腹腔镜技术必将在泌尿外科领域中具有更广泛和美好的应用前景。

二、泌尿系统结石治疗相关内镜技术

（一）经皮肾镜取石术

经皮肾镜取石术（percutaneous nephrolithotomy，PCNL）是腔内微创泌尿外科手术的一个重要组成部分。PCNL 在治疗上尿路结石方面，已经与输尿管镜技术（URL）及体外冲击波碎石技术（ESWL）共同成为现代泌尿系统结石主要的治疗方法，已经彻底改变了传统开放手术的外科治疗方式。通过经皮肾镜取石术、输尿管镜取石术及体外冲击波碎石术等综合处理方法，可以使 90% 以上肾结石患者免于开放性手术。

1. PCNL 的发展历史　PCNL 于 1976 年由 Femstram 首先在临床试用并获得成功。此后，经皮肾镜技术便开始被广泛应用于治疗肾结石。1983 年 Whitfield 完成了第一例经皮肾镜肾盂输尿管连接部内切开术，进一步扩大了经皮肾镜手术的应用范围。20世纪80年代，随着ESWL和URL的普及，经皮肾镜技术一度陷入了低谷。近年来，随着经皮肾镜技术临床实践的不断探索及相关器械的改进，并且出现了更有效的激光、气压弹道、超声等碎石、清石方法，使得经皮肾镜技术的操作方法和治疗范围有了很大的发展和扩大，并且手术方法更加微创化。微创经皮肾镜技术（mini-PCNL）就是通过改良传统的经皮肾镜方法，缩小肾穿刺造瘘通道的直径，使用输尿管镜或小口径的肾镜来进行经皮肾镜取石的手术方式。

2. PCNL 的优点

（1）PCNL较传统开放手术极大地减轻了损伤，降低了手术风险性。由于PCNL不需开放手术，仅在患侧腰部做一个手术通道来进行肾结石的碎石、清石的相关操作，从而显著减少了手术创伤，患者术后的疼痛较轻、住院时间缩短。

（2）进一步扩大了手术适应证。除了肾脏的铸型、巨大、多发性结石，肾盂或肾盏憩室内结石以外，输尿管上段的嵌顿性结石、其他方法治疗失败的上尿路结石，如ESWL后残留石或未被粉碎者，URL治疗未果者，也成为了PCNL治疗的指征。而小肾、非积水肾结石，小儿上尿路结石，部分移植肾结石和马蹄肾结石、多囊肾结石、髓质海绵肾结石，一些多次开放手术后的复发性肾结石、孤立肾结石也能经此方法得到安全、有效的治疗。

（3）术中能在直视下发现结石并进行碎石、取石等操作。结石的碎石、清石率较高，一般可达90%以上。

（4）碎石、取石的操作可以根据患者的身体和结石的具体情况而随时停止、分期进行。

（5）必要时可采用多通道碎石，并与ESWL和（或）输尿管镜配合来治疗上尿路结石，以便于最大限度地清除结石。

3. PCNL 的缺点 由于PCNL需要经腰部穿刺做工作通道进入肾脏内，而肾脏周围与许多胸腹部脏器相毗邻，因此，其相关的临床并发症是不可避免的。根据国外相关研究报道，PCNL中因大出血需要输血的发生率可高达37%。感染也是PCNL术后常见的并发症之一，其主要临床表现为发热，发生率为25.8%～27.6%，严重者可出现革兰阴性杆菌败血症和感染性休克等。针对上述缺点，近年来，随着纤维软性输尿管镜技术发展的突飞猛进，纤维软性输尿管镜逆行肾盂碎石术（ureteroscopy-assisted retrograde nephrostomy，UARN）可以不经过肾脏作工作通道，而仅仅通过自然通道（尿道、膀胱、输尿管）逆行进入肾盂、肾盏进行碎石，从而最大限度地减少了创伤、出血、感染等并发症，为肾结石的治疗开创了一条安全、有效的新途径。

4. PCNL 的适应证 各种肾脏、输尿管上段结石都是PCNL的适应证。下列几种情况应优先选用PCNL进行治疗。

（1）直径大于2.5cm的肾结石，尤其是铸型结石。

（2）复杂的肾结石、有症状的肾盏憩室内结石、肾内型肾盂合并连接部狭窄的结石等。

（3）胱氨酸结石、ESWL治疗无效的草酸钙结石。

（4）腔内治疗输尿管上段或连接部狭窄。

（5）取出肾盂、输尿管上段的异物。

5. PCNL 的禁忌证

（1）全身状况不佳、心肺功能不能耐受手术者。

（2）有出血性倾向者需要先纠正和控制稳定后再考虑手术。

（3）有严重尿路感染者。术前若发现尿常规明显异常和（或）伴有发热者，怀疑有肾积脓者，均应先使用强力抗生素抗感染治疗，并且先行经皮肾穿刺造瘘术引流，待尿路感染充分控制后再行二期手术。

（4）肝脾肿大（特别是遮挡了穿刺通路）、结肠后位及异位肾等患者不适宜进行PCNL。

6. PCNL 的分期

（1）一期手术：经皮肾穿刺造瘘与碎石同时进行，多数 PCNL 都可以实行一期手术。一期手术的优点为一次操作，一次麻醉，痛苦小，住院时间短，费用低。缺点为易出血，术中可能因出血导致视野不清、操作困难；术中如果操作鞘脱出后难于重新置入，容易导致手术失败。

（2）二期手术：即先仅行经皮肾穿刺造瘘，经过一段时间待窦道形成、患者身体状况改善后，再行碎石、取石手术。二期手术适合于合并感染、肾后性肾功能不全的患者；有出血倾向的患者；一期操作中出血严重者；一期或开放手术后残余结石者。二期手术由于经皮通道的窦道已经形成，因而术中出血较少，视野清楚。预先决定行二期手术者，可以先在 B 超引导和局部麻醉下行肾穿刺造瘘。但是对于没有明显肾积水的铸型结石，B 超引导穿刺置管的失败率较高。

7. PCNL 的超声、气压弹道碎石机　　目前，国内外 PCNL 手术普遍使用的是由瑞士电子医疗系统有限公司（electro medical systems S.A.，EMS）生产的第四代超声、气压弹道碎石机。该系统是将气压弹道碎石技术与超声碎石技术合二为一的高效能碎石、清石系统，同时具有高效碎石及负压吸引清理碎石的功能，既可分别使用，又可同时使用。其工作过程可以扼要总结为三个步骤：首先使用气压弹道击碎大块结石，然后再联合使用超声碎石将结石进一步粉碎，并且在碎石的同时通过负压吸引将大部分碎石立刻吸出，从而大大缩短了处理结石的时间，获得良好的临床效果。

第四代 EMS 碎石机所具有的高能气压弹道冲击能量能够有效地击碎硬度较高、体积较大的结石；而超声波以其低压高频的特质，能够有效地将质软的结石及结石碎片进一步击成粉末；与此同时，使用负压吸附装置将结石碎片吸引清除，吸出的结石大小如细砂。第四代 EMS 碎石机以最新的专利连接器，结合新开发的超声波探头及可调节长度的气压弹道探针，既可以让用户分别使用或在数秒内切换交替使用两种碎石技术，又可以让两种技术结合成为同步碎石科技，使得对泌尿系统结石的治疗可以以前所未有的速度迅速进行。当进行同步碎石时，系统会自动调节使治疗探针在超声波探头内处于最合适的位置，以保证探针以上位置的吸引管道保持畅通，从而能够在确保最高碎石效能的同时保持最佳的结石吸附功能，减少较为麻烦的需要使用钳子来清除碎石的机会。

（二）输尿管镜碎石、取石术

1. 硬性输尿管镜碎石、取石术（rigid ureteroscopic lithotripsy，RURL）　　早在 1912

年，Young 就尝试了进行输尿管的内镜检查。1977 年 Goodman 将 9.5Fr 小儿膀胱镜伸入成人输尿管进行窥察。1978 年 Lyon 等制作了工作长度为 23cm 的用于观察输尿管的膀胱镜。1980 年 Pérez Castro Ellendt 和 Martínez Pineiro 首先报道了使用 Karl Stolz 公司生产的长度为 39cm 的硬性输尿管镜来观察输尿管病变，开创了现代输尿管镜技术的新纪元。其后随着腔镜器械的不断改进及腔内技术的不断完善和提高，输尿管镜技术被临床广泛应用于输尿管疾病的诊断和治疗。其中最具有代表性的是输尿管镜碎石、取石术。

作为一种新的微创腔内泌尿外科新技术，硬性输尿管镜碎石、取石术是利用一根纤细、精密度高的硬性输尿管镜经尿道送入膀胱，再继续进入到直径只有 0.2～0.5cm 的输尿管，在直视下或借助电视监视系统清晰地观察输尿管内的结石，再从输尿管镜的工作通道中插入套石网、取石钳，或者伸入气压弹道、超声探针或者激光光纤将结石击碎后取出，或者术后自行排出。

（1）硬性输尿管镜碎石、取石术的适应证：①中下段输尿管结石，经保守治疗无效者；②上段输尿管结石经体外冲击波碎石术无效或停留时间较长者。

随着硬性输尿管镜技术的不断完善，该技术可以作为大部分输尿管结石治疗的首选方法，尤其适用于输尿管阴性结石、嵌顿结石、质硬的结石、>1cm 结石及 ESWL 定位困难、治疗失败或者碎石后形成"石街"的输尿管结石。

（2）硬性输尿管镜碎石、取石术的禁忌证：①全身出血性疾病尚未控制者；②未被纠正的严重高血压、糖尿病及心脏功能不全和处于活动期的传染性疾病患者；③因既往手术及放射治疗史导致输尿管瘢痕狭窄、变形扭曲、冰冻骨盆，而结石位于狭窄部之上者；④伴发尿道狭窄，行尿道扩张不成功者；⑤泌尿系统急性感染性疾病，需先行控制后再做手术者；⑥因身体严重畸形、盆腔外伤，不能取截石位者；⑦因前列腺重度增生导致硬镜无法观察到输尿管开口，可以考虑改用软性输尿管镜。

（3）硬性输尿管镜碎石、取石术的优点

1）大大提高了手术的安全性：输尿管镜取石术只对结石起作用，对周围的组织不产生热效应，所以在碎石的过程中，不会对周围的组织造成明显的影响，也不会出现一些传统开放手术带来的并发症。

2）减轻了患者的痛苦：输尿管镜先经尿道和膀胱，再进入输尿管内部进行手术，发现结石后利用碎石器或取石钳将结石击碎后取出即可，避免了开刀手术的痛苦，术后也不会留有瘢痕，更符合微创和现代人的审美观点。

3）住院时间短、术后恢复快：输尿管取石术一般只需要 30～50min，患者术后恢复快，住院时间短，甚至可以在手术当天或术后 1～2 天出院，基本不影响患者的正常生活和工作，同时也降低了患者的住院费用，增加了病床的使用率和周转率。

4）复发率较低：输尿管镜取石术与传统的取石方法相比更为高效，它通过清晰地观察输尿管腔内的病变来确定结石的位置和形状，因而取石更加彻底，创伤更小，从而大大降低了输尿管结石的复发概率。

2. 半硬性输尿管镜（semi rigid ureteroscopy） 随着输尿管镜和纤维导光技术及相关设备的不断改良与应用，现代输尿管镜技术有了飞速发展。新型小口径半硬性输尿管镜和纤维软性输尿管镜的先后问世，不仅取代了早期的硬性输尿管镜，而且也使得应用现代输尿管镜技术对整个上尿路的病变进行诊断和治疗得以成功实现。

经过改良后的现代半硬性输尿管镜不仅口径细小,质量减轻,还增加了许多新的特点。下面将现代半硬性输尿管镜改进后的特点叙述如下。

(1)镜体大小:目前常用的半硬性输尿管镜的末端为 6～8Fr,Stolz 公司还增加了独特的 1cm 柔细末端。镜体末端的细小化有助于顺利地进入输尿管开口,避免了对输尿管开口的扩张,大大减少了对输尿管黏膜的损伤和术后患者的疼痛。从输尿管的末端到近端(目镜端),镜体的直径不断增大,一般为 7.5～11.2Fr。这样的设计有助于半硬性输尿管镜在输尿管腔内的前行过程中,逐渐对输尿管进行扩张,使得输尿管镜在输尿管腔内的行进更加方便易行。常用的半硬性输尿管镜的工作长度为 31～43cm,而且由于增强了最大偏向性,因而使其更容易到达输尿管上段和肾盂内,以便于顺利地对整个上尿路实施检查和治疗。

(2)导光和摄像系统:随着导光纤维数量的增加和导光纤维整合技术的应用,目前应用于半硬性输尿管镜的导光纤维束与软性输尿管镜相似,特别是那些带有数字摄像系统的半硬性输尿管镜,大大提高了视野的清晰度。还有厂商采用了高密度熔合石英光纤,可以为手术提供高分辨率的图像。此外,摄像系统的改善消除了图像画面中的波纹,为获得高逼真和高清晰度的手术图像提供了充分保障。由于新型纤维导光束的可弯曲性特点,使得纤维导光束能够以一定的角度进入半硬性输尿管镜,而且不影响导光和图像质量,这就为半硬性输尿管镜附有直的器械通道提供了有利条件。因为那些不能弯曲的操作器械,如气压弹道的碎石探杆等,只有借此直的器械通道才能进行操作。

(3)器械通道:现代半硬性输尿管镜虽然镜体变得细小,但都具备较大空间的器械通道。目前常用的半硬性输尿管镜的器械通道为 2.2～5.5Fr。一般而言,至少有一个器械通道为 3.4Fr,以保证常规输尿管镜操作器械(≤3Fr)能够顺利通过,同时还能留有足够的空间进行液体灌注。具有双通道的半硬性输尿管镜目前已被广泛应用于临床诊疗工作中,由于可以同时插入两个操作器械,确保了术中操作的方便、快捷和准确,同时还能保证足够的液体灌注,因而能够获得清晰的手术视野和图像,避免或减少了发生误操作和导致手术并发症的发生概率。

(4)输尿管镜末端:之前大部分的半硬性输尿管镜的末端为卵圆形或者圆形。近年来,一些制造商开发出具有光滑的三角形斜面末端的半硬性输尿管镜,这种特制的三角形斜面末端更有利于进入输尿管开口。

3. 硬纤维软性输尿管肾盂镜碎石、取石术(flexible ureteroscopic lithotripsy,FURL)近年来,在泌尿外科新技术进展方面最热门的话题是纤维软性输尿管镜。随着相关技术的不断创新和进步,近期的纤维软性输尿管镜与原有软镜相比发生了质的飞跃。目前,越来越多的纤维软性输尿管镜均采用了更为敏感、功耗更低的互补金属氧化物半导体(CMOS)芯片,光学纤维也广泛采用了数字化光纤,部分纤维软性输尿管镜的照明和成像系统已经集成。STOREZ 公司最新型号的纤维软性输尿管镜在主动一次弯曲的基础上还可以进行二次的被动弯曲,因而极大地增加了观察和操作的范围。此外,与纤维软性输尿管镜配套使用的一些器械和设备,如防损伤入镜鞘、导丝、网篮和内镜下超声等周边设备也得到进一步的深入开发和完善。遵循人体工学设计的纤维软性输尿管镜的输尿管导引鞘拥有亲水涂层，能降低表面摩擦，使手术中的插入更加容易，并且其前端呈平滑的长锥形，可一步扩张到位，最大限度地减少对下段输尿管的创伤。这些技术进步被迅速应用于临床，明显地扩大了纤维软性输尿管镜的治疗适应证。

（1）纤维软性输尿管镜碎石术的工作原理和途径：所谓纤维软性输尿管镜碎石术，又称输尿管软镜逆行肾盂碎石术（ureteroscopy- assisted retrograde nephrostomy，UARN），是指将纤维软性输尿管镜通过人体的自然通道（尿道、膀胱、输尿管）进入肾脏内，接着通过可以完全弯曲的纤维软性输尿管镜在肾脏内全方位地寻找结石，然后运用具有强大功能的钬激光碎石系统将结石击碎成粉末状，与此同时将结石冲走。UARN 无需经过腰部做通向肾脏的工作通道，经过自然体腔进入肾脏进行碎石基本可以达到无创效果。最大限度地避免了 PCNL 术中、术后可能出现的大出血，以及术后切口感染和伤口形成瘢痕对患者外观和心理的影响。

此外，纤维软性输尿管镜碎石术也可以通过 PCNL 建立的工作通道进入肾脏，利用其可以完全弯曲的特性，有助于寻找和粉碎残存的结石，提高清石率。对于一些 PCNL 难以治疗的复杂型肾结石，UARN 有时也能予以有效解决。

纤维软性输尿管镜碎石术的适应证：与激光配合使用，纤维软性输尿管镜在处理泌尿系统结石方面的能力越来越强大，几乎所有的泌尿系统结石都是纤维软性输尿管镜的适应证。尤其是一些特殊类型的结石，如输尿管结石嵌顿、肾下盏结石、小儿结石、尿流改道后储尿囊结石、马蹄肾结石、肾盏憩室内结石、髓质海绵肾结石等都适合通过纤维软性输尿管镜来处理。除了肾结石之外，纤维软性输尿管镜还在上尿路其他疾病的诊治方面也发挥着重要的作用。具体的适应证如下所述。

1）具有下列情况的肾结石：①肾脏 2cm 以下结石，尤其适合于肾下盏结石；②ESWL 定位困难的、X 线阴性的肾结石（<2cm）；③ESWL 或 PCNL 术后残留的肾下盏结石；④ESWL 治疗效果不好的嵌顿性肾下盏结石；⑤极度肥胖、严重脊柱畸形，建立 PCNL 通道困难者；⑥结石坚硬（如一水草酸钙结石、胱氨酸结石等），不利于 ESWL 治疗者；⑦伴有盏颈狭窄的肾盏憩室内结石。

2）特发性血尿的诊断、治疗。

3）肾盂、肾盏肿瘤的诊断和小肿瘤的治疗。

4）上尿路狭窄、梗阻的经皮途径顺行治疗。

（2）UARN 与 PCNL 的比较：由于纤维软性输尿管镜的作用途径和原理扩大了微创泌尿外科技术中的"微创"本质与内涵，因此，其优势正在显现，运用日趋广泛。纤维软性输尿管镜越来越多地被运用到上尿路结石的治疗中，其创伤更小的优势正在充分发挥。近期国内外关于纤维软性输尿管镜与 PCNL 比较的循证医学证据均显示：

1）对于>2cm 的肾结石，PCNL 在单次手术清石率上较纤维软性输尿管镜具有优势（93% vs. 75%）；而对于<2cm 的肾结石，两者的单次手术清石率无明显差异。因此，目前推荐将 UARN 优先用于<2cm 的肾结石。

2）纤维软性输尿管镜在术中出血、是否需要输血、术后发热、术后疼痛住院时间和总体费用等指标方面均具有明显的优势。

3）纤维软性输尿管镜的适应证可以扩展到>2cm 的肾结石。

4）纤维软性输尿管镜还可以与 PCNL 联合使用，以提高对复杂、困难肾结石患者的治疗效果。

近年来，纤维软性输尿管镜已经被用于处理更大的肾结石。初步的临床结果显示：纤维软性输尿管镜在处理较大结石时在结石清除率和住院时间方面也均有较好的表现。

（三）腹腔镜技术在泌尿系统结石治疗中的应用

Wickham 于 1979 年首先采用腹腔镜技术经腹膜后途径施行了输尿管切开取石术并获得成功。目前在国内外，均已有较多的经腹途径和经腹膜后途径开展腹腔镜肾盂输尿管取石术的成功报道。经腹途径具有操作容易，可以同时处理输尿管下段结石和并发的腹腔疾病，术后留置双"J"管，则不必放置外引流等优点；而经腹膜后途径则具有不干扰腹腔内脏器，可避免因此而引起的并发症与损伤的优点。腹腔镜肾盂、输尿管切开取石术虽然创伤较开放手术减小，患者恢复快，但较 ESWL、逆行和顺行输尿管镜碎石术（URS）更为复杂，因此，只有在不适合或者 ESWL 和 URS 失败后才适宜选用。

三、泌尿外科相关设备和配套设施的改变

与其他外科学分支一样，泌尿外科近年来各个方面的发展突飞猛进、迅猛异常，开展的手术类型和治疗的方式、方法日新月异，层出不穷，这得益于与之相应的泌尿外科相关设备、新材料和配套设施的不断发展和创新。

（一）泌尿外科相关的定向能量外科治疗设备的研发

现有的定向能量外科治疗设备（equipment for directed energy surgery）包括：高能量的微波、射频、激光、超声、冷冻等技术设备，涵盖了从组织凋亡到器官切除的所有外科领域。根据美国 Medtech Insight "美国 2001～2010 年定向能量外科治疗设备市场" 报告估计，未来 5 年在该技术领域的应用率将以 7.1% 的年增长率快速增长。

目前，大部分泌尿外科的器械是机械性的，其主要是通过物理和机械性能来达到预期的治疗目标。近年来，越来越多的非机械性器械的出现表明了当今由能量系统取代传统的机械性器械的发展趋势。其中具有代表性的例子就是高能聚焦超声（high intensity focused ultrasound，HIFU）。HIFU 是由两束完全相同的超声共同聚焦及互相交叉作用时所能产生的能量，其能量的大小取决于超声波源的频率和强度。利用高频率和高强度所产生的 HIFU 就能够凝结组织和血管，甚至还能汽化组织。HIFU 结合常规的诊断性彩色多普勒超声，使得从体表诊断内脏器官的出血部位和直接进行无创性止血治疗成为可能。目前，对动物模型的股动脉及像肝、肾、脾一类的实质脏器的非手术止血试验已经取得成功。HIFU 在泌尿外科已经被用于治疗前列腺癌及晚期的肾脏肿瘤。

近年来，国内外的学者除了关注超声的热效应之外，也日益关注超声的非热效应，并不断探索和扩大其适应证。现有研究显示，对超声的不同参数进行选择对治疗具有重要意义。例如，低强度脉冲超声（LIPU）可用于血栓治疗，超声药物透入可用于肿瘤、

溶栓等治疗。

另一种新器械被称为"聪明的解剖刀"。这种激光器械在进行组织凝固、切割的同时还能够在组织中进行扫描，以检查和判断是否有重要血管在附近。如果探及附近有重要血管存在，该激光器械会自动衰减甚至关闭激光能量的输出，因此，不会切断重要的血管。下一代的"聪明的解剖刀"还能够进一步区分肿瘤组织和正常组织，从而将在泌尿外科肿瘤手术中发挥巨大的作用。

目前，越来越多的定向能量外科治疗设备均同时具有诊断和治疗两种功能，使泌尿外科医生在诊断疾病的同时进行治疗成为可能。

（二）泌尿外科医用生物材料的研发

除了常规的生物材料外，近年来涌现出来的纳米技术将引发医用生物材料研发新的革命性变革。纳米科技是未来信息科技与医用生物材料科技进一步发展的共同基础。

现有常用的医用植入体和人工器官有 200～300 种，几乎每一种都可以使用纳米技术来予以改造，并且将衍生出众多质量更佳的新产品。例如，中美正在合作开发的可吸收注射型纳米骨浆具有高度的生物相容性，且无致热原性；德国与美国合作研制的以纳米碳管为主要成分的人造肌肉纤维，不仅可用于人类的移植和修复手术，还可以作为未来仿真智能机器人的运动构件及假肢的制作材料。由高分子纳米复合材料制作的各种医用导管，因为口径纤细、厚薄均匀足以适应高精度医用植入材料的需要，而且其韧性、抗拉力及生物相容性等均优于现有的各种导管；利用现代技术将原有抗菌杀菌成分提纯，再经过微细加工使其达到纳米化而所制作的抗菌敷料，具有超强的抗菌活性，而且渗透性强、不易产生化学耐药，所产生的热效应还可以改善创面周围的微循环，促进和加速伤口愈合。

（三）手术室的变化

近年来，由于计算机、信息科学及外科手术机器人和虚拟现实技术的飞速发展，进行手术的场所也随之发生着巨大的变化。现有的大多数手术室仍然是一个被手术床、监视器、麻醉机、手术照灯及各种辅助设备、材料所填满的空间，而且所有这些设备都是被动、孤立、不能共同互动使用的。未来的手术室将会把手术室的各种设施、设备集成、整合在一起，成为信息传输、交流及手术操作的世界和舞台。在手术中，医生只需要用指尖一摁身边的显示器或者发出一声指令，患者翔实的病史资料、实验室检查和影像学资料等就会清晰显现。新技术还会带来新的理念。例如，将来会出现"没有灯的手术室"，这种手术室没有了标准的室内照明灯和手术专用的照灯，取而代之的是在天花板上嵌入1000 个发光二极管（ light emitting diodes，LED），其能够以无级变速的形式通过手控或者声控按照相关的要求照亮手术室的每一个角落，这种真正的无影照明系统将使传统的无影灯成为过去式。数百个微型摄像机可能也会被安装在天花板上，以便于在术中以不同角度、不同速度、不同景深、不同取景方式随时记录手术的流程和具体过程。届时，手术室的天花板将成为"灯与摄像机的智能海洋"，能够主动地参加到整个手术的各个环节和过程中。

美国哥伦比亚大学最近成功地研发出了机械人器械护士，它能够准确而迅速地接受手术医生发出的口头指令，将所需要的器械、用物及时、准确地传递给手术医生，并能及时回收、清洁、整理由医生回传或者暂时闲置的手术器械和物品，从而很好地配合医生实施手术。如此，机械人器械护士加上机器人巡回护士和已经具有的能够在人指导下进行手术的机器人手术系统，就共同构成了完全自动化的无人手术室的基础。

四、泌尿外科其他领域的相关进展和展望

越来越多的与泌尿外科有关的新技术、新发明已经或者正在出现。袖珍机器人（miniature robots）的初级产品胶囊胃镜已经在临床上应用了一段时间，近期其更新产品胶囊尿道、膀胱镜也已经开发成功，并正在进行临床试用。该袖珍机器人携带有微型电机，可以在体外进行遥控指挥，在不依赖泌尿系统输出管道的肌肉蠕动的条件下进行逆行运动，以完成对尿道和膀胱的检查和治疗功能。由于新型袖珍机器人所具有的超小型高能量电池，使得新型的胶囊尿道、膀胱镜拥有更长的体内滞留时间，以便以更为生理的方式对膀胱、尿道的结构和功能状况进行实时显示。期待具有更强大功能的能够对输尿管、肾脏进行检查、治疗的新一代产品尽快面世。

通过激光直接在细胞层面施行的手术被称为细胞手术（cellular surgery），其也将在不久的未来付诸实践。未来的外科手术将不再是单纯的切除病变器官或重建组织，而是包括直接作用于细胞，通过改变细胞的生化性质和生物结构（病变基因、染色体等），从而达到以最小的创伤、最大的效益来实现完全根除或治愈疾病的目的。组织工程、基因工程、信息工程、大数据处理、机器人与人工智能必将会给泌尿外科带来更多、更新、更大的欣喜和变化，给人类带来更多福音。

五、泌尿外科医师的培养和技能培训

随着科学、技术的飞速发展，泌尿外科手术器械的复杂化和操作的专业化均对泌尿外科医生培养和技能培训提出了新的要求和巨大的挑战。

近代传统的外科医生培养和技能培训制度是由 William Halsted 于 1889 年首先在美国 John Hopkins 医学院建立的，其培训模式是建立在开放手术基础之上的，即"师带徒"，分级承担责任的培训模式。随着近年来泌尿外科微创手术的迅速发展，主刀医生在手术中承担了更多的责任，助手医生在手术中的作用和重要性下降，相应导致了助手医生的直接操作和施行手术的训练机会明显减少、学习曲线延长。

现代内镜下手术与传统开放手术之间有着明显的区别。以腹腔镜手术为例，手术的改变不仅仅是简单的切口变小，还发生了下列多种根本性的改变：①手术视野从原有的直视下三维图像变化成为间接的二维图像，并因此带来术者对手术视野中的深度、层次的认知变化；②手术器械变得细长，相互之间经常会产生干扰，器械末端的细微抖动会

在监视器上被明显放大；③开放手术所特有的手的触觉感应被削减（腹腔镜手术、输尿管镜手术）甚至消失（机器人手术）；④除了手辅助腹腔镜以外，标准腹腔镜的器械均被限制在固定于体壁上的穿刺套管中，手术医生的手无法像开放手术那样在切口内自由活动和进行相应的手术操作；⑤相当多腔镜器械的动作变为反方向操作，这需要较长时间的适应和训练；⑥最重要的变化是多数情况下，手术主要是由主刀医生独立完成，而助手医生的作用比开放手术明显下降，多数时间只是从事相对简单、枯燥的固定摄像头的操作，导致其外科全面技能训练的机会明显减少、学习曲线延长。

由于上述的变化和原因，原有的泌尿外科医生"师带徒"的培训和开放手术的技能训练模式已经远远不能适应现代泌尿外科的微创化、内镜化、智能化、信息化的新模式。寻找和发展新的泌尿外科医生培训和技能训练模式因而具有十分紧迫和重要的意义。这种新型的培训和技能训练模式的要点包括：①尽可能地降低在泌尿外科医生培养和技能训练过程中患者所付出的代价；②在进行泌尿外科专业基础培训的同时，要快速培养泌尿外科医生的微创手术技能，以适应当今泌尿外科的发展趋势；③标准化、规范化、实战化的虚拟微创泌尿外科临床技能培训将成为今后泌尿外科医生技能培训中最重要的环节；④目前已经不断涌现并且正在不断完善的计算机模拟系统、人工器官制作系统及动物手术模型系统等都将使泌尿外科医生的培训和相关的技能训练模式发生根本的变革。

国际上很多医学专业学会、学术组织都已经将模拟训练纳入了专业技能培训的范畴，并将其作为相关专业技术资质认定的依据之一。国外已经广泛推行了微创外科技能培训的规范化，例如，美国胃肠及腔道外科学会共同建立腹腔镜模拟器技能评估系统（NSCAR®），用于对全美国的外科住院医师进行腹腔镜手术的相关培训。美国外科医生学院也已经将模拟器培训作为其整体认证中的重要组成部分。美国研究生医学教育鉴定委员会也已经将模拟器培训作为对住院医生进行相关评估、认证的项目之一。

我国早在 2006 年 8 月 28 日就经卫生部批准，中国医师协会内镜医师分会率先成立了"中国内镜医师分会内镜医师技术资格认证委员会"，该委员会由中国医师协会内镜医师分会和国家医学考试中心联合组成。由中国医师协会"专科医师培养模式和标准研究"课题组提供的报告表明，从一名普通医生转变为专科医师至少需要 3～5 年的时间。目前，全国还没有一套统一的培养和准入的规范，各类专科医师培养的准入规范、培养基地标准和专科医师考试办法等正在摸索之中。2014 年 1 月 16 日由国家卫生和计划生育委员会、中央机构编制委员会办公室、国家发展与改革委员会、教育部、财政部、人力资源和社会保障部、国家中医药管理局等部门联合印发了《关于建立住院医师规范化培养制度的指导意见》，该意见提出，2015 年各省（区、市）将全面启动住院医师规范化培训工作；到 2020 年，基本建立住院医师规范化培训制度，所有新进入医疗岗位的本科及以上学历的临床医师均要接受住院医师规范化培训。2014 年 8 月 29 日国家卫生和计划生育委员会又下发了《住院医师规范化培训管理办法（试行）》，对相关事项进行了详细而具体的阐述。随着我国专科医生培训的不断规范化、制度化，我们有理由相信我国泌尿外科医生的培训和技能训练将会提高到一个新的水平。外科医生的综合表现除了基本外科技能训练以外，还包括其他诸多非技能性的因素，因此，如何完整、规范、实事求是地制订相关培训计划，选择专业经验丰富并且具有奉献精神的师资，建立客观、公正、透明、可操作的培训评价系统都是泌尿外科专科培训必要的组成部分。

现阶段，泌尿外科专业的内镜、腔镜医生的培养路径首先应接受相应的微创泌尿外科理论学习，然后进行模拟培训并通过考核；在相应的理论和技能水平评估合格后，再进入临床基地开始临床训练；最后再参加临床理论和技能的综合考核，取得相应的内镜、腔镜专业的技术认定。

国内外现有的腔道泌尿外科技能训练的模式包括：①在人体或动物尸体器官上进行相关手术训练。该方法手术训练为真实的环境，但是操作机会不多，尤其是对于初学者不可能有更多的参与和训练。②在人造器官模型上进行相关手术训练。使用人工制作的器官模型，用于训练输尿管肾镜及经尿道前列腺切除术等，适用于对住院医生的早期训练。缺点是缺乏出血等术中突发情况，以及对术中操作的力觉反馈不真实。③在动物器官模型上进行相关手术训练。该方法的优点在于器官、组织的解剖相对真实，手术操作有较为真实的触觉反馈，仿真度高、培训效果好，因而在腹腔镜培训中被较为广泛地应用。最常使用的是完整的猪泌尿系统器官。然而，这类模型仍然不能模拟术中的出血等突发情况。④在标准腔镜（最常见的为腹腔镜、经尿道电切镜）操作模拟训练箱中进行相关手术训练。这种方式尤其适用于尚缺乏腔镜手术操作经验的学员，可以较好地训练学员培养腔镜手术的空间感、方向感、识别度、触觉反馈，以及熟悉和掌握腹腔镜手术器械的使用，并且可以反复多次地进行训练。⑤在基于计算机技术的虚拟仿真系统上进行相关手术训练。最常使用的是 Uromenter 系统，该系统的优点是解剖接近临床，可以真实患者为基础来制作虚拟病例，并在计算机程序中进行模拟；几乎每种泌尿外科的手术及每种手术器械均可进行模拟；训练完毕可以立即得到相关情况反馈。不足之处在于，尽管该方法可以模拟术中出血等情况，但仍然不能模拟触觉反馈及器官穿孔等情况。

四川大学华西医院早在 1996 年 12 月就正式组建成立了"华西临床技能实验教学中心"，该中心于 2008 年 9 月被教育部评为"国家级实验教学示范中心"。2009 年 3 月四川大学华西医院-美国强生公司微创外科培训中心落成，该中心于 2011 年 1 月得到了美国大学外科医师协会（ACS）的认证，成为其在亚洲国家和地区中首家被认证的机构。2011 年 2 月四川大学华西医院-奥林巴斯公司内镜、腔镜培训中心落成。

四川大学华西医院已经与强生公司、奥林巴斯公司等合作，引进临床技能实验教学办学资金共计 6500 万元，共同打造了具有国际水准的技能培训平台。通过模具模拟实体和虚拟软件相结合等方式进行医学基础和临床技能培训。并且结合当今国际医学教育的发展潮流，综合应用多媒体、网络、虚拟软件等多种信息手段，实现了实验课程的全新设计及应用。四川大学华西临床技能实验教学中心借助其雄厚稳定的教学师资力量和专家团队指导：以人为本、崇尚学术、追求卓越，培养具有扎实临床专业技能的实用性、高素质医学人才。在培训中采取网络化管理和创新，充分利用多媒体技术制作的教学软件和已有计算机辅助教育（CAI）教室及高端的远程手术交流系统（四川大学华西医院已与加拿大西安大略大学在该中心多次举办远程网络手术教学活动），从而使临床技能教学实现互动和利用最大化。四川大学华西医院的"华西临床技能实验教学中心"立足成都，服务西部，面向世界；目的是搭建微创泌尿外科技术培训、学术交流平台，从而推进西部地区微创泌尿外科技术和人才培养的共同发展。

（刘志洪　卢一平）

第二章 泌尿外科手术器械的配置

在临床工作中，一台手术的成功与否，除了医生具有坚实的医学基础及过硬的外科手术技术外，还需要麻醉医师、手术医师及手术室护士之间良好的协调配合。此外，完善的器械和物资准备也是必不可少的。随着外科技术的不断发展和手术方式的不断更新，手术器械包的配置也应不断完善和增加，以适应手术的需要。本章中分为普通器械类和特殊器械类两个部分分别进行阐述。

第一节 泌尿外科普通手术器械的配置

一、肾切除器械包

肾切除器械包（表 2-1-1）用于开放的肾脏及肾上腺手术。经腹开放手术时可添加框架拉钩或自持式腹腔牵开器，肾移植手术时添加自持式腹腔牵开器和肾血管器械。

表 2-1-1 肾切除器械包

器械名称	规格	数量（件）	器械名称	规格	数量（件）
刀柄	4 号	2	解剖剪	25cm 薄刃	1
刀柄	7 号	1	弯蚊式止血钳	12.5cm	6
组织镊（有齿镊）	12.5cm	2	弯止血钳	16cm	4
敷料镊	25cm	2	弯止血钳	18cm	4
解剖镊	尖 20cm	2	弯止血钳	20cm	4
卵圆钳	25cm 弯无齿	1	弯止血钳	24cm	4
卵圆钳	25cm 弯有齿	2	组织钳（鼠齿钳）	18cm	6
皮肤拉钩	板式有孔	2	持针器	18cm 细头	1
腹腔拉钩	28cm	2	持针器	18cm 粗头	2
"S"形拉钩	48mm 宽	1	持针器	22cm 细头	1
"S"形拉钩	38mm 宽	1	巾钳	14cm	6
胸腔牵开器	中号	1	直角钳	22cm×110°	1
直线剪	18cm	1	直角钳	22cm×90°	1
组织剪	18cm 厚刃	1	肾蒂钳	24cm	2
组织剪	20cm 厚刃	1	可可钳（花生米钳）	22cm 弯	1
解剖剪	20cm 薄刃	1	合计		67

二、腹腔镜普通器械包

　　腹腔镜普通器械包（表2-1-2）为基础器械包，并在此基础上添加腹腔镜特殊器械，用于腹腔镜下肾上腺切除、肾囊肿去顶减压、肾部分切除、输尿管切开取石、精索静脉结扎等手术。

表 2-1-2　腹腔镜普通器械包

器械名称	规格	数量（件）	器械名称	规格	数量（件）
刀柄	7号	1	弯止血钳	18cm	4
组织镊（有齿镊）	12.5cm	1	弯止血钳	24cm	2
皮肤拉钩	板式有孔	2	组织钳（鼠齿钳）	18cm	2
解剖剪	18cm	1	持针器	18cm 细头	1
组织剪	18cm 厚刃	1	持针器	18cm 粗头	1
卵圆钳	25cm 弯无齿	1	巾钳	14cm	4
卵圆钳	25cm 弯有齿	2	合计		24
取石钳	微弯	1			

三、肋骨切除器械包

　　肋骨切除器械包（表2-1-3）用于切除肋骨，如在患侧腰部经第12肋入路的肾脏和肾上腺手术中使用。

表 2-1-3　肋骨切除器械包

器械名称	规格	数量（件）	器械名称	规格	数量（件）
肋骨骨膜剥离器	双头扁柄	1	肋骨咬骨钳		1
肋骨骨膜剥离器（肋骨钩）	右式	1	合计		4
肋骨剪	33cm	1			

四、胃肠器械包

胃肠器械包（表2-1-4）用于开放及腹腔镜根治性膀胱全切、回肠膀胱术、膀胱扩大术等。开放的膀胱全切手术可用三叶拉钩、自持式腹腔牵开器、弧形框架拉钩来暴露手术野。

表 2-1-4 胃肠器械包

器械名称	规格	数量（件）	器械名称	规格	数量（件）
刀柄	4 号	2	弯止血钳	18cm	6
刀柄	7 号	1	弯止血钳	20cm	4
组织镊（有齿镊）	12.5cm	2	弯止血钳	24cm	6
敷料镊	12.5cm	1	组织钳（鼠齿钳）	18cm	6
敷料镊	25cm	2	持针器	18cm 细头	1
卵圆钳	25cm 弯无齿	1	持针器	18cm 粗头	2
卵圆钳	25cm 弯有齿	2	持针器	25cm 细头	2
皮肤拉钩	板式有孔	2	巾钳	14cm	2
腹腔拉钩	28cm	2	支气管钳	22cm（大）	2
"S" 形拉钩	48mm 宽	1	直角钳	22cm×110°	1
腹腔牵开器		1	直角钳	22cm×90°	1
直线剪	18cm	1	肠钳	25cm 弯	1
组织剪	18cm 厚刃	1	肠钳	25cm 直	1
组织剪	20cm 厚刃	1	可可钳	24cm 直	2
解剖剪	20cm 薄刃	1	可可钳	20cm 直	2
解剖剪	25cm 薄刃	1	可可钳（花生米钳）	22cm 弯	1
直蚊式止血钳	12.5cm	2	荷包钳		1
弯蚊式止血钳	12.5cm	4			
弯止血钳	16cm	4	合计		73

五、肾血管器械包

肾血管器械包（表 2-1-5）用于肾移植手术、其他涉及血管的泌尿外科手术，需要时可添加显微血管手术器械。

表 2-1-5 肾血管器械包

器械名称	规格	数量（件）	器械名称	规格	数量（件）
冰凿（骨刀）	大	1	无损伤镊	20cm 头弯	1
脑侧孔吸引头	ϕ3mm	1	枪状镊	16cm	1
镶金片血管持针器	21cm	1	哈巴狗夹	3cm	2
直角血管剪	20cm	1	哈巴狗夹	4cm	2
心耳钳	23cm	2	哈巴狗夹	6cm	2
心耳钳	17cm	1	哈巴狗夹	7cm	2
无损伤镊	20cm 头直	1	合计		18

六、手外器械包

手外器械包（表2-1-6）用于阴茎、睾丸、附睾手术，会阴尿道狭窄瘢痕切除手术，腹股沟淋巴结清扫手术等。

表 2-1-6　手外器械包

器械名称	规格	数量（件）	器械名称	规格	数量（件）
刀柄	3 号	1	解剖剪	18cm 薄刃	1
刀柄	4 号	1	眼科剪	11cm 弯	1
刀柄	7 号	1	直蚊式止血钳	12.5cm	2
组织镊（有齿镊）	12.5cm	2	弯蚊式止血钳	12.5cm	4
敷料镊	12.5cm	2	弯止血钳	16cm	2
敷料镊	20cm	2	弯止血钳	18cm	2
解剖镊	14cm 尖	1	组织钳（鼠齿钳）	16cm	4
卵圆钳	25cm 弯无齿	1	持针器	18cm 粗头	1
卵圆钳	25cm 弯有齿	2	持针器	18cm 细头	1
皮肤拉钩	板式有孔	2	持针器	14cm 细头	1
创口钩（三爪）	钝头	2	巾钳	14cm	6
阑尾拉钩	26cm	2	直角钳	18cm×90°	1
直线剪	18cm	1	可可钳	18cm 直	2
组织剪	18cm 厚刃	1	合计		48

七、剖腹器械包

剖腹器械包（表2-1-7）用于剖腹探查手术，如需做肠道手术则添加肠切除补充器械。

表 2-1-7　剖腹器械包

器械名称	规格	数量（件）	器械名称	规格	数量（件）
刀柄	4 号	2	弯蚊式止血钳	12.5cm	4
刀柄	7 号	1	弯止血钳	16cm	4
组织镊（有齿镊）	12.5cm	2	弯止血钳	18cm	4
敷料镊	25cm	2	弯止血钳	20cm	4
卵圆钳	25cm 弯无齿	1	弯止血钳	24cm	4
卵圆钳	25cm 弯有齿	2	组织钳（鼠齿钳）	18cm	6
皮肤拉钩	板式有孔	2	持针器	18cm 细头	1

续表

器械名称	规格	数量（件）	器械名称	规格	数量（件）
腹腔拉钩	28cm	2	持针器	18cm 粗头	2
"S"形拉钩	48mm 宽	1	持针器	22cm 细头	2
直线剪	18cm	1	巾钳	14cm	2
组织剪	18cm 厚刃	1	可可钳（花生米钳）	22cm 弯	1
组织剪	20cm 厚刃	1	直角钳	22cm×110°	1
解剖剪	20cm 薄刃	1	直角钳	22cm×90°	1
解剖剪	25cm 薄刃	1	合计		56

八、肠切除补充器械包

肠切除补充器械包（表 2-1-8）与剖腹探查器械或其他器械包搭配使用，用于肠道及胃部手术。

表 2-1-8　肠切除补充器械包

器械名称	规格	数量（件）	器械名称	规格	数量（件）
肠钳	25cm 弯	1	可可钳	20cm 直	2
肠钳	25cm 直	1	合计		6
可可钳	24cm 直	2			

九、肾盂补充器械包

肾盂补充器械包（表 2-1-9）与肾切除器械包搭配使用，用于开放的肾实质、肾盂、输尿管切开取石手术。

表 2-1-9　肾盂补充器械包

器械名称	规格	数量（件）	器械名称	规格	数量（件）
胆道取石钳	22cm 微弯	1	肾窦拉钩	22cm，头宽 8mm	2
胆道刮匙	5/7mm 双头	1	肾窦拉钩	22cm，头宽 12mm	2
有槽探针	150mm	1	肾窦拉钩	22cm，头宽 16mm	2
脑侧孔吸引头	ϕ 3mm	1	枪状镊	16cm	1
神经剥离子	240mm	1	合计		12

十、腹腔镜肾切除器械包

腹腔镜肾切除器械包（表2-1-10）为基础器械包，可添加腹腔镜特殊器械，用于腹腔镜单纯肾切除或根治性肾切除术。

表 2-1-10　腹腔镜肾切除器械包

器械名称	规格	数量（件）	器械名称	规格	数量（件）
"S"形拉钩	38mm	1	弯止血钳	24cm	6
皮肤拉钩	板式有孔	2	弯止血钳	18cm	2
腹腔拉钩	28cm	2	弯止血钳	20cm	2
刀柄	4号	1	组织钳（鼠齿钳）	18cm	4
刀柄	7号	1	持针器	18cm 粗头	2
敷料镊	25cm	2	持针器	22cm 细头	1
解剖镊	20cm 尖	2	解剖剪	20cm	1
组织镊（有齿镊）	12.5cm	2	组织剪	20cm	1
卵圆钳	25cm 弯无齿	1	巾钳	14cm	2
卵圆钳	25cm 弯有齿	1	合计		36

十一、大外活器械包

大外活器械包（表2-1-11）主要用于小手术，如包皮环切术、取活检术、尿道肉阜切除术、经皮肾穿刺造瘘术等。添加经皮肾镜特殊器械，用于经皮肾镜碎石取石术。

表 2-1-11　大外活器械包

器械名称	规格	数量（件）	器械名称	规格	数量（件）
刀柄	7号	1	直蚊式止血钳	12.5cm	2
组织镊（有齿镊）	12.5cm	1	弯蚊式止血钳	12.5cm	2
卵圆钳	25cm 弯无齿	1	弯止血钳	18cm	2
组织剪	18cm 厚刃	1	不锈钢药杯		2
组织钳（鼠齿钳）	18cm	2	不锈钢弯盘		1
持针器	18cm 粗头	1	合计		16

十二、阴道手术器械包

阴道手术器械包（表 2-1-12）用于经闭孔无张力阴道吊带尿道中段悬吊术（TVT-O）、盆底修补术等女性泌尿手术。

表 2-1-12　阴道手术器械包

器械名称	规格	数量（件）	器械名称	规格	数量（件）
手术刀柄	3 号	1	解剖剪	20cm 薄刃	1
手术刀柄	7 号	1	眼科剪	11cm 弯	1
组织镊	12.5cm	2	精细剪	20cm	1
敷料镊	20cm	1	直蚊式止血钳	12.5cm	2
解剖镊	20cm 尖	1	弯蚊式止血钳	12.5cm	2
卵圆钳	25cm 弯无齿	1	弯止血钳	18cm	4
卵圆钳	25cm 弯有齿	2	组织钳（鼠齿钳）	18cm	8
皮肤拉钩	板式有孔	2	持针器	18cm 细头	1
阴道拉钩	1.5cm 头宽	1	持针器	18cm 粗头	1
阴道拉钩	2.5cm 头宽	1	巾钳	14cm	4
阴道拉钩	2.6cm 头宽	1	子宫颈钳	25cm	1
直线剪	18cm	1	脑压板	1.5cm 宽，有槽	1
组织剪	18cm 厚刃	1	合计		43

十三、尿道下裂器械包

尿道下裂器械包（表 2-1-13）适用于尿道下裂修补术及其他前尿道手术。

表 2-1-13　尿道下裂器械包

器械名称	规格	数量（件）	器械名称	规格	数量（件）
手术刀柄	3 号	1	直蚊式止血钳	12.5cm	6
手术刀柄	7 号	1	弯蚊式止血钳	12.5cm	6
组织镊	12.5cm	1	组织钳（鼠齿钳）	16cm	2
敷料镊	12.5cm	1	持针器	12.5cm	1
眼科敷料镊	11cm	2	持针器	16cm	1
眼科单齿镊	11cm	2	巾钳	14cm	6
卵圆钳	25cm 弯有齿	2	微血管钳	12.5cm 弯	2
直线剪	18cm	1	微血管钳	12.5cm 直	2
解剖剪	18cm 薄刃	1	哈巴狗夹	5.7mm	1
眼科剪	11cm 弯	1	哈巴狗夹	6mm	1
眼科剪	11cm 直	1	合计		43
钢尺	15cm	1			

十四、输精管吻合器械

输精管吻合器械（表2-1-14）用于显微精道重建手术。

表2-1-14　输精管吻合器械

器械名称	规格	数量（件）	器械名称	规格	数量（件）
皮肤拉钩	板式有孔	1	直蚊式止血钳	12.5cm	2
三爪拉钩		1	弯蚊式止血钳	12.5cm	4
圈钳	16cm	2	持针器	14cm	2
手术刀柄	3号	1	巾钳	14cm	5
眼科敷料镊	11cm	1	组织钳	18cm	2
眼科单齿镊	11cm	1	直线剪	18cm	1
组织镊	12.5cm	1	眼科剪	11cm弯	1
输精管分离钳	13cm	1	眼科剪	11cm直弯	1
眼睑牵开器		1	卵圆钳	25cm弯有齿	1
微血管钳	12.5cm	4	合计		33

（赖　力　张祥蓉　宋　敏）

第二节　泌尿外科特殊手术器械的配置

一、肾移植微血管器械

肾移植微血管器械（表 2-2-1）主要用于肾移植受体手术中吻合肾动静脉，也用于修肾时肾血管重建和其他血管吻合手术。

表2-2-1　肾移植微血管器械

器械名称	规格	数量（件）	器械名称	规格	数量（件）
弹簧显微持针器	210mm直头	1	无损伤镊	185mm直头	2
弹簧显微持针器	186mm弯头	1	弹簧显微剪	185mm弯头	1
临时血管阻断夹（静脉）	25mm直头	1	成角血管剪	55°，180mm	1
临时血管阻断夹（动脉）	25mm直头	1			
临时血管阻断夹（动脉）	25mm弯头	2	合计		10

二、泌尿腹腔镜特殊器械

泌尿腹腔镜特殊器械（表 2-2-2）用于泌尿系统各种腹腔镜手术，如腹腔镜肾上腺切除、肾切除、膀胱全切等，需要时可添加单包灭菌的各型结扎钉（Hem-o-lock 钉）、腹腔镜超声刀、结扎速（ligasure）、无创抓钳、一次性穿刺鞘等，缝合时需添加腔镜持针器。

表 2-2-2　泌尿腹腔镜特殊器械

器械名称	规格	数量（件）	器械名称	规格	数量（件）
30°光学视管	10mm	1	腔镜剪	5mm	1
钛夹钳	10mm	1	电凝钩	5mm	1
吸引器头	5mm	1	高频电缆线		1
气腹管		1	分离钳	5mm（弯）	1
导光束		1	分离钳	5mm（直）	1
转换器	11mm 转 5mm	1	有齿抓钳	5mm	1
穿刺鞘	11mm	1			
腔镜直角钳	90°，10mm	1	合计		14

三、电子腹腔镜

电子腹腔镜和传统的光学视管有较大的区别，它由硬镜插入部、导光软管、内镜电缆三部分组成，较传统光学视管其优势在于，减少内镜连接带来的外界影响因素，为手术的进行提供了有力保障。如在腹腔镜手术中使用电子腹腔镜，就不需要 30°光学视管、导光束和摄像头。

四、腹腔镜肾部分切除特殊器械

在腹腔镜肾部分切除术中，在阻断肾血管时需增加腹腔镜肾部分切除特殊器械（表 2-2-3）。

表 2-2-3　腹腔镜肾部分切除特殊器械

器械名称	规格	数量（件）
临时阻断夹施取夹钳	ϕ2.5mm，长 350mm	1
临时血管阻断夹（动脉）	弯头 3.43N×25mm	2
临时血管阻断夹（动脉）	直头 3.43N×25mm	1
临时血管阻断夹（静脉）	直头 2.45N×25mm	1
合计		5

五、单极电切镜器械（4mm）

单极电切镜器械（4mm）（表 2-2-4）用于经尿道前列腺电切术、经尿道膀胱肿物电切术。工作模式为单极，使用 5%葡萄糖溶液或甘露醇冲洗液。

表 2-2-4 单极电切镜器械（4mm）

器械名称	规格	数量（件）	器械名称	规格	数量（件）
光学视管	ϕ4mm，12°	1	单极电切环	4mm	1
外管鞘，可旋转	26Fr	1	注射式冲洗器	150ml	1
内管鞘（含灌流环）	24Fr	1	冲洗器接头		1
镜芯		1	导光束		1
被动式工作把手		1	组织剪	18cm	1
单极高频电缆线		1	合计		12
冲水管（带金属接头）	100cm	1			

六、单极电切镜器械（3mm）

单极电切镜器械（3mm）（表 2-2-5）用于经尿道膀胱肿物电切术、经尿道膀胱颈电切术。工作模式为单极，使用 5%葡萄糖溶液或甘露醇冲洗液。

表 2-2-5 单极电切镜器械（3mm）

器械名称	规格	数量（件）	器械名称	规格	数量（件）
光学视管	ϕ3mm，12°	1	单极电切环	3mm	1
光学视管保护鞘		1	注射式冲洗器	150ml	1
内管鞘（含灌流环）	21Fr	1	冲洗器接头		1
镜芯		1	导光束		1
被动式工作把手		1	组织剪	18cm	1
单极高频电缆线		1	合计		12
冲水管（带金属接头）	100cm	1			

七、等离子盐水电切镜器械

等离子盐水电切镜器械（表 2-2-6）用于经尿道前列腺电切术、经尿道膀胱肿物电切术。因是双极模式（与单极电切相比，工作把手和高频电缆线不同），冲洗液为 0.9% 氯化钠溶液，尤其适用于糖尿病患者或体内安置有心脏起搏器、金属植入物的患者。

表 2-2-6　等离子盐水电切镜器械

器械名称	规格	数量（件）	器械名称	规格	数量（件）
光学视管	ϕ4mm，12°	1	盐水电切环	4mm	1
外管鞘，可旋转	26Fr	1	注射式冲洗器	150ml	1
内管鞘（含灌流环）	24Fr	1	冲洗器接头		1
镜芯		1	导光束		1
被动式工作把手	用于盐水电切	1	组织剪	18cm	1
双极高频电缆线		1			
冲水管（带金属接头）	100cm	1	合计		12

八、输尿管硬镜

输尿管硬镜（表 2-2-7）用于上尿路镜检、输尿管及肾结石钬激光碎石取石术、输尿管支架置入及取出术。

表 2-2-7　输尿管硬镜

器械名称	规格	数量（件）	器械名称	规格	数量（件）
输尿管镜	7°，8.6/9.8Fr	1	组织剪	18cm	1
导光束		1	直蚊式止血钳	12.5cm	1
连接桥		1	合计		5

九、输尿管软镜

输尿管软镜用于经尿道输尿管镜检、输尿管及肾结石钬激光碎石取石术，可分为电子软镜和纤维软镜两种。

十、70°膀胱镜器械

70°膀胱镜器械（表 2-2-8）用于膀胱镜检查、取活检，输尿管支架置入及取出术等。

表 2-2-8 70°膀胱镜器械

器械名称	规格	数量（件）	器械名称	规格	数量（件）
光学视管	ϕ4mm，70°	1	冲水管	100cm，带金属接头	1
膀胱镜管鞘	22.5Fr	1	组织剪	18cm	1
镜芯		1	直蚊式止血钳	12.5cm	1
工作插入部	带抬起台，双管道	1			
导光束		1	合计		8

十一、30°膀胱镜器械

30°膀胱镜器械（表 2-2-9）用于膀胱镜检查。

表 2-2-9 30°膀胱镜器械

器械名称	规格	数量（件）	器械名称	规格	数量（件）
光学视管	ϕ4mm，30°	1	冲水管	100cm，带金属接头	1
膀胱镜管鞘	22.5Fr	1	组织剪	18cm	1
连接桥，单管道		1	直蚊式止血钳	12.5cm	1
工作插入部	带抬起台，双管道	1	合计		8
导光束		1			

十二、膀 胱 软 镜

膀胱软镜用于膀胱镜检查，也可同时用于尿道检查。与膀胱硬镜相比，膀胱软镜具有损伤小、检查无盲区、视野清晰等优点。

十三、经皮肾镜特殊器械

经皮肾镜特殊器械（表 2-2-10）是经皮肾镜碎石取石术的特殊器械，同时需添加超声和气压弹道手柄，如需钬激光碎石，则增加钬激光光纤。

表 2-2-10 经皮肾镜特殊器械

器械名称	规格	数量（件）	器械名称	规格	数量（件）
经皮肾镜	12°	1	导光束		1
冲洗适配器		1	扳手	5 号	1
肾用超声探针	ϕ3.3mm	1	扳手	8 号	1
气压弹道针	ϕ2mm	1	取石钳		1
短鞘	24Fr	1	合计		9

十四、冷 切 器 械

冷切器械（表 2-2-11）用于经尿道狭窄瘢痕切开术。

表 2-2-11　冷切器械

器械名称	规格	数量（件）	器械名称	规格	数量（件）
光学视管	ϕ4mm，12°	1	冷切刀	半圆形	1
导光束		1	冲水管	100cm，带金属接头	1
工作把手		1	组织剪	18cm	1
管鞘，含镜芯	22Fr	1			
外管鞘	25Fr	1	合计		8

十五、尿道显微器械

尿道显微器械（表 2-2-12）是经会阴尿道狭窄瘢痕切除、尿道重建术的显微手术器械。

表 2-2-12　尿道显微器械

器械名称	规格	数量（件）	器械名称	规格	数量（件）
带剪持针器	14cm	1	解剖镊	直，20cm	1
精细显微剪	直，10.5cm	1	弹簧持针器	17cm	1
精细显微剪	弯，10.6cm	1	弹簧持针器	带锁扣，14.5cm	1
管腔剪	10cm	1	哈巴狗夹	7cm	1
精细组织镊	直，10cm	2	虹膜拉钩	双钩，13cm	2
精细解剖镊	直，10.5cm	2	合计		15
精细解剖镊	弯，10.6cm	1			

十六、会阴软组织拉钩

会阴软组织拉钩（表 2-2-13）用于经会阴尿道狭窄瘢痕切除、尿道重建术时暴露会阴部切口。

表 2-2-13　会阴软组织拉钩

器械名称	规格	数量（件）	器械名称	规格	数量（件）
拉钩框架	33cm×23cm	1	直精细剪	18cm	1
钝钩拉钩片	1.2mm	8	合计		11
乳突支撑	14cm	1			

十七、显微精道特殊器械

显微精道特殊器械（表 2-2-14）用于显微输精管附睾管吻合及显微输精管吻合。

表 2-2-14　显微精道特殊器械

器械名称	规格	数量（件）	器械名称	规格	数量（件）
显微镊子	15cm×0.1cm 弯	1	血管扩张器	可塑形，19cm×0.05cm	1
显微镊子	15cm×0.1cm 直	1	血管扩张器	可塑形，19cm×0.1cm	1
显微剪刀	17cm 直	1	显微血管刀	钻石刃 45°，可伸缩，20.5cm	1
显微持针器	带锁扣，16cm	1	合计		7

（赖　力　张祥蓉　宋　敏）

第三章 泌尿外科常用腔镜器械的构造、清洗、消毒和灭菌

随着外科医疗技术的发展，腔镜类微创手术是目前及今后外科手术发展的趋势，而泌尿外科的腔镜类手术可以说是外科类手术中开展得最早、类型较为丰富的手术。因此，腔镜类器械的管理在泌尿外科手术管理中显得尤为重要，作为泌尿外科手术室护士必须了解腔镜类器械的构造，掌握其清洗、灭菌和保养的相关知识，以延长腔镜类器械的使用寿命，提高手术配合的质量，节约成本。

第一节 腔镜器械的清洗、消毒、灭菌及保养

一、做好防护工作

清洗人员在操作时应穿戴整齐，注意保护。应穿防渗透工作外衣，戴好口罩、帽子、防护眼镜、袖套、手套等。

二、腔镜器械清洗的基本要求

（1）对手术器械及物品的处理，在通常情况下应遵循先清洗后消毒、灭菌的原则。

（2）对首次使用的手术器械和敷料，亦应先清洗、消毒后再行灭菌处理。

（3）对外来的手术器械，应重新清洗、消毒和常规灭菌。

（4）对特殊污染（朊毒体、气性坏疽、破伤风）器械的处理参见卫生部医院消毒供应中心管理第2部分"清洗消毒及灭菌技术操作规范"（WS310.2）；对因突发不明原因传染病病原体污染的器械和物品的处理，应符合国家当时发布的相关规定的要求。

（5）在处理手术器械及物品时所用的各种材料，包括清洁剂、消毒剂、洗涤用水、灭菌蒸汽用水、润滑剂、包装材料、消毒灭菌检测材料，均应符合国家或行业标准。

（6）对重复使用手术器械及物品的处理流程应遵守WS310.2中所规定的技术操作流程。

三、灭菌质量监测

应按照相关规定对各种灭菌器械、物品进行物理、化学、生物监测，并做好监测记录。

（1）压力蒸汽灭菌应每周做一次生物学监测。

（2）植入物应每批次进行生物学监测。

（3）低温等离子灭菌每日第一锅应做生物学监测。

（4）环氧乙烷灭菌每灭菌批次应进行生物学监测。

四、腔镜器械的清洗、消毒和灭菌流程（图 3-1-1）

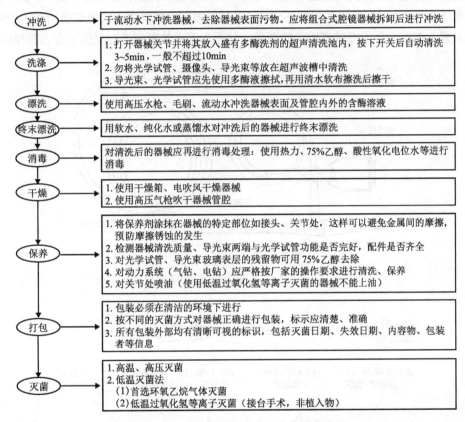

冲洗	于流动水下冲洗器械，去除器械表面污物。应将组合式腔镜器械拆卸后进行冲洗
洗涤	1. 打开器械关节并将其放入盛有多酶洗剂的超声清洗池内，按下开关后自动清洗 3~5min，一般不超过10min 2. 勿将光学试管、摄像头、导光束等放在超声波槽中清洗 3. 导光束、光学试管应先使用多酶液擦拭，再用清水软布擦洗后擦干
漂洗	使用高压水枪、毛刷、流动水冲洗器械表面及管腔内外的含酶溶液
终末漂洗	用软水、纯化水或蒸馏水对冲洗后的器械进行终末漂洗
消毒	对清洗后的器械应再进行消毒处理：使用热力、75%乙醇、酸性氧化电位水等进行消毒
干燥	1. 使用干燥箱、电吹风干燥器械 2. 使用高压气枪吹干器械管腔
保养	1. 将保养剂涂抹在器械的特定部位如接头、关节处，这样可以避免金属间的摩擦，预防摩擦锈蚀的发生 2. 检测器械清洗质量、导光束两端与光学试管功能是否完好，配件是否齐全 3. 对光学试管、导光束玻璃表层的残留物可用 75% 乙醇去除 4. 对动力系统（气钻、电钻）应严格按厂家的操作要求进行清洗、保养 5. 对关节处喷油（使用低温过氧化氢等离子灭菌的器械不能上油）
打包	1. 包装必须在清洁的环境下进行 2. 按不同的灭菌方式对器械正确进行包装，标示应清楚、准确 3. 所有包装外部均有清晰可视的标识，包括灭菌日期、失效日期、内容物、包装者等信息
灭菌	1. 高温、高压灭菌 2. 低温灭菌法 　（1）首选环氧乙烷气体灭菌 　（2）低温过氧化氢等离子灭菌（接台手术，非植入物）

图 3-1-1　腔镜器械的清洗、消毒灭菌流程

（赖　力　张祥蓉　莫　宏）

第二节　电子腹腔镜的构造、清洗和消毒灭菌

一、电子腹腔镜的构造

电子腹腔镜（EndoEYE）主要由以下几个部分组成：插入部、操作部、导光软管、导光接头部、内镜电缆和电气接头（图 3-2-1）。上述各个组成部分都是完全连接好的一体

化结构，并且具有完全防水，可耐高温、高压、低温等离子及环氧乙烷灭菌的特性。电子腹腔镜与传统的光学视管有很大的区别，光学视管主要是依靠密集的透镜组来传输图像，然后再通过与其相连接的适配器和摄像头及主机来达到将内部图像显示在监视器上的过程。由于在上述整个图像传输的各个过程中均可能有大量的图像损耗，因此，对于每一个环节都需要进行严密的控制，否则图像就会不清楚或导致失真。而电子腹腔镜的成像原理与光学视管完全不同，它是把光电耦合器（CCD）前置到插入部分的前端，使得整个传输过程都是通过电子信号而非光学信号来传输，因此，可以将未经衰减的电子信号直接传输到主机，再通过计算机图像处理之后完美地将图像显示在监视器上面（图3-2-2）。相比传统光学视管，电子腹腔镜的优势在于，可以最大限度地减少由于内镜连接所带来的外界影响因素，能够为手术提供高质量的图像，从而为手术的顺利进行提供了有力的保障。

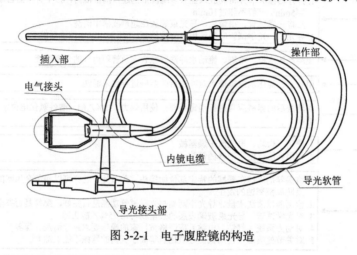

图 3-2-1　电子腹腔镜的构造

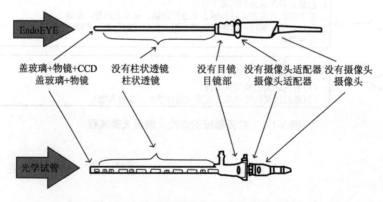

图 3-2-2　电子腹腔镜与光学视管的区别

二、电子腹腔镜的清洗、消毒、灭菌流程

（一）清洗、消毒、灭菌流程

电子腹腔镜的清洗、消毒和灭菌需要严格按照流程进行。手术完毕后，应先关闭摄

像主机和冷光源主机，然后再拔下电气接头部和导光接头部，将其平放并且与其他手术器械完全分开盛装。在清洗时，应首先在流动水下冲洗电子腹腔镜，去除镜子表面的污物、血块和组织等；然后使用软布加上多酶液仔细清洗镜子、导光软管及内镜电缆上所附着的血迹、污物；再次在流动水下冲洗，并用清水软布擦洗；用蘸有75%乙醇溶液的软布擦拭消毒，干燥后放入专用的消毒盒，包装并加注标示；最后用高温、高压灭菌或者使用环氧乙烷、过氧化氢等离子灭菌（图3-2-3）。

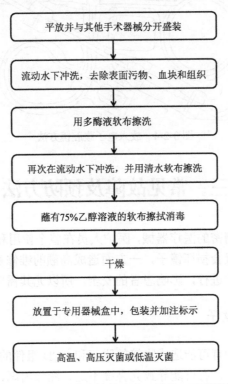

图 3-2-3 电子腹腔镜的清洗、消毒、灭菌流程

（二）清洗的注意事项

（1）应将电子腹腔镜与其他手术器械完全分开清洗，以确保导光软管不被尖锐物品划伤。

（2）不能使用高压水枪或超声清洗器来清洗电子腹腔镜。

（3）使用蘸有75%乙醇溶液的棉球擦拭光学部件表面。

（4）使用不超过20℃的温水彻底清洗电子腹腔镜的所有部件，使用pH为中性的医用内镜清洗剂把黏附牢固的污物清洗干净，再使用蒸馏水冲洗电子腹腔镜，最后再用软布擦去残余的水分。

（5）电子腹腔镜在液体中浸泡不应超过60min。

（6）严格按照器械消毒盒中的安放图示和标志将电子腹腔镜装入器械消毒盒中（图3-2-4）。放置的顺序如下所述。

1）首先放置导光束接头（图3-2-4a）。
2）然后按照箭头指示的方向放置内镜电缆（图3-2-4b）。
3）随后插入电气接头（图3-2-4c）。
4）再按照箭头指示放置导光束软管（图3-2-4d）。
5）最后放置光学视管主体（图3-2-4e）。

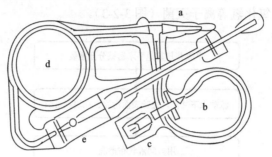

图3-2-4　放入电子腹腔镜方法

三、常见故障及预防方法

电子腹腔镜是极其精密的医疗器械，医护人员在整个使用和保养过程中都需要有高度的责任心，稍有不慎就会损坏镜子，一方面造成高额的维修费用，加重科室的负担；另一方面也会耽误手术的进行，影响患者的安全，所以尤其需要注意以下情况。

（一）防止撞击镜子

对内镜任何的撞击均有可能造成物镜的脱落和CCD组件的损坏（图3-2-5）。此外，镜子一旦受到外力撞击后，有可能导致光亮度不足、图像闪烁、无图像等故障。因此，在手术使用的过程中，首先应注意其他器械不要撞击到镜子的插入部分，特别是高频电刀、超声刀等能量器械；其次在使用完毕后的清洗、消毒及灭菌的过程中，不能与其他器械共同盛放，避免碰撞，在清洗槽中要轻拿轻放。

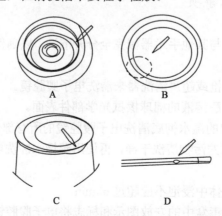

图3-2-5　电子腹腔镜插入部的常见故障
A.脱落的物镜组件；B.碰撞漏水的痕迹；C、D.撞击的痕迹

（二）防止划伤或刺破导光软管

电子腹腔镜的导光软管很容易被尖锐物品划伤或者刺破，划伤或刺破可能会造成操作手柄漏水（图 3-2-6），导致电子元器件，如 CCD 或导光束的短路和烧毁。所以在手术台上时，可能需要使用很多手术器械，但一定要使其远离电子腹腔镜的导光软管，以防止划伤或刺破。再次强调，在清洗电子腹腔镜的过程中，应将其他器械和电子腹腔镜完全分开清洗和放置。

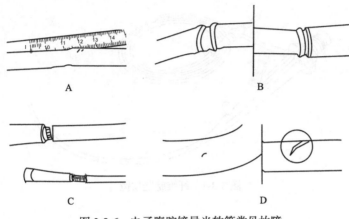

图 3-2-6　电子腹腔镜导光软管常见故障
A.压伤、夹伤；B.扭伤；C.断裂；D.针孔、划伤

（三）防止扭伤、压伤导光软管

电子腹腔镜的导光软管在缠绕状态下被拉拽或扭曲极易造成导光软管的扭伤，例如，坠落于地上被台车碾压或被脚踩踏均极易造成导光软管的扭伤和压伤（图 3-2-6）。在使用过程中，应首先把缠绕的部分、弯曲的部分逐渐回转拉直后，再逐渐伸开导光软管。应避免将导光软管坠落手术台下，避免台车或脚碾压导光软管。

（四）防止导光软管断裂

在腔镜手术过程中，为获得不同的视野角度，医生有时会大力拉扯、弯曲或过度扭曲导光软管，有可能造成导光软管的断裂（图 3-2-6）。因此，在使用过程中，应避免大力拉扯、折叠导光软管；在清洗、消毒、放置时，导光软管盘绕的直径不能小于20cm。

（赖　力　张祥蓉　莫　宏）

第三节　膀胱软镜、输尿管软镜的构造、
清洗、消毒和灭菌

一、膀胱软镜、输尿管软镜（电子镜、纤维镜）的构造

膀胱软镜（图 3-3-1）和输尿管软镜（图 3-3-2）主要由目镜部、操作部和插入部三部分组成。插入部内又包含了导像束、操作钳管道、导光束、角度调节钢丝等结构。

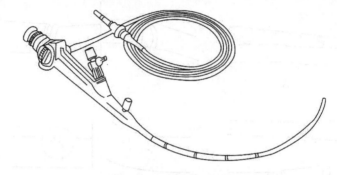

图 3-3-1　纤维膀胱软镜

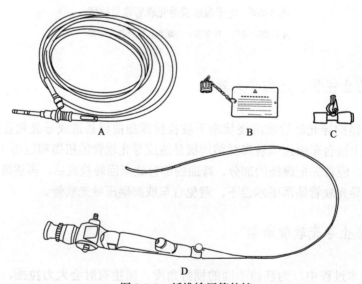

图 3-3-2　纤维输尿管软镜
A.导光束；B.通气帽；C.三通灌流阀；D.纤维输尿管软镜

二、膀胱软镜和输尿管软镜的区别

膀胱软镜和输尿管软镜的区别在于软镜外径的大小、插入部的长短及视野的角度和

可弯曲角度的不同。两者通常都需要外接摄像头，并将图像传输到监视器上使用。膀胱软镜的直径一般为4.6～5.5mm，总长度为700mm，弯曲角度向上210°，向下120°，视野范围为120°。输尿管软镜的直径一般为2.8mm，总长度为1050mm，弯曲角度向上180°，向下275°，视野范围为90°。

三、电子软镜和纤维软镜的区别

电子软镜和纤维软镜在图像成像原理和图像的传输方式上存在极大的差异。电子软镜是依靠电信号来传输图像，因此能够更加清晰地还原所示图像的原貌，是今后外科内镜发展的趋势。与纤维软镜相比，电子软镜（图3-3-3）操作更方便、更轻巧，由于不需要外接导光束、摄像头和适配器，因此图像的色彩、对比度和清晰度都远远优于纤维软镜。

由于成像原理不同所致，纤维软镜的图像效果与电子软镜有很大的区别。如果将纤维软镜的图像调整得过于清晰后，就会产生摩尔网纹，这是不可避免的物理现象，只能尽量减少，不能消除，具体表现方式就是整个图像呈现网格状。

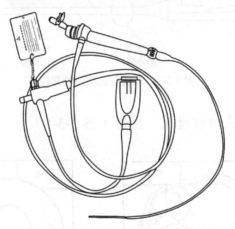

图3-3-3　电子输尿管软镜

四、膀胱软镜和输尿管软镜的清洗、消毒、灭菌流程

（一）清洗、消毒、灭菌流程

清洗、消毒、灭菌流程详见本章第一节和第二节。膀胱软镜和输尿管软镜在使用之前都需要灭菌。目前，软镜的灭菌一般采用环氧乙烷和低温等离子，具体方式需要咨询厂家工程师。

（二）清洗的注意事项

软镜在清洗之前，必须先进行测漏试验（具体方法参见本节中常见故障及预防方法部分）。在清洗时，首先在流动水下冲洗，以去除软镜表面的污物，包括操作管道内的血渍等；此后，再采用多酶洗涤液浸泡软镜，并用软布蘸取多酶洗涤液从操作部开始轻轻擦拭至先端部；再用流动水、高压水枪冲洗软镜表面及管腔内的含酶溶液，并用软水、纯净水或蒸馏水对软镜进行终末清洗；继而使用软布浸润75%乙醇后擦拭软镜表面和冲洗管腔以行消毒；最后妥善放置、干燥并打包软镜后，行低温灭菌。在清洗软镜时，动作应轻柔，尽量不使用软镜毛刷；注意清洗和保护软镜先端处和弯曲部的橡皮，由于输尿管软镜比较细，先端的导光束、导像束盖玻璃都很小，稍有不慎即可损伤玻璃，就有可能导致图像阴影或者图像缺失；反之如果清洗不干净，也会导致图像模糊不清。

五、常见故障及预防方法

本部分将逐一阐述软镜常见故障的原因及预防方法（图3-3-4）。

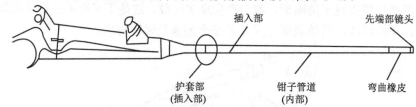

图 3-3-4　软镜常见故障的部位

（一）先端部镜头污物覆盖、损伤（图 3-3-5）

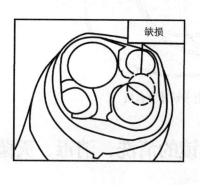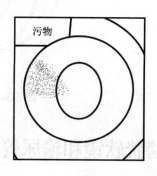

A　　　　　　　　　　　　　　　B

图 3-3-5　先端部镜头的常见故障

A.缺损；B.污物

1. 常见的故障原因

（1）先端部镜头清洗不彻底，未将覆盖于镜头上的污渍清除。

（2）镜面存有水垢等污物而使用硬刷子刷洗，造成镜面玻璃划花、磨损。

（3）取放时，先端部与地面、器械盒或周边仪器发生碰撞（图3-3-6）。

2. 该故障的预防方法

（1）用清洁的纱布擦拭镜面（图3-3-7）。

（2）取放内镜时，需小心谨慎，避免碰撞和损伤。

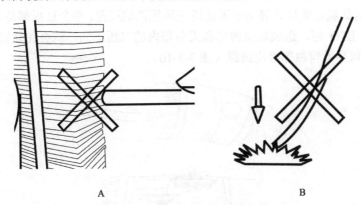

图 3-3-6 先端部镜头常见故障的原因

A.镜面存有水垢等污物，用硬刷子刷洗镜面；B.取放时，先端部与地板或周边仪器碰撞

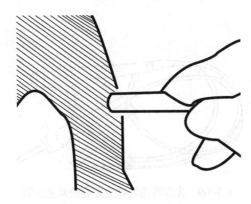

图 3-3-7 用清洁纱布擦拭镜面

（3）由于输尿管软镜和膀胱软镜都比较细，所以先端部的导光束玻璃和 CCD 盖玻璃/导像束盖玻璃都很小，因此在日常清洗过程中，一定要注意对先端部的清洗和保护。稍有不慎损伤到该处的玻璃，就有可能导致图像阴影或者图像缺失，若清洗不干净，也会导致图像模糊不清。

（二）先端弯曲部橡皮针样裂孔、破裂

软镜的先端弯曲部都是可以弯曲成角的，而该部分是由韧性极好的橡皮包裹在外面，以实现防水功能。正因为如此，弯曲部橡皮损坏的概率比较大，手术台上、台下都会有很多尖锐的器械，如果稍不注意，这些器械碰到弯曲部的橡皮外表面，就很有可能划破橡皮。此外，在清洗、消毒时未按照操作常规进行也可造成弯曲部橡皮损坏。轻者造成细小的针样裂孔，重者造成橡皮破裂，从而导致漏水，进而损坏软镜（图3-3-8）。

1. 常见的故障原因 弯曲部橡皮破裂的原因大多是由于灭菌时通气接口处未戴好通气帽（ETO 帽）而进行低温过氧化氢等离子或环氧乙烷灭菌引起的（图3-3-9）。

2. 故障的预防方法 在进行低温过氧化氢等离子或环氧乙烷灭菌时，务必带好通气帽，因为不管是低温过氧化氢等离子灭菌还是环氧乙烷灭菌，整个过程都是要抽负压的，如果没有使用 ETO 帽，造成软镜内部和灭菌箱内的气压不同，就会在软镜内外形成压力差，进而可以导致弯曲部橡皮破裂（图 3-3-10）。

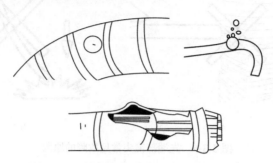

图 3-3-8 先端弯曲部橡皮针样裂孔、破裂

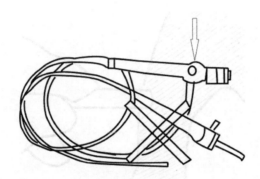

图 3-3-9 先端弯曲部橡皮破裂的常见原因

图中箭头代表未佩戴通气帽

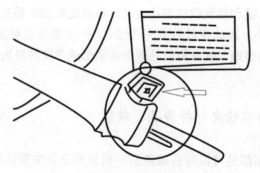

图 3-3-10 先端弯曲部橡皮破裂的预防方法

图中箭头代表佩戴通气帽

（三）先端弯曲部橡皮变形

先端弯曲部外面包覆的橡皮是有弹性的，如果在清洗和擦拭的过程中用力过大，就

可能造成弯曲部橡皮皱褶，增大橡皮破损的概率，同时还会增加软镜的直径，使操作者使用起来很困难（图3-3-11）。

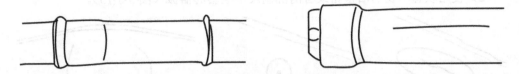

图3-3-11　先端弯曲部橡皮皱褶、变形

1. 常见的故障原因

（1）清洗时用纱布等蛮力擦拭弯曲部。

（2）与内径较小的气管插管及套管混搭使用（图3-3-12）。

2. 故障的预防方法

（1）用纱布蘸取多酶洗涤液，从操作部开始轻轻擦拭至先端部。

（2）使用前必须确认软镜未被卡在套管里，可涂抹润滑剂（图3-3-13）。

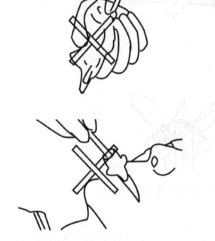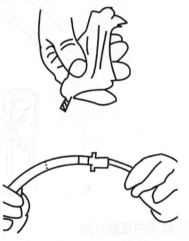

图3-3-12　弯曲部橡皮变形的常见原因　　　图3-3-13　弯曲部橡皮变形的预防方法

（四）操作管道针样裂孔或折伤

　　插入管受压或弯折，易导致操作管道针样裂孔或折伤，从而影响活检及吸引（图3-3-14）。除了软镜弯曲部的橡皮容易受损导致漏水之外，操作管道也是容易发生漏水的部件之一。由于经常会通过操作管道插入或取出操作器械，因此，稍不注意即可损伤操作管道，轻者形成针样裂孔，重者形成折伤甚至折断，导致漏水。操作管道的漏水又多发生在弯曲部，因为很多时候弯曲部在弯曲的状态下使用器械，此时器械进出的阻力就会增大，若强行通过就可能损坏操作管道。因此，按照相关要求，必须在放松的状态下把器械插入操作管道，当器械露出软镜前端后，然后再调整适当的角度，使软镜尖端及相应的器械指向病变部位。

1. 常见的故障原因

（1）将注射针头或穿刺针在操作管道内释放或在打开状态下进行插拔。

（2）使用状态不良的活检钳或者清洗刷及不配套的器械（图3-3-15）。

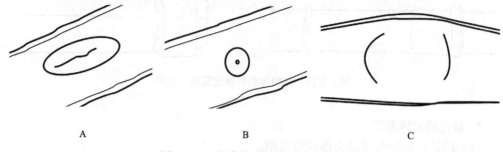

图 3-3-14　操作管道针样裂孔或折伤

A.裂伤；B.刺伤；C.折伤

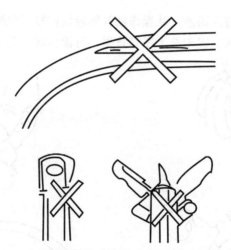

图 3-3-15　导致操作管道针样裂孔或折伤的常见原因

2. 故障的预防方法

（1）必须在能够直视下看到操作套管先端的情况下，才能释放针头。

（2）每次使用前均仔细检查活检钳或清洗刷，切勿使用状态不佳的附件。

（五）图像故障

图像故障是使用者最能直观发现的故障。在排除主机和摄像头及调试的问题之后，主要的图像故障的类型包括以下几方面（图3-3-16）。

1. 图像龟裂　如果软镜既往发生过漏水故障，当漏水被烘烤干燥后，就有可能发生该现象。其表现的程度与软镜漏水的严重程度有关，该现象也仅仅存在于纤维软镜中，电子软镜即使漏水也不会出现该情况。

2. 图像模糊　出现该现象有两种可能性：一是由于软镜发生较为严重的漏水，导致导像束进水，进而引起图像模糊。对这种情况只能进行返厂大修，更换整个插入部。二是软镜先端部的盖玻璃没有擦拭干净，对其清洗干净后图像就会恢复正常。

3. 黑点 这也是纤维软镜所特有的故障现象，发生的主要原因是由于软镜的镜身受到外力挤压，导致部分导像束发生断裂，一般可以在软镜的镜身上发现有凹痕等受损的痕迹；又或者是由于软镜的镜身被过度弯曲，导致成像束有折断，虽然镜身从外观上看不出有明显的受损痕迹，但是只要是有黑点就肯定是导向束有断裂，当然具体的原因还得根据实际情况进行具体分析。

4. 闪烁 这是电子软镜所特有的故障，主要原因是由于电子软镜先端的 CCD 受损而导致。受损原因大致可分为两种类型：一种是受到外力撞击，导致 CCD 本体受损发生故障；另一种是当电子软镜发生漏水后，CCD 电子元器件发生短路而被烧毁。

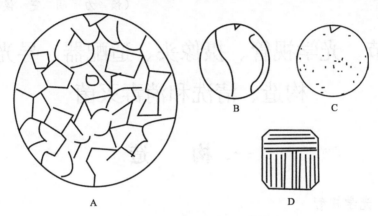

图 3-3-16 图像故障常见的种类

A.龟裂；B.模糊；C.黑点；D.闪烁

图像故障的常见原因如下所述（图 3-3-17）。

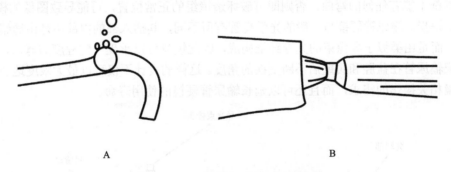

图 3-3-17 导致图像故障的常见原因

A.破损；B.压弯

（1）电气接点生锈，引起电气接触性能不佳，可导致图像闪烁。

（2）在浸泡软镜时，未提前盖上防水帽或错盖上通气帽而引起进水，导致软镜内部 CCD、导光束、导像束、目镜等部件受损，造成图像故障。

（3）因软镜破损而引起进水，使得软镜内部的 CCD、导光束、导像束、目镜等部件因浸水而受损，造成图像故障。

（4）因软镜插入部被过度弯折，导致 CCD、导光束、导像束等部件损伤。

图像故障的预防方法包括以下几方面。

（1）及时擦干电气接头处的水分，必须在干燥的状态下才与主机系统连接。

（2）在浸泡软镜之前，必须先带好防水帽，或者取下通气帽。

（3）在浸泡清洗软镜之前，必须测漏，这是最重要的一步。因为软镜的任何一个部位发生漏水，都有可能引起严重的故障。而这种漏水往往仅凭肉眼是无法分辨和检测的，只有通过专门的测漏器才能进行检测。如果发现漏水，应及时送维修，切忌勉强继续使用，以免导致更严重的损坏。

（赖　力　胡　雯　侯小波）

第四节　光学视管、摄像头、适配器、导光束的构造、清洗和消毒灭菌

一、构　造

（一）光学视管

按照不同的手术需求，光学视管镜身的粗细、视野角度虽然有所不同，但是其主要都是由光学主干部分和目镜筒两部分组成（图3-4-1）。光学主干部分内部由无数个透镜组按照一定的规则进行排列，以保证尽可能完整地对图像进行传输。所以绝大多数的光学视管都不能有任何的弯曲，否则即可破坏透镜组的正常位置，可能导致图像的模糊、变形、缺损。输尿管硬镜与一般的光学视管有所不同，其插入部的内部不是由透镜组所构成，而是由类似于导像束的光导纤维构成，因此镜身可以承受一定程度的弯曲，以便于适应输尿管在盆腔和腹壁后不断变换的角度。这样的设计不仅可以最大限度地适应输尿管镜相关操作的需求，而且还可以延长输尿管硬镜的使用寿命。

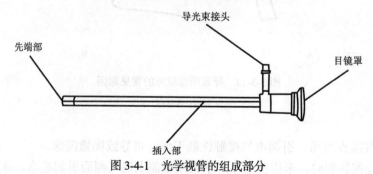

图 3-4-1　光学视管的组成部分

（二）摄像头和适配器

摄像头由电气接头、护套部、电缆线、照相机摄像头等部分组成（图3-4-2）。摄像

头通常都与适配器搭配使用，一般情况下不用拆卸，不同的适配器可以适应不同的手术。适配器大致可以分为两种：一种是卡锁型（图3-4-3），一种是速锁型。每一种适配器的放大倍数不一样，有些是使用在电切镜上，有些是使用在腹腔镜上，有些则是使用在输尿管硬镜上。

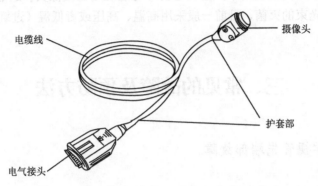

图 3-4-2 摄像头的组成

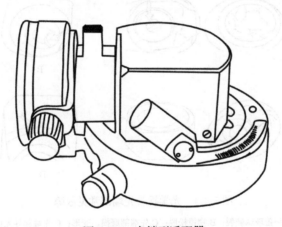

图 3-4-3 卡锁型适配器

（三）导光束

导光束主要是由导光纤维组成，一根导光束内由数以万计的导光纤维无序排列而成。导光纤维可以实现全反射，即把一端所接收到的所有光线都传输到另一端。但是导光束是不能过度弯曲的，否则很容易使导光纤维被折断，导致传输的光线减弱、变暗。

二、清洗及消毒灭菌

具体的清洗及消毒灭菌流程详见本章第一节和第二节。

（1）光学视管的清洗、消毒灭菌与电子腹腔镜类似，需要先仔细清洗镜身上的污垢，进行干燥后使用专用的器械盒盛装光学视管并包裹、标记，最后再根据生产厂商的相关要求选择高温、高压或者低温（环氧乙烷、过氧化氢等离子）灭菌。

（2）虽然部分摄像头和适配器是可以进行高温、高压灭菌的，但是目前通用的做法是，手术时在摄像头上面使用无菌保护套，这样不仅可以节省消毒摄像头和适配器的时间，提高设备和手术间的使用率，而且还会尽可能地延长摄像头和适配器的寿命。

（3）针对导光束的灭菌，目前一般采用高温、高压或者低温（过氧化氢等离子和环氧乙烷）灭菌。

三、常见的故障及预防方法

（一）光学视管先端部故障

常见的故障包括：先端部盖玻璃破裂、物镜松脱、磨损变形、先端部导光束粗糙、破损（图3-4-4）。

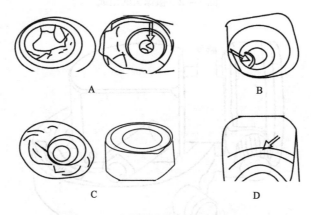

图 3-4-4 光学视管先端部常见故障

A.先端部盖玻璃破裂；B.物镜松脱；C.先端部磨损、变形；D.先端部导光束粗糙

1. 常见的故障原因

（1）光学视管先端部与周边设备、仪器、其他器械及地面发生碰撞。

（2）光学视管先端部在使用过程中与其他能量产品或器械，或者与结石等质地较硬的病变发生碰撞。

（3）光学视管先端部在使用过程中被其他能量产品发生的能量（如各种激光、超声、液电碎石）损伤。

（4）使用超声清洗机清洗。

2. 该故障的预防方法

（1）应随时将光学视管放置于平坦、安全的地方，防止与其他物品发生碰撞或坠落掉地。

（2）在手术操作过程中，应注意避免与其他手术器械发生碰撞。

（3）使用激光、超声、液电碎石等能量产品时，应注意相应的导能光纤或导能杆应与光学视管的前端，尤其是先端部的盖玻璃保持足够的安全距离，切忌距离过近引起损伤。

（4）应采用手工清洗光学视管，不能使用超声清洗机。

（二）光学视管插入部弯曲或凹痕

任何原因引起的光学视管插入部弯曲、凹痕都可能会导致其内部镜面的割裂，致使内镜图像出现缺陷、阴影、消失等异常。此外，光学视管插入部出现弯曲、凹痕还可能导致其无法插入套管或管鞘，使其无法正常使用。一般来说，比较细的光学视管如3mm、4mm的电切镜及输尿管镜等更容易出现弯曲（图3-4-5）。

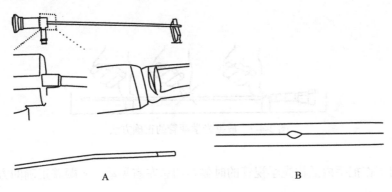

图 3-4-5　光学视管插入部常见的故障

A.插入部弯曲；B.插入部凹痕

1. 常见的故障原因

（1）　光学视管插入部与台上其他器械或周边设备发生碰撞，导致凹痕产生（图3-4-6）。

（2）光学视管与其他器械一起堆放，被其他器械挤压，发生弯曲变形（图3-4-6）。

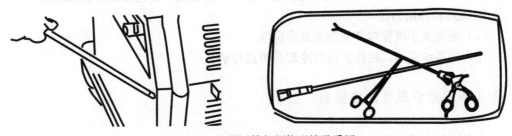

图 3-4-6　光学视管与硬物碰撞及受压

A.光学视管与硬物碰撞；B.光学视管受压

（3）操作不当，将光学视管用力倾斜地插入工作把手，极易造成插入部弯曲和固定销的脱落。

2. 该故障的预防方法

（1）使用专用器械盒单独进行存放和灭菌消毒。在清洗、存放、使用时均应放置在平坦、安全的地方，防止与其他物品发生碰撞或坠落掉地。

（2）放进、取出光学视管时均应注意放置方向、角度和受力部位，一定要保持双手协同、均匀受力，切忌暴力操作（图3-4-7）。

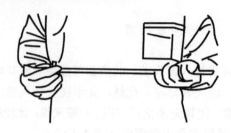

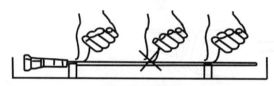

图 3-4-7　放置光学视管的正确方法

（3）向工作把手内插拔光学视管的时候，切忌左右晃动，应顺着正确的方向和角度平行插入。

（三）光学视管导光束接头破裂、浸水

1. 常见的故障原因

（1）光学视管导光束接头与硬物发生碰撞，致使接头处盖玻璃破裂，或者造成接头处的防水层破损引起浸水，均可导致导光性能下降。

（2）使用后立即将其放入冷水里浸泡，导致冷热骤变，引起接头处盖玻璃破裂。

2. 故障的预防方法

（1）避免光学视管与其他物品发生碰撞。

（2）使用结束后，应待其自然冷却后再进行清洗。

（四）光学视管图像模糊、阴影

大多数的光学视管在使用一段时间后，会出现图像模糊，或者感觉有水雾，更有甚者会发现没有图像的情况。

1. 常见的故障原因

（1）光学视管被碰撞导致物镜破损，最终导致图像产生阴影。

（2）光学视管插入部被撞击或弯曲，导致光学视管内部的透镜组发生松动或者破裂，影响其导光性能，导致图像模糊或者无图像。

（3）光学视管物镜和目镜有污物遮盖，也可导致图像模糊不清。这种情况发生的概

率较高，请予以注意。

（4）当图像模糊不清时，也应考虑是否是摄像头的焦距未能正确调试的原因。

2. 故障的预防方法

（1）要求使用者和清洗者在接触光学视管的时候，一定要轻拿轻放，不要和其他器械碰撞。在从消毒盒内拿取光学视管的时候，请用双手取出光学视管，以防止光学视管弯折。当图像感觉有水雾时，可先用75%乙醇或者碘伏纱球仔细擦拭光学视管的物镜和目镜，如果情况仍无改变，就表示光学视管已经漏水。可以仔细检查前端盖玻璃处，是否有破损的痕迹。

（2）在清洗光学视管的时候应注意仔细清洗物镜和目镜。在上台使用之前，应注意检查物镜和目镜是否干净。可以用肉眼对着光线先行观察视管是否清楚，若用肉眼观察就发现图像很模糊，则接上摄像头也一定会不清楚。

（3）如果是摄像头焦距调试的问题，应调节摄像头的焦距直至图像清晰。此外，也应注意摄像头接物镜处污损也可能导致图像不清。

（五）摄像头电缆线扭伤、破损、挤伤（图3-4-8）

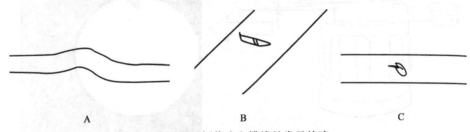

图3-4-8 摄像头电缆线的常见故障

A.扭伤；B.挤伤；C.破损

1. 常见的故障原因

（1）摄像头电缆线在缠绕状态下被拉拽，扭伤电缆线。

（2）摄像头电缆线垂落于地上，被台车碾压或被脚踩踏。

（3）在手术台上直接用钳子夹住电缆线进行固定，损伤电缆线。

（4）摄像头电缆线被刀、剪等锐器划破。

2. 故障的预防方法

（1）应首先将摄像头电缆线的缠绕部分、弯曲部分逐渐拉直后，再拉伸电缆线。

（2）尽量不要将摄像头电缆线垂落于地上，即使垂落于地上所有人员应小心跨过，移动手术床或者手术车时应抬起越过，避免直接碾压。

（3）在手术台上固定摄像头电缆线时，应先用无菌布单或纱布包住电缆线后，再用巾钳夹住布单或纱布固定。切忌直接夹住电缆线进行固定。

（4）在手术台上操作时应注意，避免手术器械划破电缆线。

（六）摄像头适配器螺丝松动、断裂、连接环变形

当适配器螺丝松动时，可以按照顺时针的方向将其拧紧。如果适配器螺丝发生断裂

（图 3-4-9），适配器即不能卡住光学视管的目镜罩；此外，当适配器的连接环发生变形时（图 3-4-10），上述两种情况均可导致图像跑偏、图像不能完全显示及图像模糊。

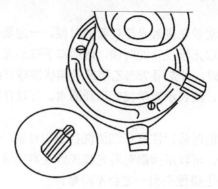

图 3-4-9　适配器螺丝断裂

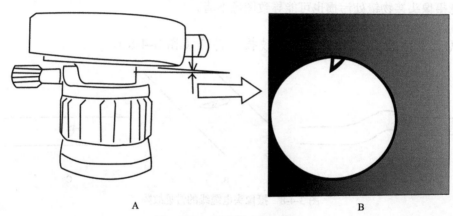

A　　　　　　　　　　　　　　　　　　　　　　B

图 3-4-10　适配器连接环变形

A.连接环变形；B.图像模糊、跑偏

1. 常见的故障原因

（1）适配器与摄像头一起从高处掉落于地上或者与其他物品发生碰撞造成损伤（图 3-4-11）。

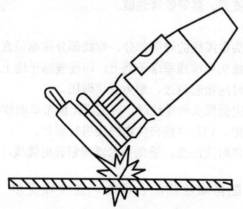

图 3-4-11　摄像头适配器坠落

（2）适配器与摄像头使用时间过长，或者操作不规范导致连接环变形。

2. 故障的预防方法

（1）避免摄像头适配器坠落掉地或与周围物品碰撞。

（2）在操作过程中应正确握持摄像头（图3-4-12）。

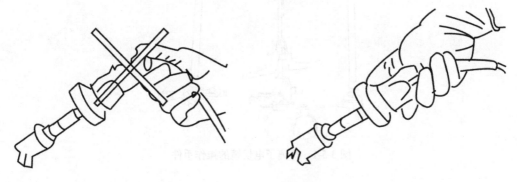

图 3-4-12　正确握持摄像头

（七）导光束

常见故障及预防方法详见本章第二节。

（赖 力 胡 雯 侯小波）

第五节　电切镜、膀胱镜操作手件的构造、清洗和消毒灭菌

一、构　造

（一）等离子电切镜的操作手件

等离子电切镜操作手件主要由工作把手、内管鞘（陶瓷管鞘）和外管鞘构成（图3-5-1）。工作把手连接电切环和光学视管，内管鞘与外管鞘负责放置管芯、工作把手和灌流。等离子电切镜是特殊的双极电切镜，使用 0.9%氯化钠溶液作为冲洗液，工作模式为双极，在工作把手上面有两个电缆线的接口，分别为高频电流的正、负极。所以，等离子电切不需要在患者身上粘贴电极片，工作电流也不会穿过人体，相对而言更为安全。

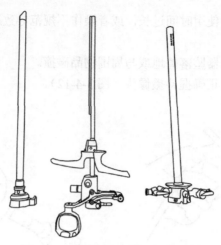

图 3-5-1　等离子电切镜的操作手件

（二）单极电切镜的操作手件

单极电切镜操作手件（图 3-5-2）的构造与等离子电切镜的操作手件类似，但是单极电切镜的工作模式为单极，应使用非电解质溶液，如 5%葡萄糖溶液或 3%~5%的甘露醇溶液作为冲洗液。单极电切镜在工作把手上面只有 1 个电缆线的接口，为高频电流的正极。因此，在施行单极电切时，必须在患者身上另外粘贴一个电极片，作为高频电流的负极，通过患者的身体产生回路，让电流通过电极片回流到高频发生器内，以保证手术患者的安全。通常应将电极片粘贴在患者髋部以下肌肉丰厚的部位，以尽量减少电流对患者内脏器官，尤其是心脏的影响。

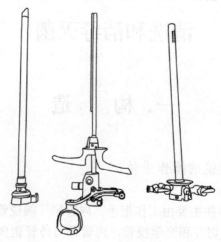

图 3-5-2　单极电切镜的操作手件

（三）膀胱镜的操作手件

膀胱镜的操作手件（图 3-5-3）主要由工作把手和外管鞘组成。工作把手由主通道和另外两个操作通道组成，主通道用于放入光学视管，两个操作通道可用于放置输尿管插管、导丝、输尿管内支架管、异物钳、活检钳等。工作把手最大的特点是有抬起舌片，通过转动与抬起舌片相连接的调节旋钮即可以向下压迫各种操作附件，使伸出膀胱镜前端的附件能够按照操作者的意愿调整角度和方向，以便于更加方便、有效地进行相关操作。

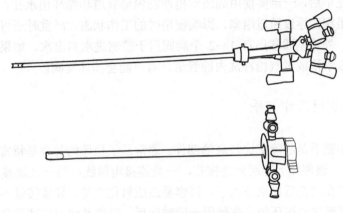

图 3-5-3　膀胱镜的操作手件

二、清洗、消毒灭菌

具体清洗、消毒灭菌程序详见本章第一节和第二节。不同厂商的电切镜、膀胱镜操作手件的灭菌应根据厂家相应的要求进行，目前，一般都支持高温、高压或者低温（等离子和环氧乙烷）灭菌。

三、常见故障及预防方法

（一）陶瓷管鞘

陶瓷管鞘的前端镶嵌有白色或者黑色的陶瓷，主要用于绝缘。因此，在陶瓷管鞘的使用和清洗过程中应特别注意不能碰撞和损坏该陶瓷，否则在使用过程中可能会因漏电而导致烫伤。

（二）外管鞘

外管鞘主要是为术中冲流液提供循环通道，以保证视野清晰、避免膀胱内压力和温度过高。由于电切手术过程中会有大量的血液和人体组织碎片脱落或流经外管鞘，堵塞管鞘之间的循环出水孔，造成膀胱内冲注液引流不畅，可导致视野不清、膀胱内压力和温度过高，甚至可因冲注液经创面吸收过多而引起经尿道电切综合征（TURS）。所以在手术中应注意视野是否清晰，进出水量是否匹配？必要时可以取出操作手件放水，如果此时膀胱内有较多的液体放出，提示内、外管鞘之间的循环出水孔被堵塞，可取出内管鞘，用 0.9%氯化钠溶液或者冲洗液清洗后再放入继续手术。术中可不定时地进行上述步骤，使各个部件保持良好的工作状态，从而保证手术的顺利进行和患者的安全。内、外管鞘在使用完毕后，一定要使用高压水枪冲洗内部管道和循环出水孔，否则里面会集聚大量的人体组织，导致通道阻塞，影响使用时的工作状态，严重时还可能导致患者之间的交叉感染。外管鞘通常还有 1～2 个旋阀用于控制进水和出水。如果在关闭旋阀的情况下使用高压水枪或者气枪冲洗内腔管道，有可能会损坏旋阀。

（三）电切镜工作把手

电切镜工作把手是故障率比较高的部件。通常易于损坏的部件是特富隆组件（把手上白色的地方），该部件上有两处连接孔，一处连接电缆线；另一处连接电切环。连接电缆线的连接孔在清洗后如果不吹干，很容易造成氧化生锈，导致接触不好，使设备无法正常工作。而连接电切环的孔在使用一段时间后，很容易使电切环发生氧化，引起电切环氧化的主要原因是在清洗工作把手时，该孔内不易清洗及吹干，当残留有水汽时进行通电就会使孔内打火，从而引起和加速电切环氧化。综上所述，工作把手最需要注意的地方是每次清洗完毕后一定要吹干所有的连接孔，特别是电切环的连接孔，否则在使用过程中经常会发生报警，导致主机无法工作。

（四）膀胱镜工作把手

膀胱镜工作把手上的抬起舌片较易损坏。发生故障的原因包括使用时旋转调节轮的力量过大，导致舌片与连接钢丝之间的连接处脱落，使得抬起舌片失灵。此外，在操作过程中要拔出工作把手时，没有将调节轮回旋并使抬起的舌片回归原位即暴力拔除，导致舌片损坏。该故障无法修复，只能重新购买工作把手。

（赖　力　巴学园　胡　雯）

第四章 泌尿外科常用仪器设备的安全使用

第一节 电切镜系统的安全使用

电切镜系统由摄像系统、光源系统、高频发生器及相关器械组成，适用于泌尿外科经尿道的各类腔道手术。前列腺、膀胱肿瘤、尿道新生物、瘢痕等电切类手术需要使用电切环和高频发生器；而尿道膀胱镜检、经尿道膀胱碎石术、输尿管内支架管的置入及取出、输尿管镜钬激光碎石等手术只需用到该系统的摄像系统和光源系统。

一、组成结构与使用方法

（一）摄像系统

摄像系统包括摄像主机、摄像头、光源、监视器、光学视管等部分。

1. 摄像主机 主要处理电信号，把经过处理后的电信号转换成图像输出到监视器，使输出的信号放大，并保留组织的自然色彩，使图像更清晰和逼真。目前的摄像主机一般都具有曝光调节、强调功能、白平衡调节、颜色调节等功能，输出的信号一般支持复合信号、标清信号、高清信号等，不同厂家的摄像主机还具有图片储存、画中画、画外画等功能。

2. 摄像头 由电气接头、护套部、电缆线、照相机摄像头及适配器等部分组成。摄像头通常和适配器搭配使用，在一般情况下摄像头和适配器不用拆卸。每一种适配器的放大倍数不一样，不同放大倍数的适配器可以适应不同的手术。电切镜所使用的摄像头上有 2 个快捷键，可以设定为"白平衡"和"强调"功能键。当按压"白平衡"键时即可进行白平衡的调节，而按压"强调"功能键则能使内镜的图像轮廓更加清晰、立体感更强，但也会使图像的噪点增多。适配器上一般设有焦距调节、旋转螺丝、目镜杯接口、目镜杯旋转控制器等功能按钮，当需要将光学视管与摄像头适配器相连接时，可同时向内按压目镜杯两侧的按钮，或者将位于目镜杯顶端的两个调节钮相向向内按压，就可以很方便地将光学视管上的目镜固定于适配器上。当图像模糊不清时，应该首先考虑是否是焦距的问题，可以通过旋转焦距调节按钮进行调节；当监视器上的图像指针未对准 12 点钟位时，可以将旋转螺丝按钮拧松，沿顺时针或逆时针方向旋转，对所卡紧的部位调整到位后，再将旋转螺丝按钮重新拧紧固定；目镜杯旋转控制器能固定适配器，以避免适配器左右旋转（图4-1-1，图4-1-2）。

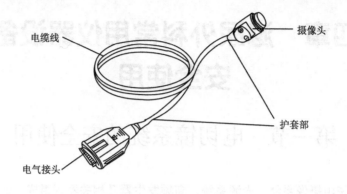

电缆线

摄像头

护套部

电气接头

图 4-1-1　电切镜摄像头

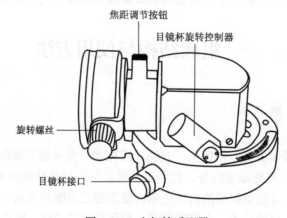

焦距调节按钮

目镜杯旋转控制器

旋转螺丝

目镜杯接口

图 4-1-2　电切镜适配器

3. 光学视管　主要由光学主干部分和目镜筒组成，详见第三章第四节。按照不同的手术需求，光学视管镜身的粗细、视野的角度均有所不同。

（二）光源系统

光源系统包括光源主机和导光束。目前的光源主机主要分为两大类：一类为卤素光源；另一类为氙灯光源。

1. 卤素光源　卤素光源的优点是价格便宜，灯泡等耗材的后续引进成本低廉；缺点是卤素光源的色温较低，无法完全还原手术视野的真实颜色，而且光线较暗，整体感觉偏黄。

2. 氙灯光源　氙灯光源的优点是色温接近日光，能够较好地还原手术视野的图像，提高医生对手术视野的辨析度。该类系统一般都具有自动调光的功能，该功能可以帮助医生自动调节因距离远近而导致的反光问题。简单来说就是，当医生突然近距离观看组织、器官时，光源会自动变暗；当远距离观看组织、器官时，光源会自动变亮。缺点是光源系统本身价格昂贵，加上后续购买氙灯的费用也很高，而且氙灯的工作寿命一般仅为 500 小时。

3. 导光束　主要由导光纤维组成。导光束内有数以万计的导光纤维无序排列，导光纤维可以全反射，把从一端接收到的所有光线都传输到另一端。但是导光束是不能过度弯曲的，这样很容易使光导纤维折断，导致所传输的光线衰减变暗。

（三）高频发生器

目前用于前列腺和膀胱肿瘤电切手术的高频发生器主要包括两种工作模式，一种是单极模式；另一种为双极模式。

1. 单极模式　使用 3%～5%甘露醇注射液或 5%葡萄糖溶液作为介质。在工作把手上面只有 1 个电缆线的接口，为高频电流的流入端，连接单极电切环；需要在患者身上粘贴一个回路负极板，以形成电流回路，然后进行切割。单极电切只能使用不导电的溶液作为灌流介质，因为该切割方式是采用密集电流通过切割点，产生大量的热量促使细胞破裂而达到其切割功能，如果使用了导电溶液就会使电流分散，不能产生相应的切割效果。

2. 双极模式　等离子电切使用的是特殊的双极电切刀，它使用 0.9%氯化钠溶液作为介质。在工作把手上面有 2 个电缆线的接口，可以简单地理解为电流的正、负极接口。所以，等离子电切不需要在患者身上粘贴负极板，电流也不会穿过人体，相对而言更为安全。等离子模式是特殊的双极电切，它必须使用电解质溶液，最适合的是 0.9%氯化钠溶液。它通过设备本身的功能，使电切环电离氯化钠溶液，让电切环周围产生高温橙色环，通过橙色环来接触组织从而达到切割效果，可以达到不沾刀的效果，加快了切割速度。如果使用了非电解质溶液，无法电离溶液，也就无法激发橙色环，因而不能产生切割效果。此外，双极电切相对于单极电切更为安全，由于不会有电流从人体穿过，因而不会导致人体烫伤等意外发生；由于使用 0.9%氯化钠溶液作为介质，还可以预防或减少水中毒的发生。

二、使用注意事项

（一）摄像系统

（1）应正确连接摄像头的电气接头和摄像主机的内镜接口。

（2）在插入或拔出摄像头电气接头之前，应先关闭主机的电源。因为在带电状态下将摄像头连接到主机上，极易导致摄像头损坏并产生黑屏。

（3）在使用过程中，应正确握持摄像头，避免过度卷曲和压迫与摄像头相连的电缆线。应注意防止摄像头与其他手术器械或者能量产品发生碰撞。尽量避免电缆线垂落于地上,如果已经垂落于地上,则应小心跨过,避免直接踩踏和用手术车碾压电缆线。

(4)如果发现图像颜色不正常,应首先调节白平衡。将光学视管的前端对准干净的纱布,然后长按主机上的"w/b"键直至屏幕上出现"OK"字样。

(5)手术中使用前,应先将电缆线缠绕和卷曲的部分逐渐拉直后,再轻柔地打开电缆线进行使用。当使用完毕放置摄像头时,应将电缆线盘绕成直径约 20cm 的环状,避免盘绕时直径太小而扭折损伤电缆线。

(6)每日手术完毕后均应拔掉总电源线,以预防因雷击等导致设备损坏。

(7)在清洁摄像主机时,应先从电源插座上拔下电源插头,然后再用软布进行擦拭。

(二)光源系统

(1)卤素光源通过光源面板上的相应按钮即可调节亮度。在开关卤素光源时,应先将亮度调节至最低处。开关氙灯光源时则应将光源调节至待机状态,以延长灯泡的使用寿命。氙灯使用寿命约为 500 小时,超过使用寿命后就会导致图像光线暗淡,无法良好识别体内组织结构,应及时予以更换。

(2)在使用过程中若发生氙灯损坏,为了继续完成手术,可立即切换为备用卤素灯泡发光。在切换后会发现图像的颜色偏黄,应重新调节白平衡使颜色恢复正常。

(3)使用和放置导光束时弯曲的角度均不能太小,盘绕时的直径不能小于 20cm。应注意避免导光束被台上器械划伤或挤压,否则会导致内部光导纤维折断或者发生漏水,导致导光束损坏。

(4)在更换光源系统的灯泡时,不能用手直接接触其表面,以防止烫伤和手上的污垢污染新更换灯泡的表面。如果不慎触摸到灯泡表面,应立即使用酒精棉签进行清洁,因灯泡表面的污垢或油渍会导致灯泡受热不均匀而损坏。

(5)一旦打开电源,应至少让灯泡持续照亮 5min。切勿在短时间内快速、连续地打开和关闭灯泡,否则可能导致灯泡迅速变暗并损坏。

(6)大多数的光源系统均具有延时保护功能。如遇突然断电,在重新打开电源后 10s 内灯泡仍未启动,则应立即关闭设备电源,并在重新启动之前等待至少 5min,以便让灯泡冷却。如果反复启动灯泡会损坏灯泡及光源系统内部的电路。

(三)高频发生器

(1)为了防止电击,务必使高频发生器接地,且使用正确接地的交流电源。

(2)高频发生器的脚踏开关为非防水设计,因此在使用时应远离液体。可用塑料袋套在脚踏开关上以防水。放置脚踏开关时应用手握持脚踏开关的主体部分,避免单独提拉脚踏开关的连接线。

(3)应根据厂家的相关要求设置合适的输出功率。

(4)在进行 0.9%氯化钠溶液电切时,务必取下负极板,否则可能导致意外烫伤。

(5)在使用单极模式电切需要粘贴负极板时,应确认负极板回路检测系统指示灯点亮，报警声音不能关闭。

（赖　力　侯小波　金　晶）

第二节　腹腔镜手术系统的安全使用

腹腔镜手术是通过腹壁和体壁穿刺或做小切口置入腹腔镜等手术器械，并使用气体作为递质以充盈腹腔、腹膜外腔或其他部位，再在电视的监视下，用特制的器械在体内进行分离、切割、止血、缝合等操作，以完成切除病变组织、器官或者修复脏器的手术。腹腔镜手术具有创伤小、术后疼痛轻、恢复快、可早日下床活动、住院日缩短等优点，已在普通外科、泌尿外科、胸外科、儿外科、妇科等得到广泛开展。

腹腔镜手术系统由摄像系统、光源系统、气腹机、冲洗吸引系统、能量系统及腹腔镜相关器械等部分组成。

一、组成结构与使用方法

（一）摄像系统

摄像系统包括摄像主机、摄像头、监视器、光学视管。

1. 摄像主机　详见本章第一节。

2. 摄像头　由电气接头、护套部、电缆线、照相机摄像头及适配器等部分组成。腹腔镜手术与电切镜手术所使用的摄像头及适配器有所不同。腹腔镜手术所使用的摄像头一般有 2 个快捷键及调焦环，2 个快捷键分别具有调节白平衡和焦距等功能。腔镜手术所使用摄像头的适配器不能左右转动，其上有目镜杯接口按钮。当需要连接光学视管和摄像头适配器时，用手指向内按压目镜杯两侧的按钮，就可以很方便地将光学视管的目镜固定于适配器上（图 4-2-1，图 4-2-2）。

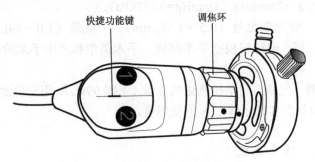

快捷功能键　　调焦环

图 4-2-1　腹腔镜摄像头和适配器（1）

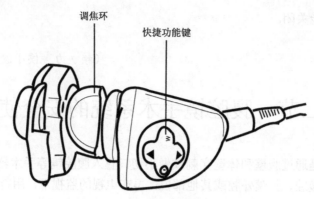

图 4-2-2　腹腔镜摄像头和适配器（2）

3. 手术图像的传输方式　目前腹腔镜手术的图像输送到摄像主机的方式有两种：一种是通过摄像头；另一种是直接通过电子镜。由摄像头传输图像的腹腔镜系统称为光学视管腹腔镜系统，而由电子镜或者一体镜传输图像的腹腔镜系统称为电子腹腔镜系统。以上两种系统各有其优点，光学视管腹腔镜系统的优点是可拆卸，单配光学视管即可实现连台手术，缺点是需要连接的部件较多，图像清晰度欠佳；电子腹腔镜系统的优点是图像清楚，不需要调节焦距，不容易起雾，缺点是整体不易拆卸导致清洗保养不方便，此外单根镜子的购买和维修成本均较高。

（二）光源系统

详见本章第一节，腹腔镜手术一般使用氙灯光源。

（三）气腹机

气腹机在临床上是配合腹腔镜使用的，主要是给腹腔镜的使用创造一个充裕的操作空间。给气腹机提供 CO_2 的方式有两种：中央供气和钢瓶供气。

1. 压力设置　根据手术部位、手术类型和术中手术阶段的不同而设置相应合适的压力，通常的范围为 3～25mmHg（1mmHg=0.133kPa）。

2. 流量设置　分为低流量（0.5～1.0L/min）、中流量（1.0～19L/min）和高流量（20～35L/min）三挡。同样应根据手术部位、手术类型和术中手术阶段的不同而做相应的选择。

3. 进气总容量　气腹机自动检测进气总量（上限 999L），用于监测手术过程中 CO_2 的使用情况，让操作者实时了解 CO_2 的使用量。

（四）冲洗、吸引系统

冲洗、吸引系统由冲洗、吸引主机，冲洗瓶及吸引瓶组成。

（五）能量系统

能量系统包括高频发生器、超声刀、大血管闭合系统等类型。

二、使用注意事项

（一）摄像系统

详见本章第一节。

（二）光源系统

详见本章第一节。

（三）气腹机

（1）中央供气由于已经经过减压，因此不需要连接减压阀，可以直接连在气腹机上。钢瓶供气则需要先行减压后才能与气腹机连接，以防止因压力过高而损坏气腹机。

（2）由气腹机所营造的手术操作空间具有一定的要求，首先所使用的气体必须为医用 CO_2，患者吸收较快，风险比较低；其次腹腔或手术腔隙内压力不能过高或过低，压力过高会明显增加患者的风险，但压力过低则会造成操作空间不够，从而影响手术进行；再次应维持腹腔或手术腔隙内的压力平衡，由于在手术过程中会不断出现 CO_2 的消耗，所以需要不断地向腹腔内补充气体，以维持压力平衡，从而保证手术的顺利进行；最后是安全保护，当腹腔或手术腔隙内出现压力过高时，设备会主动发出声音、光感警报。当示警无效时，应能够立即主动释放患者体内的气体，降低过高的压力，以防止意外事故的发生。因此，应经常检查并维持气腹机良好的工作状态，保证安全保护机制能够正常运行。

（3）在每次开机后，均应测试压力报警是否处于正常工作状态；每次关机前也要确保气腹机内的 CO_2 完全排尽才能关机，以免机器因长时间承受较高压力，导致零件损坏。排放 CO_2 的方法为：取下中心供气接头或者关闭 CO_2 钢瓶，选择高流量，然后按开始键。此时气腹机继续工作，直到气腹机压力指示条显示为红色，并伴随报警音，此时说明气腹机内压力已经排尽，可以安全关机。

（4）正确处理和排查气腹机的各项报警显示

1）供气压力不足：应及时检查中心供气系统或者钢瓶的压力，气腹机管道与中心供气的连接是否到位，气路中的过滤芯有无堵塞，手术台腹腔镜的操作通道或者穿刺鞘有无漏气等情况。

2）充气停止，不能再充气：应检查气腹管有无弯折或挤压、操作通道有无阻塞或狭窄等情况。

3）如果通过常规检查不能发现或解决故障，应及时联系厂家工程师进行维修。

（赖 力 侯小波 金 晶）

第三节 超声刀的安全使用

在腔镜手术主导微创外科发展的今天，超声能量外科技术的发展满足了腔镜手术安全有效的止血和方便快捷的切割，是现代微创外科不可或缺的能量技术之一。

一、组成结构和工作原理

（一）结构和组成

1. 主机（图4-3-1）

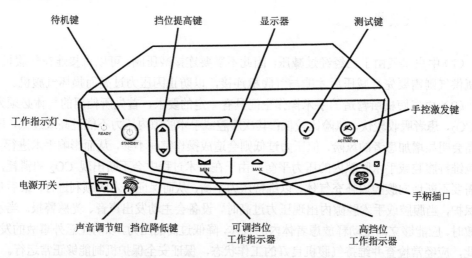

图 4-3-1 超声刀主机面板上的相关功能键

2. 手柄连接线（图4-3-2）

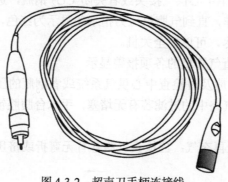

图 4-3-2 超声刀手柄连接线

3. 超声刀头及扭力扳手（图4-3-3）

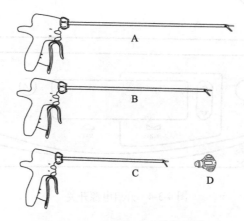

图4-3-3　常用超声刀头的种类

A.45cm刀头；B.36cm刀头；C.23cm刀头；D.扭力扳手

4. 脚控装置

（二）工作原理

超声刀的基本工作原理是首先将电能转变为机械能，再通过超声频率发生器作用于金属探头，并以55.5kHz的频率通过刀头进行机械震荡（50～100μm），继而使刀头之间的组织发生液体汽化、蛋白质氢链断裂、蛋白质凝固、细胞崩解、血管闭合等效应，从而达到切开、凝固止血的效果。

二、操 作 方 法

（一）术前准备

1. 用物准备　包括超声刀主机、手柄连接线、超声刀头、扭力扳手。在放置超声刀主机时，应尽量避免与高频电刀仪器放置在同侧，以避免各自磁场的相互干扰。

2. 连接电源线

（二）术中使用

1. 开启主机电源开关（图4-3-4）

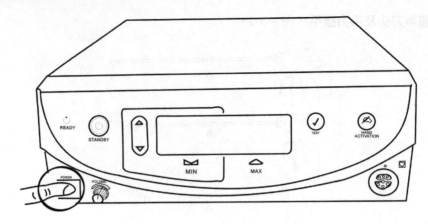

图 4-3-4　开启电源开关

2. 主机自检　开机后先等待主机自检，待确认主机处于正常功能状态后再开始使用。

3. 主机自检完毕　主机自检完毕后，主机前面的显示屏上会出现"3"和"5"的数值（图 4-3-5）。

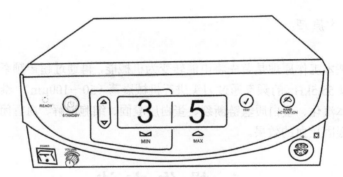

图 4-3-5　主机自检完毕

4. 将主机由待机状态（STANDBY）调整为使用状态（READY）（图 4-3-6）

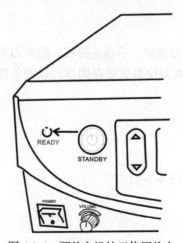

图 4-3-6　调整主机处于使用状态

5. 调节工作模式　超声刀的工作模式有手动和脚控两种，通常选择手动模式，便于操控。也可根据医生的习惯和需要，将工作模式调整为手控模式或脚控模式（图 4-3-7）。

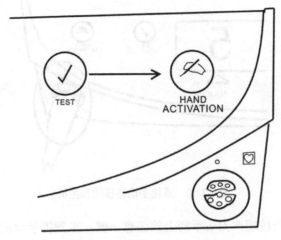

图 4-3-7　调整超声刀的工作模式

6. 器械护士连接手柄连接线与刀头（图 4-3-8）

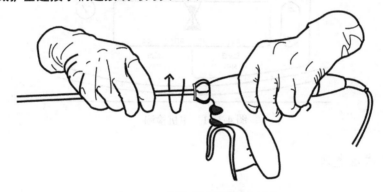

图 4-3-8　连接手柄连接线和刀头

7. 锁定刀头　使用扭力扳手顺时针旋转锁定刀头，当听到两声"咔嗒"声时，即提示已经锁定（图 4-3-9）。

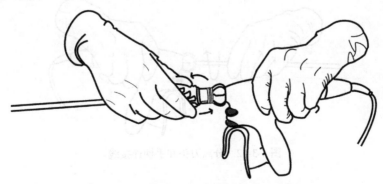

图 4-3-9　锁定刀头

8. 将台下部分交与巡回护士进行连接（图4-3-10）

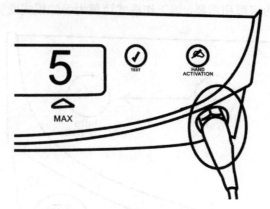

图4-3-10　连接手柄连接线和主机

9. 检测刀头　长按超声刀头手柄上的任意一键，直到提示检测完毕（图4-3-11）。

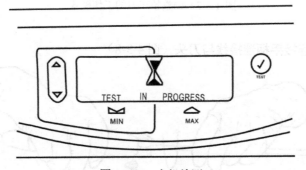

图4-3-11　主机检测

（三）术后整理

1. 分离刀头和手柄连接线　术后在分离手柄连接线和刀头时，应使用左手固定手柄，用右手扭动刀头的操作杆将其分离；再换用左手握持手柄，用右手扭动将手柄连接线与手柄分离（图4-3-12）。

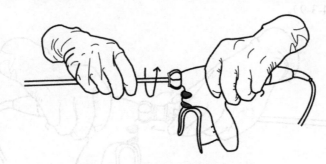

图4-3-12　分离刀头和手柄连接线

2. 清洗、灭菌　将手柄线、扭力扳手送至供应室清洗、灭菌。

三、常见故障的处理

（一）超声刀头故障

1. 原因

（1）刀头没有充分旋紧或刀头出现异常。

（2）液体或组织堵塞刀头。

（3）电外科设备干扰。

（4）刀头损坏。

2. 处理

（1）再用扭力扳手多旋紧 1～2 声后，重新测试，否则更换刀头。

（2）定时在 0.9%氯化钠溶液中激活并清洗刀头，把刀头里的组织和血块冲出，以免堵塞。

（3）将主机和电源线放置在远离其他电手术设备的位置。

（4）确认操作者没有在金属上激活刀头。

（二）超声刀使用过程中出现"嗤嗤声"、"嘶嘶声"等

1. 原因

（1）刀头手柄连接处有液体。

（2）异常操作，导致刀头意外受损。

（3）刀头在使用过程中的正常磨损，造成连接处接触严密性不够（产生共振）。

（4）刀头使用次数过多。

2. 处理

（1）使用湿纱布擦拭刀头连接端后，重新安装、自检。

（2）更换刀头。

（3）对经过高温、高压消毒后的手柄应冷却后再使用。

（三）刀头垫片异常

1. 原因

（1）刀头正常磨损。

（2）刀头异常磨损，在组织离断后仍然继续激发。

（3）尚未夹持住组织即开始激发。

2. 处理

（1）使用中应避免"闭合空激发"、"过激发"和"夹持组织过多或过少"。

（2）更换新刀头。

四、使用注意事项

（1）超声刀组件包含主机、超声手柄、超声刀头、扭力扳手四部分。使用时，通常将主机的功率设置为最小 3，最大 5，应根据不同的手术类型、部位、患者的体型选择不同长短的超声刀头。在连接手柄和刀头时，只能通过扭动刀头的操作杆来进行，而不能扭动超声刀手柄，以免损伤手柄连接线内的光导纤维。当手柄和刀头连接完毕后，一定要使用扭力扳手进行锁定。

（2）当放置超声刀主机时，应尽量避免与高频电刀主机放在同一侧，以免相互的磁场产生干扰。

（3）在检测刀头时，应始终保持刀头的钳嘴呈张开状态，不要在闭合状态下进行测试，在测试时刀头不要触碰金属物品。

（4）术者在使用时，最好把组织钳夹在刀头前 2/3 的部位，不要在血液中使用超声刀，切勿接触金属物品或空激发。

（5）经常用湿纱布清理刀头，可以在盐水中用快挡激发清洗，将刀头里的组织和血块冲出，以免堵塞，但要注意避免触碰金属盆壁。

（6）术后在收纳超声刀线时，应将手柄连接线成环形缠绕，环形的直径不应小于20cm。

（廖安鹊　赖　力　巴学园）

第四节　高频电外科手术系统（能量平台）的安全使用

高频电外科手术系统是集所有电外科功能为一身的能量设备。该系统在一台设备上具备单极、双极电凝/电切及结扎速的功能。在一台设备上可以完成外科手术需要的切割、凝血、分离、结扎等功能。同时，能够和一体化手术室及达芬奇机器人相融合实现一体化控制。

一、结构和组成

（一）主机

主机使用了组织感应技术，可以以每秒 3333 次的频率侦测组织阻抗的改变，通过主机运算处理后精确控制能量输出，对于不同的组织类型都能够实时地调整其能量输出，从而对不同组织达到理想的切割、凝血效果，实现完全的智能化。

（二）高频电外科手术系统功能区域的分配

主机由 3 个功能区域构成。

1. 单极功能区域 可连接三针单极器械（如电刀笔）及单针单极器械（如腹腔镜高频电缆线）。

2. 单极、双极功能区域 可连接电刀笔及双极电缆线。

3. 结扎速功能区域 可连接两把结扎速大血管闭合器械。

二、常 用 功 能

（一）单极功能

1. 纯切 该模式可以在几乎不出血的情况下对组织进行干净且精确的切割。

2. 混切 该模式的切割功能是传统的混合波形，除了缓慢切割外还具有额外的止血作用。

3. 一键式切割、凝血模式 该模式将止血与组织分离两种功能独特地结合在一起，既可减慢电流速度以提高止血的效果，又可加快电流速度以实现快速分离的功能。而且该模式的散热能力相当或优于纯切或混合模式。

4. 电灼凝血 该模式以激活电极发出的电火花经过空气到达患者的组织而使组织凝固。由于在电灼期间电极会意想不到地喷出火花，所以对敏感组织或在狭小的范围内使用电灼可能会使手术复杂化。当手术部位的组织变得干燥并且对电流形成较大的电阻时，会偶然向邻近区域射出火花。

5. 喷射电凝 该模式能够实现更为广泛的电灼效应，穿透较浅，而且受影响组织的面积大于电灼模式的面积。

（二）双极功能

1. 低压双极 该模式可以精确和精细地控制组织的干燥量。

2. 标准双极 该模式为传统的低压双极输出。

3. 宏双极 该模式可在进行双极切割或快速凝血时采用，可以在多种不同组织类型的范围内保持功率的恒定。

4. 自动双极 自动双极模式的特点是可以自动感知位于两个电极之间组织的阻抗，然后利用不同的阻抗信息自动启动或输出双极射频能量。使用者可任意选择由脚踏开关启动或自动启动，或在自动启动与射频启动之间编制一个延迟时间。

（三）结扎速模式

结扎速是一种新型的手术止血设备，主要用于手术中闭合、切割 7mm 以下的血管、淋巴管及组织束。其能够精确地作用于组织和血管，使后者产生永久性的管腔闭合。

1. 工作原理 利用输出双极高频电能，结合血管钳口的压力及实时输出反馈技术，使人体组织中的胶原蛋白和纤维蛋白熔解变性，将血管壁熔合形成一透明带，从而完成其对血管及组织的闭合功能。

（1）利用高电流低电压完成结扎：高电流（4A）可瞬间提供高能量以在短时间内完成结扎（2～8s），低电压（180V）可以最大限度地减少热损伤的范围（仅 1～2mm）。

（2）使血管壁内的胶原蛋白、纤维蛋白熔解变性形成一个透明带。

（3）利用实时组织感应技术：系统每秒 3333 次的频率实时探测组织的阻抗，当组织被闭合后，系统就会探测到一种特定的电阻，主机即自动停止输出，同时发出声响告知使用者，并且不会因为输出过多能量而产生组织焦痂及粘连器械，导致闭合处血管发生破裂而再度出血。

（4）再结合器械施加于组织上适度的压力，使血管内壁熔解的胶原蛋白两层结合成一层，即可完成组织融合。

2. 闭合特点

（1）可安全闭合直径在 7mm 以下的血管、淋巴管、组织束。

（2）在闭合组织束中的血管时无需过多分离。

（3）所形成的闭合带可以抵御超过 3 倍正常人体收缩压的压力。

（4）组织、血管闭合的速度较快，不产生烟雾，不影响手术视野，特别适合在腔镜手术中操作。

（5）闭合时局部的温度不高，热扩散少，热传导距离仅为 1.5～2mm，因而对周围组织无损伤，可以提高手术的安全性。

3. 适用术种 适用于开放手术和腔镜手术。

（1）泌尿外科：肾、前列腺、膀胱、腹膜外肿瘤、根治性切除术。

（2）胃肠外科：胃、结直肠根治术。

（3）肝胆外科：肝叶、脾、胰腺切除术。

（4）妇产科：子宫次、全切除术。

（5）胸外科：肺叶切除、食管癌切除术。

4. 结扎速在泌尿外科手术中的应用

（1）肾切除术：可用于对肾脏动脉的分支及静脉的属支、肾上腺静脉、输尿管等部位的结扎闭合。但禁用于对肾动脉主干、肾静脉主干、腹主动脉和下腔静脉的闭合。

（2）前列腺切除术：可用于前列腺侧韧带、背深静脉丛、前列腺膀胱支、膀胱下动静脉、尿道分支血管、蔓状分支、顶部分支、盆底韧带的结扎闭合。禁用于对尿道、尿道括约肌、输精管的闭合。

（3）膀胱手术：可用于对库氏韧带、闭孔动脉、膀胱下动脉、膀胱上动脉、臀肌上动脉的结扎闭合。禁用于对闭孔神经、髂外动脉、髂内动脉、髂总动脉的闭合。

5. 结扎速的操作方法

（1）操作步骤

1）接通主机电源和各部件，开机自检。

2）将能量输出模式选择为结扎速。

3）调节能量输出功率，一般设定为2～3个能量棒。

4）手术时张开钳口，夹持组织，闭合钳口并锁定；按压紫色的手控开关或使用脚踏开关进行结扎闭合；当主机发出"嘟嘟"两声短音报警时提示闭合带已经完全形成，此时扣动切割扳机，进行切割，并松开锁定，张开钳口，即完成对组织的结扎闭合和切割（图4-4-1）。

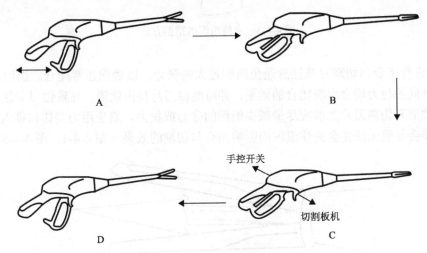

图4-4-1　结扎速正确的操作步骤

A.张开钳口；B.闭合钳口，夹闭组织；C.启动紫色手控开关，主机发出"嘟嘟"两声提示音，闭合完毕，

扣动切割扳机，可进行切割；D.张开钳口

（2）正确使用结扎速

1）张开结扎速头端的钳口，将需要处理的脉管或组织钳夹在钳口的中心位置（图4-4-2）。

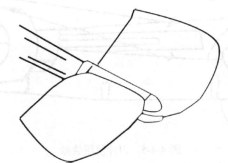

图4-4-2　夹持组织的正确方法

2）钳口内不要夹持太多的组织，不要将组织放在钳口的铰链位置。由于处在钳口铰链位置的组织可能造成钳口无法正确闭合，因此，应注意避免将组织放在钳口的近端，尤其是靠近钳口铰链的位置，以避免影响钳口的正确闭合（图4-4-3）。

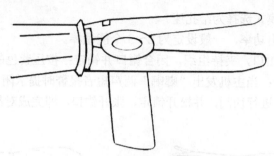

图 4-4-3　夹持组织的错误方法

3）进行闭合和切割时要注意避免组织过大的张力，以确保正常闭合。组织的张力过大和外向的拉力均会影响闭合的效果，并可能将刀片拉出轨道，导致钳口卡住。在启动能量和展开切割刀片之前应尽量减少组织的张力或拉力。避免用力将钳口推入组织，否则可能会导致无法完全夹住组织而影响闭合与切割的效果（图 4-4-4，图 4-4-5）。

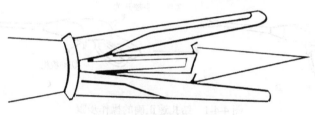

图 4-4-4　刀片偏离轨道

如果切割刀片偏离轨道而且无法回缩，钳口可能会被刀片卡住，并需要较大的力气才能强行打开钳口，请不要继续使用该器械

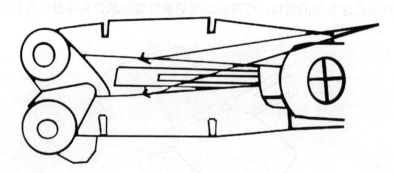

图 4-4-5　刀片使用故障

6. 结扎速常见故障的处理　结扎速在使用过程中一般会有两种安全报警的模式，主机会发出四声报警和六声报警鸣响，同时主机停止输出能量。

（1）四声报警鸣响

1）四声报警鸣响的原因

A.未达到足够的闭合时间即松开钳口：需要更多时间和能量以充分完成熔合周期。

B.闭合周期中断：闭合周期在完成闭合之前已经中断。多数因为在发出结束音之前，医生已经松开了手控开关和脚控开关。

2）四声报警鸣响的处理方式

A.松开脚控开关或手控开关。

B.不需要取下和调整器械的位置，直接重新启动脚控开关和手控开关即可继续完成闭合周期。

（2）六声报警鸣响

1）六声报警鸣响的原因

A.夹持组织过少：提示为钳口夹持的组织太少，因此应张开钳口重新夹持足够多的组织即可正常闭合。

B.电极松动或者脱落：重新插入电极，以保证其良好接触。

C.钳口内所夹的组织中有异物：应避免将诸如钉子、夹子或包裹的缝合线等物夹在器械的钳口内。

D.清洁电极尖端：用湿纱布清除钳口过多的组织焦痂。

E.去除过量液体：避免在电极端头周围有较多的液体（血液、体内积液等）积聚，应使用吸引器去除过量的液体后再行闭合和切割。

2）六声报警鸣响的处理方式

A.松开脚控开关或手控按钮。

B.张开器械钳口，重新检查是否闭合成功。

C.按照主机屏幕上的提示信息重新检查器械。

D.调整器械的位置，并重夹另一部位的组织，然后重新启动脚控开关或手控开关。

7. 结扎速使用中的注意事项　结扎速在手术过程中由于高频电能的输出，很容易造成器械钳口形成组织焦痂并黏着在器械钳口周围，过多的组织焦痂黏附在钳口会影响能量的正常输出和传递，并且有可能会引发主机报警并自动保护，导致主机无法正常输出。因此，在手术过程当中应严格遵循以下的正确使用方法。

（1）及时处理钳口处的组织焦痂，实时用湿纱布擦拭钳口，以去除钳口处的组织焦痂。

（2）当钳口结痂过多而钳口被黏住时，可将被黏住的钳口放入清水中启动脚控开关或手控开关，同时不断地张开钳口。此时应避免扣动切割扳机，以免刀片卡在黏着的组织当中，造成器械损坏。

（3）针对不同厚度的组织，手持器械的咬合（闭合）力度应有所不同。

（4）器械夹取组织的范围不能超过刀头的2/3，前端要定位准确，不宜来回牵拉。

（5）当器械头端附近有过量液体时，应先使用吸引器去除过量液体后再启动能量输出。

（6）应注意钳口不要与金属物品相接触，如止血钳、钉子、夹子、牵开器等，以避免增加电阻及损坏器械。

（7）应注意必须在关闭主机电源开关后，方可拔除各外接插头。

（赖　力　罗　媛　巴学园）

第五节　超声气压弹道碎石、清石系统的安全使用

尿路结石是泌尿外科的常见疾病，在治疗结石时主要根据结石的大小、位置及结石的结构等诸多因素来选择恰当的治疗方式。随着腔镜技术的发展，腔内碎石已经成为尿路结石的首选治疗方案，临床上常用的碎石方式主要有激光碎石、超声定位体外冲击波碎石、超声气压弹道碎石。

超声气压弹道碎石、清石系统包括三位一体的气压弹道碎石和高效能超声碎石与负压吸附系统，适用于泌尿系统内任何部位的结石。针对体积大、硬度高的结石，超声碎石系统能明显提高碎石、清石效率，从而缩短碎石时间，降低残石率。

一、结构和组成

（一）主机部分

主机部分是超声气压弹道碎石、清石系统的控制部分，控制碎石能量输出的大小及输出的形式（图 4-5-1）。

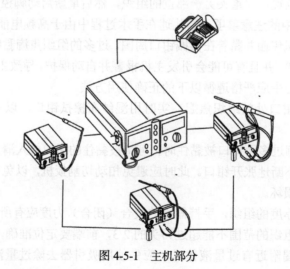

图 4-5-1　主机部分

（二）压缩机组件

压缩机组件是一套产生气压和储存压力的自动控制系统，为主机持续提供碎石所需的能量。

（三）超声手控器和弹道手控器

超声手控器和弹道手控器是超声气压弹道碎石机的核心部分，通过连接线与主机相连。

（四）碎石探针

碎石探针安装在手控器上，其在碎石时直接与结石接触并将其击碎。常用的超声探针直径为 3.3mm，气压弹道探针直径为 2mm（图 4-5-2）。碎石探针的内芯呈中空状，通过与清石系统连接可以吸出结石碎末和冲洗的液体。

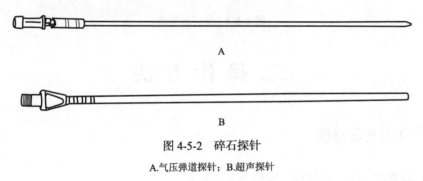

A

B

图 4-5-2　碎石探针

A.气压弹道探针；B.超声探针

（五）脚踏开关

脚踏开关如图 4-5-3 所示。

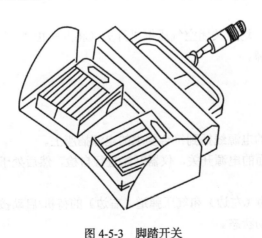

图 4-5-3　脚踏开关

（六）结石收集器

结石收集器通过连接管与碎石探针连接，以搜集粉碎的结石碎末（图 4-5-4）。

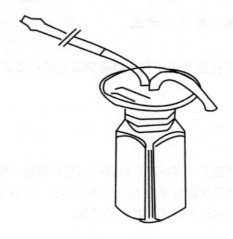

图 4-5-4　结石收集器

二、操 作 方 法

（一）空气压缩机

（1）检查放气阀，应使放气阀处于关闭状态。

（2）将空气压缩机的电源线连接到符合要求的电源插座上。

（3）将空气压缩机的开关由"0"打到"1"的位置，空气压缩机启动后，待空气压缩机储气罐的压力达到限定的压力后，空气压缩机自动关闭。在手术过程中，当系统压力小于压力下限时，空气压缩机将自动启动以及时补充压力，从而使超声气压弹道碎石能够不间断地进行。

（4）使用结束后，均应关闭空气压缩机开关（将开关由"1"打到"0"位置）。打开放气阀，将余气放掉。

（二）主机

（1）将连接主机的电源线插到符合要求的电源插座上。

（2）打开主机背面的电源开关，仪器开始进行自检，然后处于待机状态（指示灯转为橙色）。

（3）分别按下超声（左边）和气压弹道（右边）的待机/启动按钮，此时指示灯显示为绿色，仪器处于启动状态。

（4）顺时针转动能量调节盘至所需的超声波和气压弹道能量，根据所使用的碎石、清石系统进行参数设置。第三代和第四代碎石、清石系统的气压弹道参数设置是相同的，但是超声波能量和超声波脉冲比率（脉冲输出与间歇时间之比）的设置有所不同，因为第四代超声的碎石功能更强大、碎石速度更快。表 4-5-1 为经皮肾镜手术常用的参数设置。

表 4-5-1　经皮肾镜手术常用的参数设置

型号	超声波能量	超声波脉冲比率	气压弹道能量	气压输出脉冲频率
第三代碎石清石系统	50%~70%	50%~70%	80%~100%	8~12Hz
第四代碎石清石系统	60%~80%	80%~100%	80%~100%	8~12Hz

（5）按下功能选择按钮，然后通过调节提高/减低按钮，可以调整超声波脉冲比率和气压弹道脉冲频率（当显示数字下部的绿点变亮时方可调整）。

（三）手控器组件及碎石探针的安装

（1）超声手柄和气压弹道手柄的安装：将超声碎石探针连接于手柄上，并用扳手逆时针旋紧，再连接绿色的负压吸附管（图 4-5-5）；将气压弹道碎石针通过快速连接器的管嘴连接于手柄上，应注意探针上必须有回弹帽（图 4-5-6）。

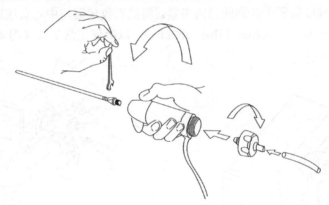

图 4-5-5　安装超声手柄

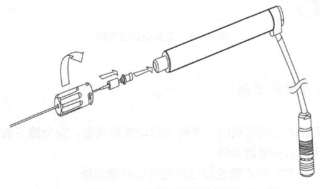

图 4-5-6　安装气压弹道手柄

（2）将超声波手柄和气压弹道手柄分别连接至主机的相应接口上（图 4-5-7）。

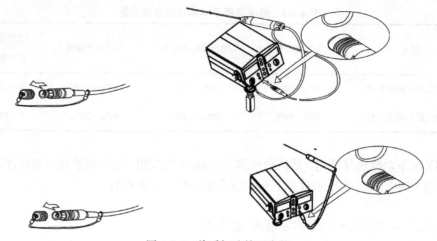

图 4-5-7   将手柄连接至主机

（3）将结石收集器置于主机的环状挂架上，将绿色吸附管一端连接至超声波手柄的接头上，另一端接在结石收集器上端的接口上，再按下针顶阀的黑色按钮，将连接在结石收集器侧边的硅胶管置于针顶阀门内夹紧。将结石收集器与中心负压连接，调节负压吸引表的负压为-0.4~-0.2bar（1bar=100kPa），以确保正常工作（图 4-5-8）。

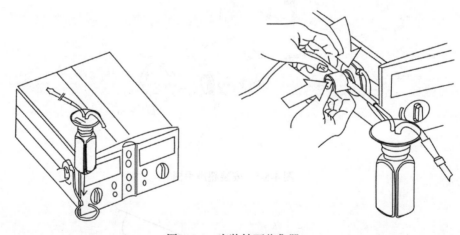

图 4-5-8   安装结石收集器

（四）脚踏开关的使用

（1）踏下脚踏开关左侧踏板的一半即可启动吸附功能，完全踏下脚踏开关左侧的踏板即同时启动超声碎石和吸附功能。

（2）踏下脚踏开关右侧的踏板即可启动气压弹道功能。

（3）术前备塑料袋将脚踏开关包好，以避免因水分渗入而造成故障或影响使用寿命。

三、常见故障的处理

（1）主机面板超声部分出现 ER 报错：主机面板超声部分有时会出现 ER 报错现象，这是因为当主机发现超声手柄工作不稳定时就会自动在面板上显示为 ER 报错，并提供报警功能。这时应检查手柄与主机的连接是否正常，探针与手柄是否拧紧，需要时重新拧紧。

（2）踩超声脚踏而主机的顶针阀门不起作用：主机左侧的针顶阀门必须在安装了吸引管以后才会启动。因此，要正确地将吸引管安装在阀门里以后，脚踏超声部分才能正常使用。

（3）超声和弹道手柄的插口有时打不开：超声和气压弹道手柄与主机的插口设置有锁定，需同时握住金属部分才能打开，连接主机时要求红点对红点。

（4）超声和气压弹道手柄不工作：应检查主机电源是否连接，启动开关是否打开，是否正常运行；检查手柄是否正常连接；检查主机面板上的超声和弹道待机/启动按钮是否打开，指示灯是否转为绿色；检查能量和频率的调节是否正确。

（5）超声手柄工作时声音不正常，碎石效果很差：当超声手柄的工作声音不正常，发出尖厉的声音时请与厂家工程师联系，很可能是手柄出现硬件故障。

（6）主机上设置的是连击碎石，而踩弹道脚踏开关只发击 1 次：此时应检查弹道探针上是否装有蓝色回弹帽。如果没有安装回弹帽，当踩下弹道脚踏开关式，弹道手柄只能发击 1 次。

（7）弹道手柄不碎石，探针前端明显没有力量，但是手柄和导气管会发出"砰砰"的声音，此时可摇晃手柄，仔细听手柄内是否有响动，若有响动很可能是弹道手柄内的弹子或者堵头部件断裂，需要更换配件。最好联系厂家进行维修。

（8）踩超声脚踏开关和弹道脚踏开关均无反应：检查脚踏开关是否与主机正常连接；当确定连接正常而仍无反应时，可能是脚踏开关的线路故障，应检查线路。

（9）踩脚踏开关有时管用有时不管用：可能是脚踏开关内的弹簧装置出现了问题，可打开脚踏开关进行检查，确定是否需要更换配件。

四、使用注意事项

（1）操作者应严格按操作规程与要求进行操作和碎石参数设置。

（2）开机时，应先打开主机后部的电源开关，再打开面板上的启动开关；关闭时则应先关面板上的启动开关，然后再关主机后部的电源开关。

（3）超声手柄与探针必须用专用小扳手拧紧后才能使用，否则可能损坏超声探针和手柄。对超声手柄的消毒灭菌禁止使用药物熏蒸，必要时可采用高温、高压消毒或等离子低温灭菌。

（4）超声手柄必须在有水和负压的状态下才能正常工作，因此，使用超声探针进行吸附有可能引起堵塞，因而有可能降低超声的吸附能力，以及引起超声探针和手柄发热。

超声手柄在使用过程中应随时观察通道是否通畅，如有堵塞应及时处理。

（5）气压弹道手柄严禁进水，切勿浸泡消毒，气压弹道探针上必须有回弹帽。

（6）手术结束后，应先关闭空气压缩机开关，再顺时针旋转放气阀门，将集气瓶内的气体排干净后再将放气阀关闭（应使气体缓慢放出）。放气口如有油污水汽放出，属于正常现象。如果长时间不放气，集气瓶内的液体、油污、杂质会通过一级过滤器、二级过滤器、三级过滤器和高压导气管进入主机，导致主机损坏。

（7）应定期检查三级过滤器，一般 3～6 个月检查一次即可，南方潮湿地域应每 3 个月检查一次。一级过滤器和二级过滤器下面设有阀门，使用硬物向上顶即可放出过滤器中的水汽、油污和杂质，保持过滤器内没有废物即可。三级过滤器内如果有水汽，需要先将压缩机内的气体放完，再拧开三级过滤器的瓶体，将瓶子清洗干净并吹干，然后再将瓶子安装回三级过滤器上。三级过滤器清洗完毕后，要再检查一、二级过滤器的情况，及时排除废物。

（8）压缩机要定期加油，当压缩机的油界面不够时将不能正常集气，不能为主机弹道部分提供碎石能量。一般压缩机要使用 3～5 年后才会加一次油，应请厂家工程师定期维护。

（赖　力　田蕾蕾　巴学园）

第六节　钬激光碎石系统的安全使用

钬激光是利用稀有元素钬为激发介质的固态脉冲式激光，其波长为2124nm。钬激光具有切割和止血效应，且能在液体中工作，光波可以经过直径为 200～1000μm 的氧化硅石英光导纤维进行传导，因而可以在各种内镜下进行操作。钬激光已被应用于泌尿外科、五官科、皮肤科、妇科手术中。在泌尿外科手术中，钬激光已被广泛应用于泌尿系统结石的碎石、前列腺增生的切除、浅表性膀胱移行细胞癌的切除、尿道狭窄的内切开等手术。

钬激光碎石系统的优点包括：工作时所产生的冲击波较弱，可有效地降低碎石治疗时结石移位的可能及损伤邻近组织的发生概率；碎石后碎片细小，有利于术后排石；由于其具有止血效应，因而术中可望达到出血少甚至无出血的状态，从而保证术野清晰，缩短手术时间；由于钬激光可以经由光导纤维传导，因而可与各种内镜或穿刺针联合使用，扩大了钬激光碎石的使用范围；此外，钬激光对术中的各种监护仪器无干扰效应，因而可与其他仪器同时使用。

一、结构和组成

（一）主机

主机是钬激光碎石系统的控制部分，控制碎石能量输出的大小及输出的形式。主机由钬激光器、激光电源、控制系统（包括触摸屏、液晶显示屏、主控制板等硬件及控制软件）、冷却系统及安全防护系统等部分组成。

（二）钬激光附件

1. 主机启动钥匙、保护镜

2. 光导纤维　可使由激光发生器所产生的钬激光通过并传输到期望的地方。常用光纤直径为 $200\mu m$、$365\mu m$、$550\mu m$、$1000\mu m$（图 4-6-1），泌尿系统结石碎石常用光纤的直径为 $200\mu m$ 和 $550\mu m$。

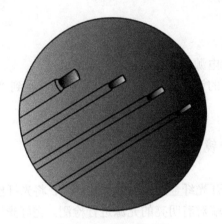

图 4-6-1　钬激光光纤

3. 光纤剥离器、光纤切割刀、光纤检测显微镜　应注意一种型号的光纤对应一种型号的光纤剥离器（图 4-6-2～图 4-6-4）。

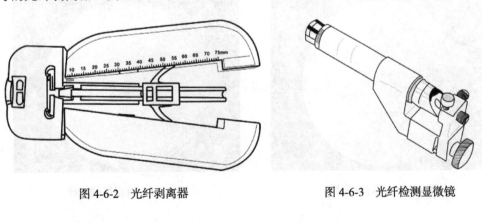

图 4-6-2　光纤剥离器　　　　　　　　图 4-6-3　光纤检测显微镜

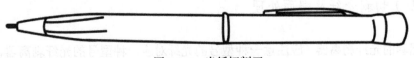

图 4-6-4　光纤切割刀

二、操 作 方 法

（一）将主机电源插头连接到符合要求的专用电源插座上

小功率的钬激光主机（含 Versa Pulse Power Suite 20W）电流 16A，电压 220V，频率 50/60Hz 单相交流电；大功率的钬激光主机（含 Versa Pulse Power Suite 60W、80/100W、100W、100W Plus）电流 32A，电压 220V，频率 50/60Hz 单相交流电。

（二）启动主机

（1）打开主机背面的电源总开关。

（2）将位于主机侧面的钥匙开关从"0"位顺时针旋转到"Ⅱ"位，并停留 3s 后松开即可启动设备。

（三）光纤及保护镜片的检查

取出钬激光光纤，打开光纤金属端面的橡皮护套，将光纤检测显微镜与光纤金属端面连接好后，再将光纤尾端对着明亮的光源进行检测。完好光纤的端面应显示为"十五的圆月，清澈透明"，如光纤显示有黑点，可用光纤剥离器将光纤前端的外鞘适量剥除，再用光纤切割器切除发黑部分的光纤，必要时可更换新光纤。如果不做光纤检测，有可能会损坏光纤和光纤保护镜（图 4-6-5，图 4-6-6）。

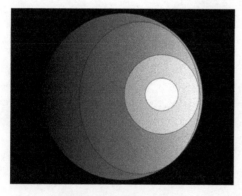

图 4-6-5　完好的光纤

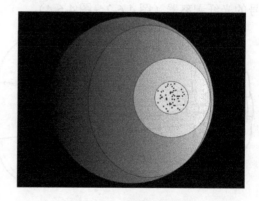

图 4-6-6　有损坏的光纤

（四）切剥光纤及端面处理

用配套的光纤剥离器（应注意一种型号的光纤对应一种型号的光纤剥离器，不可混用）将光纤尾端外层包裹的一层护套剥离后（图 4-6-7），再用光纤切割刀切割裸露部分的光纤（图 4-6-8），保留裸露部分 2～3mm。可通过连接光纤与主机，并在使用界面上将光纤指示光调到最亮后观察，若见光纤尾端射出的光斑为无缺损或无拖尾的同心圆即表示光纤端面平整；反之则需要使用光纤剥离器和光纤切割刀重新切割处理端面。

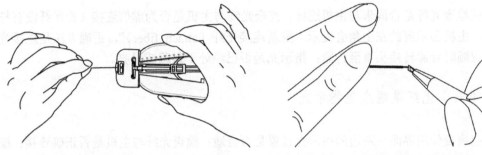

图 4-6-7 使用光纤剥离器剥离光纤护套　　　　图 4-6-8 使用光纤切割刀切割光纤

（五）调节设备使用参数

在设备处于"STANDBY"状态下进行参数设置操作（包括能量、频率及功率设置），用手指向上或向下点击触摸屏上相应的调节图标即可进行设置。泌尿系统各部位结石碎石术中钬激光的参数设置参照表 4-6-1。

表 4-6-1 钬激光的参数设置

结石部位	能量（J）	频率（Hz）	功率（W）
肾内结石	1.5～2.0	20～25	37.5～50.0
输尿管结石	1.0～1.5	15～25	22.5～37.5
膀胱结石	1.5～2.0	20～25	30.0～40.0

（六）将光纤与仪器连接，放置好脚踏开关

点击触摸屏最左边指示光的向上、向下图标按钮，打开并调节指示光大小后即可使用。

三、常见故障的处理

（一）主机不能正常启动

应检查主机的电源插头是否正确连接；主机背面的电源总开关是否打开；重新尝试将位于主机侧面的钥匙开关从"0"位转到"Ⅱ"位，并注意停留 3s 后再松开钥匙以重启主机。如果是因设备开机自检检测到故障而自动关机时，禁止强制开机，应通知专业工程人员维修处理。

（二）使用界面指示光不能调节

应检查光纤是否尚未与主机连接；检查光纤与主机是否为虚假连接（若光纤没有拧到位，主机显示屏的左上角会提示"重新连接光纤（attach fiber）"，正确方法是连接光纤后应顺时针旋转接头直至拧紧；指示光是否已经处于最暗或最亮。

（三）光纤尾端未见指示光

应检查使用界面最左边的指示光设置是否合适；检查光纤与主机是否正确连接；检查光纤及保护镜片是否已经损坏，若有损坏应及时更换。应注意及时检测光纤和保护镜片，以确保其正常使用。

（四）激发脚踏开关不能正常碎石

检查脚踏开关与主机之间的接头是否正确连接；检查脚踏开关的连线有无打折或损坏；检查脚踏开关放置是否正确，避免方向放反无法踩踏；检查包覆脚踏开关的防水塑料袋是否影响操作者踩踏脚踏开关。

四、使用注意事项

（1）使用环境及操作部位应避免有易燃、易挥发的气体或液体物质残留，以保证其使用环境的安全。

（2）开机时，应先打开主机背面的电源总开关，再打开侧面的钥匙开关；关闭时则应先关闭钥匙开关，再关闭主机背面的电源总开关。

（3）打开钥匙开关时禁止使用暴力和反向扭转，以免拧断钥匙。当松开钥匙开关后若设备自动关机，禁止强行将钥匙开关保持在开机位置（Ⅱ）。应检查故障的缘由，以免因强行开机而损伤激光器。

（4）操作者应严格按操作规程和相关要求进行操作和碎石参数设置。

（5）在设置与调节设备参数及使用完毕准备关机时均应检查设备状态，必须使设备处于"STANDBY"的状态后再进行相关的操作。

（6）在手术中，最好两人协作进行操作，以恰当地控制外置部分的光纤，避免使光纤过度弯曲或打折，尤其应注意在激发钬激光时光纤与内镜操作孔之间尽量不要有角度，以防光纤断裂。

（7）在手术操作中，应保持光纤瞄准光的亮度是打开的；光纤的头端应伸出镜鞘，在视野中应能够见到露出的光纤头端和其后的包裹层；由于钬激光具有切割金属的性能，因此，应注意不要将光纤接触到镜头和其他金属器械，以避免损坏镜头和光纤。

（8）当激光激发时，医护人员勿靠钬激光主机与光纤函接口太近，以避免误伤。

（9）手术人员应佩戴防护眼罩，在暂停使用或将光纤放入手术野之前应将激光指示光完全关闭，以避免误伤医护人员。

（10）应定期检查保护镜（每月一次），如果发现保护镜脏了，可用擦镜纸蘸无水乙醇予以清洁；如果发现保护镜已经损坏，必须立即更换新的保护镜片。同时一定要注意检查所使用的光纤，因为光纤和保护镜会相互影响，损坏的光纤可以将好的保护镜打坏，而损坏的保护镜也可能将新光纤打坏，通常光纤和保护镜需要一起更换（图4-6-9，图4-6-10）。

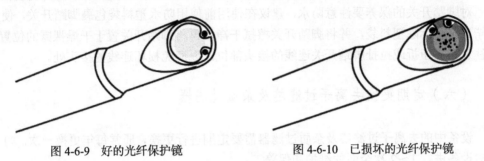

图 4-6-9　好的光纤保护镜　　　　　图 4-6-10　已损坏的光纤保护镜

（11）使用完后应及时将光纤缠绕于专用的光纤盘套上，并及时交专人清洗，应注意避免重物挤压和扭折。光纤灭菌应采用环氧乙烷、等离子等低温灭菌方式。

五、仪　器　保　养

（一）对设备的工作环境应进行管理

设备使用的环境温度为20~25℃，湿度维持在40%~60%。使用时仪器的两侧应留有一定空间，以保证仪器的散热和冷却效应，从而保证其能够正常工作和延长使用寿命。

（二）光纤导光系统的保养

使用及存放光纤时均应避免打折或形成折角。光纤不使用时应及时将其以大圈的形式盘绕于专用的塑料光纤盘套上，并将光纤的金属端面用橡皮护套盖好以进行保护。在操作过程中，应避免光纤尾端接触到金属物品，以避免其切割金属而损坏镜头和光纤。应时刻注意避免重物挤压光纤，灭菌应采用环氧乙烷、等离子等低温灭菌方式。

（三）保护镜片

应定期对保护镜片进行检查，一当发现污物应使用擦镜纸蘸无水乙醇予以清洁。应注意避免在清洁时因不当操作而划伤镜片。

（四）科学合理地设置碎石参数，延长光纤使用寿命

在碎石时应尽量采用较低能量（≤2J）、较高频率的参数设置方式。术中在需要时，

可以通过增加频率的方式实现总输出功率的增加。设置低脉冲能量具有对光纤损伤较小、碎石时结石移位不明显，并且结石粉碎更加彻底、碎石更易排出等优点。

（五）脚踏开关的保养

对脚踏开关的保养要注意防水，建议在使用前使用防水塑料袋包裹脚踏开关，使用完毕后及时拆除塑料袋，并将脚踏开关擦拭干净，再将脚踏开关置于干燥裸露的位置。应注意不要扭折或拉扯脚踏开关连线的接头部位，以避免损坏连线的接头处。

（六）定期更换去离子过滤芯及杂质过滤器

设备中的去离子过滤芯及杂质过滤器需要定期进行更换，通常每年更换一次。每年应对设备进行 1～2 次全面的维护和保养。

（莫　宏　巴学园　朱道珺）

下篇 各 论

第五章 肾脏手术配合

第一节 肾脏的解剖

一、肾脏的形态与位置

肾脏左右各一，形似蚕豆，外缘隆起，内缘中间凹陷。肾脏长 9～11cm，厚 4～5cm，宽 5～6cm，重 120～150g。两个肾脏的形态、大小和重量都大致相似，左肾较右肾略长，右肾较左肾略宽，男性的肾脏略重于女性。肾脏有内外两缘、前后两面及上下两极。肾脏的外侧缘隆凸，内侧缘中部凹陷，称肾门（renal hilum），是肾盂、血管、神经、淋巴管出入的门户。肾门多为四边形，其边缘称为肾唇。前唇和后唇有一定的弹性，手术中需要分离肾门时，可用肾窦拉钩牵开前唇或后唇，扩大肾门，显露肾窦。上述出入肾门的结构，被结缔组织包裹，合称肾蒂（renal pedicle），右肾蒂较左肾蒂短。肾蒂内的结构由前向后依次为肾静脉、肾动脉及肾盂；从上到下依次为肾动脉、肾静脉及肾盂。由肾门凹向肾内，有一个较大的由肾实质所围成的潜在腔隙称为肾窦（sinus renalis）。肾窦内含有肾动脉、肾静脉、淋巴管、肾小盏、肾大盏、肾盂和脂肪组织等。

正常肾脏位于横膈下腹膜后间隙内脊柱两旁的浅窝（肾窝）中，被包绕在肾周筋膜和肾周脂肪囊内。肾脏的纵轴上端向内、下端向外，因此两肾上极相距较近，下极较远，呈"八"字形排列，肾纵轴与脊柱所成角度为 30°左右。由于肝脏的关系肾脏呈现左高右低，左肾上端平第 11 胸椎体下缘，下端平第 2～3 腰椎椎间盘平面；右肾上端平第 12 胸椎体上缘，下端平第 3 腰椎体上缘。肾脏的体表投影：在后正中线两侧 2.5cm 和 7.5～8.5cm 处各作两条垂线，通过第 11 胸椎和第 3 腰椎棘突各作一水平线，肾脏即位于此纵横标志线所组成的两个四边形范围内。左侧肾盂体表投影于第 10 肋骨前端（季肋点），右侧位置稍低。右肾门对第 2 腰椎横突，左肾门对第 1 腰椎横突。肾门的体表投影：在腹前壁位于第 9 肋前端，在腹后壁位于第 12 肋下缘与竖脊肌外缘的交角处，此角被称为肾角或肋脊角。左侧第 12 肋斜过左肾后面的中部，右侧第 12 肋斜过右肾后面的上部。肾脏位置不固定，可随呼吸略有上下移动，其范围一般不超过 1 个椎体；当由卧位转为站立位时，肾脏可降低 2～3cm。

二、肾脏的毗邻

　　肾脏的上方借疏松的结缔组织与肾上腺相邻，两者共同由肾筋膜包绕。两肾的内后方分别为左、右腰交感干。两肾的后面第 12 肋以上部分与横膈紧贴，并借横膈与胸膜腔和肋膈隐窝相邻。在第 12 肋以下的部分，除有肋下血管、神经外，自内向外有腰大肌和其前方的生殖股神经、腰方肌和其前方的髂腹下神经、髂腹股沟神经及腹横肌等。左肾的内侧有腹主动脉，右肾的内侧为下腔静脉。两肾的内下方以肾盂连续输尿管。两肾的前方被后腹膜覆盖，左、右肾脏前方的毗邻有所不同：左肾前面与胃底后壁接触，中部与胰尾和脾血管相依，下部与空肠相邻，左肾外侧缘的上方大部与脾脏毗邻，下部与结肠左曲相贴。右肾前面的上 2/3 与肝右叶相贴，下 1/3 与结肠右曲接触，内侧缘邻接十二指肠降部（图 5-1-1，图 5-1-2）。

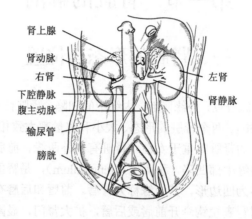

图 5-1-1　肾脏正面观

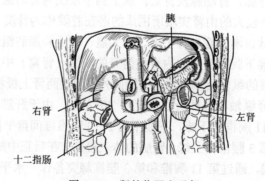

图 5-1-2　肾的位置和毗邻

三、肾脏的内部结构

　　肾脏由肾实质及收集系统组成。在肾脏的纵切面可以看到，肾实质分内外两层：外层为皮质，内层为髓质。肾皮质新鲜时呈红褐色，富含血管，由肾小体、近球小管、远球小管和集合管的起始部组成。皮质深入髓质肾椎体之间的部分被称为肾柱，内含叶间动脉和静脉。髓质位于肾实质内侧，新鲜时呈淡红色，主要由 15～20 个肾椎体构成，锥体的主要组织为集合管。肾椎体在切面上呈三角形，由肾小管和集合管构成，肾椎体的底面朝向肾凸面，尖端朝向肾门，并呈乳头状突入肾小盏，被称为肾乳头。乳头上有 10～25 个小孔，为乳头管开口，肾实质形成的尿液经此流入围绕肾乳头的漏斗形的膜状小管——肾小盏。每侧肾脏含有 7～9 个肾小盏，相邻的 2～3 个肾小盏汇合成 1 个肾大盏，2～3 个肾大盏再汇合形成扁漏斗状的肾盂。肾盂出肾门后逐渐缩窄变细，并向下弯行，在肾盂-输尿管连接部移行为输尿管（图 5-1-3，图 5-1-4）。

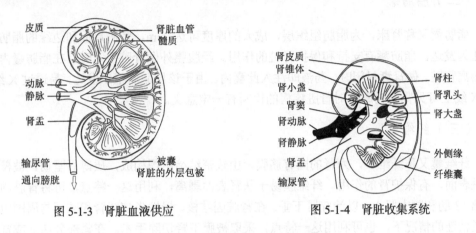

图 5-1-3　肾脏血液供应　　　　　　　图 5-1-4　肾脏收集系统

四、肾脏的被膜

肾脏的被膜有 3 层，由外向内依次为肾筋膜、脂肪囊和纤维囊（图 5-1-5）。

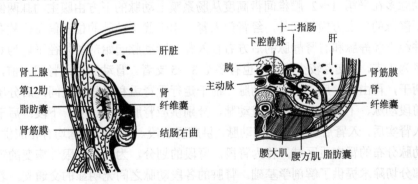

图 5-1-5　肾筋膜模式图

（一）肾筋膜

肾筋膜质较坚韧，分为前、后两层，两层筋膜从前、后方共同包绕肾脏和肾上腺。在肾脏的外侧缘，两层筋膜相互融合，并与腹横筋膜相连接。在肾脏的内侧，肾前筋膜越过腹主动脉和下腔静脉的前方，与对侧的肾前筋膜相续。肾后筋膜与腰方肌、腰大肌筋膜汇合后，向内侧附于椎体和椎间盘。在肾脏的上方，两层筋膜于肾上腺的上方相融合，并与膈下筋膜相连续。在肾脏的下方，肾前筋膜向下消失于腹膜下筋膜中，肾后筋膜向下至髂嵴与髂筋膜连续。由于肾前、后筋膜在肾脏下方互不融合，向下与直肠后隙相通，因此，经此通路可在骶骨前方做腹膜后注气造影。由肾筋膜发出许多结缔组织小束，穿过脂肪囊与纤维囊相连，对肾脏有一定的固定作用。由于肾筋膜的下端完全开放，当腹壁肌力减弱，肾周围脂肪减少，或有内脏下垂时，肾脏的移动性可增大，向下形成肾下垂或称游走肾。如果发生肾积脓或有肾周围炎时，脓液可沿肾筋膜向下蔓延。

（二）脂肪囊

脂肪囊又称肾床，为脂肪组织层，成人的厚度可达 2cm，肾脏后面和边缘的脂肪组织更为发达。脂肪囊有支持和保护肾脏的作用。经腹膜外做肾脏手术时，在脂肪囊内易于游离肾脏。做肾囊封闭时，药液即注入此囊内。由于该层脂肪组织发达，易透过 X 线，在 X 线上可见肾的轮廓，对肾脏疾病的诊断有一定意义。

（三）纤维囊

纤维囊又称纤维膜，为肾的固有筋膜，由致密结缔组织构成，质薄而坚韧，被覆于肾脏表面，有保护肾的作用。纤维膜易于从肾表面剥离，利用这一特点，可将肾脏固定于第 12 肋和腰大肌上，以治疗肾下垂。在肾脏因结核、慢性炎症或肾积脓而与周围组织广泛粘连的情况下，也可利用这一特点，采取被膜下肾切除手术。在肾部分切除或肾外伤时，应缝合纤维膜，以防肾实质撕裂。

五、肾脏的血供

肾动脉多在平第 1～2 腰椎间盘高度从肠系膜上动脉的下方由腹主动脉两侧垂直发出，于肾静脉的后上方横行向外，经肾门入肾。由于腹主动脉的位置偏左，故右肾动脉较长，并经下腔静脉和右肾静脉的后方右行入肾。肾动脉起始部的外径平均为 0.77cm，肾动脉多为 1 支，2 支者较少见，但也有多至 3～5 支者。肾动脉进入肾门之前，多分为前、后两干，再由前、后干分出段动脉。前干走行于肾盂和肾静脉之间，后分出上段动脉、上前段动脉、下前段动脉和下段动脉，分别供应肾脏的上、中、下段；后干经肾盂后方进入肾实质，入肾后延续为后段动脉，供应肾后段。每条段动脉均有相应供血区域，每一段动脉分布的肾实质区域，称为肾段。肾段的划分，为肾脏局限性病变的定位及肾段或肾部分切除术提供了解剖学基础。肾脏的各段动脉之间无明显的交通支，若某一段动脉血流受阻时，其相应供血区域的肾实质即可发生缺血坏死。肾动脉前、后两干分成4～5 支叶间动脉，行于肾柱中，叶间动脉在髓质和皮质交界处分成弓形动脉，由弓形动脉分成许多小叶间动脉，伸向皮质，由小叶间动脉分成入球小动脉。每支入球小动脉进入肾小体后，又分支构成肾小球毛细血管网，后者再汇集成出球小动脉而离开肾小体。出球小动脉再次分支构成毛细血管网，缠绕于肾小管和集合管的周围，同时由出球小动脉分出一支直小血管围绕、伴随肾小管的降支、髓袢及升支，然后汇入小叶间静脉。所以，肾脏的血液供应要经过两次毛细血管网，然后才汇合成静脉。由于肾小球毛细血管网介于入球小动脉和出球小动脉之间，而且皮质肾单位入球小动脉的口径比出球小动脉粗 1 倍，因此肾小球毛细血管的内压较高，有利于肾小球的滤过作用；而肾小管周围毛细血管网的内压较低，可促进肾小管的重吸收。在有效循环血量不足或交感神经兴奋时，由于入球小动脉收缩，血液经短路直接进出球小动脉，再经直小血管进入髓质区，这样可造成皮质区明显缺血、而髓质区相对充血的现象（图 5-1-6）。

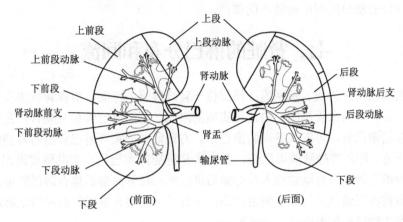

图 5-1-6　肾段和肾段动脉

　　肾动脉的变异比较常见。将不经肾门而在肾脏上端或下端进入肾脏的动脉分别称为上极动脉或下极动脉。据统计，上、下极动脉的出现率约为 28.7%，尤以上极动脉多见。上、下极动脉可直接起自肾动脉、腹主动脉或腹主动脉与肾动脉起始部的交角处。上、下极动脉与上、下段动脉相比较，两者在肾内的供血区域一致，只是起点、行程和入肾的部位不同。在手术时，对上、下极动脉应予以足够的重视，否则易被损伤，不仅可引起出血，而且还可能导致肾脏上端或下端的缺血坏死。

　　肾脏的静脉系统伴随各分支动脉而行，依次由小叶间静脉→弓形静脉→叶间静脉→肾静脉构成。肾内静脉在肾窦内汇合成 2 支或 3 支，出肾门后则合为肾静脉主干，走行于肾动脉的前方，以直角汇入下腔静脉。肾静脉多为 1 支，少数有 2 支或 3 支，且多见于右侧。肾静脉的平均长度：左侧为 6.47cm；右侧为 2.75cm。其外径两侧亦不同：左侧为 1.4cm；右侧为 1.1cm。两侧肾静脉的属支不同：右肾静脉通常无肾外属支汇入；左肾静脉收纳左肾上腺静脉、左睾丸（卵巢）静脉，其属支还与周围的静脉有吻合。左肾静脉约有半数以上与左侧腰升静脉相连，经腰静脉与椎内静脉丛、颅内静脉窦相通，因此左侧肾脏和睾丸的恶性肿瘤可经由此途径向颅内转移。由于弓形静脉、叶间静脉、节段静脉之间均有丰富的交通支，因此即使一处受到损伤，也不会引起静脉回流障碍。

六、肾脏的神经支配

　　肾脏接受交感神经和副交感神经双重支配，肾脏的交感神经和副交感神经皆来源于肾丛。肾丛的纤维来自腹腔丛，还接受腹主动脉丛和腰交感干的纤维，沿肾动脉及其分支入肾。一般认为分布于肾内的神经主要是交感神经，肾脏的交感神经主要从胸 12 至腰 12 脊髓发出，其纤维经腹腔神经丛分布于肾血管的各级分支（尤其是入球小动脉和出球小动脉的平滑肌)、肾小管和释放肾素的颗粒细胞。支配肾动脉的交感神经末梢可释放去甲肾上腺素，使血管平滑肌收缩，调节肾脏的血流量、肾小球滤过率、肾小管的重吸收和肾素释放。副交感神经可能只终止于肾盂平滑肌，功能尚未阐明。内脏感觉纤维主要伴交感神经走行，经胸 10 至腰 3 节段后进入脊髓。肾脏的各种感受器可经由肾脏神经传入脊髓，并经脊髓投射到中枢的不同部位。

七、肾脏的淋巴分布和回流

肾内的淋巴管分为浅、深两组。浅组位于肾纤维膜的深面，引流肾被膜及其附近的淋巴。深组位于肾内血管周围，引流肾实质的淋巴。两组淋巴管相互吻合，在肾蒂处汇合成为较粗的淋巴管，再汇入各群腰淋巴结。右肾前部的集合淋巴管沿右肾静脉横行，或斜向内下方，注入腔静脉前淋巴结、主动脉-腔静脉间淋巴结及主动脉前淋巴结；右肾后部的集合淋巴管沿右肾动脉注入腔静脉后淋巴结。左肾前部的集合淋巴管沿左肾静脉注入主动脉前淋巴结及主动脉外侧淋巴结；左肾后部的集合淋巴管沿左肾动脉注入该动脉起始处的主动脉外侧淋巴结。

（刘志洪　卢一平　刘昕月）

第二节　肾切除术手术配合

肾切除术的适应证较广泛，大多为良性疾病所致肾脏功能不可逆或者永久性损害，如一侧肾脏因严重的肾积水、肾结石、肾损伤、肾结核、肾积脓及肾动脉严重狭窄等导致肾功能丧失，而对侧肾脏功能良好或基本正常，可行患肾切除术。

肾切除可以通过开放手术或者经腹腔镜切取，手术入路可经由后腹腔或经腹腔途径。近年来，随着微创技术的蓬勃发展，经腹腔镜肾切除手术已非常盛行。腹腔镜肾切除手术是通过在腹壁或者腰部穿刺或做小切口置入腹腔镜等器械，用气体作为递质以充盈腹腔或腹膜外的潜在腔隙为手术提供空间，在电视监视下使用特制的器械在体内进行分离、切割、止血、缝合等操作，从而完成切除或修复脏器的手术。究竟采用哪种手术途径和手术方法，应根据患者的具体情况，以及手术医生的培训和对相关手术的掌握与熟练程度来决定。

一、开放式单纯肾切除术

（一）手术用物

1. 常规布类　剖腹盆、手术衣、剖口单、桌单。

2. 手术器械　肾切除器械、肋骨切除器械。

3. 一次性用物　吸引管 1 套、电刀 1 个、电刀加长柄 1 个、电刀清洁片 1 张、剖腹套针 1 包、纱布 10～20 张、45cm×45cm 医用粘贴膜 1 张、血浆引流管 1 根、无菌塑料灯柄罩 1～2 个、3-0 丝线 2 包、2-0/T 丝线 1 包、0 号丝线 2 包、11 号刀片 1 个、20 号刀片 2 个、便携式引流瓶 1 个、切口敷贴 1 张、有孔敷贴 1 张、手套按需准备。

（二）手术体位

患者取肾侧卧位（图 5-2-1）。

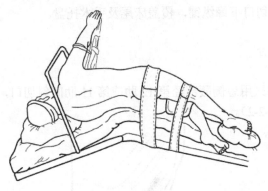

图 5-2-1　肾侧卧位

（1）患者平卧于手术床上，将其第 12 肋肋缘下 1～2cm 处对齐手术床的腰桥，在患者背部及骶尾部各放置一个泡沫垫，背部处泡沫垫的上缘距腋窝大约 5cm。

（2）将患者向健侧侧卧 90°，患侧在上，并保持头与身体在同一轴线上，头部放置一软枕。调整泡沫垫与腋窝的距离，检查患者的第 12 肋肋缘下 1～2cm 处是否对齐手术床的腰桥。

（3）放置双层托手架，分别将患者的双上肢置于双层托手架的上下层，上层垫一泡沫垫，下层垫包布，妥善固定双侧上肢。保持上层上肢的远端关节位置低于近端关节，下层上肢的远端关节高于近端关节，略呈环抱状。

（4）在患者两腿之间放一软枕，下侧下肢屈髋、屈膝约 60°，上侧下肢伸直。

（5）再次检查患者的第 12 肋肋缘下 1～2cm 处是否对齐手术床的腰桥，将置于患者骶尾部泡沫垫的两端向上翻起，分别贴靠在患者骶尾部和耻骨联合偏上方（注意避免压迫男性患者的外生殖器），在泡沫垫外两侧各放置 1 个沙袋，用包布垫于患侧髋部处，再用束腿带切实固定沙袋和髋部，同时固定好膝关节。

（6）将手术床调整为头高脚低位，接着降低背板以升高腰桥，使肋弓、切口区域、髂嵴基本处于同一平面上，最后将腿板和头板抬高成水平位。如为电动手术床，则直接按压相应的体位标志键，直至调整到满意位置，最后将腿板和头板调高成水平位。

（7）上头架（应将头架的固定端放置在主刀医生的对侧），将托盘放在手术床尾部后固定。

（三）消毒铺巾

1. 消毒液　碘伏。

2. 消毒范围　前后方均超过身体中线，上方至腋窝，下方至髋部。

3. 铺巾

（1）1/4 折的治疗巾 3 张，覆盖切口对侧、髋部和近侧；桌单 1 张齐切口上缘横铺，完全覆盖头架及托手架。

（2）纱布 1 张擦干切口区域的碘伏，贴医用粘贴膜覆盖切口区域并固定治疗巾。

（3）1/4 折的治疗巾 4 张沿切口四周铺盖，巾钳 4 把固定。

（4）铺剖口单 2 张。

（5）桌单 1 张齐切口下缘纵铺，覆盖床尾及手术托盘。

（四）手术配合

1. 手术切口 多采用患侧腰部经第 12 肋或第 11 肋间斜切口，少数患者也可采用第 12 肋下斜切口（图 5-2-2）。

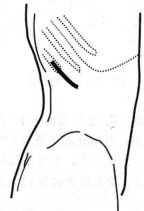

图 5-2-2 患侧腰部经第 12 肋斜切口

2. 切开皮肤及皮下组织 器械护士、巡回护士仔细清点所有手术用物后，备圆刀、纱布、皮肤拉钩、组织镊、解剖镊、13×24 圆针 0 号丝线等（图 5-2-3）。第一把圆刀切皮后换下，第二把圆刀或用电刀切开皮下组织，用电刀切开腰部各层肌肉。若在分离过程中遇组织出血时，视情况用弯止血钳或解剖镊夹持组织后电烙止血，0 号丝线结扎或用圆针 0 号丝线缝扎止血。

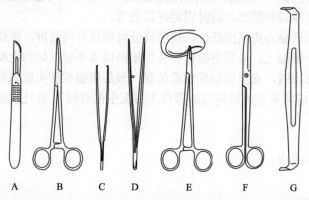

图 5-2-3 切开皮肤及皮下组织所需的器械

A.圆刀；B.弯止血钳；C.组织镊；D.解剖镊；E.持针器及针线；F.组织剪；G.皮肤拉钩

3. 切除第 12 肋大部　备骨膜剥离器、肋骨钩、肋骨剪和咬骨钳（图 5-2-4）。用电刀沿第 12 肋背侧中线切开骨膜，用骨膜剥离器和肋骨钩将骨膜与肋骨分开，在切口的上角处用肋骨剪剪断第 12 肋大部（图 5-2-5）。

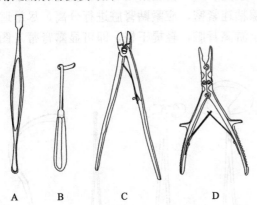

图 5-2-4　肋骨切除所需的器械

A.骨膜剥离器；B.肋骨钩；C.肋骨剪；D.咬骨钳

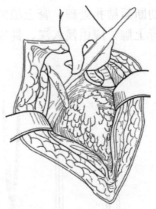

图 5-2-5　切除肋骨

4. 显露手术野　备长敷料镊、直角钳、解剖剪、弯止血钳、胸腔牵开器。用湿纱布 2 张保护切口，胸腔牵开器顺切口方向于切口中份放置后撑开切口（图 5-2-6，图 5-2-7）。

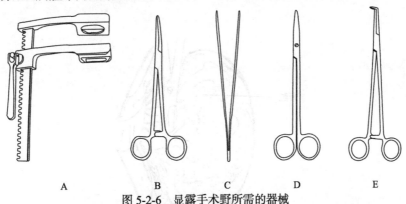

图 5-2-6　显露手术野所需的器械

A.胸腔牵开器；B.弯止血钳；C.长敷料镊；D.解剖剪；E.直角钳

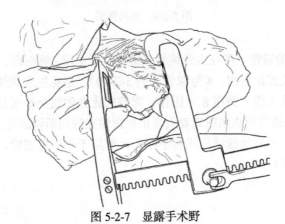

图 5-2-7　显露手术野

5. 切开肾周筋膜、游离肾脏 备长敷料镊、直角钳、弯止血钳、解剖剪、花生米钝性剥离器、钳带线等（图 5-2-8）。电刀换上加长柄后在其切口后方纵行切开肾周筋膜，在肾周脂肪囊内分别游离肾脏的背侧、腹侧和上下两极，遇有血管侧支时应予以钳夹、切断后结扎处理。肾上极常与肾上腺粘连紧密，应紧贴肾脏进行分离，尽量避免损伤肾上腺。应由浅入深、钝锐结合完全游离肾脏，轻提下极，即可显露肾蒂（图 5-2-9）。

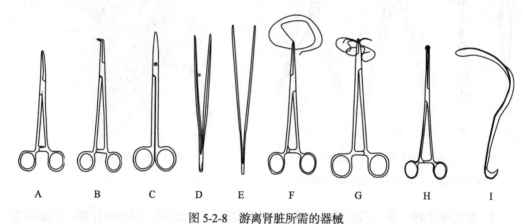

图 5-2-8 游离肾脏所需的器械

A.弯止血钳；B.直角钳；C.解剖剪；D.解剖镊；E.长敷料镊；F.钳带线；G.持针器及针线；H.花生米钝性剥离器；I.S 拉钩

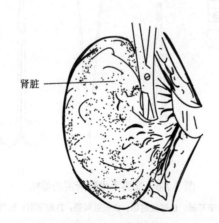

肾脏

图 5-2-9 游离肾脏

6. 游离及处理输尿管 备花生米钝性剥离器、直角钳、解剖镊、长敷料镊、解剖剪、钳带 0 号丝线、弯蚊式止血钳、8 号尿管（图 5-2-10）。递花生米钝性剥离器或主刀医生用手钝性分离输尿管上段，并用 8 号尿管、弯蚊式止血钳钳夹牵引后继续向远端游离输尿管。在远端适当的地方用直角钳或者大弯止血钳钳夹后切断输尿管，钳带 0 号丝线结扎远端，近端可同样用 0 号丝线结扎或暂不结扎，可用于牵引输尿管，再沿输尿管向上游离到肾门（图 5-2-11）。

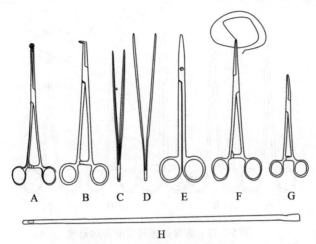

图 5-2-10 游离输尿管所需的器械

A.花生米钝性剥离器；B.直角钳；C.解剖镊；D.长敷料镊；E.解剖剪；F.钳带线；G.弯蚊式止血钳；H.8 号尿管

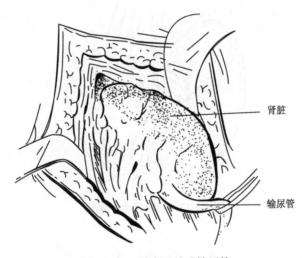

图 5-2-11 游离及处理输尿管

7. 处理肾蒂 备大弯止血钳、直角钳、解剖剪、钳带 0 号及 2-0/T 丝线、6×14 圆针 2-0/T 丝线（图 5-2-12）。仔细分离并显露肾动脉、肾静脉，对于炎症、粘连严重者，不必完全显露，只需将肾蒂充分游离，便于后续处理即可。用大弯止血钳或肾蒂钳分别钳夹肾动脉、肾静脉或者集束钳夹肾蒂，在血管近心端行双重钳夹，远心端行单一钳夹。在钳夹时应缓慢加力，切不可因快速钳夹产生过大的切割力，而将血管内膜和中层切断，影响对血管的结扎处理，此点对老年患者尤应注意。用长解剖剪在双重钳夹的远心端剪断肾动、静脉或肾蒂并取出肾脏后（图 5-2-13），钳带双 0 号丝线结扎肾蒂近心端，以减少对肾蒂的切割作用，再分别递钳带 0 号丝线和钳带 2-0/T 丝线对肾蒂行三重结扎（图 5-2-14）。若是分别结扎肾动、静脉，动脉结扎如上所述，只是不需使用钳带双 0 号丝线结扎；对肾静脉的处理则是在钳带 0 号丝线双重结扎后，用圆针 2-0/T 丝线贯穿缝扎静脉。仔细查看创面并进行止血，重点观察肾上腺区域、肾蒂区域及输尿管残端和性腺血管有无出血。

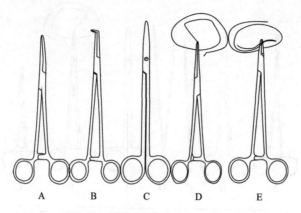

图 5-2-12　游离处理肾蒂所需的器械

A.大弯止血钳；B.直角钳；C.解剖剪；D.钳带线；E.持针器及针线

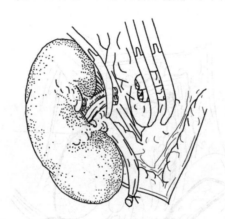

图 5-2-13　切断肾动、静脉

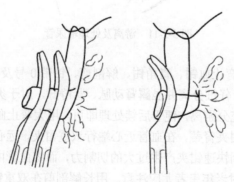

图 5-2-14　结扎肾动、静脉

8. 放置引流、清点手术用物　备碘伏纱球、尖刀、弯止血钳、血浆引流管、8×24三角针 2-0/T 缝线（图 5-2-15）。在切口下段后方用尖刀切开皮肤、皮下，递弯止血钳钝性戳开腰部肌肉层，稍加扩张后将血浆引流管外侧端钳夹后拖出，内侧端留置于肾脏切除的创面处，外侧端用三角针 2-0/T 丝线缝合固定于皮肤上。

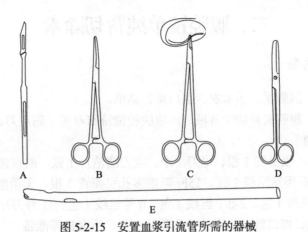

图 5-2-15 安置血浆引流管所需的器械

A.手术尖刀；B.弯止血钳；C.持针器及针线；D.组织剪；E.血浆引流管

9. 缝合切口 备 13×24 圆针 0 号丝线、13×24 圆针 3-0 丝线、8×24 三角针 3-0 丝线、组织镊、弯止血钳等（图 5-2-16）。器械护士、巡回护士清点手术用物无误后，用圆针 0 号丝线全层或分层间断缝合肌层，圆针 3-0 丝线间断缝合皮下脂肪组织层，三角针 3-0 丝线缝合皮肤（也可使用 0 号可吸收缝线关闭肌层，2-0 可吸收缝线关闭皮下脂肪组织层，皮肤缝合器缝合皮肤）。碘伏纱球再次消毒切口，2 把组织镊仔细对合皮缘，切口敷贴和有孔敷贴覆盖切口，将引流管连接引流瓶后结束手术（图 5-2-17）。

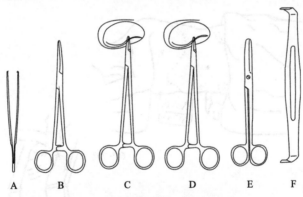

图 5-2-16 缝和切口所需的器械

A.组织镊；B.弯止血钳；C、D.持针器及针线；E.组织剪；F.皮肤拉钩

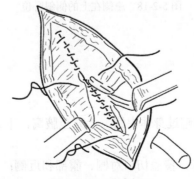

图 5-2-17 缝合切口

二、腹腔镜单纯肾切除术

（一）手术用物

1. 常规布类 剖腹盆、手术衣、剖口单、桌单。

2. 手术器械 腹腔镜肾切除器械、泌尿腹腔镜特殊器械、超声刀、Hem-o-lock 钳。

3. 一次性用物

（1）常规物品：吸引管 1 根、电刀 1 个、电刀清洁片 1 张、剖腹套针 1 包、纱布 10 张、45cm×45cm 医用粘贴膜 1 张、15Fr 硅胶多孔引流管 1 根、无菌塑料灯柄罩 1 个、引流袋 1 个、3-0 丝线 1 包、2-0/T 丝线 1 包、0 号丝线 1 包、11 号刀片 1 个、20 号圆刀片 1 个、纱条 1 包、切口敷贴 2 张、有孔敷贴 1 张、手套按需准备。

（2）特殊物品：无菌保护套 1 个、12mm 穿刺鞘 1～2 个、5mm 穿刺鞘 1 个、结扎钉及钛夹按需准备、大号标本取物袋 1 个。

（二）手术体位

1. 经腰入路 患侧在上的肾侧卧位，见本章第二节。

2. 经腹入路 60°～70°患侧在上的侧斜卧位 常规肾侧位摆放妥当后，将手术床向患者背侧倾斜 20°～30°，使患者背部与手术床之间成 60°～70°角（图 5-2-18）。

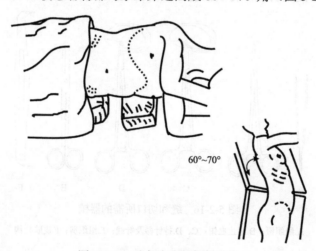

60°～70°

图 5-2-18 患侧在上的侧斜卧位

（三）消毒铺巾

1. 消毒液 碘伏。

2. 消毒范围 前后方均超过身体中线，上方至腋窝，下方至髋部。

3. 铺巾

（1）1/4 折的治疗巾 3 张，覆盖切口对侧、髋部和近侧；桌单 1 张齐切口上缘横铺，完全覆盖头架及托手架。

（2）纱布 1 张擦干切口区域的碘伏，贴医用粘贴膜覆盖切口区域并固定治疗巾。

（3）1/4 折的治疗巾 4 张沿切口四周铺盖，巾钳 4 把固定。

（4）铺剖口单 2 张。

（5）桌单 1 张齐切口下缘纵铺，覆盖床尾及手术托盘。

（四）手术配合

1. 经腰入路腹腔镜单纯肾切除术

（1）清点用物：巡回护士、器械护士共同仔细清点所有手术物品，包括纱球、纱布、纱条、器械、缝针、刀片等台上用物。

（2）连接各路管道及成像设备：备纱布 2 张、巾钳 2 把、吸引管及无菌保护套。将腹腔镜特殊器械中的气腹管、电凝线、导光束、超声刀及套上保护套的摄像头连线整理归类后，用巾钳分别固定于切口上、下方的无菌单上，连接腹腔镜镜头后调节白平衡，检查调试腔镜方向和清晰度后妥善放置备用。

（3）建立操作通道：备尖刀、纱布、11mm 金属穿刺鞘、12mm 一次性穿刺鞘、5mm 一次性穿刺鞘、大弯止血钳、组织剪、13×24 圆针 0 号丝线、8×24 三角针 0 号丝线（图 5-2-19）。通常建立 3 个通道进行相关的手术操作，3 个通道的解剖位置分别为腋中线髂嵴上缘 2cm 处、腋后线肋缘下和腋前线肋缘下（图 5-2-20）。

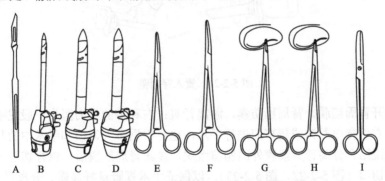

图 5-2-19　建立操作通道所需的器械

A.手术尖刀；B~D.穿刺鞘；E、F.弯止血钳；G、H.持针器及针线；I.组织剪

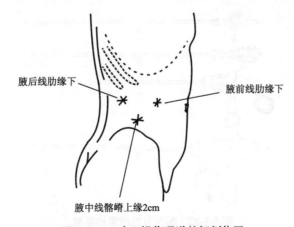

图 5-2-20　建立操作通道的解剖位置

1）建立第一个通道：用尖刀横行切开腋中线髂嵴上缘 2cm 处皮肤 1.5～2cm，用弯止血钳顺肌纤维方向钝性分离、撑开肌肉及腰背筋膜进入腹膜后间隙，伸入示指扩张肌肉通道和腹膜后间隙，并且向腹侧推开后腹膜。

2）建立第二、第三个通道：在伸入第一通道内示指的指引下，用尖刀切开皮肤、皮下，于腋后线第 12 肋肋缘下置入 12mm 穿刺鞘、腋前线第 12 肋肋缘下置入 5mm 穿刺鞘（根据手术侧别的不同，腋后线及腋前线处置入的 12mm 和 5mm 穿刺鞘可以互换）。

3）第一个通道插入 11mm 金属穿刺鞘或 12mm 一次性穿刺鞘：用大弯止血钳撑开第一通道处的肌肉，插入穿刺鞘，调节适当深度，圆针 0 号丝线和三角针 0 号丝线分别缝合肌肉和皮肤，以固定穿刺鞘和避免漏气（图 5-2-21）。巡回护士打开气腹机，注入 CO_2 气体，建立手术空间。先低流量（1L/min）充气，后升高流量，并维持压力为 12～15mmHg。第一个穿刺鞘通道为腹腔镜通道，用碘伏纱球擦拭镜头后放入第一个通道内，直视下通过其余两个穿刺鞘操作孔放入相应的腔镜操作器械。

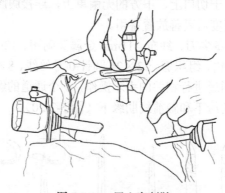

图 5-2-21　置入穿刺鞘

（4）切开肾周筋膜、肾周脂肪囊，游离肾脏：右利手的主刀医生一般左手持吸引器或分离钳，右手持电凝钩或超声刀进行手术。也可根据个人习惯和手术中的具体情况进行调整。钝锐结合分离肾周筋膜外的脂肪组织，显露肾周筋膜后，纵行切开肾周筋膜并充分扩大其切口（图 5-2-22，图 5-2-23），以保证手术视野良好显露。分离肾周脂肪囊，到达肾脏表面，沿着肾脏表面钝锐结合仔细分离，逐步游离肾脏的背侧、腹侧及上下两极，以完全游离肾脏。

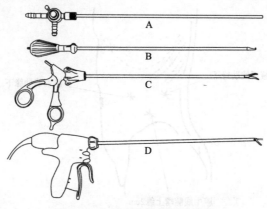

图 5-2-22　游离肾脏所需的器械
A.吸引器；B.电凝钩；C.分离钳；D.超声刀

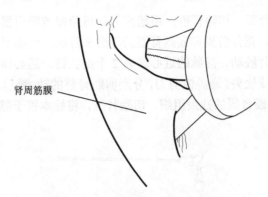

图 5-2-23 使用超声刀切开肾周筋膜

（5）游离输尿管：备超声刀、直角钳、抓钳、吸引器等。于肾下极处找到输尿管并将其部分游离，使用抓钳牵拉输尿管使其保持一定张力以便于游离。继续沿输尿管向上游离直至肾门（图 5-2-24，图 5-2-25）。

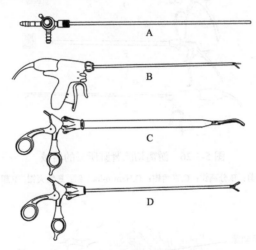

图 5-2-24 游离输尿管所需的器械

A.吸引器；B.超声刀；C.直角钳；D.抓钳

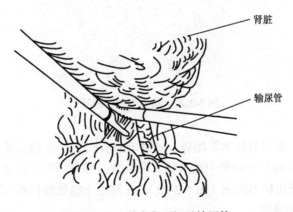

图 5-2-25 游离肾下极及输尿管

（6）游离、结扎肾蒂，切除肾脏：用超声刀、直角钳或吸引器仔细分离肾门区的脂肪结缔组织及肾血管，充分游离和显露肾脏的动脉和静脉，根据手术需要备加大、大、中号结扎钉。分别在肾脏动、静脉的近心端夹 2 个结扎钉、远心端夹 1 个结扎钉，输尿管远端夹 1 个结扎钉或钛夹。递腔镜剪刀，分别剪断肾脏的动、静脉和输尿管（图 5-2-26，图 5-2-27）。进一步切断肾周的残余组织，切除肾脏，将标本置于髂窝中，对手术创面仔细止血。

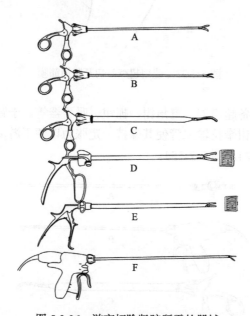

图 5-2-26　游离切除肾脏所需的器械

A.腔镜剪；B.分离钳；C.直角钳；D.Hem-o-lock 钳；E.钛夹钳；F.超声刀

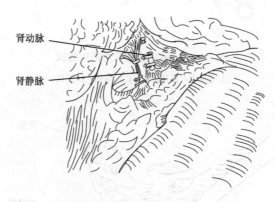

图 5-2-27　结扎肾动、静脉

（7）取出肾脏：备大号标本取物袋、抓钳（图 5-2-28）。将镜头从另一个 12mm 穿刺鞘中放入，从髂嵴上缘的穿刺鞘中放入标本取物袋，展开后用抓钳或分离钳将切除的肾脏装入，再收拢，防止标本漏出（图 5-2-29）。在髂嵴上缘处操作孔与腋后线操作孔之间适当延长切口，取出肾脏。

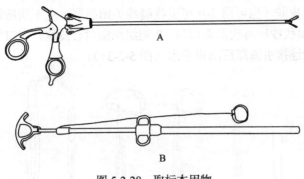

图 5-2-28 取标本用物

A.抓钳；B.标本取物袋

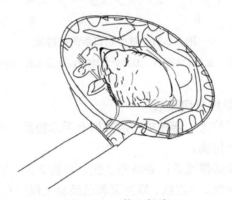

图 5-2-29 装入肾脏

（8）安置引流管：备分离钳、弯止血钳、15Fr 硅胶多孔引流管、组织剪、8×24 三角针 2-0/T 丝线（图 5-2-30）。器械护士和巡回护士仔细清点所有手术用物无误后，在腹腔镜直视下，从腋前线操作通道置入 15Fr 硅胶多孔引流管，头端用分离钳夹持放置于创面处。巡回护士关闭气腹机、光源和摄像系统，医生取出穿刺鞘，用三角针 2-0/T 丝线将引流管固定于皮肤上。

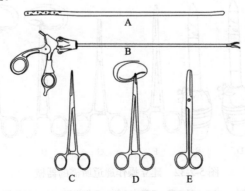

图 5-2-30 安置引流管所需的器械

A.硅胶多孔引流管；B.分离钳；C.弯止血钳；D.持针器及针线；E.组织剪

（9）缝合切口：器械护士和巡回护士再次清点所有手术用物无误后，用 13×24 圆针 0 号丝线全层或分层缝合肌层，13×24 圆针 3-0 丝线缝合皮下脂肪组织层，8×24 三角针 3-0 丝线缝合皮肤（也可用 2-0 可吸收缝线关闭肌层、皮下脂肪组织层，皮肤用皮肤缝合器缝合）。碘伏纱球再次消毒切口，2 把组织镊对合皮缘，切口敷贴和有孔敷贴覆盖切口，将引流管连接引流瓶后结束手术（图 5-2-31）。

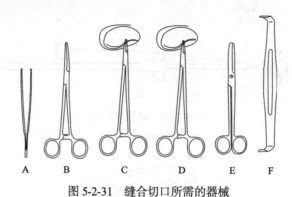

图 5-2-31　缝合切口所需的器械

A.组织镊；B.弯止血钳；C、D.持针器及针线；E.组织剪；F.皮肤拉钩

2. 经腹入路腹腔镜单纯肾切除术

（1）清点用物：巡回护士、器械护士清点所有手术物品，包括纱球、纱布、纱条、器械、缝针、刀片等台上用物。

（2）连接各路管道及成像设备：备纱布 2 张、巾钳 2 把、吸引管及腔镜保护套。将腹腔镜特殊器械中的气腹管、电凝线、导光束和已经套上保护套的摄像头连线整理归类，分别用巾钳固定于切口上、下方的无菌单上，连接腹腔镜镜头后调节白平衡，检查调试腔镜方向和清晰度后妥善放置。

（3）建立操作通道：备尖刀 1 把、纱布 1 张、弯止血钳 2 把、组织剪 1 把、13×24 圆针 0 号丝线、8×24 三角针 0 号丝线、11mm 金属穿刺鞘 1 个、12mm 一次性穿刺鞘 1 个、5mm 一次性穿刺鞘 1 个、气腹针 1 个（图 5-2-32）。

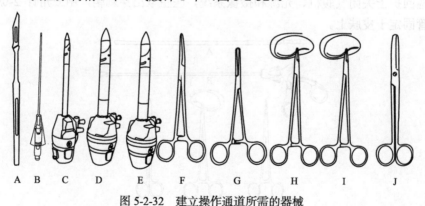

图 5-2-32　建立操作通道所需的器械

A.手术尖刀；B.气腹针；C～E.穿刺鞘；F.弯止血钳；G.组织钳；H、I.持针器及针线；J.组织剪

1）建立气腹和第一个操作通道：递尖刀，沿脐旁（A 孔）做弧形切口约 1cm，将气腹针刺入腹腔，巡回护士打开气腹机，向腹腔内注入 CO_2 气体，并使腹腔内压力维持在 12～15mmHg。气腹建立后，用电刀切开皮下脂肪，用组织剪和弯止血钳分离腹白线并

切开腹膜，置入 11mm 金属穿刺鞘（或 12mm 一次性穿刺鞘）。也可不使用气腹针，直接置入穿刺鞘，建立气腹。

2）置入 30°腹腔镜：在置入 30°腹腔镜之前应调节白平衡，调试其焦距和清晰度，用碘伏纱球擦拭镜头，防止镜头起雾模糊。

3）建立第二、第三操作通道：在腹腔镜直视指引下，在脐与腋前线连线的外 1/3 处置入 12mm 或 5mm 一次性穿刺鞘（B 孔，根据手术医生习惯、患者胖瘦、肿瘤大小等情况，该穿刺点可向内或向外一些建立），在锁骨中线肋缘下置入 5mm 或 12mm 一次性穿刺鞘（C 孔），需要时在腋前线肋缘下或剑突下置入第四个穿刺鞘。一般应尽量使 3 个穿刺鞘通道的连线呈一个等边三角形（图 5-2-33），以避免或减少器械操作时的相互干扰。分别从另外两个穿刺鞘通道中放入相应的腔内操作器械。

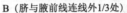
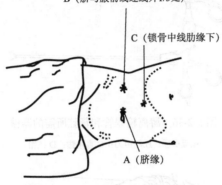

图 5-2-33　建立操作通道的解剖位置

（4）游离结肠：备电凝钩、超声刀、分离钳、吸引器等（图 5-2-34）。行左肾切除时，先用超声刀或电凝钩沿 Toldt 线纵行切开降结肠外侧的腹膜至脾脏上缘，切断脾结肠韧带、膈结肠韧带及脾肾韧带，使脾脏与胰腺及结肠一起移向内侧，以便于显露左肾（图 5-2-35）；在行右肾切除时，则纵行将升结肠外侧的后腹膜切开至结肠肝曲水平，再完全游离升结肠和部分十二指肠，以便于显露右肾。

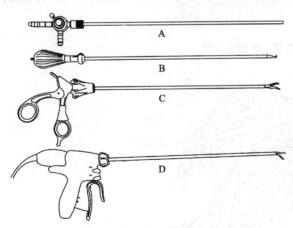
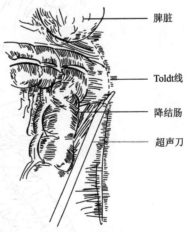

图 5-2-34　游离结肠所需的器械　　　　　图 5-2-35　切开降结肠外侧腹膜

A.吸引器；B.电凝钩；C.分离钳；D.超声刀

（5）游离输尿管和肾脏：备超声刀、直角钳、抓钳、吸引器等（图 5-2-36）。于肾下极平面后方找到输尿管并进行游离，可使用抓钳牵拉输尿管使其保持一定的张力以便于进行游离，向上游离至近肾门处（图 5-2-37，图 5-2-38）。在肾脏下极处用超声刀打开肾周筋膜和肾脂肪囊，到达肾脏表面，沿着肾脏表面钝锐结合仔细分离，逐步游离肾脏的下极、背侧、腹侧和上极，最后游离肾门旁的肾周脂肪。

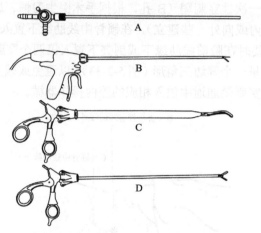

图 5-2-36　游离输尿管和肾脏所需的器械

A.吸引器；B.超声刀；C.直角钳；D.抓钳

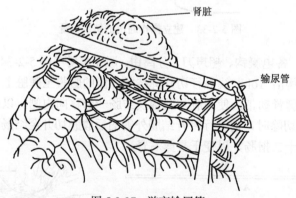

图 5-2-37　游离输尿管

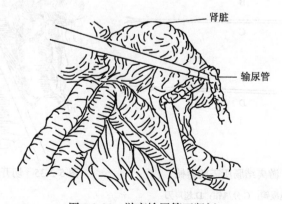

图 5-2-38　游离输尿管至肾门

（6）游离、结扎肾蒂，切除肾脏：用超声刀、直角钳或吸引器杆钝锐结合仔细分离肾门区的脂肪、结缔组织及肾血管，充分游离和显露肾脏动脉和静脉。根据手术需要备加大、大、中号结扎钉。分别在肾脏动、静脉的近心端夹 2 个结扎钉、远心端夹 1 个结扎钉，输尿管远端夹 1 个结扎钉或钛夹，用腔镜剪分别剪断肾脏的动、静脉和输尿管（图5-2-39，图 5-2-40）。进一步切断肾周的残余组织，完全游离肾脏。对手术创面仔细进行止血，复位结肠，后腹膜可不必缝合。

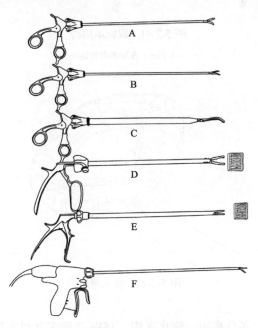

图 5-2-39 游离、切除肾脏所需的器械

A.腔镜剪；B.分离钳；C.直角钳；D. Hem-o-lock 钳；E.钛夹钳；F.超声刀

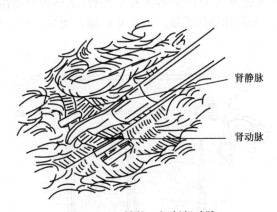

图 5-2-40 结扎、切断肾动脉

（7）取出肾脏：备大号标本取物袋、抓钳（图 5-2-41）。将腹腔镜镜头从另一个 12mm 穿刺鞘中放入，从脐下的穿刺鞘中放入标本取物袋，展开后用抓钳或分离钳将切除的肾脏装入，再收拢，以防止标本漏出（图 5-2-42）。在脐窝下缘操作孔处适当延长切口，将肾脏取出。

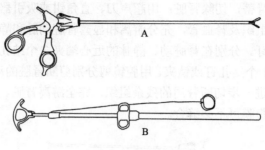

图 5-2-41　取标本用物

A.抓钳；B.标本取物袋

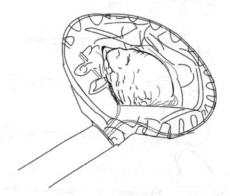

图 5-2-42　装入肾脏

（8）安置引流管：备分离钳、弯止血钳、15Fr 硅胶多孔引流管、组织剪、8×24 三角针 2-0/T 丝线（图 5-2-43）。器械护士和巡回护士仔细清点所有手术用物无误后，在腹腔镜直视下，从操作通道处置入 15Fr 硅胶多孔引流管，头端用分离钳夹持放置于创面处。巡回护士关闭气腹机、光源和摄像系统，取出穿刺鞘，用三角针 2-0/T 丝线将引流管固定于皮肤上。

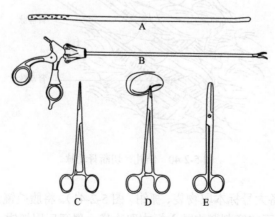

图 5-2-43　安置引流管所需的器械

A. 15Fr 硅胶多孔引流管；B.分离钳；C.弯止血钳；D.持针器及针线；E.组织剪

（9）缝合切口：器械护士和巡回护士再次清点所有手术用物无误后，用 13×24 圆针 0 号丝线缝合腹膜及肌层，13×24 圆针 3-0 丝线缝合皮下组织，8×24 三角针 3-0 丝线缝合皮肤（也可用 2-0 可吸收缝线关闭肌层、皮下脂肪组织层，皮肤用皮肤缝合器缝合）。碘伏纱球再次消毒切口，2 把组织镊对合皮缘，切口敷贴和有孔敷贴覆盖切口，将引流管连接引流瓶后结束手术（图 5-2-44）。

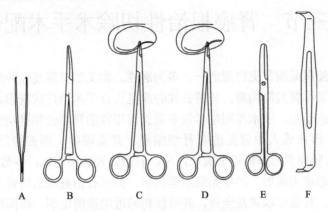

图 5-2-44　缝合切口所需的器械

A.组织镊；B.弯止血钳；C、D.持针器及针线；E.组织剪；F.皮肤拉钩

（五）特殊关注点

1. 手术前关注点

（1）严格执行手术患者的安全核查制度，认真核对患者，阅读病历，全面了解病情。

（2）选择患侧上肢建立静脉通道，用 16~18G 的留置针。如果是行右肾切除术时，因术中易损伤下腔静脉，应使用 14~16G 的留置针建立静脉通道。

（3）合理应用抗生素，应在手术开始前 30min~2h 内输入。

2. 摆放手术体位关注点

（1）摆放体位前应通知麻醉医师，以注意保护患者头部及各种管道，防止管道脱落、颈椎脱位等意外发生。

（2）对男性患者应注意保护外阴部，以防压伤。

（3）手术中取头低位时应尽可能地垫高头部，以防止因长时间头低位引起眼部并发症，并注意使患者眼睑处于闭合状态。

（4）体位摆放完毕后，应将患者肢体置于功能位，注意理顺心电图电极线和无创血压计袖带线，以防患者皮肤受压。

3. 手术中关注点

（1）密切关注手术进展，及时准备手术所需物品。

（2）密切观察患者生命体征。如术中出血，应及时准备好血管器械和血管缝合线。

（3）关闭切口时，巡回护士应放低腰桥，适当回复处于过伸位的手术床。

4. 手术后关注点

（1）守护床旁，适当约束，避免复苏期患者因躁动引起意外坠床。

（2）保护各种管路，避免意外脱出。

（3）检查患者皮肤完整性。

（罗　娜　罗　媛　田蕾蕾）

第三节　肾癌根治性切除术手术配合

肾脏肿瘤是泌尿系统常见肿瘤之一，多为恶性。常见的肾脏良性肿瘤包括肾脏血管平滑肌脂肪瘤，又称肾脏错构瘤。肾脏良性肿瘤是否行手术治疗应视患者症状、肿瘤大小及患者一般状态而定。手术原则是尽量争取保留患肾的肾单位和肾功能。

肾脏恶性肿瘤在成人中常见的有肾细胞癌、肾盂癌等，而在婴幼儿中最常见的是肾母细胞瘤。肾癌常为单侧单个病灶，左、右侧的发病率相似，少数也可双侧发病。典型的肾癌为圆形或类圆形，肿瘤无组织学包膜，但可有由被压迫的肾实质和纤维组织形成的假性包膜。肾癌可以累及全肾，并可侵犯邻近的脂肪组织、肌肉组织、血管、淋巴管等。肾癌容易向静脉内扩展形成癌栓，癌栓可进入肾静脉、下腔静脉甚至延伸至右心房。肾周筋膜是防止肿瘤局部扩散的屏障。同侧肾上腺受累者约占 10%，远处转移常见于肺、脑、骨、肝等。

手术是目前治疗肾癌最有效的措施，如果对侧肾脏功能正常，在大多数情况下应行肾癌根治性切除术，并应根据肿瘤大小、位置、有无腔静脉瘤栓形成等因素选择合适的手术入路（经腰或经腹）和手术方式（开放手术或腹腔镜手术）。中小体积的肾癌可采用患侧经腰第 12 肋或第 11 肋间切口，肿瘤体积较大或有腔静脉瘤栓形成者可采用上腹部肋缘下切口。

一、开放式肾癌根治性切除术

（一）经腰入路肾癌根治性切除术

1. 手术用物

（1）常规布类：剖腹盆、手术衣、剖口单、桌单。

（2）手术器械：肾切除器械、肋骨切除器械、肾血管器械。

（3）一次性用物：吸引管 1 套、电刀 1 个、电刀加长柄 1 个、电刀清洁片 1 张、剖腹套针 1 包、纱布 10～20 张、45cm×45cm 医用粘贴膜 1 张、血浆引流管 1 根、无菌塑料灯柄罩 1 个、3-0 丝线 2 包、2-0/T 丝线 1 包、0 号丝线 2 包、11 号刀片 1 个、20 号刀片 2 个、便携式引流瓶 1 个、切口敷贴 1 张、有孔敷贴 1 张、手套按需准备。

（4）其他特殊物品：5-0 血管缝合线 1 根备用。

2. 手术体位　患侧在上的肾侧卧位（图 5-3-1），见本章第二节。

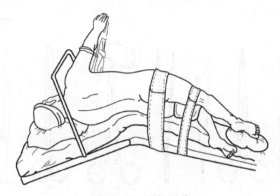

图 5-3-1　肾侧卧位

3. 消毒铺巾

（1）消毒液：碘伏。

（2）消毒范围：前后方均超过身体中线，上方至腋窝，下方至髋部。

（3）铺巾

1）1/4 折的治疗巾 3 张，覆盖切口对侧、髋部和近侧；桌单 1 张齐切口上缘横铺，完全覆盖头架及托手架。

2）纱布 1 张擦干切口区域的碘伏，贴医用粘贴膜覆盖切口区域并固定治疗巾。

3）1/4 折的治疗巾 4 张沿切口四周铺盖，巾钳 4 把固定。

4）铺剖口单 2 张。

5）桌单 1 张齐切口下缘纵铺，覆盖床尾及手术托盘。

4. 手术配合

（1）手术切口：多采用患侧经第 12 肋或第 11 肋间切口（图 5-3-2）。

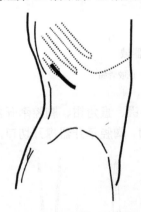

图 5-3-2　患侧经第 12 肋切口

（2）切开皮肤及皮下组织：备圆刀、纱布、皮肤拉钩、组织镊、解剖镊、13×24 圆针 0 号丝线等（图 5-3-3）。器械护士、巡回护士共同仔细清点所有手术用物后，递第一把圆刀切皮后换下，第二把圆刀或用电刀切开皮下组织，用电刀切开腰部各层肌肉。若在分离过程中有组织出血时，视情况用弯止血钳或解剖镊夹持组织后电凝止血，0 号丝线结扎或用圆针 0 号丝线缝扎止血。

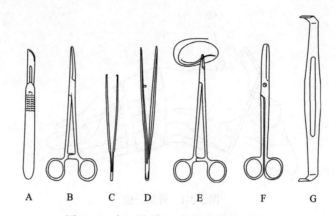

图 5-3-3　切开皮肤及皮下组织所需的器械

A.圆刀；B.弯止血钳；C.组织镊；D.解剖镊；E.持针器及针线；F.组织剪；G.皮肤拉钩

（3）切除部分第 12 肋骨：备骨膜剥离器、肋骨钩、肋骨剪和咬骨钳（图 5-3-4）。用电刀沿第 12 肋骨背侧中线切开骨膜，用骨膜剥离器和肋骨钩将骨膜与肋骨分开，在切口的上角处用肋骨剪剪断第 12 肋大部（图 5-3-5）。

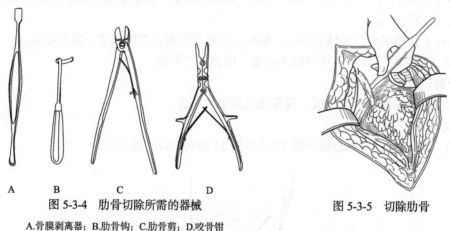

图 5-3-4　肋骨切除所需的器械

A.骨膜剥离器；B.肋骨钩；C.肋骨剪；D.咬骨钳

图 5-3-5　切除肋骨

（4）显露手术野：备长敷料镊、直角钳、胸腔牵开器、解剖剪、花生米钝性剥离器（图 5-3-6）。湿纱布 2 张保护切口，胸腔牵开器撑开切口，以良好显示手术野（图 5-3-7）。

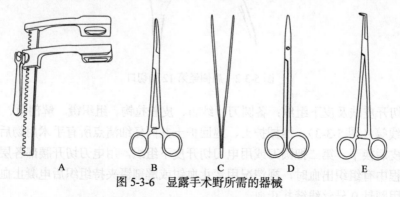

图 5-3-6　显露手术野所需的器械

A.胸腔牵开器；B.弯止血钳；C.长敷料镊；D.解剖剪；E.直角钳

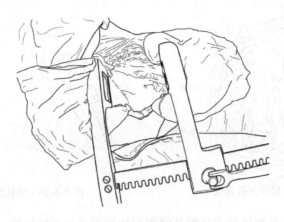

图 5-3-7 显露手术野

（5）显露及处理肾蒂血管：备长敷料镊、长解剖剪、花生米钝性剥离器、直角钳、弯止血钳、钳带线等（图 5-3-8）。在肾周筋膜的外后方，用长敷料镊、花生米钝性剥离器分离肾周筋膜与腰肌之间的联系，直达肾门区。直视或在手指扪及的指引下找到肾血管蒂。仔细分离打开肾动脉表面的筋膜，显露肾动脉（图 5-3-9）。在肾动脉近心端上大弯止血钳 2 把、远心端上大弯止血钳 1 把，长解剖剪剪断肾动脉。递钳带 0 号丝线三重结扎肾动脉近心端、钳带 0 号丝线结扎肾动脉远心端。在肾动脉深面仔细游离、显露肾静脉。在处理左侧肾静脉时，可先将注入左肾静脉的左侧卵巢静脉或精索静脉及左肾上腺静脉用钳带 2-0/T 丝线分别结扎后切断，以便于左肾静脉主干的游离。在肾静脉的近心端上大弯止血钳或者肾蒂钳 2 把、远心端上大弯止血钳或者肾蒂钳 1 把，长解剖剪剪断肾静脉。在对右肾静脉上大弯止血钳或者肾蒂钳时应注意尽量避免钳夹下腔静脉，当实在无法避免时，应使用 5-0 或 6-0 血管缝合线双重折返缝合下腔静脉的裂口。钳带 0 号丝线两重结扎肾静脉近心端后，再用 7×20 圆针 2-0/T 丝线缝扎肾静脉，钳带 0 号丝线结扎肾静脉远心端（图 5-3-10）。

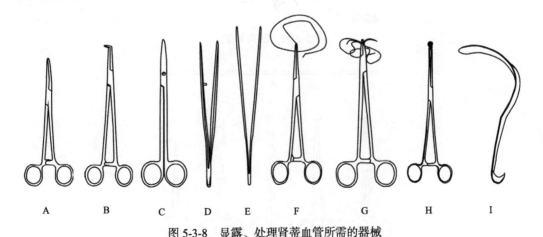

图 5-3-8 显露、处理肾蒂血管所需的器械

A.弯止血钳；B.直角钳；C.解剖剪；D.解剖镊；E.长敷料镊；F.钳带线；G.持针器及针线；H.花生米钝性剥离器；I.S 拉钩

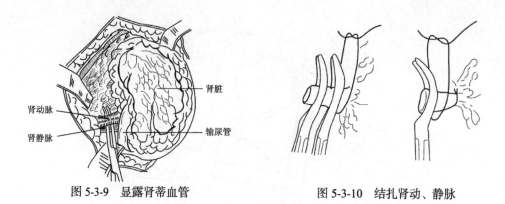

图 5-3-9　显露肾蒂血管　　　　　　　　图 5-3-10　结扎肾动、静脉

（6）从肾周筋膜外整体游离肾脏及肾周脂肪组织，切断输尿管：备长敷料镊、长解剖剪、电刀、直角钳、弯止血钳、花生米钝性剥离器。在肾周筋膜前层直视下寻找和分离腹膜反折，钝性分离侧腹膜与肾周筋膜前层之间的潜在间隙，钝锐结合游离肾脏前方和上、下极，直视下于膈下游离切除同侧肾上腺（位于肾下极的肿瘤且术前影像学显示肾上腺无受累者可以保留同侧的肾上腺）。在肾周筋膜后层与腰肌间钝锐结合游离肾脏后方和上、下极（图 5-3-11），遇有静脉侧支时应予钳夹切断后结扎处理。用直角钳分离输尿管上段，并用 8 号尿管、弯蚊式止血钳钳夹、牵引后继续向远端游离输尿管。在切口允许的低位钳夹后切断输尿管，递钳带 0 号丝线结扎断端（图 5-3-12，图 5-3-13）。

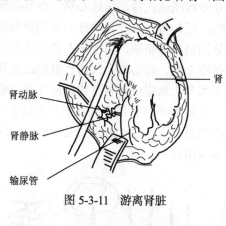

图 5-3-11　游离肾脏

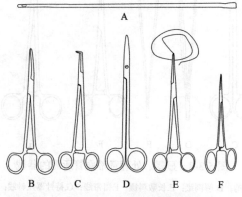

图 5-3-12　游离、切断输尿管所需的器械

A.8 号尿管；B.弯止血钳；C.直角钳；D.解剖剪；E.钳带线；F.弯蚊式止血钳

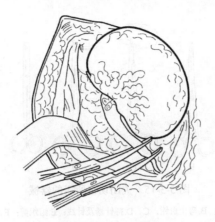

图 5-3-13　切断输尿管

（7）整块切除肾、肾周脂肪及肾蒂淋巴组织：将完全游离的肾脏取出。清扫肾门周围淋巴结。如肾门有增大的淋巴结，则行标准的肾癌淋巴结清扫术。

（8）放置引流：备碘伏纱球、尖刀、弯止血钳、血浆引流管、8×24 三角针 2-0/T 缝线（图 5-3-14）。在切口下段后方用尖刀切开皮肤、皮下，递弯止血钳钝性戳开腰部肌肉层，稍加扩张后将血浆引流管外侧端钳夹后拖出，内侧端留置于肾脏切除的创面处，外侧端用三角针 2-0/T 丝线固定于皮肤。

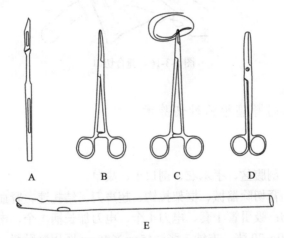

图 5-3-14　安置血浆引流管所需的器械

A.手术尖刀；B.弯止血钳；C.持针器及针线；D.组织剪；E.血浆引流管

（9）缝合切口：备 13×24 圆针 0 号丝线、13×24 圆针 3-0 号丝线、8×24 三角针 3-0 丝线、组织镊、弯止血钳等（图 5-3-15）。器械护士、巡回护士仔细清点所有手术用物无误后，递圆针 0 号丝线全层或分层缝合肌层，圆针 3-0 丝线缝合皮下脂肪组织层，三角针 3-0 丝线缝合皮肤（也可使用 0 号可吸收缝线关闭肌层，2-0 可吸收缝线关闭皮下脂肪组织层，皮肤缝合器缝合皮肤）。碘伏纱球消毒切口，2 把组织镊仔细对合皮缘，切口敷贴和有孔敷贴覆盖切口，将引流管连接引流瓶后结束手术（图 5-3-16）。

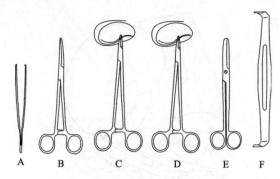

图 5-3-15　关闭切口所需的器械

A.组织镊；B.弯止血钳；C、D.持针器及针线；E.组织剪；F.皮肤拉钩

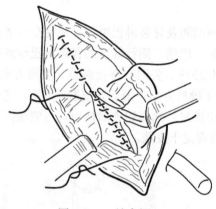

图 5-3-16　缝合切口

（二）经腹入路肾癌根治性切除术

1. 手术用物

（1）常规布类：剖腹盆、手术衣、剖口单、桌单。

（2）手术器械：肾切除器械、框架拉钩、超声刀、结扎速、肾血管器械。

（3）一次性用物：吸引管 1 套、电刀 1 个、电刀加长柄 1 个、电刀清洁片 1 张、剖腹套针 1 包、纱布 10～20 张、方纱 3 张、45cm×45cm 医用粘贴膜 1 张、血浆引流管 1 根、无菌塑料灯柄罩 1 个、3-0 丝线 2 包、2-0/T 丝线 1 包、0 号丝线 2 包、11 号刀片 1 个、20 号刀片 2 个、便携式引流瓶 1 个、切口敷贴 1 张、有孔敷贴 1 张、手套按需准备。

（4）其他特殊物品：5-0 血管缝合线 1 根备用。

2. 手术体位　患者取仰卧位（图 5-3-17）。

（1）患者呈水平位仰卧于手术床上，头下、臀部、膝关节、踝关节处垫软枕，膝关节呈轻度弯曲状态，避免过度伸展造成腘静脉堵塞，引起深静脉栓塞的危险；抬高脚跟，使体重沿小腿胫、腓肌分布，避免压迫跟腱。也可将处于仰卧位患者的肋弓下缘放置于手术床腰桥的上缘处，然后升高腰桥，并将头端和脚端适当降低，再向健侧稍加倾斜，以便托起肾脏区域，并将肝、脾和肠道随重力作用分别向两端和健侧移开，便于手术区域的充分暴露。

（2）将双下肢稍向外分开，用约束带于膝关节平面以上固定双下肢。

（3）将建立静脉通道的一侧上肢外展并固定于托手架上，托手架应注意防压和过度外展；将另一侧上肢固定在患者身体同侧的手术床上。最好选择健侧上肢建立静脉通道，以避免因患侧上肢外展影响术者操作。

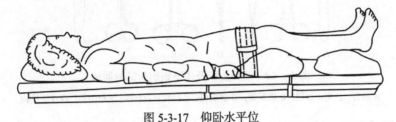

图 5-3-17　仰卧水平位

3. 消毒铺巾

（1）消毒液：碘伏。

（2）消毒范围：两侧方均超过腋中线，上方至乳头平面，下方至耻骨联合。

（3）铺巾

1）用反折 1/4 的治疗巾 4 张，分别覆盖切口下侧、对侧、上侧和近侧。

2）纱布 1 张擦干切口区域的碘伏，贴医用粘贴膜覆盖手术区域并固定治疗巾。

3）铺剖口单 2 张。

4）切口上缘横铺桌单 1 张以覆盖头架，切口下缘纵铺桌单 1 张覆盖床尾及手术托盘。

4. 手术配合

（1）切口：患侧肋缘下斜切口，切口距肋弓 2～3cm，切口下端达腋前线。必要时切口上端可在剑突下越过中线 3～5cm（图 5-3-18）。

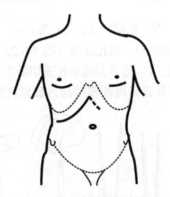

图 5-3-18　患侧肋缘下斜切口

（2）切开皮肤、皮下组织、肌层及腹膜：器械护士、巡回护士仔细清点所有手术用物后，备圆刀、纱布、皮肤拉钩、组织镊、组织剪、弯止血钳、13×24 圆针 0 号丝线（图 5-3-19）。递第一把圆刀切皮后换下，第二把圆刀或电刀切开皮下组织和腹壁各层肌肉及腹膜。在切开皮肤、皮下、肌层及腹膜时若有出血，用弯止血钳或解剖镊夹持组织后电烙止血，圆针 0 号丝线缝扎或结扎止血。

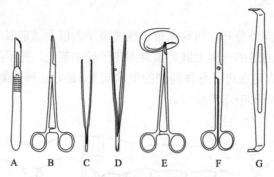

图 5-3-19　切开皮肤及皮下组织所需的器械

A.圆刀；B.弯止血钳；C.组织镊；D.解剖镊；E.持针器及针线；F.组织剪；G.皮肤拉钩

（3）暴露手术野：备长敷料镊、S拉钩、框架拉钩，湿方纱2张保护切口边缘后，安置框架拉钩，用长敷料镊和湿方纱或纱布1～2张保护大肠和小肠，并将腹腔内容物推向对侧和下腹部，递用湿纱布包裹的S拉钩轻柔地牵拉肝脏，以充分暴露术野（图5-3-20，图5-3-21）。

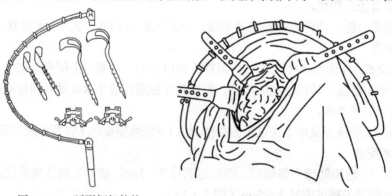

图 5-3-20　弧形框架拉钩　　　　　　　　图 5-3-21　显露手术野

（4）切开侧腹膜和游离后腹膜，显露肾蒂：备长敷料镊、长解剖剪、直角钳、弯止血钳、花生米钝性剥离器、钳带线、超声刀、结扎速等（图5-3-22，图5-3-23）。用电刀或超声刀纵行切开患侧结肠旁沟处的侧腹膜，超声刀或结扎速切断并处理肝结肠韧带/脾结肠韧带，向上内方推移、游离后腹膜，暴露肾周筋膜前层，显露肾脏前方和肾蒂（图5-3-24）。

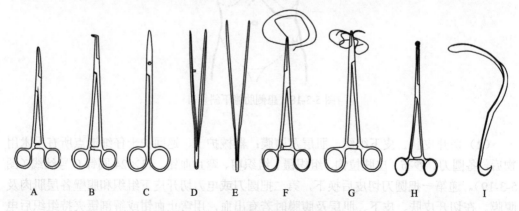

图 5-3-22　显露肾蒂所需的器械

A.弯止血钳；B.直角钳；C.解剖剪；D.解剖镊；E.长敷料镊；F.钳带线；G.持针器及针线；H.花生米钝性剥离器；I.S拉钩

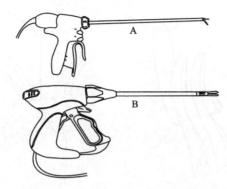

图 5-3-23 处理侧腹膜及结肠韧带所需的器械

A.超声刀；B.结扎速

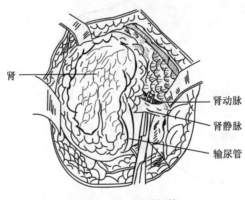

图 5-3-24 显露肾蒂

（5）处理肾蒂，游离肾脏：备直角钳、大弯止血钳、钳带线，钝锐结合充分游离肾蒂。待分别游离出患侧肾动、静脉以后，递大弯止血钳钳夹肾动脉，近心端双重钳夹、远心端一次钳夹，切断肾动脉。钳带 0 号丝线三重结扎肾动脉的近心端、一次结扎远心端。随后同法钳夹、切断和结扎处理肾静脉。处理肾静脉的近心端时，可在 0 号丝线双重结扎的基础上，再用 0 号或 2-0/T 丝线缝扎一次（图 5-3-25，图 5-3-26）。在处理左侧肾蒂时，可先将汇入左肾静脉的卵巢静脉或精索静脉及肾上腺静脉分别用钳带 2-0/T 丝线结扎后切断，以便于处理左肾静脉主干。于肾周筋膜外完整游离患肾及肾周脂肪组织（图 5-3-27）。

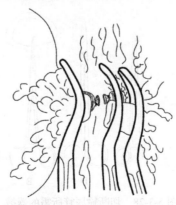

图 5-3-25 横断肾动、静脉

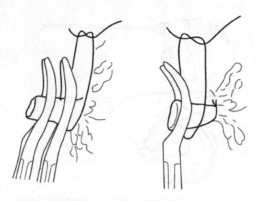

图 5-3-26 结扎肾动、静脉

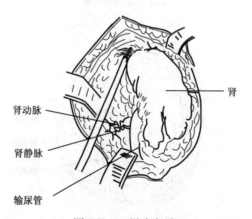

肾

肾动脉

肾静脉

输尿管

图 5-3-27 游离肾脏

（6）切断输尿管及取出肾脏：备直角钳、大弯止血钳、长敷料镊、长解剖剪、花生米钝性剥离器、钳带 0 号丝线。递直角钳、长敷料镊寻找并分离输尿管上段，8 号尿管、弯蚊式止血钳钳夹、牵引输尿管上段，继续向远端游离输尿管直至近切口下份处。用直角钳、大弯止血钳钳夹，长解剖剪剪断输尿管，钳带 0 号丝线分别结扎输尿管两断端（图 5-3-28，图 5-3-29）。将完全游离的肾脏及肾周脂肪组织一并取出，清扫肾门区的淋巴组织。

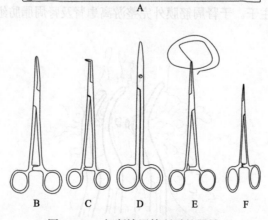

A

B   C   D   E   F

图 5-3-28 切断输尿管所需的器械

A.8 号尿管；B.大弯止血钳；C.直角钳；D.解剖剪；E.钳带线；F.弯蚊式止血钳

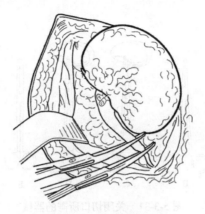

图 5-3-29　切断输尿管

（7）关闭侧腹膜：巡回护士、器械护士仔细清点所有手术用物无误后，用 7×20 圆针 3-0 丝线关闭侧腹膜（也可以不关闭后腹膜）。

（8）放置引流、清点手术用物：备碘伏纱球、尖刀、弯止血钳、血浆引流管、8×24 三角针 2-0/T 缝线（图 5-3-30）。用尖刀在切口下段下外侧切开皮肤、皮下，弯止血钳钝性戳开肋腹部肌肉层，稍加扩张后将血浆引流管外侧端钳夹后拖出，将血浆引流管内侧端妥善放置于肾脏切除后的创面偏下处。递三角针 2-0/T 丝线将血浆引流管外侧端固定于皮肤上。

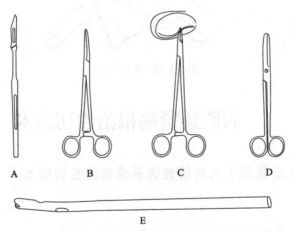

图 5-3-30　安置血浆引流管所需的器械

A.手术尖刀；B.弯止血钳；C.持针器及针线；D.组织剪；E.血浆引流管

（9）缝合切口：备 13×24 圆针 0 号丝线、13×24 圆针 3-0 丝线、8×24 三角针 3-0 丝线、组织镊、弯止血钳等（图 5-3-31）。器械护士、巡回护士再次仔细清点所有手术用物无误后，用圆针 0 号丝线间断缝合腹膜，全层或分层缝合肌层，圆针 3-0 丝线缝合皮下脂肪组织层，三角针 3-0 丝线缝合皮肤（也可使用 0 号可吸收缝线关闭腹膜及肌层，2-0 可吸收缝线关闭皮下脂肪组织层，皮肤缝合器缝合皮肤）。碘伏纱球消毒切口，2 把组织镊仔细对合皮缘，切口敷贴和有孔敷贴覆盖切口，将血浆引流管连接引流瓶后结束手术（图 5-3-32）。

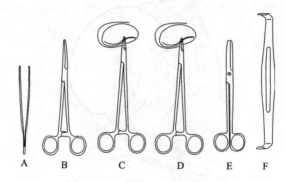

图 5-3-31　关闭切口所需的器械

A.组织镊；B.弯止血钳；C、D.持针器及针线；E.组织剪；F.皮肤拉钩

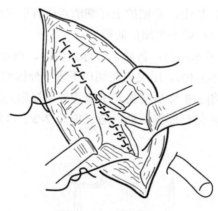

图 5-3-32　关闭切口

二、腹腔镜肾癌根治性切除术

（一）经腰（后腹腔）入路腹腔镜肾癌根治性切除术

1. 手术用物

（1）常规布类：剖腹盆、手术衣、剖口单、桌单。

（2）手术器械：腹腔镜肾切除器械、泌尿腹腔镜特殊器械、超声刀、Hem-o-lock 钳。

（3）一次性用物

1）常规物品：吸引管 1 根、电刀 1 个、电刀清洁片 1 张、剖腹套针 1 包、纱布 10 张、45cm×45cm 医用粘贴膜 1 张、血浆引流管 1 个、无菌塑料灯柄罩 1 个、引流袋 1 个、3-0 丝线 1 包、2-0/T 丝线 1 包、0 号丝线 1 包、11 号刀片 1 个、20 号刀片 1 个、纱条 1 包、切口敷贴 2 张、有孔敷贴 1 张、手套按需准备。

2）特殊物品：无菌保护套 1 个、12mm 穿刺鞘 1～2 个、5mm 穿刺鞘 1 个、结扎钉及钛夹按需准备、大号标本取物袋 1 个。

2. 手术体位　患侧在上的肾侧卧位（图 5-3-33），详见本章第二节。

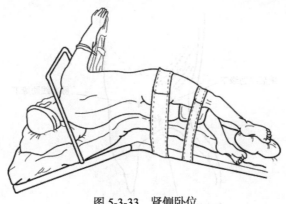

图 5-3-33 肾侧卧位

3. 消毒铺巾

（1）消毒液：碘伏。

（2）消毒范围：前后方均超过身体中线，上方至腋窝，下方至髋部。

（3）铺巾

1）1/4 折的治疗巾 3 张，分别覆盖切口对侧、髋部和近侧；桌单 1 张齐切口上缘横铺，完全覆盖头架及托手架。

2）纱布 1 张擦干切口区域的碘伏，贴医用粘贴膜覆盖切口区域并固定治疗巾。

3）1/4 折的治疗巾 4 张沿切口四周铺盖，巾钳 4 把固定。

4）铺剖口单 2 张。

5）桌单 1 张齐切口下缘纵铺，覆盖床尾及手术托盘。

4. 手术配合

（1）清点用物：巡回护士、器械护士共同仔细清点所有手术物品，包括纱球、纱布、纱条、器械、缝针、刀片等台上用物。

（2）连接各路管道及成像设备：备纱布 2 张、巾钳 2 把、吸引管及无菌保护套。将腹腔镜特殊器械中的气腹管、电凝线、导光束、超声刀及套上保护套的摄像头连线整理归类后，用巾钳分别固定于切口上、下方的无菌单上。连接腹腔镜镜头后调节白平衡，检查调试腔镜方向和清晰度后妥善放置备用。

（3）建立操作通道：备尖刀、纱布、11mm 金属穿刺鞘、12mm 一次性穿刺鞘、5mm 一次性穿刺鞘、大弯止血钳、组织剪、13×24 圆针 0 号丝线、8×24 三角针 0 号丝线（图 5-3-34）。通常建立 3 个通道进行相关的手术操作，3 个通道的解剖位置分别为腋中线髂嵴上缘 2cm 处、腋后线肋缘下、腋前线肋缘下（图 5-3-35）。

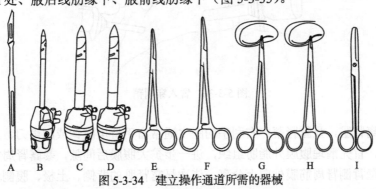

图 5-3-34 建立操作通道所需的器械

A.手术尖刀；B~D.穿刺鞘；E、F.弯止血钳；G、H.持针器及针线；I.组织剪

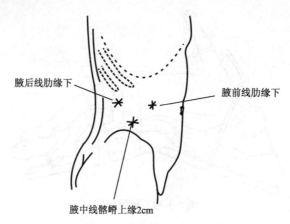

腋后线肋缘下

腋前线肋缘下

腋中线髂嵴上缘2cm

图 5-3-35　建立操作通道的解剖位置

1）建立第一个通道：递尖刀横行切开腋中线髂嵴上缘 2cm 处皮肤 1.5～2cm，大弯止血钳顺肌纤维方向钝性分离、撑开肌肉及腰背筋膜进入腹膜后间隙。伸入示指扩张肌肉通道和腹膜后间隙，并且向腹侧推开后腹膜。

2）建立第二、第三个通道：用尖刀切开相应部位的皮肤、皮下后，在伸入第一通道示指的指引下，于腋后线第 12 肋缘下置入 12mm 穿刺鞘、腋前线第 12 肋缘下置入 5mm 穿刺鞘（根据手术侧别的不同，腋后线及腋前线处置入的 12mm 穿刺鞘和 5mm 穿刺鞘可互换）。

3）第一个通道插入 11mm 金属穿刺鞘或 12mm 一次性穿刺鞘：用大弯止血钳撑开第一通道的肌肉，插入穿刺鞘，调节至适当深度，递圆针 0 号丝线和三角针 0 号丝线分别缝合肌肉和皮肤，以固定穿刺鞘和避免漏气（图 5-3-36）。巡回护士打开气腹机，注入 CO_2 气体，建立手术空间，先低流量（1L/min）充气，后升高流量，并维持压力在 12～15mmHg。第一个穿刺鞘通道为腹腔镜通道，用碘伏纱球擦拭镜头后放入第一个通道内，直视下通过其余两个穿刺鞘操作孔放入相应的腔镜操作器械。

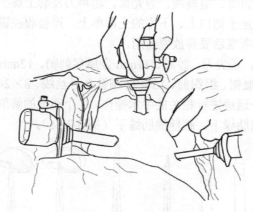

图 5-3-36　置入穿刺鞘

（4）游离肾脏，显露肾蒂：右利手的医生通常右手持电凝钩或超声刀、左手持分离钳或吸引器，首先清理腹膜外脂肪组织，进一步扩大腹膜后间隙，暴露肾周筋膜和腹膜反折。沿腹壁背侧肾周筋膜外向上分离，依次显露肾脏的背侧、上极、腹侧和下极，完整分离肾周脂肪囊。沿肾下极内侧用超声刀或电凝钩切开肾周筋膜并向上扩大，以显露输尿管和肾蒂。使用抓钳牵拉输尿管使其保持一定张力，以便于游离。继续沿输尿管向上游离直至肾门（图 5-3-37）。

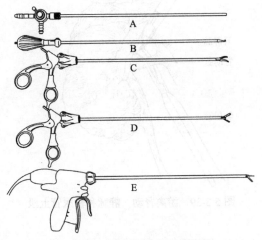

图 5-3-37　游离肾脏所需的器械

A.吸引器；B.电凝钩；C.分离钳；D.抓钳；E.超声刀

（5）游离、结扎肾蒂和输尿管，切除肾脏：用超声刀、直角钳或吸引器仔细分离肾门区的脂肪结缔组织及肾血管，充分游离和显露肾脏的动脉和静脉，根据手术需要备加大、大、中号结扎钉及钛夹。分别在肾脏动、静脉的近心端夹 2 个结扎钉、远心端夹 1个结扎钉，输尿管远端夹 1 个结扎钉或钛夹，递腔镜剪，分别剪断肾脏的动、静脉和输尿管（图 5-3-38，图 5-3-39）。进一步游离、切断肾周的残余组织，完全游离并切除肾脏。将标本置于髂窝处以备取出，对创面进行仔细止血。

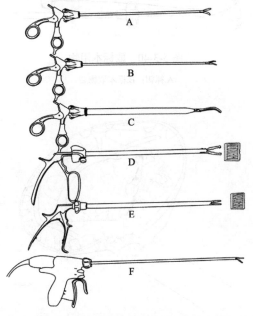

图 5-3-38　游离、结扎肾蒂和输尿管所需的器械

A.腔镜剪；B.分离钳；C.直角钳；D. Hem-o-lock 钳；E.钛夹钳；F.超声刀

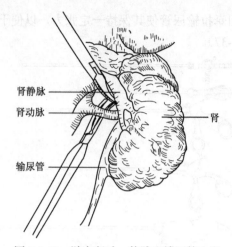

图 5-3-39　游离肾动、静脉和输尿管上段

（6）取出肾脏：备大号标本取物袋、抓钳（图 5-3-40）。将腹腔镜镜头从另一个 12mm 穿刺鞘中放入，从髂嵴上缘的穿刺鞘中放入标本取物袋，展开后用抓钳和分离钳将已切除的肾脏装入并收拢袋口，防止标本漏出（图 5-3-41）。在髂嵴上缘处操作孔与腋后线操作孔之间适当延长切口，取出肾脏。

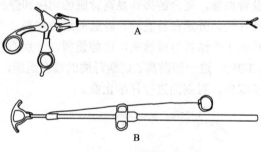

图 5-3-40　取标本用物

A.抓钳；B.标本取物袋

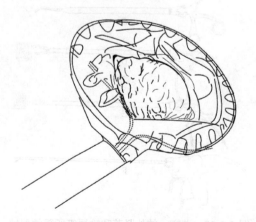

图 5-3-41　装入肾脏

（7）安置引流管：备分离钳、弯止血钳、15Fr 硅胶多孔引流管、组织剪、8×24 三角针 2-0/T 丝线（图 5-3-42）。器械护士和巡回护士仔细清点所有手术用物无误后，从腋前线操作通道置入 15Fr 硅胶多孔引流管，将头端用分离钳夹持放置于创面处。巡回护士关闭气腹机、光源和摄像系统，医生取出穿刺鞘，用三角针 2-0/T 丝线将引流管固定于皮肤上。

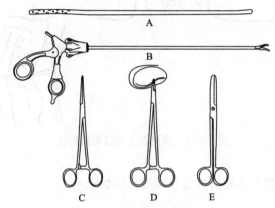

图 5-3-42 安置引流管所需的器械

A.硅胶多孔引流管；B.分离钳；C.弯止血钳；D.持针器及针线；E.组织剪

（8）缝合切口：器械护士和巡回护士再次仔细清点所有手术用物无误后，用 13×24 圆针 0 号丝线全层或分层缝合肌层，13×24 圆针 3-0 丝线缝合皮下脂肪组织层，8×24 三角针 3-0 丝线缝合皮肤（也可用 2-0 可吸收缝线关闭肌层、皮下脂肪组织层，皮肤用皮肤缝合器缝合）。碘伏纱球消毒切口，2 把组织镊对合皮缘，切口敷贴和有孔敷贴覆盖切口，将引流管连接引流瓶后结束手术（图 5-3-43）。

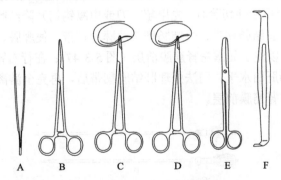

图 5-3-43 关闭切口所需的器械

A.组织镊；B.弯止血钳；C、D.持针器；E.组织剪；F.皮肤拉钩

（二）经腹入路腹腔镜肾癌根治性切除术

1. 手术用物 同经腰入路腹腔镜肾癌根治性切除术，另准备腔镜用结扎速。

2. 手术体位 60°～70°患侧在上的侧斜卧位。将患侧在上的肾侧位摆放妥当后，再将手术床向患者背侧倾斜 20°～30°，使患者背部与手术床之间成 60°～70°角（图 5-3-44）。

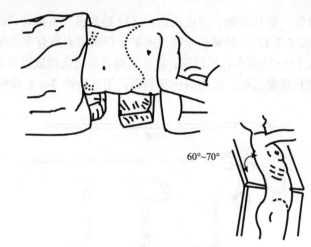

60°~70°

图 5-3-44　患侧在上的肾侧斜卧位

3. 消毒铺巾　同经腰入路腹腔镜肾癌根治性切除术。

4. 手术配合

（1）清点用物：巡回护士、器械护士共同仔细清点所有手术物品，包括纱球、纱布、纱条、器械、缝针、刀片等台上用物。

（2）连接各路管道及成像设备：备纱布 2 张、巾钳 2 把、吸引管及腔镜保护套。将腹腔镜特殊器械中的气腹管、电凝线、导光束、超声刀、结扎速及已经套上保护套的摄像头连线等分别整理归类，并用巾钳分别固定于切口上、下方的无菌单上，连接腹腔镜镜头后调节白平衡，检查调试腔镜方向和清晰度后妥善放置备用。

（3）建立操作通道：同本章第二节经腹入路的腹腔镜单纯肾切除术。

（4）切开结肠反折处腹膜：备电凝钩、分离钳、吸引器、超声刀、结扎速等（图 5-3-45，图 5-3-46）。当行左肾根治性切除时，先用超声刀或电凝钩切开降结肠外侧的腹膜至脾脏上缘，用结扎速切断脾结肠韧带、膈结肠韧带及脾肾韧带，使脾脏、胰腺及结肠一起随重力作用移向内侧，以便于显露左肾筋膜前层（图 5-3-47）；在行右肾根治性切除时，则将后腹膜切开至结肠肝曲水平，同法处理肝结肠韧带后，再完全游离升结肠和部分十二指肠，以便于显露右肾筋膜前层。

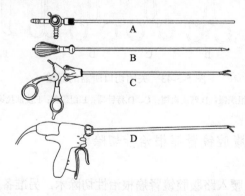

图 5-3-45　切开侧腹膜、显露肾脏所需的器械

A.吸引器；B.电凝钩；C.分离钳；D.超声刀

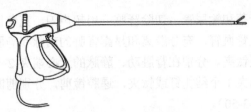

图 5-3-46 结扎速

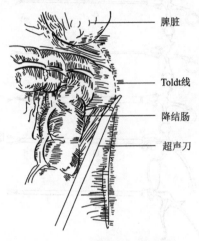

脾脏

Toldt线

降结肠

超声刀

图 5-3-47 切开降结肠外侧腹膜

行单纯肾切除时，直接打开此肾筋膜的前层，在其内侧进行游离；而行肾癌根治性切除时，则需在此肾筋膜外整体进行游离。用电凝钩、超声刀在肾脏周围相对无血管平面进行分离、切割，完整游离患侧肾脏和肾周脂肪囊。

（5）游离输尿管及肾下极：沿肾下极内侧用超声刀或电凝钩切开部分肾周筋膜前层和肾周脂肪囊，在腰大肌和腹膜后脂肪之间找到并游离输尿管上段。在游离输尿管上段的过程中，使用抓钳牵拉输尿管使其保持一定张力以便于游离，对显露的性腺血管可用超声刀或结扎速处理，继续沿输尿管向上游离直至肾门，并分离肾下极下方和侧方的组织（图 5-3-48）。

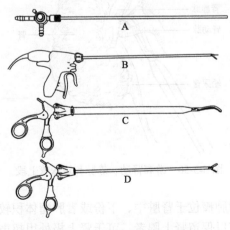

A

B

C

D

图 5-3-48 游离输尿管所需的器械

A.吸引器；B.超声刀；C.直角钳；D.抓钳

（6）游离、结扎肾蒂和输尿管，切除肾脏：用超声刀、直角钳或吸引器仔细分离肾门区的脂肪结缔组织及肾血管，充分游离和显露肾脏的动脉和静脉，根据手术需要备加大、大、中号结扎钉及钛夹。分别在肾脏动、静脉的近心端夹 2 个结扎钉、远心端夹 1 个结扎钉，输尿管远端夹 1 个结扎钉或钛夹，递腔镜剪，分别剪断肾脏的动、静脉和输尿管（图 5-3-49，图 5-3-50）。

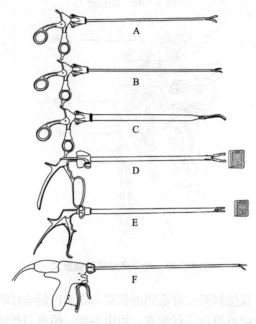

图 5-3-49　游离、结扎肾蒂和输尿管所需的器械

A.腔镜剪；B.分离钳；C.直角钳；D. Hem-o-lock 钳；E.钛夹钳；F.超声刀

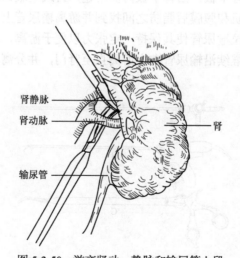

图 5-3-50　游离肾动、静脉和输尿管上段

（7）游离肾上极：对肿瘤位于肾脏中、下份或者肿瘤体积较小，术前影像学检查排除肾上腺病变或转移而可以保留肾上腺者，可于肾上极处用超声刀或电凝钩切开肾周筋膜和脂肪囊，并沿肾上极游离。如果需要切除同侧肾上腺，则在肾上极处肾周筋膜外整

体游离，一并切除肾上腺，并注意在游离时处理肾上腺的血管。

（8）游离肾脏及取出标本：进一步切断肾周的残余组织，完全游离肾脏后，将肾脏移至腹腔偏下处。直视下对切除的创面仔细进行止血。将腹腔镜镜头从另一个 12mm 穿刺鞘中放入，从脐下的穿刺鞘中放入标本取物袋，展开后用抓钳和分离钳将切除的肾脏装入并收拢袋口，防止标本漏出。在脐窝下缘操作孔处适当延长切口，将肾脏取出。

（9）安置引流管：器械护士和巡回护士仔细清点所有手术用物无误后，从穿刺鞘处置入血浆引流管，在腹腔镜直视下，用分离钳夹持引流管的头端并将其妥善放置于手术创面偏下处。巡回护士关闭气腹机、光源和摄像系统，手术医生取出穿刺鞘。递三角针 2-0/T 丝线将引流管固定于皮肤上。

（10）缝合切口：器械护士和巡回护士再次清点所有手术用物无误后，用 13×24 圆针 0 号丝线缝合腹膜及肌层，13×24 圆针 3-0 丝线缝合皮下组织，8×24 三角针 3-0 丝线缝合皮肤（也可用 0 号可吸收缝线关闭腹膜和肌层，2-0 可吸收缝线缝合皮下脂肪组织层，皮肤用皮肤缝合器缝合）。碘伏纱球消毒切口，2 把组织镊对合皮缘，切口敷贴和有孔敷贴覆盖切口，将引流管连接引流瓶后结束手术（图 5-3-51）。

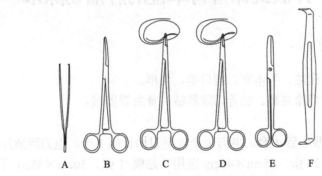

图 5-3-51　缝合切口所需的器械

A.组织镊；B.弯止血钳；C、D.持针器及针线；E.组织剪；F.皮肤拉钩

5. 特殊关注点

（1）手术前关注点

1）选择患侧上肢建立静脉通道，应常规建立大的静脉通道，尤其是在行右肾癌根治性切除术时，因术中易损伤下腔静脉，或有腔静脉瘤栓需要切开腔静脉取出瘤栓时，均应使用 14G 的留置针建立静脉通道，必要时应建立两条静脉通道。

2）注意保暖和防护压疮。

（2）手术中关注点

1）密切关注手术进展，及时准备各种手术所需物品。

2）密切观察患者生命体征，如术中出血应及时准备好血管器械和血管缝合线。

3）因手术需要，术中可能会调整和倾斜手术床，特别是在行经腹入路的腹腔镜手术时，因此术前应妥善固定患者。在体位变化后，应注意检查患者的肢体是否处于功能位，皮肤有无受压等。

（3）手术后关注点

1）守护床旁，适当约束，以避免患者在复苏期因躁动而引起意外坠床。

2）注意妥善保护各种管路，保持通畅，避免意外脱出。

3）检查患者皮肤完整性。

（罗　媛　罗　娜　刘元婷）

第四节　保留肾单位的肾脏肿瘤切除术手术配合

保留肾单位的肾脏肿瘤切除术除了适用于肾脏良性肿瘤、双侧肾脏恶性肿瘤、孤立肾恶性肿瘤、一侧肾脏肿瘤伴发对侧肾脏功能不全等情况之外，也适用于部分体积较小的单侧肾脏恶性肿瘤，尤其适合于位于肾脏上、下极或边缘的肿瘤。如果肿瘤体积较大，已经或者怀疑侵犯肾周组织及伴有远处转移者则不宜行保留肾单位的肾脏肿瘤切除术。

一、开放式保留肾单位的肿瘤切除术

（一）手术用物

1. 常规布类　剖腹盆、手术衣、剖口单、桌单。

2. 手术器械　肾切除器械、肋骨切除器械、肾血管器械。

3. 一次性用物

（1）常规物品：吸引管 1 套、电刀 1 个、电刀加长柄 1 个、电刀清洁片 1 张、剖腹套针 1 包、纱布 10～20 张、45cm×45cm 医用粘贴膜 1 张、30cm×35cm 无菌垃圾袋 1 个、血浆引流管 1 根、无菌塑料灯柄罩 1 个、3-0 丝线 2 包、2-0/T 丝线 1 包、0 号丝线 2 包、11 号刀片 1 个、20 号刀片 2 个、便携式引流瓶 1 个、切口敷贴 1 张、有孔敷贴 1 张、手套按需准备。

（2）特殊物品：2-0 可吸收缝线 1 包、4-0 可吸收缝线 1 包、止血纱布 1 张、无菌盐水冰 1 盒。

（二）手术体位

手术体位为患侧在上的肾侧卧位，详见本章第二节。

（三）消毒铺巾

1. 消毒液　碘伏。

2. 消毒范围　前后方均超过中线，上至腋窝，下至髋部。

3. 铺巾

（1）1/4 折的治疗巾 3 张，分别覆盖切口对侧、髋部和近侧，桌单 1 张齐切口上缘横铺，完全覆盖头架及托手架。

（2）纱布 1 张擦干切口区域的碘伏，医用粘贴膜覆盖切口区域并固定治疗巾。

（3）1/4 折的治疗巾 4 张沿切口方向四周铺盖，巾钳 4 把固定。

（4）铺剖口单2张。

（5）桌单1张齐切口下缘纵铺，覆盖床尾及手术托盘。

（四）手术配合

1. 手术切口　多采用患侧经第12肋及第11肋间的腰部斜切口（图5-4-1）。

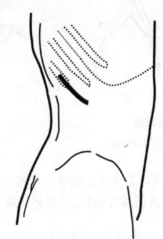

图 5-4-1　患侧经第12肋腰部斜切口

2. 切开皮肤及皮下组织　器械护士、巡回护士共同仔细清点所有手术用物后，备圆刀、纱布、皮肤拉钩、组织镊、解剖镊、13×24圆针0号丝线等（图5-4-2）。递第一把圆刀切开皮肤后换下，第二把圆刀或使用电刀切开皮下组织，用电刀依次切开腰部各层肌肉。若在分离过程中遇有组织出血时，视情况用弯止血钳或解剖镊夹持组织后电烙止血，0号丝线结扎或用圆针0号丝线缝扎止血。

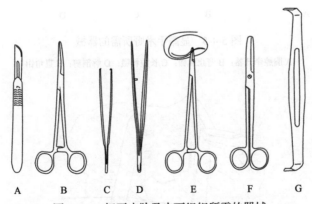

图 5-4-2　切开皮肤及皮下组织所需的器械

A.圆刀；B.弯止血钳；C.组织镊；D.解剖镊；E.持针器及针线；F.组织剪；G.皮肤拉钩

3. 切除部分第12肋　备骨膜剥离器、肋骨钩、肋骨剪和咬骨钳（图5-4-3）。用电刀沿第12肋背侧中线切开骨膜，骨膜剥离器和肋骨钩将骨膜与肋骨分开，在切口的上角处用肋骨剪剪断大部分第12肋（图5-4-4）。

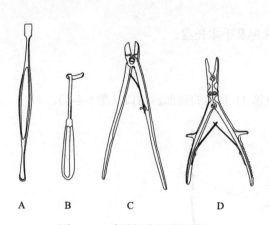

图 5-4-3　肋骨切除所需的器械

A.骨膜剥离器；B.肋骨钩；C.肋骨剪；D.咬骨钳

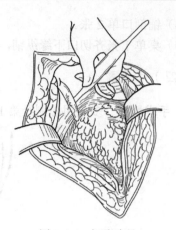

图 5-4-4　切除肋骨

4. 显露手术野　备长敷料镊、直角钳、胸腔牵开器、解剖剪、花生米钝性剥离器。用湿纱布 2 张保护切口，胸腔牵开器撑开切口,以充分显露手术区域(图 5-4-5,图 5-4-6)。

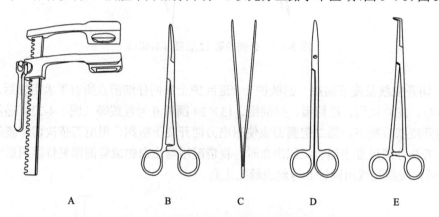

图 5-4-5　显露手术野所需的器械

A.胸腔牵开器；B.弯止血钳；C.长敷料镊；D.解剖剪；E.直角钳

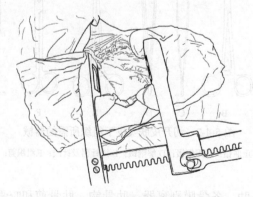

图 5-4-6　显露手术野

5. 显露肾动脉及肾脏肿瘤　备长敷料镊、直角钳、解剖剪、S 拉钩、花生米钝性剥离器、8 号红橡胶尿管、钳带 2-0/T 丝线等（图 5-4-7）。用花生米钝性剥离器从后方游离肾周筋膜囊与腰肌之间的联系直至肾门区，S 拉钩将肾脏向腹侧牵拉，以便充分暴露肾门区域。用长敷料镊和直角钳在肾脏后方的肾门区域钝锐结合游离肾周脂肪，解剖肾蒂，显露出肾动脉。仔细游离肾动脉主干后，递 8 号红橡胶尿管将其环绕，弯蚊式止血钳钳夹尾端后备用（图 5-4-8）。若肿瘤位于肾脏上、下两极，可沿肾动脉主干继续游离显露支配肾脏上、下极的分支动脉，以避免阻断肾动脉主干。除非有特殊要求，否则通常不需要游离和阻断肾静脉。充分游离肾脏的上、下两极及前、后两面。仔细游离肾脏肿瘤周围及表面的肾周脂肪组织，以便完整显露肿瘤及肿瘤与周围正常肾组织的分界。注意应将肾脏肿瘤表面和邻近的肾周脂肪组织一并切除并送病理检查，以避免因受到肿瘤侵犯的肾周脂肪残留而导致肿瘤残留和复发。

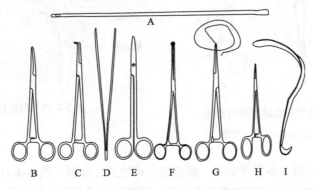

图 5-4-7　显露肾动脉所需的器械

A. 8 号尿管；B.弯止血钳；C.直角钳；D.长敷料镊；E. 解剖剪；F.花生米钝性剥离器；G.钳带线；H.弯蚊式止血钳；I.S 拉钩

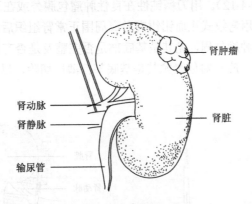

图 5-4-8　显露肾动、静脉

6. 输注肌苷注射液　为了对抗和减少缺血-再灌注对肾脏组织的损伤效应，除在术中行肾脏低温冷冻以降低肾脏组织的代谢水平之外，在阻断肾动脉循环之前 5～10min 可将 2g 肌苷注射液稀释于 100ml 生理盐水中，然后经静脉输注，以增强肾脏组织、细胞对缺血的耐受能力。

7. 阻断肾脏血流及局部降温　无菌生理盐水冰、无菌垃圾袋、S 拉钩、长敷料镊、哈巴狗血管夹、心耳钳（图 5-4-9）。用 S 拉钩在肾门处将肾脏向腹侧牵拉，以充分显露被游离和牵引的肾动脉，向上牵拉红橡胶尿管，递用弯止血钳夹持的哈巴狗血管夹在直视下夹闭阻断肾动脉（图 5-4-10），并通知麻醉师开始记录肾脏缺血时间。器械护士在之前用骨锉将无菌生理盐水冰锉成冰屑后放置在弯盘中备用。将无菌垃圾袋从封口端开始剪开 1/2，用长敷料镊将剪裁好的塑料袋围绕肾蒂形成一漏斗状的隔离膜以分隔肾脏与周围组织，将冰屑均匀地覆盖在置于隔离膜内的肾脏表面及周围，行肾脏局部降温 15min，以使肾脏的中心温度降至 26℃。

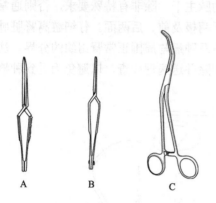

图 5-4-9　阻断肾动脉所需的器械

A、B.哈巴狗血管夹；C.心耳钳

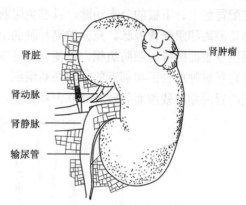

图 5-4-10　阻断肾动脉

8. 切除肾脏肿瘤　备手术尖刀、解剖剪、弯蚊式止血钳（图 5-4-11）。局部降温到达时间后，将肾脏表面及周围的冰屑装入弯盘，用吸引器吸尽周围的液体。主刀医生用手托起肾脏，递尖刀对良性肿瘤紧贴肿瘤边缘或恶性肿瘤距肿瘤边缘 0.5～0.8cm 处切开肾脏表面的肾固有包膜（图 5-4-12）。用刀柄钝性在良性肿瘤包膜外或在恶性肿瘤旁的正常肾实质处游离肿瘤，也可使用弯蚊式止血钳钳夹游离周围正常肾组织后用解剖剪剪断，将肿瘤完整切除。应仔细检查肿瘤外周，尤其是基底部是否完整及是否有肿瘤组织外露。在不能确定是否有肿瘤残留时，应再对创缘尤其是基底部行薄层切除，以保证完整切除肿瘤。

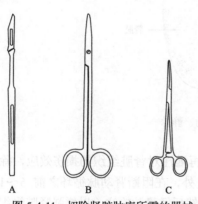

图 5-4-11　切除肾脏肿瘤所需的器械

A.手术尖刀；B.解剖剪；C.弯蚊式止血钳

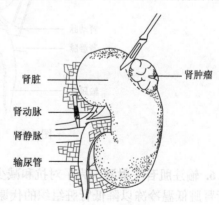

图 5-4-12　切除肾肿瘤

9. 缝合肾脏切口　备 2-0 可吸收缝线、4-0 可吸收缝线、止血纱布或止血蛋白凝胶。用 4-0 可吸收缝线"8"字形缝合弯蚊式止血钳钳夹处的组织，2-0 可吸收缝线"U"形缝合创面边缘，注意两针之间应互相重叠，在打结时力度应适中，并在线结处垫入提前准备好的剪成大小 0.6～0.8cm^2 的肾周脂肪组织块作缓冲，以避免勒伤和切割肾实质引起出血（图 5-4-13）。对有肾脏收集系统切开处应使用 4-0 可吸收缝线切实缝合、关闭。必要时可在肾盂或者输尿管上段做小切口，插入输尿管插管局部注射亚甲蓝以协助判断和缝合。待创面边缘"U"形缝合完成后，再用 2-0 可吸收缝线对创口行水平褥式或"8"字形缝合，以争取闭合创腔。在缝合时可用止血纱布覆盖垫于线结下后再打结，以便充分闭合创面。也可在缝合完毕后对创面喷洒止血蛋白凝胶，以进一步充分止血。S 拉钩向腹侧拉开肾脏，直视下用弯止血钳松开夹在肾动脉上的哈巴狗血管夹，观察创面无出血后取出哈巴狗血管夹和红橡胶尿管。应尽量避免在尚未切实止血的情况下盲目开放或反复夹闭肾动脉，后两种情况都会增加肾脏的再灌注损伤。除非有较大范围的收集系统被切开，否则不需要常规安置输尿管内支架管。用 13×24 圆针 3-0 号丝线间断缝合肾周脂肪囊，以覆盖并包裹肾脏。

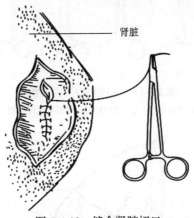

图 5-4-13　缝合肾脏切口

10. 放置引流　备碘伏纱球、尖刀、弯止血钳、血浆引流管、8×24 三角针 2-0/T 丝线。撕开切口后下方部分医用贴膜，递碘伏纱球消毒局部后，用尖刀切开皮肤、皮下，弯止血钳钝性戳开腰部肌肉并进入创腔下份，稍加扩张后，钳夹血浆引流管外侧端将其引出，将内侧端留置于肾脏创面处，三角针 2-0/T 丝线将血浆引流管固定于皮肤上（图 5-4-14）。

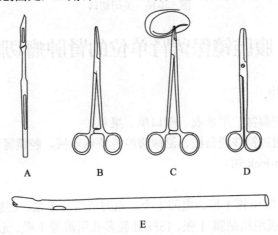

图 5-4-14　安置血浆引流管所需的器械

A.手术尖刀；B.弯止血钳；C.持针器及针线；D.组织剪；E.血浆引流管

11. 缝合切口 巡回护士放低腰桥，适当回复处于过伸位的手术床。巡回护士与器械护士共同仔细清点所有手术用物无误后，用 13×24 圆针 0 号丝线全层或分层缝合肌层。待肌层关闭后，巡回护士与器械护士再次仔细清点所有手术用物，当确定无误后，用 13×24 圆针 3-0 丝线缝合皮下脂肪组织层，三角针 3-0 丝线缝合皮肤（也可使用 0 号可吸收缝线关闭肌层，2-0 可吸收缝线关闭皮下脂肪组织层，皮肤缝合器缝合皮肤），碘伏纱球消毒切口，2 把组织镊对合皮缘，切口敷贴和有孔敷贴覆盖切口，将血浆引流管连接引流瓶后结束手术（图 5-4-15，图 5-4-16）。

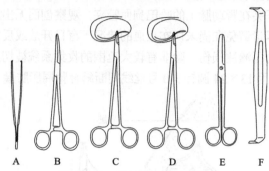

图 5-4-15 关闭切口所需的器械
A.组织镊；B.弯止血钳；C、D.持针器及针线；E.组织剪；F.皮肤拉钩

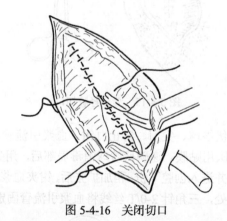

图 5-4-16 关闭切口

二、腹腔镜保留肾单位的肾肿瘤切除术

（一）手术用物

1. 常规布类 剖腹盆、手术衣、剖口单、桌单。

2. 手术器械 腹腔镜普通器械、泌尿腹腔镜特殊器械、腔镜肾部分切除特殊器械、超声刀、中号 Hem-o-lock 钳。

3. 一次性用物

（1）常规物品：吸引管 1 根、电刀 1 个、电刀清洁片 1 张、腹腔镜套针 1 包、纱布10 张、45cm×45cm 医用粘贴膜 1 张、15Fr 硅胶多孔引流管 1 根、无菌塑料灯柄罩 1 个、引流袋 1 个、3-0 丝线 1 包、2-0/T 丝线 1 包、0 号丝线 1 包、11 号刀片 1 个、纱条 1 包、切口敷贴 2 张、有孔敷贴 1 张、手套按需准备。

（2）特殊物品：无菌保护套 1 个、12mm 穿刺鞘 1～2 个、5mm 穿刺鞘 1 个、结扎钉及钛夹按需准备、2-0 可吸收缝线 1～2 包、4-0 可吸收缝线 1 包、止血纱布 1 张。

（二）手术体位

1. 经腰入路 患侧在上的肾侧卧位，详见本章第二节。

2. 经腹入路 60°～70°患侧在上的侧斜卧位，详见本章第二节。

（三）消毒铺巾

1. 消毒液 碘伏。

2. 消毒范围 前后方均超过中线，上至腋窝，下至髋部。

3. 铺巾

（1）1/4 折的治疗巾 3 张，分别覆盖切口对侧、髋部和近侧，桌单 1 张齐切口上缘横铺，完全覆盖头架及托手架。

（2）纱布 1 张擦干切口区域的碘伏，递医用粘贴膜覆盖切口区域并固定治疗巾。

（3）1/4 折的治疗巾 4 张沿切口方向四周铺盖，巾钳 4 把固定。

（4）铺剖口单 2 张。

（5）桌单 1 张齐切口下缘纵铺，覆盖床尾及手术托盘。

（四）手术配合

1. 经腰入路腹腔镜保留肾单位肾肿瘤切除术

（1）清点用物：巡回护士、器械护士共同仔细清点术中所有用物，包括纱球、纱布、纱条、器械、缝针、刀片等。

（2）连接各路管道及成像设备：备纱布 2 张、巾钳 2 把、吸引管及无菌摄像头保护套。将腹腔镜特殊器械中的气腹管、电凝线、导光束及套上保护套的摄像头连线整理归类后，用巾钳分别固定于切口上、下方的无菌单上。连接腹腔镜目镜后调节白平衡，检查调试腔镜方向和清晰度后妥善放置备用。

（3）建立操作通道：同本章第二节经腰入路腹腔镜单纯肾切除术。通常建立 3 个通道进行相关的手术操作，3 个通道的解剖位置如图 5-4-17 所示。

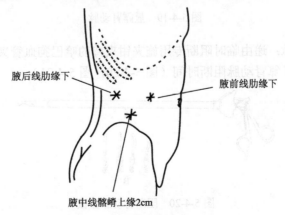

图 5-4-17　建立操作通道的解剖位置

（4）显露肾动脉及肾脏肿瘤：用电凝钩或超声刀钝锐结合游离肾周筋膜外的脂肪组织以显露肾周筋膜。纵行切开肾周筋膜后，钝锐结合游离肾周脂肪囊，到达肾脏表面，向肾门区游离。找到肾动脉后，用超声刀和直角钳仔细游离出肾动脉。游离肾脏肿瘤周围及其表面的脂肪组织，完整显露肿瘤（图 5-4-18，图 5-4-19）。注意应将肾脏肿瘤表面和附近的肾周脂肪组织一并切除并取出送病理检查，以避免因受到肿瘤侵犯的肾周脂肪残留而导致肿瘤的残留和复发。

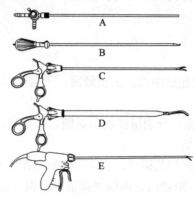

图 5-4-18　游离、显露肾动脉及肿瘤所需的器械

A.吸引器；B.电凝钩；C.分离钳；D.直角钳；E.超声刀

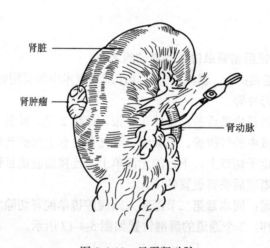

图 5-4-19　显露肾动脉

（5）阻断肾动脉：递由临时阻断专用施夹钳夹持的哈巴狗血管夹在直视下夹闭和阻断肾动脉，并开始计算肾动脉阻断时间（图 5-4-20，图 5-4-21）。

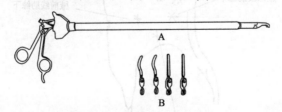

图 5-4-20　阻断肾动脉器械

A.临时阻断专用施夹钳；B.哈巴狗血管夹

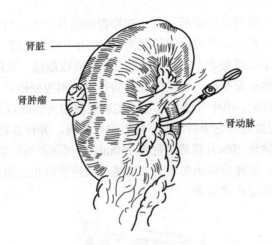

图 5-4-21　阻断肾动脉

（6）切除肿瘤：用超声刀或腔镜剪刀沿肿瘤包膜将肿瘤完整切下，如疑为恶性肿瘤，则应从距肿瘤边缘约 0.5cm 的正常肾实质处进行切割，以保证完整切除肿瘤（图 5-4-22，图 5-4-23）。

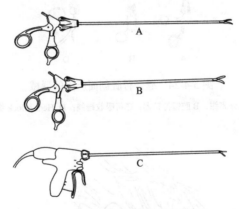

图 5-4-22　切除肿瘤所需的器械

A.分离钳；B.腔镜剪；C.超声刀

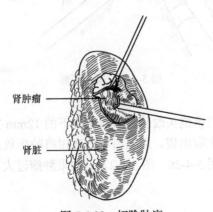

图 5-4-23　切除肿瘤

（7）缝合创面：完整切除肿瘤后，应仔细检查创面并止血。可用止血纱布做成花生米大小的小球 2～3 个，拴于可吸收缝线的尾端，也可用中号结扎钉夹于线尾处后再打结。递尾端栓有止血纱布小球或夹有中号结扎钉的 2-0 可吸收缝线，从距创缘 0.5～0.8cm 的肾脏表面处进针，深达创面基底，再从创缘对侧肾实质相应处出针，缓慢而持续地拉紧缝线以对合关闭肾脏创面，用中号结扎钉于肾实质表面钳夹缝线以加固拉紧（图 5-4-24，图 5-4-25）。待肾脏创面缝合完毕后，取下哈巴狗血管夹，并计算肾动脉阻断结束时间。巡回护士经静脉快速输注 20% 甘露醇注射液 250ml，以利尿和对抗氧自由基的不良影响。仔细观察创面无出血、渗血后取出血管夹，可通过细推管将止血蛋白凝胶注射于肾脏创面的表面，以进一步保证止血效果。

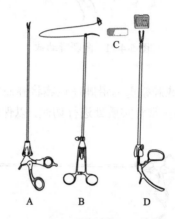

图 5-4-24　缝合肾脏创面所需的器械

A.分离钳；B.腔镜持针器；C.可吸收缝线；D. Hem-o-lock 钳

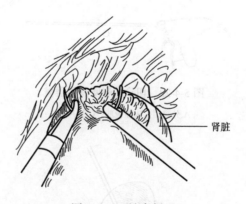

肾脏

图 5-4-25　缝合创面

（8）取出肿瘤：将腹腔镜镜头改从腋后线肋缘下的 12mm 穿刺鞘处放入，从髂前上棘上方的穿刺鞘处放入标本取出袋。用抓钳和分离钳将肿瘤放入标本袋后收拢袋口，将其连同穿刺鞘一起取出（图 5-4-26，图 5-4-27）。如果肿瘤过大，可用电刀扩大切口后取出标本。

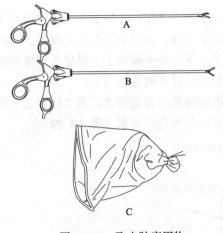

图 5-4-26　取出肿瘤用物

A.分离钳；B.抓钳；C.自制标本取物袋

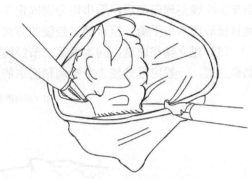

图 5-4-27　取出肿瘤

（9）安置引流管：取出肿瘤后，重新置入穿刺鞘，递湿纱布 1 张围绕穿刺鞘基底部以减少漏气。再次仔细检查确定手术创面无出血后，置入 15Fr 硅胶多孔引流管，8×24 三角针 2-0/T 丝线将引流管固定于皮肤上。巡回护士关闭气腹机、光源、摄像系统，手术医生取出所有穿刺鞘，并用手从前后两个方向挤压腹部，以尽量排出创腔中残存的 CO_2。

（10）缝合切口：备 13×24 圆针 0 号丝线、13×24 圆针 3-0 丝线、8×24 三角针 3-0 丝线、弯止血钳、组织镊、组织剪（图 5-4-28）。器械护士和巡回护士共同仔细清点所有手术用物无误后，用 13×24 圆针 0 号丝线缝合肌层，13×24 圆针 3-0 丝线缝合皮下组织，三角针 3-0 丝线缝合皮肤（也可用 0 号可吸收缝线关闭肌层、2-0 可吸收缝线缝合皮下脂肪组织层，皮肤用多抹棒黏合）。碘伏纱球消毒切口，2 把组织镊对合皮缘，切口敷贴和有孔敷贴覆盖切口，将引流管接吸引瓶后结束手术。

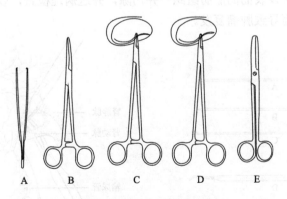

图 5-4-28　关闭切口所需的器械

A.组织镊；B.弯止血钳；C、D.持针器及针线；E.组织剪

2. 经腹入路腹腔镜保留肾单位的肾肿瘤切除术

（1）清点用物：巡回护士、器械护士共同仔细清点所有手术用物，包括纱球、纱布、

纱条、器械、缝针、刀片等。

（2）连接各路管道及成像设备并做术前调试：备纱布 2 张、巾钳 2 把、吸引管及无菌摄像头保护套。将腹腔镜特殊器械中的气腹管、电凝线、导光束及套上无菌保护套的摄像头连线整理归类后，用巾钳分别固定于切口上、下方的无菌单上。摄像头连接腹腔镜目镜后调节白平衡，检查调试腔镜的方向和清晰度后妥善放置备用。

（3）建立操作通道：同本章第二节经腹入路腹腔镜单纯肾切除术。通常建立 3 个穿刺鞘通道，一般应尽量使 3 个穿刺鞘通道的连线呈一个等边三角形（图 5-4-29）。

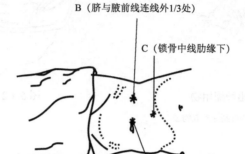

图 5-4-29　建立操作通道的解剖位置

（4）显露肾动脉及肾脏肿瘤：用电凝钩或超声刀沿患侧结肠旁沟纵行打开侧腹膜至脾脏上缘或结肠肝曲处，分别用结扎速切断左侧的脾结肠韧带、膈结肠韧带及脾肾韧带或者右侧的肝结肠韧带，使左侧的脾脏、胰腺及结肠或者右侧的结肠肝曲一起随重力的作用移向内侧，以便于显露肾筋膜前层。用超声刀切开肾筋膜前层，钝锐结合分离肾周脂肪，到达肾脏表面。用吸引器杆和直角钳在肾门区仔细游离出肾动脉（图 5-4-30，图 5-4-31），用超声刀游离肾脏肿瘤周围及表面的肾周脂肪组织，完整地显露肿瘤。注意应将肾脏恶性肿瘤周围及表面的脂肪组织一并切除，并送病理检查，以免因可能有肿瘤侵犯的脂肪组织残留而导致肿瘤复发。

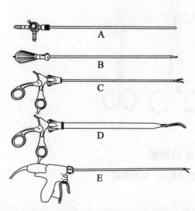

图 5-4-30　显露肾动脉及肿瘤所需的器械

A.吸引器；B.电凝钩；C.分离钳；D.直角钳；E.超声刀

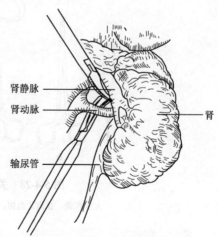

图 5-4-31　显露肾动脉

（5）阻断肾动脉、切除肿瘤等其余步骤：同前述的经腰入路腹腔镜保留肾单位的肾肿瘤切除术。

（五）特殊关注点

（1）开放式的保留肾单位肾肿瘤切除术术中需要阻断肾脏的血液循环，应提前准备好无菌盐水冰屑，术中在阻断肾动脉后将其置于肾脏表面及周围，以降低肾脏温度，减轻肾脏的缺血性损伤。

（2）在阻断肾动脉循环之前 5～10min，将 2g 肌苷注射液稀释于 100ml 生理盐水中，然后经静脉输注以增强肾脏组织、细胞对缺血的耐受能力。

（3）腹腔镜手术需要准备阻断肾动脉的临时阻断专用施夹钳及哈巴狗血管夹。在缝合肾脏创面时，可根据手术需要提前将止血纱布做成花生米大小的小球 2～3 个，拴于可吸收缝线的尾端，或用中号结扎钉夹于线尾并打结，以便于在腔镜下进行缝合，尽可能地缩短肾脏的缺血时间。

（罗　媛　巴学园　田蕾蕾　）

第五节　肾盂癌根治性切除术手术配合

肾盂癌是发生在肾盂或肾盏上皮的一种肿瘤，占肾肿瘤的 7%～10%，多见于中老年人。肾盂癌最常见的症状为血尿，有 70%～90%的患者早期最主要的症状为无痛性全程肉眼血尿。肾盂癌的治疗仍以手术治疗为主，其标准的手术方式是肾、输尿管根治性切除加输尿管残端膀胱袖套状切除术，可通过开放性根治切除术或经腹腔镜根治性切除术来完成。

一、开放式肾盂癌根治性切除术

（一）经腰入路肾盂癌根治性切除术

1. 手术用物

（1）常规布类：剖腹盆、手术衣、剖口单、桌单。

（2）手术器械：肾切除器械、肋骨切除器械、肾血管器械、腹腔自持式牵开器。如行经尿道输尿管残端电切术，应另备 4mm 电切镜器械、70°膀胱镜器械和膀胱镜异物钳。

（3）一次性用物：吸引管 1 套、电刀 1 个、电刀加长柄 1 个、电刀清洁片 1 张、剖腹套针 1 包、纱布 10～20 张、45cm×45cm 医用粘贴膜 2 张、血浆引流管 2 根、无菌塑料灯柄罩 1 个、3-0 丝线 2 包、2-0/T 丝线 1 包、0 号丝线 2 包、11 号刀片 1 个、20 号刀片 2 个、便携式引流瓶 1 个、切口敷贴 2 张、有孔敷贴 1 张、2-0 可吸收缝线 1 包、4-0 可吸收缝线 1 包、手套按需准备。

如行经尿道输尿管残端袖套状切除术，应另备 5Fr 输尿管插管 1 包、45cm×45cm

脑科粘贴膜 1 张、无菌保护套 1 个、医用润滑剂 2 支、20Fr 或 22Fr 三腔气囊导尿管 1 根、20ml 注射器 1 副、一次性引流袋 1 个。

2. 手术体位 先取患侧在上的肾侧卧位，做经第 12 肋或第 11 肋间的腰部斜行切口，行患侧肾脏、输尿管上中段切除及肾门区淋巴结清扫，然后关闭腰部切口；再取仰卧水平位，行输尿管残端膀胱袖套状切除术或取膀胱截石位行经尿道输尿管残端袖套状切除术。

（1）患侧在上的肾侧卧位（图 5-5-1）：详见本章第二节。

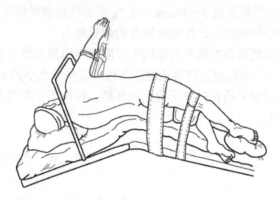

图 5-5-1　患侧在上的侧卧位

（2）仰卧位（图 5-5-2）：详见本章第二节。

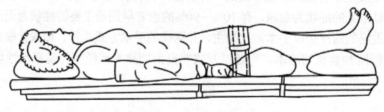

图 5-5-2　仰卧位

（3）膀胱截石位（图 5-5-3）

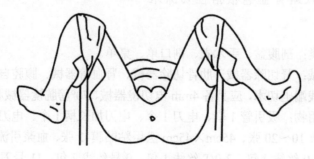

图 5-5-3　截石位

1）患者仰卧于手术床上，头下置一软枕。

2）麻醉医生注意保护患者头部及气管插管，巡回护士和手术医生共同将患者臀部移到手术床的脚节处。

3）将吊腿架固定器安装于手术床两侧，调整吊腿架的高度，使每一侧下肢呈髋关节屈曲 90°～100°、外展 45°位。以不影响手术操作为前提，尽量让患者感觉舒适。

4）吊腿架上放置大棉垫或软垫，将双下肢放置于吊腿架上，分别用束腿带固定，松紧适宜。

5）托手架上垫泡沫垫，将带有静脉通道一侧的上肢外展放于托手架上，外展不超过 90°，用束手带妥善固定；另一侧上肢用束手带固定于床边并放于压手单下，将压手单边缘平塞于床垫下，以便于将该侧上肢自然地固定于身体一侧。应注意将该侧上肢用压手单切实包裹不外露，以避免因术中暴露接触金属物件而引起电灼伤。

6）取下手术床的末节，固定床垫尾部，铺防水塑料单。

2. 消毒铺巾

（1）消毒液：碘伏。

（2）消毒范围：前后方均超过身体中线，上方至腋窝，下方至髋部。

（3）铺巾

1）1/4 折的治疗巾 3 张，分别覆盖切口对侧、髋部和近侧；桌单 1 张齐切口上缘横铺，完全覆盖头架及托手架。

2）纱布 1 张擦干切口区域的碘伏，贴医用粘贴膜覆盖切口区域并固定治疗巾。

3）1/4 折的治疗巾 4 张沿切口四周铺盖，巾钳 4 把固定。

4）铺剖口单 2 张。

5）桌单 1 张齐切口下缘纵铺，覆盖床尾及手术托盘。

3. 手术配合

（1）切口：多采用患侧腰部经第 12 肋或经第 11 肋间的斜行切口（图 5-5-4）。

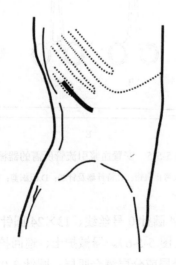

图 5-5-4　患侧腰部经第 12 肋斜切口

（2）肾脏及输尿管的处理：详见本章第三节经腰入路肾癌根治性切除术。先处理完血管后，在腹膜后找到输尿管，游离出输尿管上中段，递大弯止血钳钳夹，长解剖剪剪断输尿管，钳带 0 号丝线结扎双侧断端，以防止肾盂内的肿瘤细胞沿输尿管向创腔播散种植。若后续拟行下腹部开放式输尿管残端切除术，则输尿管残端的结扎线可留较长，以便于在后续处理残端时易于寻找和发现；若后续拟行经尿道输尿管残端电切术，则向输尿管残端内插入内置有输尿管插管钢丝增强的 5Fr 输尿管插管（也可于术前先将患者摆放为膀胱截石位，经膀胱镜插入经同样处理后的输尿管插管），并用三角针 2-0/T 丝线将输尿管插管与输尿管残端紧密缝扎，再用 2-0/T 丝线紧密捆扎。由巡回护士在体外牵拉输尿管插管，手术医生在台上协助将输尿管残端呈套叠状被拉入膀胱内。继续钝锐结合充分游离肾脏。

（3）取出肾脏：将完整切除的肾脏及输尿管中上段一并取出，并清扫肾门周围的淋巴结。继续沿腰大肌表面用手指钝性在输尿管鞘外向下游离输尿管，注意不要损伤性腺血管和髂血管。如需行经尿道输尿管袖套状切除，则需将输尿管充分游离直至膀胱壁段，以便后续能够顺利地将输尿管残端套叠、牵拉进入膀胱后予以切除。

（4）放置引流：备碘伏纱球、尖刀、弯止血钳、血浆引流管、8×24 三角针 2-0/T 缝线（图 5-5-5）。于腰部切口中下份后方撕开手术敷贴少许，碘伏纱球消毒局部后，用尖刀切开皮肤、皮下，弯止血钳钝性戳开腰部肌肉并稍加扩张后进入创腔，将血浆引流管近端留置于肾脏切除的创面处，钳夹血浆引流管尾端将其拉出体外，三角针 2-0/T 丝线将血浆引流管固定于皮肤上。

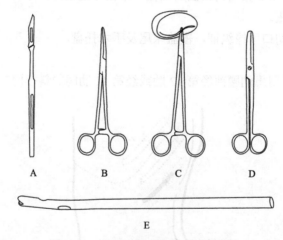

图 5-5-5　安置血浆引流管所需的器械

A.手术尖刀；B.弯止血钳；C.持针器及针线；D.组织剪；E.血浆引流管

（5）缝合切口：备 13×24 圆针 0 号丝线、13×24 圆针 3-0 丝线、8×24 三角针 3-0 丝线、组织镊、弯止血钳等（图 5-5-6）。器械护士、巡回护士共同仔细清点所有手术用物无误后，用圆针 0 号丝线全层或分层缝合肌层，圆针 3-0 丝线缝合皮下脂肪组织层，三角针 3-0 丝线缝合皮肤（也可使用 0 号可吸收缝线关闭肌层、2-0 可吸收缝线关闭皮下脂肪组织层，皮肤缝合器缝合皮肤）。碘伏纱球消毒切口，2 把组织镊仔细对合皮缘，切口敷贴和有孔敷贴覆盖切口，将引流管连接引流瓶后结束手术（图 5-5-7）。

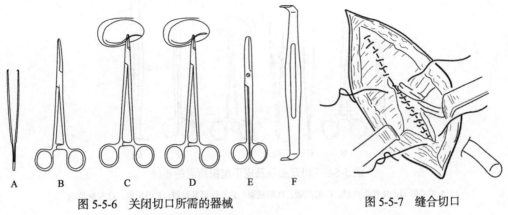

图 5-5-6　关闭切口所需的器械
A.组织镊；B.弯止血钳；C、D.持针器及针线；E.组织剪；F.皮肤拉钩

图 5-5-7　缝合切口

（6）切除输尿管残端：一般采取经下腹斜切口开放切除和经尿道电切镜切除 2 种方法。

1）开放式输尿管残端膀胱袖套状切除术

A．体位：将患者从肾侧卧位换为仰卧水平位，臀部下放置泡沫软垫。

B．重新消毒、铺巾：使用碘伏消毒，上方至剑突下，下方至大腿上 1/3 处，两侧达腋中线。

C．切口：行患侧下腹部斜行（或弧形）切口（Gibson 切口）或者下腹正中切口（图 5-5-8）。前者切口的下端位于耻骨联合上方的正中线处，切口上端根据患者的体型在髂前上棘内下方 2～4cm 处；后者切口的下端位于耻骨联合上方的正中线处，切口上端根据患者的体型垂直向上至耻骨联合到脐 2/3 处或直至脐下。

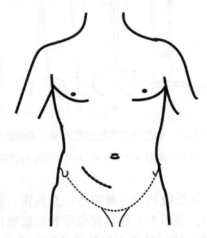

图 5-5-8　患侧下腹斜行（弧形）切口

D．切开皮肤和皮下组织：备圆刀、组织镊、纱布、皮肤拉钩及 13×24 圆针 0 号丝线（图 5-5-9）。器械护士、巡回护士共同仔细清点所有手术用物后，递第一把圆刀切皮后换下，第二把圆刀或用电刀切开皮下组织及下腹部各层肌肉。

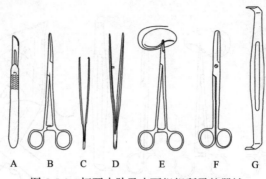

图 5-5-9　切开皮肤及皮下组织所需的器械

A.手术圆刀；B.弯止血钳；C.组织镊；D.解剖镊；E.持针器及针线；F.组织剪；G.皮肤拉钩

　　E. 显露输尿管残端：备长敷料镊、长解剖剪、湿纱布、腹腔牵开器、S 拉钩（图 5-5-10）。递长敷料镊和 2 张湿纱布分别敷垫于切口两侧，自持式腹腔牵开器撑开切口，以充分显露术野。用 S 拉钩将腹膜及腹腔内容物向内侧牵拉，钝锐结合寻找并游离输尿管残端。如有明显粘连导致寻找、分离输尿管残端有困难时，可在输尿管跨越髂血管处寻找，因为输尿管在该处的位置相对固定。也可首先用手向切口上方的腹膜后寻找经腰手术时在输尿管残端结扎并有意留存的长线尾，顺着线尾找到输尿管后，再顺其向下钝锐结合游离输尿管残端直至膀胱壁段。

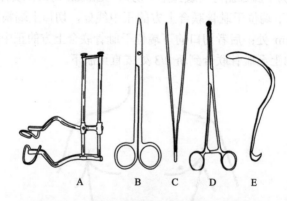

图 5-5-10　显露和游离输尿管残端所需的器械

A.腹腔牵开器；B.长解剖剪；C.长敷料镊；D.花生米钝性剥离器；E.S 拉钩

　　F. 切除输尿管残端：备长敷料镊、解剖剪、直角钳、花生米钝性剥离器、弯止血钳、组织钳（图 5-5-11）。巡回护士通过保留尿管向膀胱内注入无菌生理盐水以使膀胱呈半充盈状态，电刀切开输尿管汇入膀胱处的膀胱肌层，但不切开膀胱黏膜，用弯止血钳钝性游离膀胱肌层与膀胱黏膜之间的潜在间隙，显露输尿管汇入膀胱处及周围 2～3cm^2 区域的膀胱黏膜。用电刀或者长解剖剪切开膀胱黏膜，用组织钳抓住黏膜边缘，切除输尿管残端、输尿管膀胱壁内段及输尿管开口周围 2～3cm^2 区域的膀胱黏膜（图 5-5-12）。

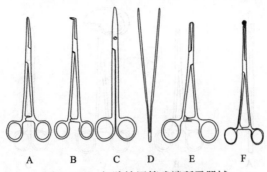

图 5-5-11　切除输尿管残端所需器械

A.弯止血钳；B.直角钳；C.解剖剪；D.长敷料镊；E.组织钳；F.花生米钝性剥离器

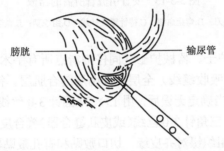

图 5-5-12　输尿管残端及膀胱黏膜袖套状切除

G．缝合膀胱壁：递解剖镊和 4-0 可吸收缝线连续缝合膀胱黏膜，2-0 可吸收缝线连续缝合膀胱肌层，6×14 圆针 3-0 丝线间断缝合膀胱浆肌层（图 5-5-13，图 5-5-14）。

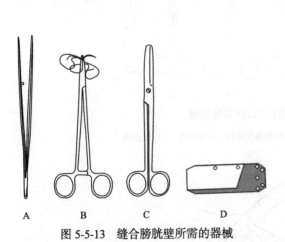

图 5-5-13　缝合膀胱壁所需的器械

A.解剖镊；B.持针器及针线；C.组织剪；D.可吸收缝线

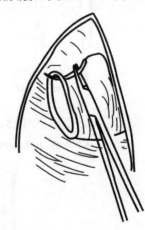

图 5-5-14　缝合膀胱壁

H．放置血浆引流管：在切口的下外方撕开手术贴膜少许，碘伏纱球消毒后，用尖刀切开皮肤、皮下，弯止血钳钝性戳开肌层，稍加扩张后进入创腔。将血浆引流管内侧端放置在手术侧膀胱外后方的最低处，用弯止血钳钳夹血浆引流管外侧端并将其拉出体外。三角针 3-0 丝线将血浆引流管缝合固定于皮肤上，并将血浆引流管连接引流瓶（图 5-5-15）。

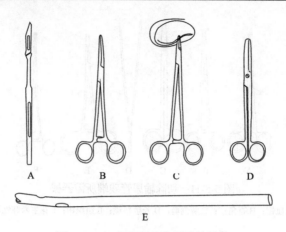

图 5-5-15　安置引流管所需的器械
A.手术尖刀；B.弯止血钳；C.持针器及针线；D.组织剪；E.血浆引流管

I. 关闭切口：巡回护士、器械护士共同仔细清点所有手术用物无误后，用 13×24 圆针 0 号丝线（或 1-0 可吸收缝线）全层或分两层缝合肌层。待肌层关闭完成后，再次仔细清点所有手术用物，当确定无误后，用 13×24 圆针 3-0 丝线（或 2-0 可吸收缝线）缝合皮下脂肪组织层，8×24 三角针 3-0 丝线（或皮肤缝合器）缝合皮肤（图 5-5-16，图 5-5-17）。碘伏纱球消毒切口，2 把组织镊对齐皮缘，切口敷贴和有孔敷贴覆盖切口后结束手术。

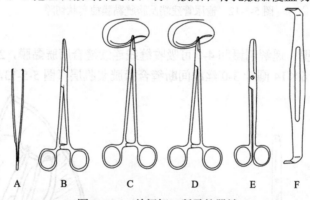

图 5-5-16　关闭切口所需的器械
A.组织镊；B.弯止血钳；C、D.持针器及针线；E.组织剪；F.皮肤拉钩

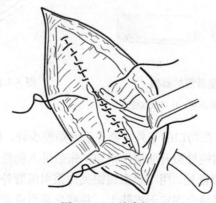

图 5-5-17　缝合切口

2）经尿道输尿管残端电切术：如行经尿道输尿管残端电切术，有 3 种方式可供选择。

A. 于术前先取膀胱截石位，用 70°膀胱镜向患侧输尿管、肾盂内插入其内安置有支撑钢丝的 5Fr 输尿管插管（图 5-5-18）。将插管的尾端保留在尿道外，并将其用胶布固定在患者的大腿内侧，以便于术中经腰部将输尿管切断并将输尿管远端切实地缝扎在输尿管插管上后，由手术台下的医生或者巡回护士与台上医生共同配合，同步套叠并牵拉输尿管残端，将其拉入膀胱或尿道内。

待腰部切口缝合完毕后，再将患者摆放为膀胱截石位，主刀医生持续牵拉输尿管插管使输尿管根部呈帐篷状，经尿道放入电切镜（图 5-5-19），从输尿管膀胱开口的根部用电凝将输尿管残端完全切除，然后取出送病理检查。对切除创缘充分进行电凝止血后，留置 20～22Fr 三腔气囊导尿管，气囊注水 15ml。接生理盐水低压持续冲洗，接引流袋。

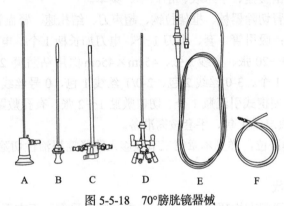

图 5-5-18　70°膀胱镜器械

A.70°光学视管；B.镜芯；C.22.5Fr 外管鞘；D.工作件；E.导光束；F.冲水管

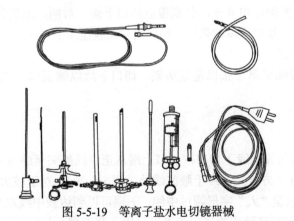

图 5-5-19　等离子盐水电切镜器械

B. 也可先不安置输尿管插管，而在经腰部切口切除肾脏及输尿管上段后，从输尿管残端的开口向下置入内置有增强钢丝的 5Fr 输尿管插管，再将输尿管残端与插管切实地缝扎固定。待腰部切口缝合完毕后，再将患者摆放为膀胱截石位，经尿道使用膀胱镜异物钳钳夹输尿管导管末端，在直视下将其及所缝扎捆绑在一起的输尿管残端以套叠的方式拉入膀胱、后尿道。再换用电切镜于上述同法将其切除。该方法的好处是不需要两次摆放膀胱截石位,不足之处是不能在术中台上、台下同步配合对输尿管残端进行套叠和牵拉,有可能因为输尿管残端不能很好地被套叠,造成输尿管残端不能或者不能全部被拉入膀胱,而无法经尿道切除。

C. 有学者采用术前先摆放膀胱截石位,先经尿道电切患侧输尿管在膀胱的开口,并使其与膀胱壁分离。再经腰部切口游离、拉出患侧输尿管全段。但是输尿管开口的电切,尤其是与膀胱壁的分离不容易掌握。此外,经腰部切口拉出输尿管也可能导致盆腔出血、漏尿等并发症。

(二)经腹入路肾盂癌根治术

1. 手术用物

(1)常规布类:剖腹盆、手术衣、剖口单、桌单。

(2)手术器械:肾切除器械、框架拉钩、超声刀、结扎速、肾血管器械。

(3)一次性用物:吸引管 1 套、电刀 1 个、电刀加长柄 1 个、电刀清洁片 1 张、剖腹套针 1 包、纱布 10~20 张、方纱 3 张、45cm×45cm 医用粘贴膜 2 张、血浆引流管 1 根、无菌塑料灯柄罩 1 个、3-0 丝线 2 包、2-0/T 丝线 1 包、0 号丝线 2 包、11 号刀片 1 个、20 号刀片 2 个、便携式引流瓶 1 个、切口敷贴 1~2 张、有孔敷贴 1 个、2-0 可吸收缝线 1 包、4-0 可吸收缝线 1 包、手套按需准备。

2. 手术体位 仰卧位,详见本章第三节经腹入路肾癌根治性切除术。

3. 消毒铺巾

(1)消毒液:碘伏。

(2)消毒范围:双侧方均超过腋中线,上方至乳头平面,下方至耻骨联合。

(3)铺巾

1)用反折 1/4 的治疗巾 4 张,分别覆盖切口下侧、对侧、上侧和近侧。

2)纱布 1 张擦干切口区域的碘伏,贴医用粘贴膜覆盖手术区域并固定治疗巾。

3)铺剖口单 2 张。

4)切口上缘横铺桌单 1 张以覆盖头架,切口下缘纵铺桌单 1 张,覆盖床尾及手术托盘。

4. 手术配合

(1)切口

1)剑突下至腋前线肋缘下切口:切口上端从正中线剑突至脐 1/4~1/3 处开始,沿肋弓下 2~3cm 向外下方行走,终于腋前线处(图 5-5-20)。对于较大的肿瘤或者肥胖的患者,切口上端可以呈"人"字形超过中线,下端可以到达腋中线水平。对于巨大肿瘤,尤其是左侧肿瘤伴发腔静脉瘤栓形成者可以采用上腹部横"人"字形切口(Chute 切口),以保证手术野的充分暴露。

2)上腹正中或旁正中直切口:剑突至脐直切口,也可绕脐延长切口至脐下方。

(2)肾及输尿管处理:详见本章第三节经腹入路肾癌根治性切除术。先在腹膜后找到患侧输尿管,递 0 号丝线结扎阻断,以防止肾盂内的肿瘤细胞沿输尿管向创腔播散种植。

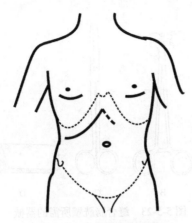

图 5-5-20 患侧肋缘下斜切口

（3）切除肾脏及输尿管：备长敷料镊、解剖剪、直角钳、花生米钝性剥离器、弯止血钳、组织钳（图 5-5-21）。递直角钳、长敷料镊、花生米钝性剥离器钝性游离输尿管，沿腰大肌表面向下游离输尿管直至进入膀胱处。轻提输尿管并牵引连接输尿管末端的部分膀胱壁，巡回护士通过保留尿管向膀胱内注入生理盐水以使膀胱呈半充盈状态。电刀切开输尿管汇入膀胱处肌层，但不切开膀胱黏膜，弯止血钳钝性游离膀胱肌层与膀胱黏膜之间的潜在间隙，显露输尿管汇入膀胱处及周围 2~3cm² 区域的膀胱黏膜。用电刀或者长解剖剪切开膀胱黏膜，用组织钳抓住黏膜边缘，切除输尿管及输尿管膀胱壁内段（图 5-5-22）。用 4-0 可吸收缝线连续缝合膀胱黏膜，2-0 可吸收缝线连续缝合膀胱肌层，6×14 圆针 3-0丝线间断缝合浆肌层（图 5-5-23）。将完整切除的肾脏及输尿管取出，清扫肾门周围淋巴结。

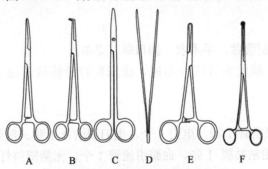

图 5-5-21 切除输尿管所需的器械

A.弯止血钳；B.直角钳；C.解剖剪；D.长敷料镊；E.组织钳；F.花生米钝性剥离器

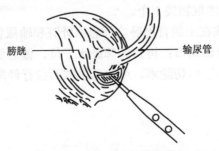

膀胱　　　　　　　　　　输尿管

图 5-5-22 切除输尿管壁内段

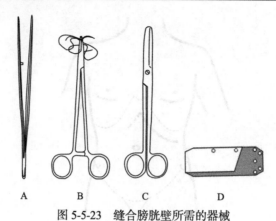

图 5-5-23　缝合膀胱壁所需的器械

A.解剖镊；B.持针器及针线；C.组织剪；D.可吸收缝线

（4）关闭侧后腹膜：巡回护士、器械护士共同仔细清点所有手术用物无误后，用 7×20 圆针 3-0 丝线关闭后腹膜（也可不关闭后腹膜）。

（5）放置引流、缝合切口：留置血浆引流管，逐层关闭切口，同本章第三节经腹途径肾癌根治性切除术。

二、腹腔镜肾盂癌根治性切除术

（一）经腰入路腹腔镜肾盂癌根治性切除术

1. 手术用物

（1）常规布类：剖腹盆、手术衣、剖口单、桌单。

（2）手术器械：腹腔镜肾切除器械、泌尿腹腔镜特殊器械、超声刀、结扎速、Hem-o-lock 钳。

（3）一次性用物

1）常规物品：吸引管 1 根、电刀 1 个、电刀清洁片 1 张、剖腹套针 1 包、纱布 10 张、45cm×45cm 医用粘贴膜 1 张、血浆引流管 1 个、无菌塑料灯柄罩 1 个、引流袋 1 个、3-0 丝线 1 包、2-0/T 丝线 1 包、0 号丝线 1 包、11 号刀片 1 个、20 号圆刀片 1 个、纱条 1 包、切口敷贴 2 张、有孔敷贴 1 张、手套按需准备。

2）特殊物品：无菌保护套 1 个、12mm 穿刺鞘 1~2 个、5mm 穿刺鞘 1 个、结扎钉及钛夹按需准备、大号标本取物袋 1 个。

2. 手术体位
取患侧在上的肾侧卧位行患侧肾脏和输尿管上、中段切除及肾门区淋巴结清扫，然后关闭腰部切口；再换为仰卧水平位，做患侧下腹部直（或弧形）切口，行输尿管残端膀胱袖套状切除术，或取膀胱截石位行经尿道输尿管残端膀胱袖套状切除术。

3. 消毒铺巾

（1）消毒液：碘伏。

（2）消毒范围：前后方均超过身体中线，上方至腋窝，下方至髋部。

（3）铺巾

1）1/4 折的治疗巾 3 张，分别覆盖切口对侧、髋部和近侧；桌单 1 张齐切口上缘横铺，完全覆盖头架及托手架。

2）纱布 1 张擦干切口区域的碘伏，贴医用粘贴膜覆盖切口区域并固定治疗巾。

3）1/4 折的治疗巾 4 张沿切口四周铺盖，巾钳 4 把固定。

4）铺剖口单 2 张。

5）桌单 1 张齐切口下缘纵铺，覆盖床尾及手术托盘。

4. 手术配合

（1）清点用物：巡回护士、器械护士共同仔细清点所有手术用物，包括纱球、纱布、纱条、器械、缝针、刀片等。

（2）连接各路管道及成像设备：备纱布 2 张、巾钳 2 把、吸引管及摄像头无菌保护套。将腹腔镜特殊器械中的气腹管、电凝线、超声刀、导光束及套上保护套的摄像头连线分别整理归类，分别用纱布捆扎并用巾钳固定于切口上、下方的无菌单上，将摄像头与腹腔镜目镜连接并调节白平衡，检查调试腔镜方向和清晰度后妥善放置备用。

（3）建立操作通道：同本章第二节经腰入路腹腔镜单纯肾切除术，通常建立 3 个通道进行相关的手术操作（图 5-5-24）。

（4）寻找并结扎输尿管：备电凝钩、超声刀、吸引器、空心抓钳、直角钳、Hem-o-lock 钳、结扎钉等（图 5-5-25）。用电凝钩或超声刀钝锐结合游离肾周筋膜外的脂肪组织，在髂血管平面沿腰大肌表面向深处寻找输尿管，用直角钳在输尿管鞘外游离输尿管，先用结扎钉或钛夹结扎输尿管后，用超声刀切断（或用结扎速闭合后切断），以防止肾盂内的肿瘤细胞沿输尿管向创腔播散种植。

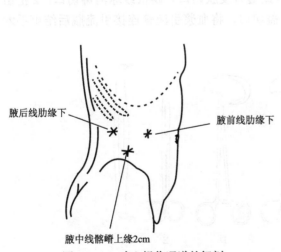

图 5-5-24　建立操作通道的解剖

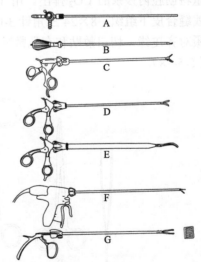

图 5-5-25　游离、结扎输尿管所需的器械

A.吸引器；B.电凝钩；C.抓钳；D.腔镜剪；E.直角钳；

F.超声刀；G.Hem-o-lock 钳

（5）游离、结扎肾蒂，切除肾脏：详见本章第三节经腰入路腹腔镜肾癌根治性切除术。

（6）取出肾脏：完全游离、切除肾脏及输尿管后，备大号标本取物袋、抓钳（图5-5-26）。将腹腔镜镜头从另一个 12mm 穿刺鞘中放入，从髂嵴上方的穿刺鞘中放入标本取物袋，展开后用抓钳和分离钳将切除的肾脏和输尿管装入并收拢，防止标本漏出（图 5-5-27）。在髂嵴上方的操作孔与腋后线操作孔之间适当延长切口，取出肾脏和输尿管。也可先不取出肾脏，待从下腹部切口行输尿管残端切除时再取出标本。仔细对创面进行止血后，从操作孔处置入血浆引流管，三角针 2-0/T 丝线将血浆引流管固定于皮肤上。

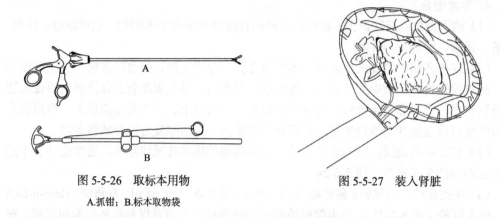

图 5-5-26　取标本用物

A.抓钳；B.标本取物袋

图 5-5-27　装入肾脏

（7）缝合切口：器械护士和巡回护士仔细清点所有手术用物无误后，巡回护士关闭气腹机、光源和摄像系统。手术医生取出穿刺鞘，用双手前后挤压患者腰腹部，以尽量将创腔内残余的 CO_2 排出。用 13×24 圆针 0 号丝线缝合肌层，13×24 圆针 3-0 丝线缝合皮下组织，8×24 三角针 3-0 丝线缝合皮肤切口。碘伏纱球消毒切口，2 把组织镊对齐皮缘，切口敷贴和有孔敷贴覆盖切口，将血浆引流管连接引流瓶后结束手术（图 5-5-28）。

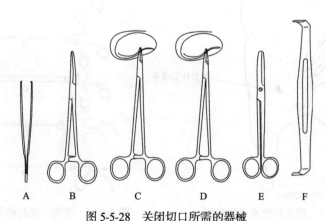

图 5-5-28　关闭切口所需的器械

A.组织镊；B.弯止血钳；C、D.持针器；E.组织剪；F.皮肤拉钩

（8）切除输尿管残端：同前所述。

（二）经腹入路腹腔镜肾盂癌根治性切除术

1. 手术用物

（1）常规布类：剖腹盆、手术衣、剖口单、桌单。

（2）手术器械：腹腔镜肾切除器械、泌尿腹腔镜特殊器械、超声刀、结扎速、Hem-o-lock 钳。

（3）一次性用物

1）常规物品：吸引管 1 根、电刀 1 个、电刀清洁片 1 张、剖腹套针 1 包、纱布 10 张、45cm×45cm 医用粘贴膜 1 张、血浆引流管 1 个、无菌塑料灯柄罩 1 个、引流袋 1 个、3-0 丝线 1 包、2-0/T 丝线 1 包、0 号丝线 1 包、11 号刀片 1 个、20 号圆刀片 1 个、纱条 1 包、切口敷贴 2 张、有孔敷贴 1 张、手套按需准备。

2）特殊物品：无菌保护套 1 个、12mm 穿刺鞘 1～2 个、5mm 穿刺鞘 1 个、结扎钉及钛夹按需准备、大号标本取物袋 1 个。

2. 手术体位 60°～70°患侧在上的侧斜卧位，详见本章第二节经腹腹腔镜单纯肾切除术。首先将患侧在上的肾侧位摆放妥当后，再将手术床向患者背侧倾斜 20°～30°，使患者背部与手术床之间成 60°～70°角（图 5-5-29）。

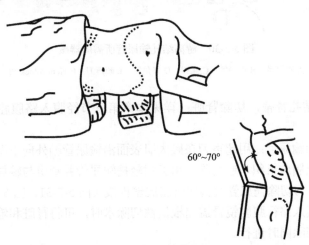

60°~70°

图 5-5-29 侧斜卧位

3. 消毒铺巾 同经腰入路。

4. 手术配合

（1）清点用物：巡回护士、器械护士共同仔细清点所有手术用物，包括纱球、纱布、纱条、器械、缝针、刀片等。

（2）连接各路管道及成像设备：备纱布 2 张、巾钳 2 把、吸引管及摄像头无菌保护套。将腹腔镜特殊器械中的气腹管、电凝线、导光束及套上无菌保护套的摄像头连线分别整理归类，分别用纱布捆扎后再用巾钳固定于切口上、下方的无菌单上。将摄像头与腹腔镜目镜连接后调节白平衡，检查调试腔镜方向和清晰度后妥善放置备用。

（3）建立操作通道：同本章第二节经腹入路腹腔镜单纯肾切除术。

（4）寻找并结扎输尿管：备电凝钩、超声刀、吸引器、抓钳、直角钳、Hem-o-lock

钳、结扎钉等（图 5-5-30）。用电凝钩或超声刀沿患侧结肠旁沟纵行打开侧腹膜，结扎速切断相应韧带，到达肾周筋膜前层表面。在髂血管平面沿腰大肌表面向深处寻找输尿管，用直角钳在输尿管鞘外游离输尿管，用结扎钉或钛夹夹闭输尿管，以防止肾盂内的肿瘤细胞沿输尿管向创腔播散种植。

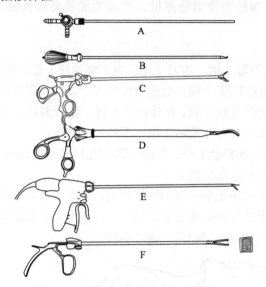

图 5-5-30 游离结扎输尿管所需的器械

A.吸引器；B.电凝钩；C.抓钳；D.直角钳；E.超声刀；F. Hem-o-lock 钳

（5）游离、结扎肾蒂，切除肾脏：详见本章第三节经腹入路腹腔镜肾癌根治性切除术。

（6）分离切除输尿管：用超声刀在腰大肌表面沿输尿管鞘外向下游离输尿管直至膀胱，连同周围淋巴脂肪组织一起切除。用抓钳轻提输尿管并牵引与输尿管末端相连的部分膀胱壁，用超声刀切除输尿管及输尿管膀胱壁内段（图 5-5-31，图 5-5-32）。在通常情况下，当采用经腹入路行腹腔镜肾盂癌根治性切除术时，可将肾脏和输尿管及输尿管膀胱壁内段袖套状切除同时进行。

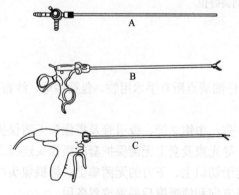

图 5-5-31 分离、切除输尿管所需的器械

A.吸引器；B.抓钳；C.超声刀

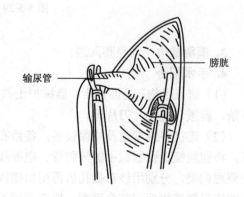

图 5-5-32 分离、切除输尿管

（7）缝合膀胱壁：用 4-0 可吸收缝线连续缝合膀胱黏膜，2-0 可吸收缝线连续缝合膀胱肌层（图 5-5-33，图 5-5-34）。

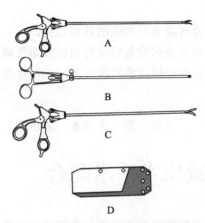

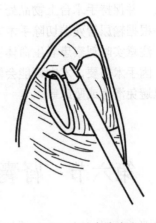

图 5-5-33　缝合膀胱壁所需的器械　　　　　　　图 5-5-34　缝合膀胱壁

A.分离钳；B.持针器；C.腔镜剪；D.可吸收缝线

（8）取出肾脏：完全游离、切除肾脏及输尿管后，在脐窝下缘操作孔处适当延长切口，用取物袋将肾脏和输尿管取出送病理检查。仔细对创面进行止血后，从穿刺鞘处置入血浆引流管，三角针 2-0/T 丝线将血浆引流管固定于皮肤上，并接引流瓶。

（9）缝合切口：器械护士和巡回护士仔细清点所有手术用物无误后，巡回护士关闭气腹机、光源和摄像系统。手术医生取出穿刺鞘，并用双手从腰腹部前后挤压，以尽量排出腹腔内残余的 CO_2。用 13×24 圆针 0 号丝线缝合肌层，13×24 圆针 3-0 丝线缝合皮下组织，8×24 三角针 3-0 丝线缝合皮肤。碘伏纱球消毒切口，2 把组织镊对合皮缘，切口敷贴和有孔敷贴覆盖切口后结束手术（图 5-5-35）。

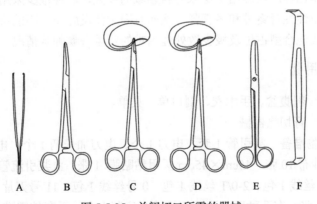

图 5-5-35　关闭切口所需的器械

A.组织镊；B.弯止血钳；C、D.持针器及针线；E.组织剪；F.皮肤拉钩

5. 特殊关注点

（1）肾盂癌根治术一般需要变换 2 次手术体位，即从患侧在上的肾侧位变为仰卧水平位或膀胱截石位，有时还需要变换 3 次手术体位（麻醉后先摆放膀胱截石位，安置输尿管插管或做输尿管口电切）。每次变换体位后，均应注意检查患者的肢体是否处于功能

位、皮肤有无受压、负极板粘贴是否牢靠等。

（2）术中变换体位时，需要重新消毒铺巾，应注意仔细清点手术用物，防止异物遗留或遗失，并保持手术台上物品处于无菌状态。

（3）根据输尿管残端切除手术方式的不同，及时准备好相应的器械物品。

（4）注意实时观察患者生命体征，如术中出血应及时准备好血管器械和血管缝线。

（5）因手术需要，术中可能会倾斜手术床，特别是经腹腹腔镜手术，应注意妥善固定患者以避免滑落或坠床等。

（张　燕　朱育春　石伊潇）

第六节　肾囊肿去顶减压术手术配合

肾囊肿（renal cyst，cyst of kidney）是肾脏内出现的大小、数目不等的与外界及与肾脏收集系统不相通的囊性占位的总称。常见的肾囊肿可分为单纯性肾囊肿、成人型多囊肾和获得性肾囊肿。单纯性肾囊肿大多无症状，直径在 4cm 以下的囊肿可密切随访，较大的囊肿可根据具体情况施行开放或腹腔镜囊肿去顶减压术。

多囊肾属于遗传性疾病，其典型的临床表现以疼痛、腹部肿块、血尿、高血压、肾功能损害等最为多见。对早、中期的多囊肾患者如有位于肾脏表面的大囊肿施行去顶减压术或内引流术可以起到减轻症状、延缓肾功能损害的作用。

一、开放式肾囊肿去顶减压术

在腹腔镜技术已经广泛应用于泌尿外科领域的今天，已经很少采用开放式肾囊肿去顶减压术来治疗单纯性肾囊肿和多囊肾，除非有同时伴发肿瘤、不能排除恶性变的不规则囊壁增厚、囊实混合型占位及极少数处理困难的肾盂旁囊肿等情况。

（一）手术用物

1. 常规布类　剖腹盆、手术衣、剖口单、桌单。

2. 手术器械　肾切除器械。

3. 一次性用物准备　吸引管 1 套、电刀 1 个、电刀加长柄 1 个、电刀清洁片 1 张、剖腹套针 1 包、纱布 10 张、45cm×45cm 医用粘贴膜 1 张、血浆引流管 1 根、无菌塑料灯柄罩 1 个、3-0 丝线 1 包、2-0/T 丝线 1 包、0 号丝线 1 包、11 号刀片 1 个、20 号刀片 2 个、切口敷贴 1 张、有孔敷贴 1 张、便携式引流瓶 1 个、手套按需准备。

（二）手术体位

手术体位为患侧在上的肾侧卧位，详见本章第二节。

（三）消毒铺巾

1. 消毒液　碘伏。

2. 消毒范围 前后方均超过腋中线，上方至腋窝，下方至髋部。

3. 铺巾

（1）1/4 折的治疗巾 3 张，分别覆盖切口对侧、下方和近侧；桌单 1 张齐切口上缘横铺，注意应保证完全覆盖头架及托手架。

（2）纱布 1 张擦干切口区域的碘伏，用医用粘贴膜覆盖切口区域并固定治疗巾。

（3）1/4 折的治疗巾 4 张沿切口方向四周铺盖，巾钳 4 把固定。

（4）铺剖口单 2 张。

（5）桌单 1 张齐切口下缘纵铺，覆盖床尾及手术托盘。

（四）手术配合

1. 手术切口 多采用患侧腰部第 12 肋缘下斜切口，根据情况也可采用经第 12 肋或第 11 肋间切口（图 5-6-1）。

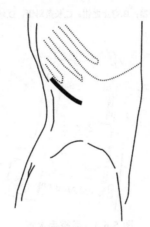

图 5-6-1 患侧腰部第 12 肋缘下斜切口

2. 切开皮肤及皮下组织 器械护士、巡回护士共同仔细清点所有手术用物后，备圆刀 2 把、纱布 2 张、皮肤拉钩 2 个、组织镊 1 个、解剖镊 1 个、13×24 圆针 0 号丝线等（图 5-6-2）。递第一把圆刀切皮后换下，第二把圆刀或用电刀切开皮下组织，用电刀依次切开腰部各层肌肉。在分离过程中若遇组织出血时，视情况用弯止血钳或解剖镊夹持组织后电烙止血，0 号丝线结扎或用 0 号丝线缝扎止血。

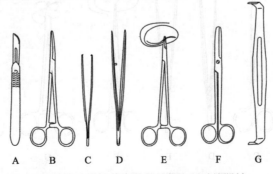

A   B   C   D   E   F   G

图 5-6-2 切开皮肤及皮下组织所需的器械

A.圆刀；B.弯止血钳；C.组织镊；D.解剖镊；E.持针器及针线；F.组织剪；G.皮肤拉钩

3. 显露手术野　备长敷料镊、直角钳、花生米钝性剥离器、自持式胸腔牵开器等（图5-6-3）。用湿纱布 2 张保护切口,自持式胸腔牵开器撑开切口,以显露手术区域（图5-6-4）。

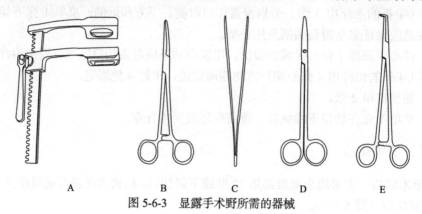

图 5-6-3　显露手术野所需的器械

A.自持式胸腔牵开器；B.弯止血钳；C.长敷料镊；D.解剖剪；E.直角钳

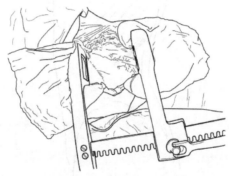

图 5-6-4　显露手术野

4. 切开肾周筋膜,显露肾脏囊肿　备长敷料镊、直角钳、弯止血钳、解剖剪、S 拉钩、花生米钝性剥离器、钳带线等（图5-6-5）。电刀更换加长柄后,用电刀在肾周筋膜囊的后方纵行切开肾周筋膜。S 拉钩牵拉肾脏,对照术前影像学检查确定的肾囊肿位置,以钝锐结合的方式行局部分离,显露肾囊肿（图5-6-6）。

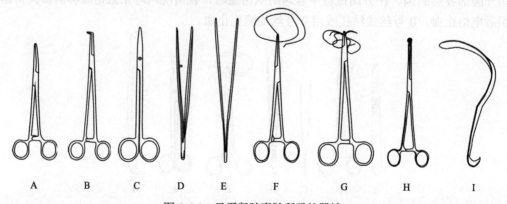

图 5-6-5　显露肾脏囊肿所需的器械

A.弯止血钳；B.直角钳；C.解剖剪；D.解剖镊；E.长敷料镊；F.钳带线；G.持针器及针线；H.花生米钝性剥离器；I.S 拉钩

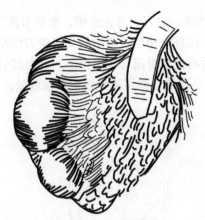

图 5-6-6 显露肾囊肿

5. 切除囊肿顶壁 充分显露囊肿后，用电刀逐个切开囊肿的顶壁。吸尽囊内液体，在距肾实质 0.2~0.5cm 处用电刀或解剖剪环形切除囊壁，将切出的囊壁送病理检查（图 5-6-7，图 5-6-8），对囊壁边缘充分电凝止血。对残余的囊壁内表面可用碘酒或无水乙醇涂抹烧灼，以减少其分泌。对于开口较小的肾盂旁囊肿，可在上述处理后，再将肾周脂肪填充于囊腔内。

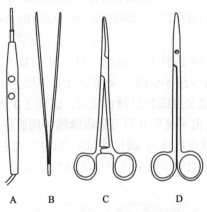

图 5-6-7 切除囊壁所需的器械

A.电刀；B.敷料镊；C.弯止血钳；D.解剖剪

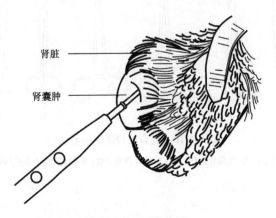

肾脏

肾囊肿

图 5-6-8 切除囊壁

6. 放置引流 备碘伏纱球、尖刀、弯止血钳、血浆引流管、8×24 三角针 2-0/T 丝线（图 5-6-9）。于切口中下段外份相当于腋中线处用尖刀切开皮肤、皮下，用弯止血钳钝性戳开肌层，稍加扩张后将血浆引流管引出体外，将血浆引流管近端留置在肾脏创面处。递三角针 2-0/T 丝线将引出的血浆引流管固定于皮肤处。

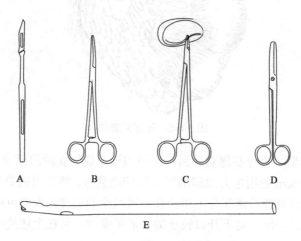

图 5-6-9 安置血浆引流管所需的器械

A.手术尖刀；B.弯止血钳；C.持针器及针线；D.组织剪；E.血浆引流管

7. 缝合切口 备 13×24 圆针 0 号丝线、13×24 圆针 3-0 丝线、8×24 三角针 3-0 丝线、组织镊、弯止血钳等（图 5-6-10）。器械护士、巡回护士共同仔细清点所有手术用物无误后，用圆针 0 号丝线全层或分层缝合肌层，圆针 3-0 丝线缝合皮下脂肪组织层，三角针 3-0 丝线缝合皮肤（也可使用 0 号可吸收缝线关闭肌层，2-0 可吸收缝线关闭皮下脂肪组织层，皮肤缝合器缝合皮肤）。碘伏纱球消毒切口，2 把组织镊对合皮缘，切口敷贴和有孔敷贴覆盖切口，将血浆引流管连接引流瓶后结束手术（图 5-6-11）。

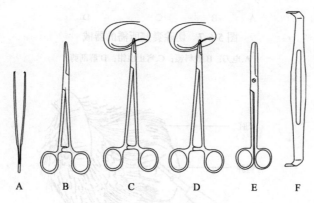

图 5-6-10 缝合切口所需的器械

A.组织镊；B.弯止血钳；C、D.持针器及针线；E.组织剪；F.皮肤拉钩

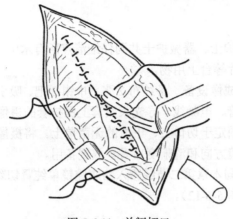

图 5-6-11 关闭切口

二、后腹腔镜肾囊肿去顶减压术

（一）手术用物

1. 常规布类 剖腹盆、手术衣、剖口单、桌单。

2. 手术器械 腹腔镜普通器械、泌尿腹腔镜特殊器械、超声刀。

3. 一次性用物准备

（1）常规物品：吸引管 1 根、电刀 1 个、电刀清洁片 1 张、LC 套针 1 包、纱布 5 张、45cm×45cm 医用粘贴膜 1 张、15Fr 硅胶多孔引流管 1 根、无菌塑料灯柄罩 1 个、3-0 丝线 1 包、2-0/T 丝线 1 包、0 号丝线 1 包、11 号刀片 1 个、20 号刀片 2 个、切口敷贴 2 张、有孔敷贴 1 张、便携式引流瓶 1 个、手套按需准备。

（2）特殊物品：无菌保护套 1 个、12mm 穿刺鞘 1～2 个、5mm 穿刺鞘 1 个。

（二）手术体位

手术体位为患侧在上的肾侧卧位，详见本章第二节。

（三）消毒铺巾

1. 消毒液 碘伏。

2. 消毒范围 前后方均超过腋中线，上方至腋窝，下方至髋部。

3. 铺巾

（1）1/4 折的治疗巾 3 张，分别覆盖切口对侧、下方和近侧；桌单 1 张齐切口上缘横铺，注意应保证完全覆盖头架及托手架。

（2）纱布 1 张擦干切口区域的碘伏，用医用粘贴膜覆盖切口区域并固定治疗巾。

（3）1/4 折的治疗巾 4 张沿切口方向四周铺盖，巾钳 4 把固定。

（4）铺剖口单 2 张。

（5）桌单 1 张齐切口下缘纵铺，覆盖床尾及手术托盘。

（四）手术配合

1. 清点用物 巡回护士、器械护士共同仔细清点所有术中物品，包括纱球、纱布、纱条、器械、缝针、刀片等台上用物。

2. 连接各路管道及成像设备 备纱布2张、巾钳2把、吸引管及无菌保护套，将腹腔镜特殊器械中的气腹管、电凝线、导光束及套上保护套的摄像头连线整理归类，分别用纱布捆扎后再用巾钳固定于切口上、下方的无菌单上。将摄像头连接腹腔镜镜头后调节白平衡，检查调试腔镜方向和清晰度后妥善放置备用。

3. 建立操作通道 同本章第二节经腰入路腹腔镜单纯肾切除术。通常建立3个通道进行相关的手术操作（图5-6-12）。

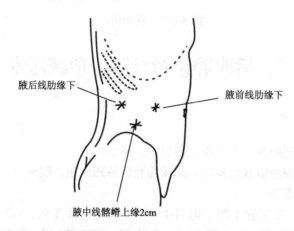

图 5-6-12 建立操作通道的解剖位置

4. 显露肾囊肿 用电凝钩或超声刀、吸引器钝锐结合游离肾周筋膜外的脂肪组织。切开肾周筋膜，钝锐结合分离肾周脂肪囊，到达肾脏表面。根据术前影像学检查的结果，游离、显露肾囊肿。肾囊肿在腹腔镜下通常呈淡蓝色，囊肿内有出血、感染等情况时例外（图5-6-13，图5-6-14）。

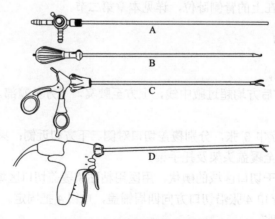

图 5-6-13 显露肾囊肿所需的器械

A.吸引器；B.电凝钩；C.分离钳；D.超声刀

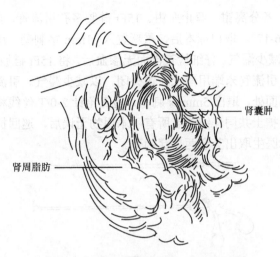

图 5-6-14　游离肾周脂肪囊，显露肾囊肿

5. 切除并取出囊肿顶壁　充分显露肾囊肿后，用电凝钩切开或用吸引器头戳破囊肿顶壁，吸尽囊内液体。在距肾实质 0.5cm 处用电凝钩或超声刀、腔镜剪环形切除囊肿壁，取出囊壁后对囊壁创缘充分止血（图 5-6-15，图 5-6-16）。

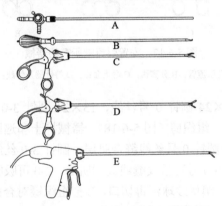

图 5-6-15　切除肾囊肿所需的器械
A.吸引器；B.电凝钩；C.抓钳；D.腔镜剪；E.超声刀

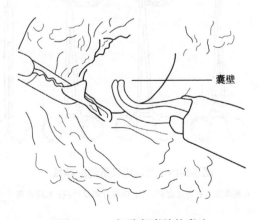

图 5-6-16　切除肾囊肿的囊壁

6. 安置引流管　备分离钳、弯止血钳、15Fr 硅胶多孔引流管、组织剪、8×24 三角针 2-0/T 丝线（图 5-6-17）。取出标本后，重新置入 11mm 穿刺鞘，用湿纱布围绕穿刺鞘与皮肤的连接处，以减少漏气。仔细检查创面无渗血后，将 15Fr 硅胶多孔引流管从 5mm 穿刺鞘通道中置入，引流管末端用弯止血钳夹闭，以减少漏气。引流管头端在直视下用分离钳夹持放置于创面处，退出 5mm 穿刺鞘，递三角针 2-0/T 丝线将引流管固定于皮肤上。器械护士和巡回护士共同仔细清点所有手术用物无误后，巡回护士关闭气腹机、光源和摄像系统，手术医生取出其余两个穿刺鞘。

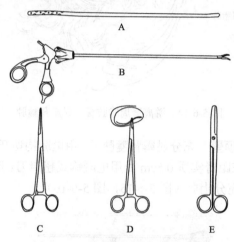

图 5-6-17　安置引流管所需的器械

A.硅胶多孔引流管；B.分离钳；C.弯止血钳；D.持针器及针线；E.组织剪

7. 缝合切口　备 13×24 圆针 0 号丝线、13×24 圆针 3-0 丝线、8×24 三角针 3-0 丝线、弯止血钳、组织镊、组织剪（图 5-6-18）。器械护士和巡回护士再次共同仔细清点所有手术用物无误后，用圆针 0 号丝线缝合肌层，圆针 3-0 丝线缝合皮下组织，三角针 3-0 丝线缝合皮肤（也可用 0 号可吸收缝线关闭肌层、2-0 可吸收缝线缝合皮下脂肪组织层，皮肤用多抹棒黏合）。碘伏纱球消毒切口，2 把组织镊对合皮缘，切口敷贴和有孔敷贴覆盖切口，将引流管连接引流瓶后结束手术。

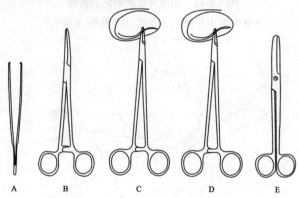

图 5-6-18　关闭切口所需的器械

A.组织镊；B.弯止血钳；C、D.持针器及针线；E.组织剪

（刘元婷　朱育春　宋　敏）

第七节　经皮肾穿刺造瘘术手术配合

经皮肾穿刺造瘘术（percutaneous nephrostomy，PCN）在泌尿外科有着广泛的应用，如上尿路梗阻的引流、尿瘘、尿外渗及出血性膀胱炎的尿流改道，同时还可为经皮尿路取石术及其他内镜操作提供操作通道等。B 超是最常用的穿刺引导方法。

（一）手术用物

1. 常规布类　TUR 盆、桌单。

2. 手术器械　大外活检器械。

3. 一次性用物　2-0/T 丝线 1 包、LC 套针 1 包、纱布 2 张、10m 注射器 1 副、引流袋 1 个、14cm×12cm 有孔敷贴 1 张。

4. 特殊物品　筋膜扩张器套件（18G 穿刺针、导丝、7～16Fr 筋膜扩张管）、肾造瘘管（根据患者具体情况选择相应的肾造瘘管型号）。如果肾造瘘管选择使用 14Fr 肾盂球囊导管，应准备 16Fr "T" 形把手撕开鞘。

（二）手术体位

手术体位为俯卧位（图 5-7-1）。

（1）将患者置于俯卧位，头偏向一侧摆放于垫有棉垫的头圈上。

（2）将双上肢呈功能位摆放于头部两侧，妥善约束。

（3）胸下（女性患者注意保护其乳房）、耻骨联合（男性患者注意保护外生殖器，即尽量悬空会阴部）及膝关节处均应放置泡沫垫，第 12 肋缘下对准腰桥。

（4）踝部垫以软枕，使足尖离开床面，足底与小腿接近垂直，维持踝关节功能位，防止垂足。

（5）将手术床调整为头高脚低位，接着降低背板以升高腰桥，最后将腿板和头板抬高成水平位。如为电动手术床，则直接按压相应的体位标志键，直至调整到满意位置，最后将腿板和头板调高成水平位。上头架，将托盘放在手术床尾部后固定。

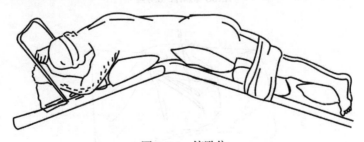

图 5-7-1　俯卧位

（三）消毒铺巾

1. 消毒液　碘伏。

2. 消毒范围　上方至腋窝，下方至髋部，两侧至腋前线。

3. 铺巾

（1）用反折 1/4 的治疗巾 4 张，覆盖切口的下侧、对侧、上侧及近侧。

（2）切口上缘横铺桌单 1 张以覆盖头架，切口下缘纵铺桌单 1 张覆盖床尾。

（四）手术配合

1. 穿刺部位　常采用 B 超定位，选择第 11 肋间、第 12 肋下的肩胛下线与腋后线之间的区域为进针区域，穿刺针通过肾后外侧经肾实质进入收集系统，避免直接刺入肾盂。因为直接穿刺肾盏，在扩张时容易损伤肾血管，通道的建立亦难于成功。若肾结石患者为取石而行 PCN 者，结石在肾盂的患者选择经下盏或中盏进入；结石在中盏的患者选择直接从中盏穿入；上盏和下盏的结石可选择经下盏穿入，累及多个肾盏的结石或鹿角形结石可能需要两条或三条穿刺造瘘通道。

2. 局部麻醉　用 10ml 注射器抽吸 1% 利多卡因药液行穿刺区域局部麻醉，应注意回抽无回血后再注入利多卡因药液，以避免将麻醉药直接注入血管而引起中毒反应。

3. 穿刺　备 18G 穿刺针、导丝（图 5-7-2），在 B 超引导下用带针芯的 18G 穿刺针按拟定的位置、深度和角度刺入收集系统，刺入后通常有突破感和落空感。取出针芯，见有尿液流出为穿刺成功（图 5-7-3）。将导丝软头经针鞘插入肾收集系统（图 5-7-4），导丝前端的柔软部分要完全进入肾盂或肾盏，最好能进入输尿管内，拉直导丝，防止污染，退出针鞘。

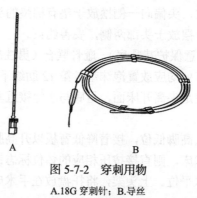

图 5-7-2　穿刺用物

A.18G 穿刺针；B.导丝

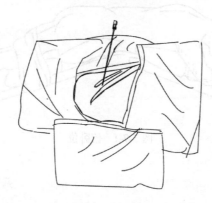

图 5-7-3　穿刺

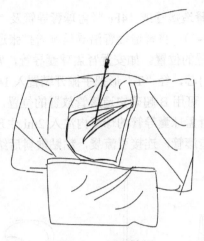

图 5-7-4 置入导丝

4. 扩张 在穿刺部位的皮肤处用尖刀切一个小口，采用筋膜扩张器顺导丝放入，沿导丝方向旋转扩张器并向前推进，逐级进行通道扩张，从 7Fr 开始，以 2Fr 递增，根据肾造瘘管的型号可扩张至 15Fr 或 16Fr（图 5-7-5，图 5-7-6）。

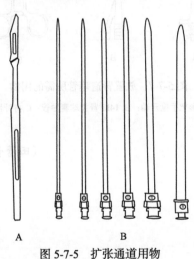

A   B
图 5-7-5 扩张通道用物
A.手术尖刀；B.筋膜扩张器（7Fr、9Fr、11Fr、13Fr、15Fr、16Fr）

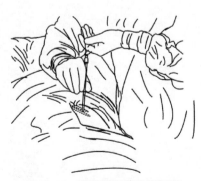

图 5-7-6 筋膜扩张器扩张通道

5. 留置肾造瘘管　备肾造瘘管或 14Fr 肾盂球囊导管及 "T" 形把手撕开鞘、8×24 三角针 2-0/T 丝线（图 5-7-7）。将肾造瘘管沿导丝顺着扩张通道进入到肾收集系统内，也可用 B 超确定造瘘管放置的位置。如安置肾盂球囊导管，则沿导丝置入 16Fr "T" 形把手撕开鞘，拔出导丝及内芯，经 "T" 形把手撕开鞘置入 14Fr 肾盂球囊导管，在置管的同时撕裂并拔出剥皮鞘，可用 B 超确定造瘘管放置的位置，带刻度的肾盂球囊导管能帮助了解插入的深度，向肾盂球囊导管的球囊内注入 2ml 生理盐水。用三角针 2-0/T 丝线关闭切口并妥善固定肾造瘘管，连接引流袋，粘贴敷料后结束手术。

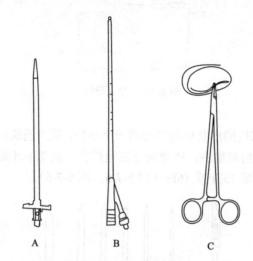

图 5-7-7　放置肾造瘘管所需的用物

A. "T" 形把手撕开鞘；B. 14Fr 肾盂球囊导管；C. 持针器及针线

（田蕾蕾　宋　敏　石伊潇）

第六章　肾结石手术配合

肾结石是尿路结石中最常见的疾病，其主要症状为腰痛、血尿等。腰痛及血尿的严重程度与肾结石的部位、大小、活动与否及有无梗阻、感染等因素有关。40%～50%的肾结石患者可出现腰痛，通常表现为腰部或上腹部的钝性疼痛（胀痛）；少数伴发输尿管结石的患者可出现上述部位的剧烈疼痛，呈阵发性，往往难以忍受，疼痛通常沿输尿管行径区域放射至同侧腹股沟，还可以累及同侧睾丸及阴茎头或阴唇。对于小于 0.8cm 且肾功能无损害、无感染、无梗阻，并且表面光滑的肾结石，可采取大量饮水、止痛、抗感染、调节 pH 等保守治疗。对于大于 0.8cm 的肾结石，可根据结石的大小、部位、有无梗阻等情况选用体外冲击波碎石（ESWL）、经皮肾镜碎石（PCNL）、输尿管软镜碎石（FUL）、切开取石术等方法进行治疗。

第一节　肾盂切开取石术手术配合

（一）手术用物

1. 常规布类　剖腹盆、手术衣、剖口单、桌单。
2. 手术器械　肾切除器械、肾盂补充器械、肋骨切除器械。
3. 一次性用物

（1）常规物品：吸引管 1 套、电刀 1 个、电刀加长柄 1 个、电刀清洁片 1 张、剖腹套针 1 包、纱布 10～20 张、45cm×45cm 医用粘贴膜 1 张、血浆引流管 1 根、无菌塑料灯柄罩 1 个、3-0 丝线 1 包、2-0/T 丝线 1 包、0 号丝线 1 包、11 号刀片 1 个、20 号刀片 2 个、便携式引流瓶 1 个、切口敷贴 1 张、有孔敷贴 1 张、手套按需准备。

（2）特殊用物：医用润滑剂 1 支、输尿管内支架管 1 根（型号由术者根据术中情况决定）、4-0 可吸收缝线 1 包、1-0 可吸收缝线和 2-0 可吸收缝线及皮肤缝合器按需准备。

（二）手术体

手术体位为肾侧卧位，详见第五章第二节。

（三）消毒铺巾

1. 消毒液　碘伏。
2. 消毒范围　上方至腋窝，下方至髋部，前后方均超过身体中线。

3. 铺巾

（1）1/4 折的治疗巾 3 张，依次覆盖切口对侧、髋部和近侧；桌单 1 张齐切口上缘横铺，完全覆盖头架及托手架。

（2）纱布 1 张擦干切口区域的碘伏，贴医用粘贴膜覆盖切口区域并固定治疗巾。

（3）1/4 折的治疗巾 4 张沿切口四周铺盖，巾钳 4 把固定。

（4）铺剖口单 2 张。

（5）桌单 1 张齐切口下缘纵铺，覆盖床尾及手术托盘。

（四）手术配合

1. 切口　经第 12 肋下切口（图 6-1-1）。

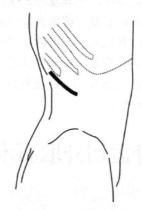

图 6-1-1　第 12 肋下切口

2. 切开皮肤及皮下组织　器械护士、巡回护士共同清点手术用物后，备圆刀 2 把、纱布 2 张、皮肤拉钩 2 把、13×24 圆针 0 号丝线（图 6-1-2）。第一把圆刀切皮后换下，用第二把圆刀或电刀切开皮下组织，电刀切开腰背部各层肌肉及筋膜，显露肾周。在分离过程中若出现组织出血，视情况用弯止血钳或解剖镊夹持组织后电凝止血，0 号丝线结扎或圆针 0 号丝线缝扎止血。如显露不满意时，可将第 12 肋游离至肋骨小头处切除。

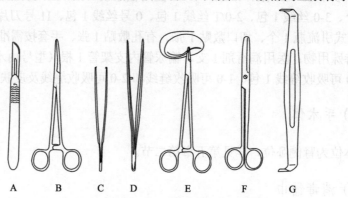

图 6-1-2　切开皮肤及皮下组织所需的器械

A.手术圆刀；B.弯止血钳；C.组织镊；D.解剖镊；E.持针器及针线；F.组织剪；G.皮肤拉钩

3. 显露手术野　备长敷料镊、直角钳、胸腔牵开器、解剖剪、弯止血钳（图 6-1-3），用湿纱布2张保护切口，胸腔牵开器撑开切口（图6-1-4）。

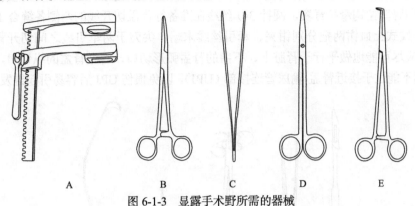

图 6-1-3　显露手术野所需的器械

A.胸腔牵开器；B.弯止血钳；C.长敷料镊；D.解剖剪；E.直角钳

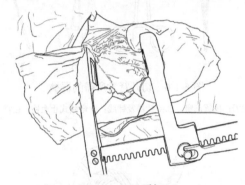

图 6-1-4　显露切口

4. 切开肾周筋膜，显露肾盂　备长解剖剪、敷料镊、解剖镊、直角钳、花生米钝性剥离器、S拉钩，以及3-0、2-0/T、0号钳带线等（图6-1-5）。电刀更换加长柄后，在肾周筋膜囊后方纵行切开，在肾周脂肪囊及其下方游离肾下极及输尿管上段，注意保护输尿管系膜，以免损伤输尿管血供。用直角钳穿过输尿管，递8号尿管、弯蚊式止血钳，钳夹8号尿管末端以牵引输尿管。沿输尿管向上分离，钝锐结合游离，显露肾盂。遇有小的血管侧支时应予以钳夹、切断后结扎处理，肾盂中份有肾后静脉发出，游离时应加以注意，避免损伤。

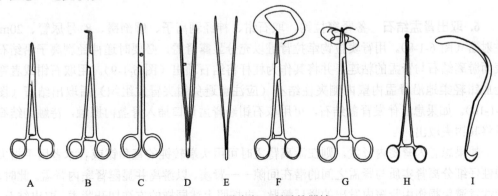

图 6-1-5　游离肾盂所需的器械

A.弯止血钳；B.直角钳；C.解剖剪；D.解剖镊；E.长敷料镊；F.钳带线；G.持针器及针线；H.花生米钝性剥离器；I.S拉钩

5. 切开肾盂 备尖刀、解剖镊、6×14圆针3-0丝线、弯蚊式止血钳、肾窦拉钩（图6-1-6），用肾窦拉钩牵拉肾窦，圆针3-0丝线在准备行肾盂切开线的两侧各缝合1针作为牵引，弯蚊式止血钳两把分别钳夹、牵引丝线末端，尖刀于两牵引线之间切开肾盂（图6-1-7）。应尽可能地做平行于肾脏上、下盏的肾盂弧形切口，若做肾盂的纵切口，应注意切口下端不能过于接近肾盂-输尿管连接部（UPJ），以免损伤UPJ后容易引起继发性狭窄。

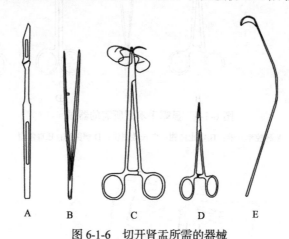

图6-1-6 切开肾盂所需的器械

A.手术尖刀；B.解剖镊；C.持针器及针线；D.弯蚊式止血钳；E.肾窦拉钩

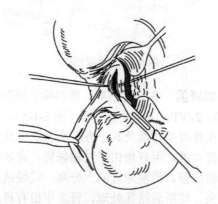

图6-1-7 切开肾盂

6. 取出肾盂结石 备肾窦拉钩、取石钳、神经剥离子、解剖镊、8号尿管、20ml注射器（图6-1-8）。用肾窦拉钩牵拉肾脏以充分显露肾盂，必要时递神经剥离子沿结石表面游离结石与肾盂的粘连，并将其作为杠杆将结石顶出（图6-1-9）。用取石钳或者弯止血钳轻柔地沿肾盂内壁内侧夹住结石（应注意避免钳夹肾盂组织）后取出结石（图6-1-10）。如果患者伴发肾盏结石，可用取石钳经肾盂切口插入肾盏内探触，待触到结石后将其钳夹取出。

如果患者为肾窦内肾盂，则在游离肾盂时可用头端较钝的直角钳或者术者用手指尖钝性仔细分离肾实质与肾盂之间的潜在间隙——肾窦，以游离并显露肾窦内肾盂。此时，应注意避免损伤由肾窦内发出的肾后静脉。再按照上述同样的方法切开肾盂、取出结石。取尽结石后，递解剖镊及8号尿管，经肾盂切口插入肾盂、肾盏，用充满生理盐水的注射器冲洗肾盂，以便将结石残渣及血凝块冲出，再将 8 号尿管向下插入输尿管，注射生理盐水以证实输尿管通畅（图 6-1-11）。

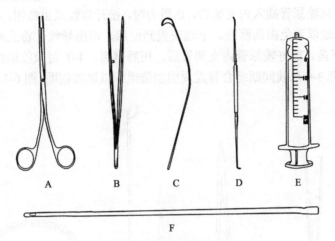

图 6-1-8　肾盂切开取石用物

A.取石钳；B.解剖镊；C.肾窦拉钩；D.神经剥离子；E.注射器；F.8 号尿管

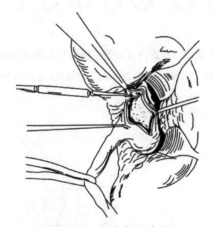

图 6-1-9　游离肾盂取石

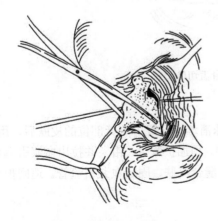

图 6-1-10　取出肾盂结石

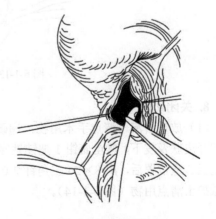

图 6-1-11　冲洗肾盂

7. 安置输尿管内支架管，缝合肾盂　如术中需要留置输尿管内支架管，则将涂抹润滑剂的导丝硬头端插入输尿管内支架管内，将支架管弯头顶直，递弯蚊式止血钳钳夹支架管尾端导丝。向输尿管插入内支架管，遇阻力时，松开弯蚊式止血钳，将导丝后退 2～3cm，使头端变软以避免损伤膀胱。下端安置到位后，退出导丝，将上端安置入肾盂，最好放置在肾下盏。放好输尿管内支架管后，用解剖镊、4-0 可吸收缝线连续缝合肾盂切口，6×14 圆针 3-0 丝线间断缝合肾盂周围脂肪组织以遮盖创面（图 6-1-12，图 6-1-13）。

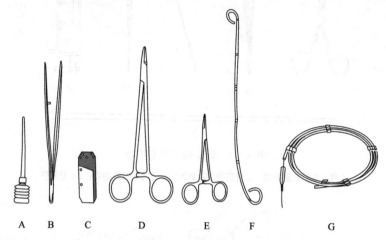

图 6-1-12　放置内支架管、缝合肾盂所需的用物

A.医用润滑剂；B.解剖镊；C.可吸收线；D.持针器；E.弯蚊式止血钳；F.输尿管内支架管；G.导丝

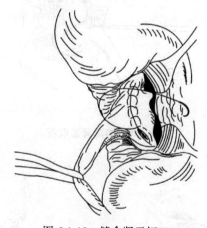

图 6-1-13　缝合肾盂切口

8. 关闭切口

（1）放置引流、清点手术用物：递碘伏纱球消毒拟安置引流管部位的皮肤后，用尖刀切开皮肤及皮下，弯止血钳 1 把钝性穿透肌层，稍加扩张后，钳夹并拉出血浆引流管，调整至合适位置后，用 8×24 三角针 2-0/T 丝线缝合皮肤、固定血浆引流管。巡回护士、器械护士清点用物（图 6-1-14）。

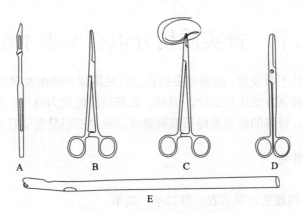

图 6-1-14 放置引流管所需的用物
A.手术尖刀；B.弯止血钳；C.持针器及针线；D.组织剪；E.血浆引流管

（2）缝合切口：用 13×24 圆针 0 号丝线或 0 号可吸收缝线全层或分两层缝合肌层，视情况适当回复体位，以便于减少切口张力。肌层关闭完成后，再次清点手术用物，用 13×24 圆针 3-0 丝线或 2-0 可吸收缝线缝合皮下脂肪层，8×24 三角针 3-0 丝线或皮肤缝合器缝合皮肤切口。碘伏纱球消毒切口，2 把组织镊仔细对合皮缘，贴切口敷贴，引流管连接引流袋（图 6-1-15，图 6-1-16）。

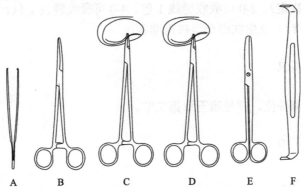

图 6-1-15 关闭切口所需的器械
A.组织镊；B.弯止血钳；C、D.持针器及针线；E.组织剪；F.皮肤拉钩

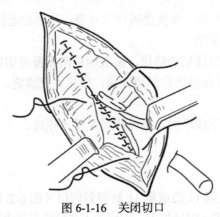

图 6-1-16 关闭切口

（田蕾蕾　莫　宏　段秀丽）

第二节 肾实质切开取石术手术配合

随着微创技术的不断发展，越来越多的肾结石采用体外冲击波碎石、经皮肾镜碎石、输尿管软镜碎石等微创方法进行治疗。但是，在基层医院因为设备、技术条件的限制，或者因为结石过大、肾脏的鹿角形结石或特殊成分的结石仍然需要行开放手术取石。

（一）手术用物

1. 常规布类 剖腹盆、手术衣、剖口单、桌单。

2. 手术器械 肾切除器械、肾盂补充器械、肋骨切除器械、肾血管器械。

3. 一次性用物

（1）常规物品：吸引管 1 套、电刀 1 个、电刀加长柄 1 个、电刀清洁片 1 张、剖腹套针 1 包、纱布 10～20 张、45cm×45cm 医用粘贴膜 1 张、血浆引流管 1 根、无菌塑料灯柄罩 1 个、3-0 丝线 2 包、2-0/T 丝线 1 包、0 号丝线 2 包、11 号刀片 1 个、20 号刀片 2 个、便携式引流瓶 1 个、切口敷贴 1 张、有孔敷贴 1 张、手套按需准备。

（2）特殊用物：无菌盐水冰 1 盒、医用润滑剂 1 支、输尿管内支架管 1 根（型号由术者根据术中情况决定）、2-0 可吸收缝线 1 包、4-0 可吸收缝线 1 包、1-0 可吸收缝线和2-0 可吸收缝线（8 针）及皮肤缝合器按需准备。

（二）手术体位

手术体位为肾侧卧位，详见第五章第二节。

（三）消毒铺巾

1. 消毒液 碘伏。

2. 消毒范围 上方至腋窝，下方至髋部，前后方均超过身体中线。

3. 铺巾

（1）1/4 折的治疗巾 3 张，依次覆盖切口对侧、髋部和近侧；桌单 1 张齐切口上缘横铺，完全覆盖头架及托手架。

（2）纱布 1 张擦干切口区域的碘伏，贴医用粘贴膜覆盖切口区域并固定治疗巾。

（3）1/4 折的治疗巾 4 张沿切口四周铺盖，巾钳 4 把固定。

（4）铺剖口单 2 张。

（5）桌单 1 张齐切口下缘纵铺，覆盖床尾及手术托盘。

（四）手术配合

1. 切口 患侧腰部经第 12 肋或第 11 肋间斜切口（图 6-2-1）。

2. 切开皮肤及皮下组织 器械护士、巡回护士共同清点手术用物后，备圆刀 2 把、纱布 2 张、皮肤拉钩 2 把、13×24 圆针 0 号丝线（图 6-2-2）。第一把圆刀切皮后换下，用第二把圆刀或电刀切开皮下组织，电刀切开腰部各层肌肉。在分离过程中若遇组织出血，可视情况用弯止血钳或解剖镊夹持组织后电凝止血，0号丝线结扎或圆针0号丝线缝扎止血。

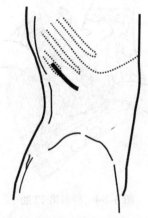

图 6-2-1　患侧腰部经第 12 肋切口

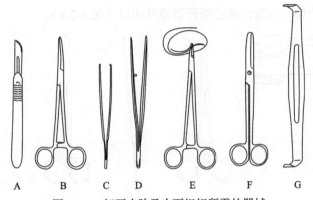

图 6-2-2　切开皮肤及皮下组织所需的器械

A.手术圆刀；B.弯止血钳；C.组织镊；D.解剖镊；E.持针器及针线；F.组织剪；G.皮肤拉钩

3. 切除部分第 12 肋　备骨膜剥离器、肋骨钩、肋骨剪和咬骨钳（图 6-2-3）。用电刀沿第 12 肋背侧中线切开肌肉和骨膜，用骨膜剥离器和肋骨钩将骨膜与肋骨分开，在切口的上角处用肋骨剪剪断并切除第 12 肋大部（图 6-2-4）。

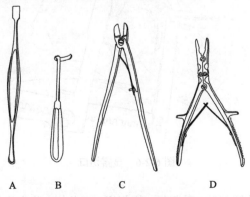

图 6-2-3　切除肋骨所需的器械

A.骨膜剥离器；B.肋骨钩；C.肋骨剪；D.咬骨钳

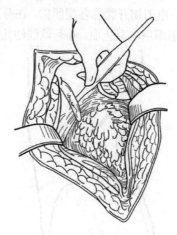

图 6-2-4 游离第 12 肋

4. 显露手术野 备长敷料镊、直角钳、胸腔牵开器、解剖剪、弯止血钳（图 6-2-5）。用湿纱布 2 张保护切口两缘，胸腔牵开器撑开切口（图 6-2-6）。

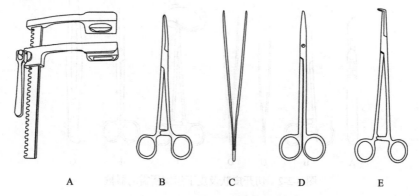

图 6-2-5 显露切口所需的器械

A.胸腔牵开器；B.弯止血钳；C.长敷料镊；D.解剖剪；E.直角钳

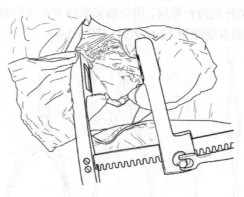

图 6-2-6 显露切口

5. 游离肾脏 备长解剖剪、敷料镊、解剖镊、直角钳、花生米钝性剥离器，以及 3-0、2-0/T、0 号钳带线等（图 6-2-7）。电刀换上加长柄，在肾周筋膜囊后方纵行切开，在肾周脂肪囊内依次游离肾脏的背侧、腹侧和上下两极，遇有细小的血管侧支时应予以钳夹、切断后结扎或缝扎处理。应充分游离肾脏、输尿管上段及肾盂，在游离肾蒂时，亦应分离出肾动、静脉的主干，分别用血管牵引带牵拉备用。

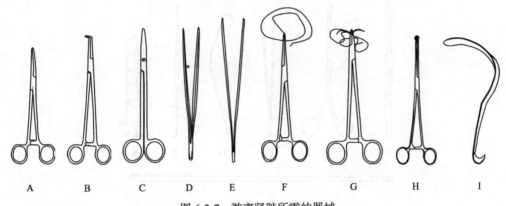

图 6-2-7 游离肾脏所需的器械

A.弯止血钳；B.直角钳；C.解剖剪；D.解剖镊；E.长敷料镊；F.钳带线；G.持针器及针线；H.花生米钝性剥离器；I.S 拉钩

6. 阻断肾脏血流及局部低温 游离出肾蒂血管后，在肾实质切开前应用哈巴狗血管夹或心耳钳临时阻断肾动脉（图 6-2-8，图 6-2-9），并用剪开一半的无菌垃圾袋以肾蒂为中心包绕肾脏，在无菌垃圾袋内放入无菌盐水冰屑包裹肾脏，行肾脏局部降温 15min，以减少肾组织的缺血性损伤，保护肾功能。在阻断肾动脉前 5～10min，也可经静脉快速输注肌苷注射液 2g，以增加肾脏对抗缺血再灌注损伤的能力。

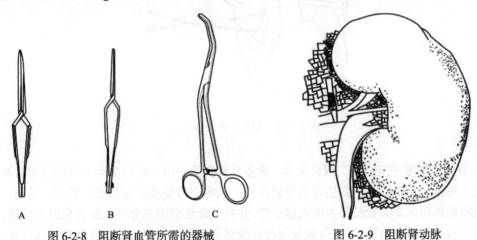

图 6-2-8 阻断肾血管所需的器械

A、B.哈巴狗血管夹；C.心耳钳

图 6-2-9 阻断肾动脉

7. 切开肾脏取石 用解剖剪或手术刀片在肾脏凸面后方 1～1.5cm 处（此处是肾动脉前、后分支交界的无血管区，亦称 Brueder 线）剪开肾包膜，11 号手术刀片切开肾实质，刀柄分离肾实质，遇横跨的静脉分支，可予以结扎、切断。切开肾实质后即进入肾盂、肾盏。肾窦拉钩牵拉，暴露结石，递取石钳，轻柔地将结石取出，必要时递神经剥离子以充分游离结石与肾盂、肾盏的粘连，并起杠杆作用，以便将结石顶出。结石取出后，放入 8 号尿管于肾盂、肾盏内，用注射器抽吸生理盐水反复冲洗，将结石残渣和血凝块冲洗干净（图 6-2-10，图 6-2-11）。

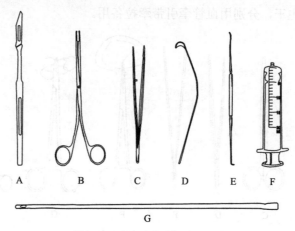

图 6-2-10　肾切开取石用物

A.手术尖刀；B.取石钳；C.解剖镊；D.肾窦拉钩；E.神经剥离子；F.注射器；G. 8 号尿管

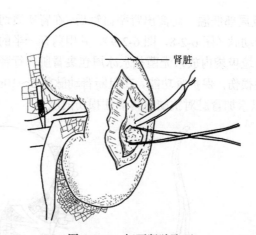

肾脏

图 6-2-11　切开肾脏取石

8. 安置输尿管内支架管，缝合肾盂、肾盏及肾实质切口　将用医用润滑剂润滑后的导丝硬头端插入支架管内，将头端的弯曲伸直，末端用弯蚊式止血钳钳夹固定。仔细、轻柔地将输尿管内支架管经肾盂插入输尿管，并向下直至前端充分进入膀胱后退出导丝。放好支架管后，用解剖镊、4-0 可吸收缝线连续缝合肾盂及肾盏切口，使肾实质与肾盂、肾盏隔开，如有肾盏颈部狭窄，需做肾盏漏斗部成形。仔细检查肾创面，用 2-0 可吸收缝线水平褥式缝合肾实质切口（图 6-2-12，图 6-2-13）。取出夹闭肾动脉的哈巴狗血管夹或心耳钳，开放肾蒂血流，仔细观察切口区域无出血。经静脉快速输注 20% 甘露醇 250ml，以对抗氧自由基、再灌注损伤并利尿。

9. 关闭切口

（1）放置引流：冲洗切口，将肾脏置于原位，将肾周筋膜前后做两层缝合以固定肾脏，于肾周放置血浆引流管 1 根（图 6-2-14）。

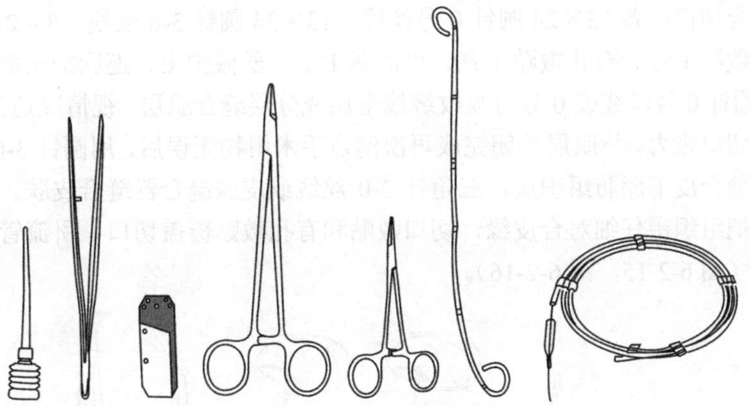

图 6-2-12　放置输尿管内支架管所需的用物

A.医用润滑剂；B.解剖镊；C.可吸收线；D.持针器；E.弯蚊式止血钳；F.输尿管内支架管；G.导丝

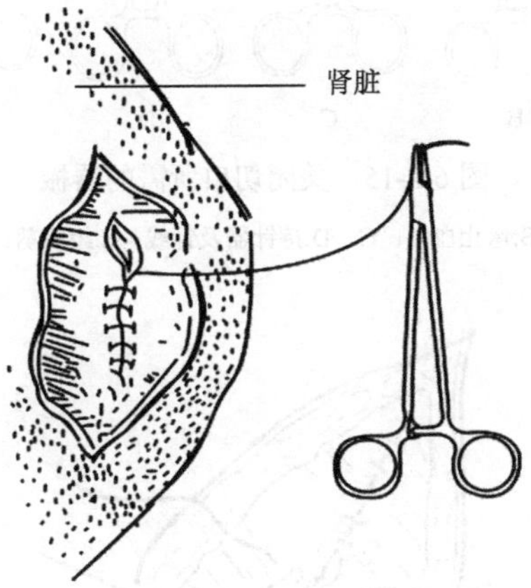

图 6-2-13　缝合肾脏切口

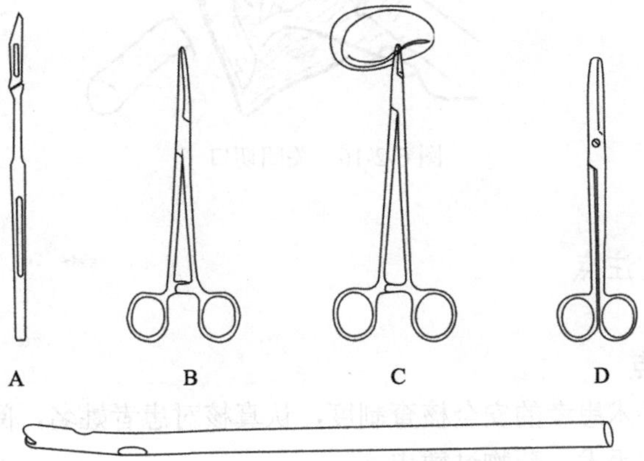

图 6-2-14　放置引流管所需的用物

A.手术尖刀；B.弯止血钳；C.持针器及针线；D.组织剪；E.血浆引流管

（2）缝合切口：备 13×24 圆针 0 号丝线、13×24 圆针 3-0 丝线、8×24 三角针 3-0 丝线、切口敷贴 1 张、有孔敷贴 1 张、引流瓶 1 个。器械护士、巡回护士清点手术用物无误后，用圆针 0 号丝线或 0 号可吸收缝线全层或分层缝合肌层。视情况适当回复体位，以便于减少切口张力。待肌层关闭完成再次清点手术用物无误后，用圆针 3-0 丝线或 2-0 可吸收缝线缝合皮下脂肪组织层，三角针 3-0 丝线或皮肤缝合器缝合皮肤。碘伏纱球消毒切口，2 把组织镊仔细对合皮缘，切口敷贴和有孔敷贴覆盖切口，引流管连接引流瓶后结束手术（图 6-2-15，图 6-2-16）。

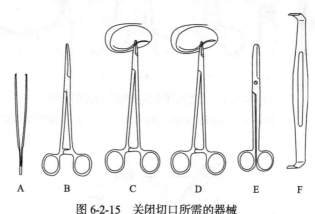

图 6-2-15　关闭切口所需的器械

A.组织镊；B.弯止血钳；C、D.持针器及针线；E.组织剪；F.皮肤拉钩

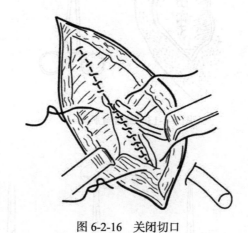

图 6-2-16　关闭切口

（五）手术关注点

1. 手术前关注点

（1）严格执行手术患者的安全核查制度，认真核对患者姓名，阅读病历，全面了解病情，询问有无既往手术、药物过敏史。

（2）选择患侧上肢建立静脉通道。

2. 手术中关注点

（1）术中如需阻断肾脏血液循环，应提前准备好无菌冰屑，术中放置于肾脏周围，以降低肾脏温度，减轻肾脏缺血性损伤。

（2）因缝合肾脏切口需要，手术医生可能会切取少许脂肪组织，器械护士应妥善保存，不能随意丢弃。

3. 手术后关注点

（1）守护床旁，适当约束，避免复苏期躁动引起意外坠床。

（2）保护各种管路，避免意外脱出。

（3）检查患者皮肤完整性。

（段秀丽　田蕾蕾　莫　宏）

第三节　经皮肾镜碎石、取石术手术配合

随着腔道技术的发展，泌尿系结石从传统的开放手术治疗更多地转向微创腔镜技术。经皮肾镜碎石术（PCNL）是经腰背部建立从皮肤到肾集合系统通道来治疗肾、输尿管上段结石的方法。PCNL 与输尿管硬镜碎石术（UL）、输尿管软镜碎石术（FUL）及体外冲击波碎石术共同构成上尿路结石的现代治疗方法。

与开放手术相比，PCNL 无需做开放切口，能在直视下发现并处理结石，可以一次性将结石击碎，当时可全部或部分取出。尤其是对直径>2.0cm 的肾结石、硬度较高的草酸钙结石、肾内型结石及合并肾盂输尿管连接部狭窄的结石效果更佳。PCNL 具有微创、痛苦小、并发症少、术后恢复快、可以反复操作等优点，尤其适合复发结石及开放手术后结石的治疗。

（一）手术用物

1. 常规布类　剖腹盆、TUR 盆、手术衣、剖口单、桌单。

2. 手术器械

（1）普通器械：大外活检器械。

（2）特殊器械：70°膀胱镜 1 套、经皮肾镜 1 套、超声和气压弹道手柄、550μm 钬激光光纤、光纤剥离器、光纤切割刀，套叠式金属同轴扩张器（轴心为 6Fr；9~21Fr，以 3Fr 递增）按需准备。

3. 一次性用物

（1）常规物品：LC 套针 1 包、纱布 10 张、45cm×45cm 脑科医用粘贴膜 2 张、45cm×45cm 医用粘贴膜 1 张、2-0/T 丝线 1 包、11 号刀片 1 个、医用润滑剂 2 支、20ml 注射器 2 副、60ml 注射器 1 副、无菌保护套 2 个、显微镜套 1 个、16Fr 双腔气囊导尿管 1 根、引流袋 2 个、输液延长管 2 根。

（2）特殊物品：经皮肾穿刺造瘘套装、导丝（一般用超滑导丝或斑马导丝）、5Fr 或 6Fr 输尿管导管、6Fr 输尿管内支架管（双 J 管）、"T" 形把手撕开鞘。根据主刀医生要求另备 Amplatz 扩张器（10~30Fr，以 2Fr 递增）、标记笔、尺子、国产肾造瘘管。

（3）灌注液：0.9%氯化钠注射液（3000ml/袋）若干袋，同时准备冲洗管路及传感输液器1根。

4. 设备

（1）穿刺引导设备：B超或C臂X线机。

（2）X线防护设备：铅屏、铅衣、铅围脖、铅防护眼镜。

（3）碎石设备：超声气压弹道碎石系统（EMS）、钬激光碎石系统。

（4）电视监视系统：由电视监视器、摄像头、摄像机、冷光源组成。

（5）腔镜灌注泵：能产生持续或脉冲水流，以保持术中视野清晰。

（二）手术体位

麻醉完成后，将患者摆放为膀胱截石位，行经尿道膀胱镜患侧输尿管逆行插管。插管成功后再将患者摆放为俯卧位，行经皮肾镜碎石、取石术。

1. 膀胱截石位（图6-3-1） 详见第五章第五节。

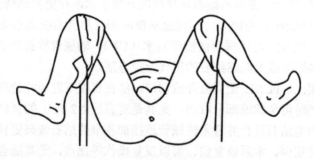

图 6-3-1 膀胱截石位

2. 俯卧位（图6-3-2）

（1）将患者置于俯卧位，头偏向一侧摆放于垫有棉垫的头圈上。

（2）将双上肢呈功能位摆放于头部两侧，妥善约束。

（3）胸下（女性患者注意保护其乳房）、耻骨联合（男性患者注意保护外生殖器，即尽量悬空会阴部）及膝关节处均应放置泡沫垫，第12肋缘下对准腰桥。

（4）踝部垫以软枕，使足尖离开床面，足底与小腿接近垂直，维持踝关节功能位，防止垂足。

（5）将手术床调整为头高脚低位，接着降低背板以升高腰桥，最后将腿板和头板抬高成水平位。如为电动手术床，则直接按压相应的体位标识键，直至调整到满意位置，最后将腿板和头板调高成水平位。上头架，将托盘放在手术床尾部后固定。

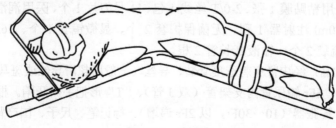

图 6-3-2 俯卧位

（三）消毒铺巾

1. 消毒液 碘伏。

2. 消毒范围

（1）膀胱截石位：前起耻骨联合至脐 1/2 处，后至会阴、肛门及其周围，两侧为大腿内上 1/3。消毒顺序为：①耻骨联合区和阴囊或阴阜；②大腿内上 1/3；③尿道外口、龟头、阴茎或大小阴唇、尿道外口；④会阴、肛周和肛门。

（2）俯卧位：上方至腋窝，下方至髋部，两侧至腋前线。

3. 铺巾

（1）膀胱截石位

1）臀下垫桌单 1 张，注意保护术者双手不被污染。

2）耻骨联合平面横铺治疗巾 1 张。

3）双腿各铺桌单 1 张。

4）耻骨联合平面横铺桌单 1 张。

（2）俯卧位

1）用反折 1/4 的治疗巾 4 张，依次覆盖切口下侧、对侧、上侧及近侧。

2）用纱布或治疗巾擦干切口区域的碘伏后，贴医用粘贴膜覆盖手术区域并固定治疗巾。

3）铺剖口单 2 张。

4）切口上缘横铺桌单 1 张以覆盖头架，切口下缘纵铺桌单 1 张覆盖床尾及手术托盘。

5）贴脑科医用粘贴膜 2 张于手术野患侧，将粘贴膜的排水管道置于污水桶内。

（四）手术配合

1. 经尿道膀胱镜输尿管逆行插管术

（1）清点手术器械：仔细清点所有手术物品，检查手术器械有无损坏或配件缺失。

（2）连接导光束及摄像头：将导光束连接于冷光源插口上，调节亮度至适中。将摄像头通过无菌保护套与台上膀胱镜的目镜相连接，调节白平衡，检查调试摄像头的方向、对比度和焦距。

（3）连接冲水管：注意保持有效的持续低压冲洗。一般将灌洗液与膀胱平面的高度调整为 40～50cm。

（4）放置输尿管导管：用医用润滑剂充分涂抹膀胱镜鞘和向尿道注入后，顺着尿道弧度轻柔地置入膀胱镜。用 70°膀胱镜仔细窥察膀胱各壁、前列腺及后尿道后，确定患侧输尿管开口的位置，从膀胱镜操作件插入孔放置超滑导丝至肾盂，退出膀胱镜操作件，再沿超滑导丝逆行置入 5Fr 或 6Fr 输尿管导管至肾盂。术前常规行患侧输尿管逆行插管的目的包括：①便于在术中经过输尿管插管注入生理盐水，人为造成肾积水，以便于穿刺；②术中在需要时，经过输尿管插管注入造影剂，以利于 X 线定位；③在碎石过程中防止碎石渣掉入输尿管引起梗阻和嵌顿。

（5）留置 16Fr 双腔气囊导尿管：仔细清点手术器械和物品，检查无损坏和无配件缺失后，安置 16Fr 双腔气囊导尿管。将输尿管导管固定于导尿管上，输尿管导管上连接 1 根 70cm 的延长管备用，导尿管连接引流袋。注意在开始肾脏碎石之前应将引流袋出水接头拧开并置于盛水桶内。

2. 变换体位及摆放设备 将患者轻柔、仔细地从膀胱截石位放置为俯卧位，摆放辅助系统（主刀医生站在患侧，电视监视系统及 C 臂 X 线机或 B 超置于主刀医生的对面；EMS 系统和腔镜灌注泵置于主刀医生侧）。

3. 经皮肾镜碎石、取石

（1）清点手术用物：巡回护士、器械护士共同清点所有手术用物，包括纱球、纱布、器械、缝针、刀片等。

（2）连接相关设备、正确设置各参数：巡回护士连接摄像系统、光源，调节光源亮度；连接腔镜灌注泵传感输液器，并将流量设置为 250～350ml/min，压力设置为 25～30kPa；连接超声手控器和弹道手控器至主机相应的接口上，并将结石收集器与中心负压连接，调节负压以确保工作正常；根据需要准备钬激光系统，使用前应检测光纤及保护镜。

（3）配制造影剂、连接延长管：造影剂的配制方法一般为欧乃派克（碘海醇注射液）20ml 加生理盐水 20ml（或根据主刀医生要求配置），将配置好的造影剂用 60ml 的注射器抽吸并连接 1 根 70cm 的延长管。排净空气后，将延长管的另一端交给台下的巡回护士，将其与输尿管导管上的延长管连接后备用。

（4）定位穿刺：皮肤穿刺点一般选择在患侧第 12 肋下缘或第 11 肋间与肩胛线至腋后线之间的交点上，穿刺时可用 B 超或 C 臂 X 线机透视以确定合适的穿刺位点和方向。如使用 B 超定位，无需注射造影剂，可用 60ml 的注射器向输尿管导管内注射生理盐水以形成人造肾积水；如使用 C 臂 X 线机定位，则需向输尿管导管内推注配置好的造影剂以便 X 线机显影定位。递 18G 穿刺针行经皮穿刺，当穿刺针进入肾盏后，拔出针芯，可见尿液溢出，将导丝经穿刺针鞘送入，再次用 C 臂 X 线机确定导丝已进入肾盂或输尿管后（图 6-3-3～图 6-3-6），拔出穿刺针鞘。

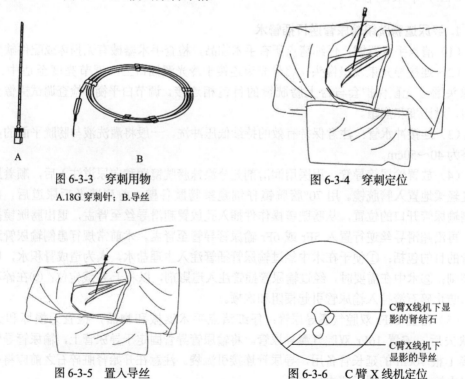

图 6-3-3　穿刺用物
A.18G 穿刺针；B.导丝

图 6-3-4　穿刺定位

图 6-3-5　置入导丝

图 6-3-6　C 臂 X 线机定位

C 臂 X 线机下显影的肾结石

C 臂 X 线机下显影的导丝

（5）建立通道：递11号尖刀片在穿刺点处皮肤切一个小口，大小以能够满足扩张器为宜。采用筋膜扩张器顺导丝放入，逐级进行通道扩张，从7Fr开始，以2Fr递增，扩张至15Fr或16Fr（图6-3-7，图6-3-8），换用套叠式金属同轴扩张器或Amplatz扩张器扩张至21～22Fr（图6-3-9～图6-3-11），沿扩张器将24Fr肾镜外鞘或扩张管鞘推入肾盏，保留肾镜外鞘或扩张管鞘，拔出扩张器，再沿导丝放入肾镜（图6-3-12），寻找结石。注意扩张器进入的方向要与穿刺针的方向保持一致，进入的深度不能超过穿刺针的深度，遵循可浅勿深的原则。器械护士可根据主刀医生要求在扩张管上用记号笔标记刻度，以便于主刀医生掌握扩张器进入的深度。

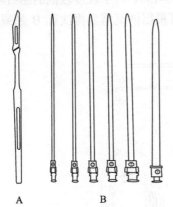

图6-3-7　建立通道所需用物

A.手术尖刀；B.筋膜扩张器（7Fr、9Fr、11Fr、13Fr、15Fr、16Fr）

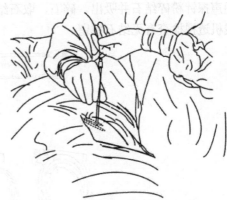

图6-3-8　筋膜扩张器扩张通道

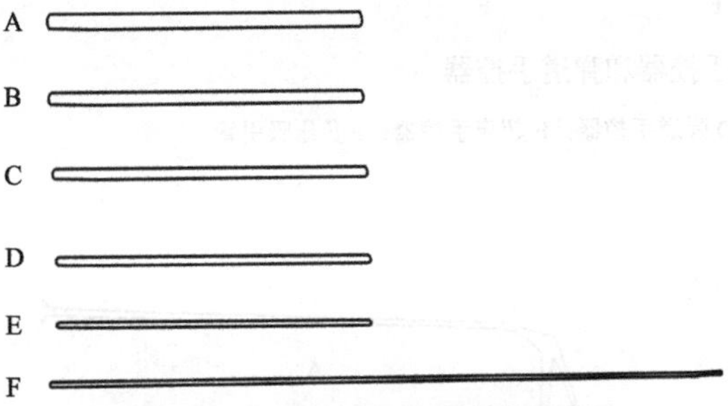

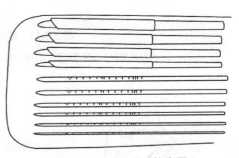

图6-3-9　套叠式金属同轴扩张器

A.21Fr；B.18Fr；C.15Fr；D.12Fr；E.9Fr；F.6Fr

图6-3-10　Amplatz扩张器

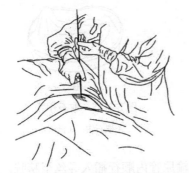

图6-3-11　套叠式金属同轴扩张器扩张通道

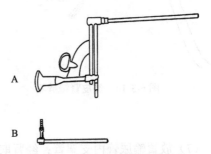

图6-3-12　经皮肾镜和肾镜外鞘

A.经皮肾镜；B.肾镜外鞘

（6）碎石、取石：使用标准经皮肾镜（21Fr）窥察肾盂、肾盏，寻找结石。在腔镜灌注泵的冲洗下，保持手术野的清晰，注意控制灌洗参数，根据结石硬度选用合适的碎石系统，并进行合理的参数设置。第三代 EMS 的建议参数设置包括：超声能量 50%～70%、占空比 50%～70%，气压弹道能量 80%～100%、频率 8～12Hz；第四代 EMS 的建议参数设置包括：超声能量 60%～80%、占空比 80%～100%，气压弹道能量 80%～100%、频率 8～12Hz；负压吸引表的负压调节为－0.4～－0.2bar。一般直径较大或硬度较高的结石，可用直径 2.0mm 的气压弹道针将结石碎成小块，再用超声探针粉碎并吸出到收集器中，或者用取石钳夹出（图 6-3-13～图 6-3-15）。对于硬度较低的结石可直接用超声探针粉碎结石并吸出。碎石、取石结束时，可根据情况需要再次行 B 超或 C 臂 X 线机透视检查有无结石残留。

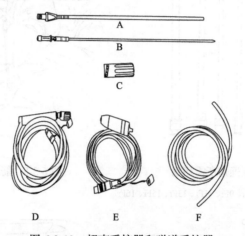

图 6-3-13　超声手控器和弹道手控器

A.超声探针；B.弹道探针；C.探针鞘；D.弹道手控器；E.超声手控器；F.负压吸引管

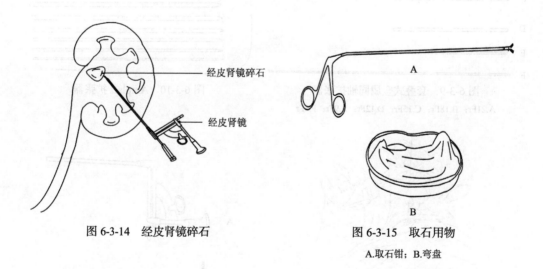

图 6-3-14　经皮肾镜碎石

经皮肾镜碎石

经皮肾镜

图 6-3-15　取石用物

A.取石钳；B.弯盘

（7）放置输尿管内支架管：经肾取石通道向输尿管内顺行插入导丝至膀胱，沿导丝顺行放置 6Fr 输尿管内支架管（图 6-3-16），巡回护士在台下同时将输尿管导管拔出。

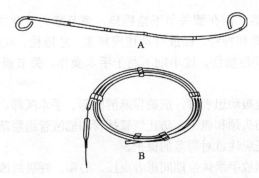

图 6-3-16　放置输尿管内支架管所需的用物

A.输尿管内支架管；B.导丝

（8）留置肾造瘘管：仔细清点所有手术用物后，留置肾造瘘管，方法有以下 2 种。

1）将金属扩张器插入肾镜外鞘内，退出肾镜外鞘；将"T"形把手撕开鞘套入金属扩张器，退出金属扩张器；将肾盂球囊导管经"T"形把手撕开鞘插入肾盂内；最后将"T"形把手撕开鞘一分为二撕开后取出，8×24 三角针 2-0/T 丝线固定肾盂球囊导管，连接引流袋。穿刺点加压数分钟，可向肾盂球囊导管内注入 2～3ml 生理盐水并稍向外牵引止血，连接引流袋，粘贴敷料（图 6-3-17）。

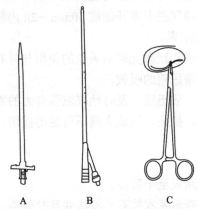

图 6-3-17　放置肾造瘘管所需的用物

A."T"形把手撕开鞘；B.14Fr 肾盂球囊导管；C.持针器及针线

2）在扩张管鞘内插入国产肾造瘘管，退出扩张管鞘，三角针 2-0/T 丝线固定肾造瘘管，连接引流袋，穿刺点加压数分钟，粘贴敷料。

（9）手术结束：巡回护士关闭 EMS 系统、钬激光系统、冷光源和摄像系统。特别注意气压弹道机空压器放气排压后应拧紧旋钮，整理后送回库房并摆放整齐。收集结石装袋，送结石成分分析或带回病房。

（五）特殊关注点

1. 摆放手术体位关注点

（1）摆放膀胱截石位时，将患者双腿屈曲放于吊腿架上，吊腿架的高度与患者仰卧位时屈髋的高度相等。需在膝关节下垫棉垫，调节膝关节弯曲度为 90°～100°，角度过小易压迫腘窝血管和神经。摆放时动作应轻柔、忌拖拉。双腿分开角度为 110°～120°，分开过大易致韧带损伤，过小则不利于手术操作，关节僵硬的患者应适当减小张开的角度。

（2）当摆放俯卧位搬动患者时，应确保麻醉医师、手术医师、手术室护士三方同时协调进行，以避免扭伤头颈和躯干，防止气管插管和输液管道脱落，注意眼睛的保护，防止受压，男性患者还应注意对阴茎的保护。

（3）密切注意在摆放手术体位期间患者血压、心率、呼吸的改变。

2. 感染性休克的预防

（1）术前应详细了解患者病情，特别是与尿路感染相关的阳性检查结果及抗生素使用情况。术中密切观察患者生命体征，注意观察肾盏、肾盂引出尿液有无浑浊，结石周围有无脓液、脓苔；术中、术毕密切观察患者有无寒战、发热，如患者出现寒战、发抖或高热、低血压等表现时要引起重视，要警惕有发生感染性休克的可能，配合医生尽早给予有效的干预和治疗。

（2）合理设置灌注泵的压力和流量，保持液体灌注量与吸引流出量之间的压力平衡。要注意在结石合并感染的基础上冲洗液快速灌注会造成肾盂内压升高，促使细菌或毒素进入血液，从而发生菌血症或脓毒血症的可能。

（3）合理应用抗生素，确保在手术开始前 30min～2h 内静脉滴注抗生素，如手术时间超过 3h，应给予第二剂抗生素。

（4）熟练掌握 EMS 系统和钬激光碎石系统的使用与碎石参数的设置，提高碎石效率，缩短手术时间，减少含菌尿液的吸收。

（5）一旦患者出现高热，应迅速、及时地采取强有力的物理降温和补液等措施，避免患者因持续高热引起惊厥、抽搐，造成大脑不可逆的损伤。术中和术后早期可根据情况使用适量利尿剂和激素。

3. 手术后关注点

（1）及时小心搬动患者回复至平卧位。

（2）注意遮盖保暖，检查患者衣物有无浸湿并及时更换，检查患者皮肤完整性。

（3）守护床旁，适当约束患者，避免复苏期躁动引起意外坠床。

（4）保护各种管路，避免意外脱出。

（5）观察引流液色与量。

（田蕾蕾　巴学园　李　霞）

第四节　肾结石输尿管软镜钬激光碎石术手术配合

肾结石微创治疗是处理肾结石的重要手段。目前，经皮肾镜碎石、取石术（PCNL）仍然是治疗肾结石的主要手段。近年来，随着输尿管软镜的研发、操作使用技术的不断提高与普及，以及相关配套微创器械的改进，越来越多的医生和患者选择采用输尿管软镜来治疗肾结石。

输尿管软镜的管径较硬性输尿管镜细且柔软可屈，能够通过人体的自然腔道到达肾盂、肾盏，从而可以避免 PCNL 对腰部组织、肾脏的创伤，避免肾实质出血、继发性动静脉瘘等风险；同时输尿管软镜几乎能进入各个肾盏，在各种能量平台的配合下为肾结石的取净创造了条件。此外，输尿管软镜钬激光碎石术的术中、术后出血及感染等并发症的发生率更低。因此，不论从疗效，还是从安全性的角度，输尿管软镜钬激光碎石术均具有较高的水平。随着输尿管软镜技术的推广与普及，输尿管软镜钬激光碎石将成为治疗大中型肾结石的主要手段。

（一）手术用物

1. 常规布类 TUR 盆、桌单、手术衣。

2. 手术器械 输尿管软镜 1 套、输尿管硬镜 1 套（或 70°膀胱镜 1 套）、200μm 钬激光光纤 1 根、输尿管镜异物钳 1 把。

3. 一次性用物 医用润滑剂 2 支、45cm×45cm 泌尿专用粘贴膜 1 张、无菌保护套 1 个、16Fr 双腔气囊导尿管 1 根、20ml 注射器 1 副、60ml 注射器 2 副、70cm 输液延长管 1 根、三通灌流阀 1 个、一次性引流袋 1 个、手套 2～3 双。

4. 特殊物品及药品 输尿管软镜鞘（男患者 45cm 长、女患者 35cm 长）、超滑导丝 1 根、加硬超滑导丝 1 根、套石篮 1 套、输尿管内支架管 1 根（型号术中定）、冲洗液（生理盐水）按需提供。

（二）手术体位

手术体位为膀胱截石位，详见第五章第五节。

（三）消毒铺巾

1. 消毒液 碘伏。

2. 消毒范围、顺序 前起耻骨联合至脐 1/2 处，后至会阴、肛门及其周围，两侧为大腿内上 1/3。

3. 铺巾

（1）臀下垫治疗巾 1 张，注意保护术者双手不被污染。

（2）耻骨联合平面横铺治疗巾 1 张。

（3）双腿各铺桌单 1 张。

（4）耻骨联合平面横铺桌单 1 张。

（5）贴泌尿专用粘贴膜覆盖手术区域并固定无菌巾，将粘贴膜的排水管道置于污水桶内。

（四）手术配合

1. 准备并清点手术器械 巡回护士及器械护士需在患者进入手术室之前提前准备

好手术所需器械。手术开始前，器械护士和巡回护士清点术中用物和手术器械。清点手术器械时，需仔细检查输尿管硬镜、输尿管软镜是否有损坏或零件缺失（图 6-4-1，图 6-4-2）。

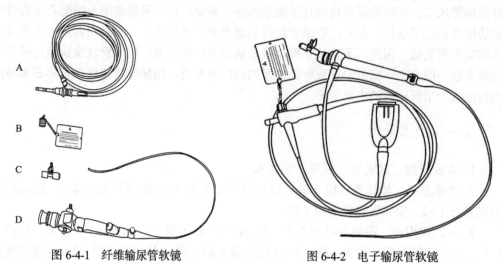

图 6-4-1　纤维输尿管软镜

图 6-4-2　电子输尿管软镜

A.导光束；B.通气帽；C.三通灌流阀；D.纤维输尿管软镜

2. 连接输尿管硬镜导光束及摄像头　巡回护士将输尿管硬镜解上手术台，同时将导光束连接端插入冷光源发生器的相应插口上，调节亮度至适中；将摄像头通过无菌保护套与台上输尿管硬镜的目镜相连接，调节焦距和白平衡，检查调试摄像头的方向和清晰度。

3. 置入输尿管硬镜，拔出输尿管内支架管　在医用润滑剂的辅助下，将输尿管硬镜经尿道进入膀胱，助手用 60ml 注射器连接延长管，通过输尿管硬镜连接桥缓慢注射生理盐水，保持手术野的清晰。术者窥察输尿管开口并明确提前两周留置的用于扩张输尿管的内支架管所在部位后，用输尿管异物钳拔出输尿管内支架管（图 6-4-3）。

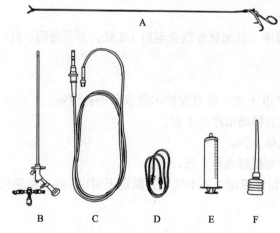

图 6-4-3　输尿管内支架管拔出所需的用物

A.异物钳；B.输尿管硬镜；C.导光束；D.延长管；E.60ml 注射器；F. 医用润滑剂

4. 置入超滑导丝 在输尿管硬镜直视下，将提前准备的超滑导丝和加硬超滑导丝各 1 根分别经输尿管硬镜的两个操作通道置入患侧输尿管，退出输尿管硬镜，妥善固定 2 根导丝（图 6-4-4）。

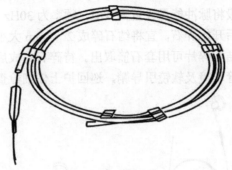

图 6-4-4 超滑导丝

5. 置入输尿管软镜引导鞘，连接输尿管软镜 在加硬超滑导丝引导下将输尿管软镜引导鞘置入肾盂输尿管连接部后，退出内芯和加硬超滑导丝，保留另一根超滑导丝备用。将输尿管软镜解上手术台并连接好各个部件后，沿引导鞘缓慢放入输尿管软镜（图6-4-5，图 6-4-6）。

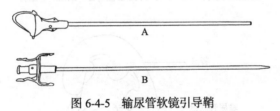

图 6-4-5 输尿管软镜引导鞘

A.外鞘；B.内芯

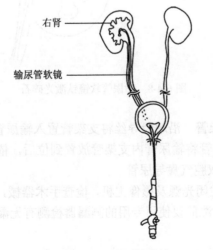

右肾

输尿管软镜

图 6-4-6 置入输尿管软镜

6. 钬激光碎石 术者将输尿管软镜逐渐向上移动，同时窥察患侧的输尿管上段及肾盂、肾盏情况,助手用 60ml 注射器连接延长管及三通灌流阀,通过软镜的操作通道,继续注射生理盐水,并根据手术野的清晰度决定注射生理盐水的速度,明确结石部位和大小后,经操作通道置入 200μm 钬激光光纤(图 6-4-7)。启动钬激光主机,根据术者需要调整钬激光功率,一般将脉冲能量设置为 0.6J、频率为 30Hz(一般功率小于 20W)。将钬激光光纤对准结石后开始碎石,宜将结石碎成 2~3mm 大小的碎片以便术后自行排出(图 6-4-8),较大的结石碎片可用套石篮取出。待碎石完成后,关闭钬激光主机,依次退出激光光纤、输尿管软镜及软镜引导鞘,巡回护士仔细检查激光光纤有无损伤。

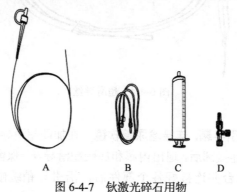

图 6-4-7 钬激光碎石用物

A.200μm 光纤;B.延长管;C.60ml 注射器;D.三通灌流阀

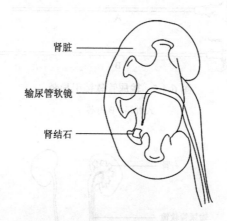

肾脏

输尿管软镜

肾结石

图 6-4-8 输尿管软镜钬激光碎石

7. 置入输尿管内支架管 沿超滑导丝将支架管置入输尿管内,再将输尿管硬镜经尿道置入膀胱,直视下用推管将输尿管内支架管放置到位后,依次退出导引钢丝、推管和输尿管硬镜,留置 16Fr 双腔气囊导尿管。

8. 整理手术用物 关闭光源及摄像主机,检查手术器械,巡回护士取下输尿管软镜及硬镜并送清洗,软镜清洗前要使用专用的测漏器检测有无漏水。

(五)特殊关注点

1. 术前准备关注点
(1)术前患者的外阴部清洁。

（2）输尿管硬镜、输尿管软镜等器械是否已正确消毒灭菌。

（3）术前需提前准备术中可能需要的特殊器械，包括超滑导丝、200μm 光纤、软镜引导鞘、套石篮。

2. 术中关注点

（1）严格无菌操作，避免尿路感染。

（2）术中更换摄像系统的电气接头时，需关闭摄像主机的电源。开关冷光源主机时需将光源调节在待机状态或将光源亮度调至最低。

（3）手术器械轻拿轻放，杜绝粗鲁操作，及时了解器械状态。

（4）手术结束后立即将输尿管软镜送清洗，清洗前应先用专用的测漏器检测有无漏水。

（李　蓉　廖邦华　岳　轩）

第七章　肾上腺肿瘤手术配合

第一节　肾上腺的解剖

一、肾上腺的位置与形态

　　肾上腺是人体中重要的内分泌器官，由于其位于两侧肾脏的上方，故名肾上腺。肾上腺左右各一，均位于横膈下腹膜后隙内脊柱的两侧、肾脏的内上方。如果以椎骨为标志，肾上腺则平第 11 胸椎高度。肾上腺与肾脏共同为肾周筋膜和肾周脂肪组织所包裹。右侧肾上腺为扁平的三角形，左侧肾上腺呈半月形，前者跨骑在右肾上极的内侧，后者则悬垂在左肾上极的内侧。右侧和左侧肾上腺的长、宽、厚分别为 4.0～6.0cm、2.0～3.0cm和 0.3～0.6cm。正常肾上腺的质量为 4.0～5.0g（图 7-1-1）。

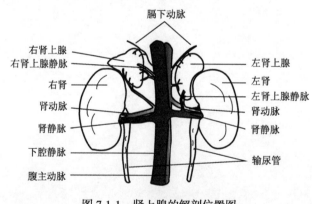

图 7-1-1　肾上腺的解剖位置图

二、肾上腺的毗邻关系

　　肾上腺的毗邻关系左、右两侧各不相同：左侧肾上腺前面的上部借网膜囊与胃后壁相隔，下部与胰尾、脾血管相邻，内侧缘接近腹主动脉，后方为膈肌；右侧肾上腺的前面为肝脏，前面的外上部没有腹膜覆盖，直接与肝脏的裸区相邻，内侧缘紧邻下腔静脉，后方亦为膈肌。两侧肾上腺之间有腹腔丛。左、右侧肾上腺的后上方均恰对膈的腰肋三角（lumbocostal triangle），其是胸、腹腔的薄弱部。

三、肾上腺的组织学特征与功能

从切面观察，肾上腺可分为皮质和髓质两部分。两者在发生、结构与功能上均各不相同，而且两者也都与肾脏无关，实际上是两种不同的内分泌腺。

（一）肾上腺皮质

肾上腺皮质较厚，位于表层，呈浅黄色，由中胚层演化发生而成，占肾上腺总体积的80%～90%，负责制造和分泌皮质酮。根据肾上腺皮质细胞的形态、结构和排列等特征，可将皮质由外向内分为三个带，即球状带、束状带和网状带。

由肾上腺皮质所分泌的皮质激素可分为三类，即调节体内水盐代谢的盐皮质激素、调节碳水化合物代谢的糖皮质激素及影响性行为和副性特征的性激素。各类皮质激素是由肾上腺皮质不同部位中相应的上皮细胞所分泌的，球状带的上皮细胞分泌盐皮质激素，主要是醛固酮（aldosterone）；束状带的上皮细胞分泌糖皮质激素，主要是皮质醇（cortisol）；网状带的上皮细胞主要分泌性皮质激素，如脱氢雄酮（dehydroepiandrosterone）和雌二醇（estradiol），也能分泌少量的糖皮质激素。

肾上腺皮质激素属于类固醇（甾体）激素，其基本结构为环戊烷多氢菲。盐皮质激素与糖皮质激素均是含有21个碳原子的类固醇，而雄激素则含有19个碳原子，雌激素含有18个碳原子。由于肾上腺的大部分血液是经过皮质到达髓质的，加之血液中含有皮质激素，其中的糖皮质激素可增强肾上腺素能细胞内N-甲基移酶的活性，使去甲肾上腺素发生甲基化从而转化成为肾上腺素。由此可见，肾上腺皮质对髓质细胞的激素生成也有着很大的影响。

1. 球状带（zone glomerulosa） 紧靠肾上腺被膜，此带较薄，约占皮质总厚度的15%。此带中的细胞体积较小，呈低柱状或立方形，相互排列成球形细胞团。胞核小而圆，染色深；胞质少，弱嗜碱性，含少量脂滴。细胞团之间为窦状毛细血管和少量结缔组织。在电镜下，球状带细胞最明显的特征是含有大量的滑面内质网、粗面内质网、游离核糖体和高尔基复合体。

球状带细胞的主要功能是分泌盐皮质激素（mineralocorticoid），主要代表为醛固酮（aldosterone），起调节机体电解质和水盐代谢的作用。

2. 束状带（zona fasciculata） 位于球状带与网状带之间，是皮质中最厚的部分，约占皮质总厚度的78%。束状带细胞的体积比皮质其他两带的细胞均大，细胞呈多边形，排列成单行或双行的细胞索。索间为窦状毛细血管和少量结缔组织。胞核染色浅，位于中央；胞质内充满脂滴。在普通HE染色标本中，由于脂滴被溶去，留下许多小空泡，使束状带的细胞呈泡沫状。在电镜下，此带的细胞中滑面内质网远较球状带为多，常环绕脂滴和线粒体排列，粗面内质网也较为发达。

束状带细胞的主要功能是分泌糖皮质激素（glucocorticoid），主要为皮质醇（cortisol）和皮质酮（corticosterone），可促使蛋白质及脂肪分解并转变成糖（糖异生），还有降低免疫应答及抗感染等作用。束状带细胞受腺垂体细胞所分泌的促肾上腺皮质激素（ACTH）的调控。

3. 网状带（zona reticularis） 位于皮质的最内层，紧靠髓质，约占皮质总厚度的7%。此带的细胞排列成不规则的条索状，并且相互交织成网，网间为窦状毛细血管和少量结缔组织。网状带细胞的体积较束状带为小，胞核亦小，染色深，胞质弱嗜酸性，含有少量脂滴和较多的脂褐素。在电镜下，此带的细胞内含有大量滑面内质网。

网状带细胞主要分泌雄激素，如脱氢雄酮（dehydroepiandrosterone）和雌二醇（estradiol），但因其分泌量较少，在生理情况下意义不大。此带也分泌少量的糖皮质激素，故也受促肾上腺皮质激素的调节。另外，网状带和束状带可能还分泌少量雌激素。

（二）肾上腺髓质

肾上腺髓质位于肾上腺的中央部，周围有皮质包绕。髓质主要由排列成索或团的髓质细胞组成，其间为窦状毛细血管和少量结缔组织。髓质的上皮细胞形态不一，相互排列成索，并相互吻合成网，细胞索间分布有毛细血管和小静脉。

肾上腺髓质的上皮细胞核圆，位于细胞中央，胞质内有颗粒，如用含铬盐的固定液固定标本，胞质内呈现出黄褐色的嗜铬颗粒，因而肾上腺髓质细胞又被称为嗜铬细胞（chromaffin cell）。采用组织化学的方法又可将嗜铬细胞分为两种类型：一类为肾上腺素细胞，胞体大，数量多；另一类为去甲肾上腺素细胞，胞体小，数量少。在电镜下，髓质细胞最显著的特征是胞质内含有许多电子密度高的膜被分泌颗粒，直径为150～350nm。根据颗粒内所含物质的差别，髓质细胞也可分为两种：一种为肾上腺素细胞，颗粒内含肾上腺素（adrenaline），此种细胞数量多，约占人类肾上腺髓质细胞的80%以上；另一种为去甲肾上腺素细胞，颗粒内含去甲肾上腺素（noradrenaline）。肾上腺素和去甲肾上腺素均为儿茶酚胺类物质，除对周围组织产生作用外，也是中枢神经系统重要的神经递质。人类肾上腺髓质内的儿茶酚胺以肾上腺素为主，约占85%；嗜铬细胞内含有大量的去甲肾上腺素和肾上腺素，后者约占85%。此外，两种细胞的颗粒内尚含ATP及嗜铬颗粒蛋白，它们与肾上腺素或去甲肾上腺素组成复合物储存在颗粒内。另外，髓质内还有少量交感神经节细胞，胞体较大，散在分布于髓质内（图7-1-2）。

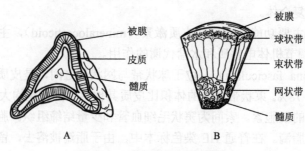

图 7-1-2 肾上腺的组织结构图

A.肾上腺横截面；B.显微镜下肾上腺

四、肾上腺的血供和淋巴回流

肾上腺的体积虽然较小，但血管分布和血液供应却十分丰富，每分钟流经肾上腺的血量相当于其本身质量的 7 倍。肾上腺动脉包括肾上腺上、中、下动脉 3 支,分别起源于膈下动脉、腹主动脉和肾动脉。肾上腺动脉进入被膜后,分支形成动脉性血管丛,其中大部分的分支进入皮质,形成窦状毛细血管网,并与髓质毛细血管相连通。少数小动脉分支穿过皮质直接进入髓质,形成窦状毛细血管。髓质内的小静脉汇合成一条中央静脉,再穿出肾上腺,即肾上腺静脉。左侧肾上腺静脉通常为 1 支,仅有少数为 2 支,平均长度约为 2cm,外径约为 0.4cm。右侧肾上腺静脉的支数比较恒定,通常只有 1 支,平均长度仅约 1cm,外径约为 0.3cm。左肾上腺静脉汇入左肾静脉,右肾上腺静脉汇入下腔静脉,少数汇入右膈下静脉、右肾静脉,个别可汇入副肝右静脉。由于右肾上腺静脉较短,且多汇入下腔静脉的右后壁,故在行右肾上腺切除术结扎右肾上腺静脉时,应注意保护下腔静脉免受损伤。

　　肾上腺的集合淋巴管多斜向内下方,注入主动脉外侧淋巴结、腔静脉外侧淋巴结及中间的腰淋巴结。肾上腺上部的一部分集合淋巴管沿肾上腺上动脉走行,注入膈下淋巴结(图 7-1-3)。

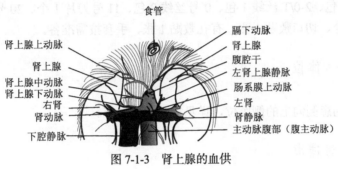

图 7-1-3　肾上腺的血供

（刘志洪　卢一平）

第二节　肾上腺肿瘤和手术的类型

　　肾上腺肿瘤是泌尿外科较为常见的疾病,根据其生物学性质可以分为良性肿瘤和恶性肿瘤;根据其有无内分泌功能可以将其分为功能性肿瘤和非功能性肿瘤;根据其发生的部位和组织结构又可以分为皮质肿瘤、髓质肿瘤、间质瘤等;根据其发生的来源可以分为原发肿瘤、转移瘤等;最后根据其累及的侧别还可以分为单侧肿瘤和双侧肿瘤。肾上腺的肿瘤大多数是良性肿瘤,较小的肿瘤多为良性病变,4cm 以上的肿瘤恶性的可能性增加。临床上需要手术治疗的肾上腺肿瘤常常为功能性肿瘤和(或)高度怀疑为恶性的肿瘤。

　　肾上腺肿瘤的手术方式有开放手术和腹腔镜手术两类。随着近年来微创外科手术的不断发展,目前开放手术一般仅适用于部分体积较大(直径≥5cm)的肾上腺肿瘤,多数采用经腹部入路,而经腰部入路肾上腺肿瘤的手术相对较少,已逐渐被腹腔镜手术所取代。腹腔镜手术又可分为经腹腔途径的腹腔镜肾上腺肿瘤切除术和经后腹腔间隙的腹腔镜肾上腺肿瘤切除术;腹腔镜手术还可以分为常规腹腔镜手术、手助式腹腔镜手术及机器人腹腔镜手术。腹腔镜肾上腺肿瘤切除术已经成为治疗肾上腺肿瘤最常使用的标准手术方式。

（刘志洪　卢一平）

第三节　经腰部入路开放式肾上腺肿瘤切除术手术配合

（一）手术用物

1. 常规布类　剖腹盆、手术衣、剖口单、桌单。

2. 手术器械　肾切除器械、肋骨切除器械。

3. 一次性用物　吸引管 1 套、电刀 1 个、电刀加长柄 1 个、电刀清洁片 1 张、剖腹套针 1 包、纱布 10～20 张、45cm×45cm 医用粘贴膜 1 张、血浆引流管 1 根、灯柄罩 1 个、3-0 丝线 2 包、2-0/T 丝线 1 包、0 号丝线 2 包、11 号刀片 1 个、20 号刀片 2 个、便携式引流瓶 1 个、切口敷贴 1 张、有孔敷贴 1 张、手套按需准备。

（二）手术体位

手术体位为患侧向上的侧卧位，详见第五章第二节。

（三）消毒铺巾

1. 消毒液　碘伏。

2. 消毒范围　上方至腋窝，下方至髋部，前后方均超过身体中线。

3. 铺巾

（1）1/4 折的治疗巾 3 张，覆盖切口对侧、髋部和近侧；桌单 1 张齐切口上缘横铺，完全覆盖头架及托手架。

（2）纱布 1 张擦干切口区域的碘伏，贴医用粘贴膜覆盖切口区域并固定治疗巾。

（3）1/4 折的治疗巾 4 张沿切口四周铺盖，巾钳 4 把固定。

（4）铺剖口单 2 张。

（5）桌单 1 张齐切口下缘纵铺，覆盖床尾及手术托盘。

（四）手术配合

1. 手术切口　多采用患侧腰背部第 11 肋间或经第 12 肋切口（图 7-3-1）。注意切口上端应沿骶脊肌外缘上行 3～5cm，以便于充分切除第 12 肋、上推胸膜下份及充分显露肾上腺。

2. 切开皮肤及皮下组织　器械护士、巡回护士清点手术用物后，备圆刀 2 把、纱布 2 张、皮肤拉

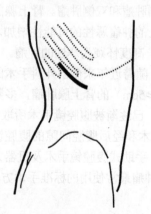

图 7-3-1　患侧腰背部经第 11 肋间切口

钩 2 把及 13×24 圆针 0 号丝线（图 7-3-2）。第一把圆刀切皮后换下，第二把圆刀或用电刀切开皮下组织并止血。电刀切开腰部各层肌肉，在分离过程中若遇组织出血，可用弯止血钳或解剖镊夹持组织后电烙止血，0 号丝线结扎或圆针 0 号丝线缝扎等方式止血。

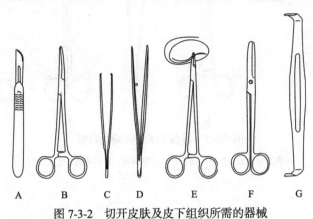

图 7-3-2　切开皮肤及皮下组织所需的器械

A.手术圆刀；B.弯止血钳；C.组织镊；D.解剖镊；E.持针器及针线；F.组织剪；G.皮肤拉钩

3. 切除大部分第 12 肋　备骨膜剥离器、肋骨钩、肋骨剪和咬骨钳（图 7-3-3）。递电刀沿第 12 肋背侧中线切开肌肉和骨膜，用骨膜剥离器和肋骨钩将骨膜与肋骨分离（图 7-3-4），在第 12 肋小头处用肋骨剪剪断第 12 肋大部后取出，肋骨残端用电凝止血。再用电刀切开切口下份的各层肌肉，直视下钝锐结合切开切口上份，注意避免损伤胸膜及肋间血管、神经。

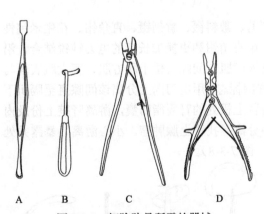

图 7-3-3　切除肋骨所需的器械

A.骨膜剥离器；B.肋骨钩；C.肋骨剪；D.咬骨钳

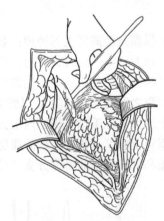

图 7-3-4　游离第 12 肋

4. 切除肾上腺肿瘤

（1）显露手术野：备长敷料镊、直角钳、胸腔牵开器、解剖剪、弯止血钳（图 7-3-5）。用湿纱布 2 张沿切口上、下缘铺放以保护切口，自持式胸腔牵开器撑开切口以充分显露手术区域（图 7-3-6）。

得 2 把又 (3~4 针缝合 0.5 后暴露）（图 7-3-6）。第 一助用力向上提拉，清二助将切口向两面 刀切开正在止血，继以用刀切开肌筋膜部的组织，分为四层，包括肌腱膜与肌组织组。右助力 止血拟缝前灭其肌肌纤组纵切 (肌腱组，根据手右) 这长解剖组分手肌切肌纵组。

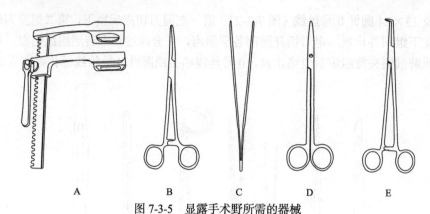

图 7-3-5 显露手术野所需的器械

A.胸腔牵开器；B.弯止血钳；C.长敷料镊；D.解剖剪；E.直角钳

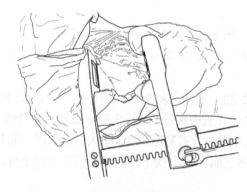

图 7-3-6 显露切口

（2）暴露及游离肾上腺肿瘤：备长解剖剪、敷料镊、解剖镊、直角钳、花生米钝性剥离器，以及 3-0、2-0/T、0 号钳带线等。用直角钳和更换加长柄的电刀钝锐结合，沿腰方肌外缘纵行切开肌筋膜、侧锥筋膜，进入腰肌前间隙（位于腰方肌、腰大肌表面与肾周脂肪囊之间的潜在间隙）。以腰大肌为解剖标志，用电刀向上分离该间隙直至膈肌下方。肾上腺大多位于肾上极的内上方，打开肾上极处的肾周脂肪囊，游离肾脏上份及内缘，显露肾上腺区。在该区域的脂肪组织中分离寻找肾上腺肿瘤。小心游离、暴露并处理肾上腺和肿瘤周围的血管分支（图 7-3-7，图 7-3-8）。

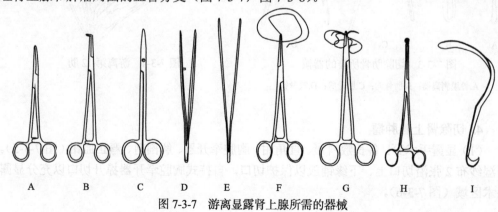

图 7-3-7 游离显露肾上腺所需的器械

A.弯止血钳；B.直角钳；C.解剖剪；D.解剖镊；E.长敷料镊；F.钳带线；G.持针器及针线；H.花生米钝性剥离器；I.S 拉钩

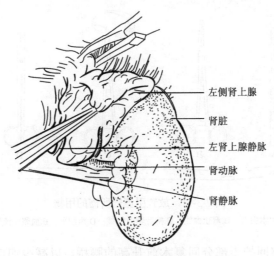

图 7-3-8　游离、显露肾上腺

（3）处理肾上腺血管，切除肾上腺肿瘤：备直角钳、弯止血钳、解剖剪、6×14 圆针 3-0 丝线或 2-0/T 丝线、钳带 0 号丝线或钳带 2-0/T 丝线（图 7-3-9）。直视下仔细分离、结扎并切断肾上腺下动脉、肾上腺中央静脉及其他血管，将肾上腺肿瘤完整切除。由于肾上腺肿瘤大多数是良性肿瘤，因此除非是不能排除恶性肿瘤的可能，否则均可以将正常肾上腺与肿瘤分离后予以保留。如果正常肾上腺与肿瘤粘连紧密，可以切除部分肾上腺，残端用圆针 2-0/T 丝线缝扎止血（图 7-3-10）。

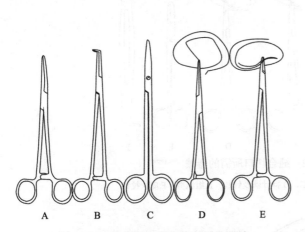

图 7-3-9　处理肾上腺血管所需的器械

A.弯止血钳；B.直角钳；C.长解剖剪；D.钳带线；E.持针器及针线

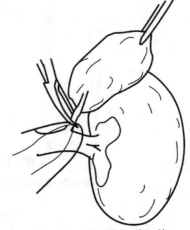

图 7-3-10　处理肾上腺血管

5. 清点手术用物、放置引流管　备碘伏、手术尖刀、弯止血钳、血浆引流管、8×24 三角针 2-0/T 丝线（图 7-3-11）。器械护士、巡回护士清点所有手术用物无误后，用 11 号刀片在切口下缘腋中线到腋前线之间切开皮肤、皮下组织 0.5～0.7cm，弯止血钳沿皮肤切口钝性戳开肌层并稍加扩张，递血浆引流管，用弯止血钳钳夹引流管外侧端并将其拉出体外，调整引流管深度、位置合适后，三角针 2-0/T 丝线将引流管固定于皮肤上。

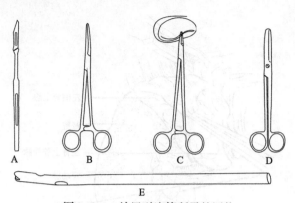

图 7-3-11　放置引流管所需的用物

A.手术尖刀；B.弯止血钳；C.持针器及针线；D.组织剪；E.血浆引流管

6. 缝合切口　巡回护士部分回复术前升高的腰桥，以减少切口上下两缘之间的张力。用 13×24 圆针 0 号丝线全层或分两层间断缝合肌层。待肌层关闭完成后，器械护士与巡回护士再次清点所有手术用物无误后，13×24 圆针 3-0 丝线缝合皮下脂肪组织层。碘伏纱球消毒切口后，8×24 三角针 3-0 丝线、组织镊缝合皮肤（也可使用 0 号可吸收缝线关闭肌层，2-0 可吸收缝线关闭皮下脂肪组织层，皮肤缝合器缝合皮肤）。碘伏纱球再次消毒切口，组织镊 2 把对齐皮缘，以免皮缘内翻影响愈合。贴切口敷贴、有孔敷贴，将血浆引流管连接引流袋后结束手术（图 7-3-12，图 7-3-13）。

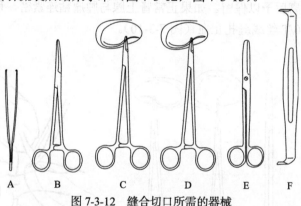

图 7-3-12　缝合切口所需的器械

A.组织镊；B.弯止血钳；C、D.持针器及针线；E.组织剪；F.皮肤拉钩

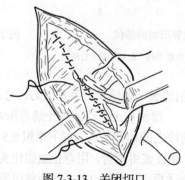

图 7-3-13　关闭切口

（郭　晖　李　霞　李　蓉）

第四节 经腹部入路开放式肾上腺肿瘤 切除术手术配合

（一）术前准备

1. 常规布类 剖腹盆、手术衣、剖口单、桌单。

2. 手术器械 肾切除器械、框架拉钩、超声刀、肾血管盒（视情况备微血管盒）。

3. 一次性用物 吸引管 1 套、电刀 1 个、电刀加长柄 1 个、电刀清洁片 1 张、剖腹套针 1 包、纱布 10～20 张、45cm×45cm 医用粘贴膜 1 张、血浆引流管 1 根、灯柄罩 1 个、3-0 丝线 2 包、2-0/T 丝线 1 包、0 号丝线 2 包、11 号刀片 1 个、20 号刀片 2 个、便携式引流瓶 1 个、切口敷贴 1 张、有孔敷贴 1 张、手套按需准备。

4. 其他特殊物品 5-0 血管缝合线 1 根备用。

（二）手术体位

手术体位为仰卧位。

（1）患者仰卧于手术床上，头下置一软枕，臀部下垫一泡沫垫，用束脚带固定双下肢。可将患者的 T_{12}～L_1 安放在手术床的腰桥处，以便于在手术中适当升高腰桥，既可充分显露手术区域，也可减少肠道对手术区域的干扰。

（2）在病房或在麻醉前应安置胃管，以便于术中保持胃部空虚，尽量避免或减少其对手术视野显露的影响。

（3）将健侧上肢建立静脉通道后外展并固定于托手架上，将患侧上肢固定在身体同侧的床上。最好选择健侧上肢建立静脉通道，避免因患侧上肢外展影响术者的操作。

（三）消毒铺巾

1. 消毒液 碘伏。

2. 铺巾

（1）1/4 折的治疗巾 4 张，覆盖切口下侧、对侧、切口上侧和近侧。

（2）纱布 1 张擦干碘伏，45cm×45cm 医用粘贴膜覆盖切口区域并固定治疗巾。

（3）铺剖口单 2 张。

（4）桌单 2 张，一张齐切口上缘处横铺，完全覆盖头架与托手架；另一张齐切口下缘纵铺，覆盖床尾及手术托盘。

（四）手术配合

1. 切口 上腹部肋缘下斜切口（图 7-4-1），必要时上端可于剑突下越过中线 3～5cm。

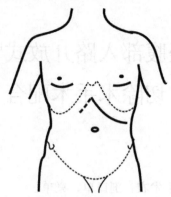

图 7-4-1　上腹部肋缘下斜切口（左侧切口）

2. 切开皮肤及皮下组织　器械护士、巡回护士清点手术用物后，备圆刀 2 把、纱布 2 张、皮肤拉钩 2 个、组织镊 1 把、组织剪 1 把、弯止血钳、13×24 圆针 0 号丝线（图 7-4-2）。第一把圆刀切皮后换下，第二把圆刀或电刀切开皮下组织和腹壁各层肌肉及腹膜。若有皮下组织或肌肉出血，可用弯止血钳或解剖镊夹持组织后电烙止血，0 号丝线结扎或圆针 0 号丝线缝扎止血。

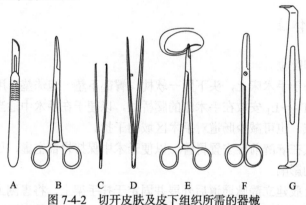

图 7-4-2　切开皮肤及皮下组织所需的器械

A.手术圆刀；B.弯止血钳；C.组织镊；D.解剖镊；E.持针器及针线；F.组织剪；G.皮肤拉钩

3. 暴露手术野　备长敷料镊、S 拉钩、框架拉钩。分别用湿方纱或纱布 2 张保护切口上、下缘，安置框架拉钩；再用湿方纱或纱布 1～2 张保护肠道，并将腹腔内容物推向对侧和下腹部，S 拉钩牵拉，以便充分暴露术野（图 7-4-3～图 7-4-5）。

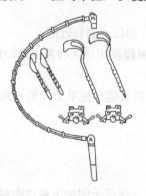

图 7-4-3　弧形框架拉钩

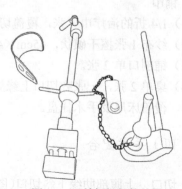

图 7-4-4　单侧框架拉钩

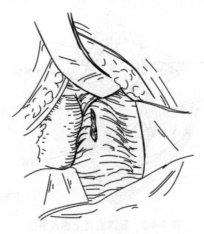

图 7-4-5 显露手术野

4. 切开侧腹膜和后腹膜，显露肾上腺及肿瘤 备长敷料镊、长解剖剪、直角钳、弯止血钳、花生米钝性剥离器、钳带各型号丝线、长持针器及针线、电刀加长柄、超声刀等（图 7-4-6）。

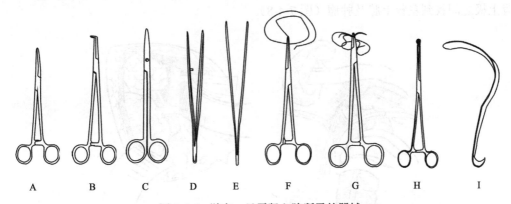

图 7-4-6 游离、显露肾上腺所需的器械

A.弯止血钳；B.直角钳；C.长解剖剪；D.解剖镊；E.长敷料镊；F.钳带线；G.长持针器及针线；H.花生米钝性剥离器；I.S 拉钩

（1）显露右侧肾上腺区域及肿瘤：用电刀、解剖剪或超声刀切开结肠肝曲外侧的后腹膜和侧腹膜，切开肝结肠韧带，游离升结肠上段，将结肠肝曲向内侧游离。切开肾筋膜与肝脏的附着部，向内下方推移十二指肠和升结肠，显露右肾上极及内侧区域表面的肾周筋膜，用花生米钝性剥离器或弯止血钳钝性分离右肾上极与肝脏下缘之间的间隙，右侧肾上腺位于肝脏下缘、右肾上极、下腔静脉之间的区域。仔细辨认右肾上极，用电刀或超声刀在肾上极与肾上腺外侧之间切开肾周筋膜，分离脂肪囊，游离、显露右肾上腺、肿瘤及右肾上极（图 7-4-7）。

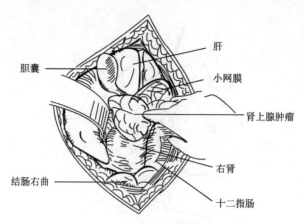

图 7-4-7　显露右肾上腺及肿瘤

（2）显露左肾上腺区域及肿瘤：显露降结肠外侧旁沟，用电刀、解剖剪或超声刀纵行切开降结肠外侧腹膜，边切开边将降结肠向内下方推开，循分离开的间隙向上游离，切断脾结肠韧带和上方的腹膜，显露左肾上极前方的肾周筋膜。于肾上极内侧用电刀或超声刀切开肾周筋膜，分离脂肪囊，由外向内逐渐游离，并离断脾肾韧带，在脾脏与左肾上极之间找到左肾上腺及肿瘤（图 7-4-8）。

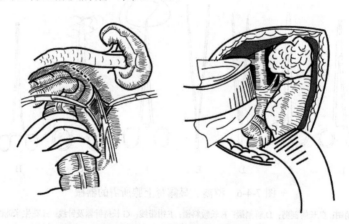

图 7-4-8　显露左肾上腺区域及肿瘤

5. 游离肾上腺　备长敷料镊、解剖镊、直角钳、花生米钝性剥离器、长解剖剪、钳带 0 号或 2-0/T 丝线、长持针器及针线（图 7-4-9）。用直角钳、花生米钝性剥离器、电刀或超声刀钝锐结合游离肾上腺及肿瘤。行右侧肾上腺肿瘤切除时，游离肾上腺肿瘤上方、外侧及其与肾上极之间的间隙，以及下腔静脉与肾上腺肿瘤内侧之间的间隙，从而将肾上腺肿瘤逐步充分游离后完整切除。在游离右侧肾上腺肿瘤的内侧缘时，应注意寻找从肾上腺或者肿瘤发出后汇入下腔静脉右侧方的粗短的肾上腺中央静脉，并且妥善结扎处理，以避免损伤后引起严重出血（图 7-4-10）。行左侧肾上腺肿瘤切除时，应注意在左肾上腺或肿瘤下方与左肾上极内侧有细长的左肾上腺静脉，由于左肾上腺静脉汇入左肾静脉，因此，必要时也可循左肾静脉找到左肾上腺静脉，再行妥善处理（图 7-4-11）。

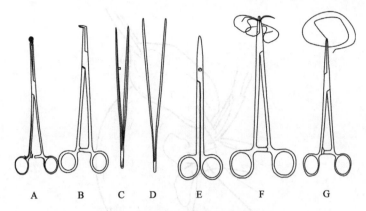

图 7-4-9　游离肾上腺所需的器械

A.花生米钝性剥离器；B.直角钳；C.解剖镊；D.长敷料镊；E.长解剖剪；F.长持针器及针线；G.钳带线

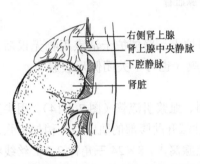

图 7-4-10　游离右侧肾上腺及肿瘤

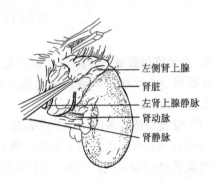

图 7-4-11　游离左肾上腺及肿瘤

6. 处理肾上腺血管，切除肾上腺肿瘤　备弯止血钳、直角钳、长解剖剪、6×14 圆针 3-0 或 2-0/T 丝线、钳带 0 号或 2-0/T 丝线、长持针器及针线（图 7-4-12）。用长敷料镊、直角钳小心游离、暴露肾上腺中央静脉及肾上腺和肿瘤周围的血管分支。直视下分离、结扎并切断肾上腺中心静脉（图 7-4-13），其他血管分支也要仔细分离后结扎或用超声刀切断，继续用电刀或超声刀分离肿瘤周围组织，将肾上腺肿瘤完整切除。在分离右侧肾上腺肿瘤时，若损伤下腔静脉应立即用心耳钳钳夹破口，用 5-0 血管缝合线进行修补。

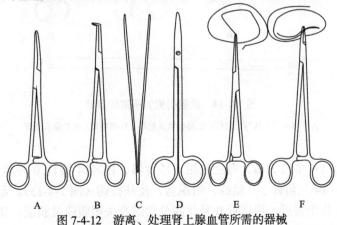

图 7-4-12　游离、处理肾上腺血管所需的器械

A.弯止血钳；B.直角钳；C.长敷料镊；D.长解剖剪；E.钳带线；F.长持针器及针线

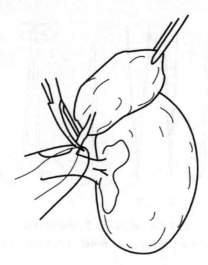

图 7-4-13　处理肾上腺血管

7. 关闭侧后腹膜　仔细进行创面止血，巡回护士、器械护士清点用物无误后，用 7×20 圆针 3-0 丝线间断缝合关闭切开的侧后腹膜（也可不关闭侧后腹膜）。

8. 关闭切口

（1）安置引流：备碘伏、手术尖刀、弯止血钳、血浆引流管（图 7-4-14）。用尖刀在切口下份外侧切开皮肤、皮下组织，弯止血钳钝性戳开肋腹部的肌肉层，稍加扩张后将血浆引流管外侧端钳夹后拖出，内侧端留置于肾上腺窝内，8×24 三角针 2-0/T 丝线将血浆引流管的外侧端固定于皮肤上。

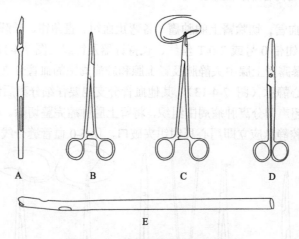

图 7-4-14　放置引流管所需的器械

A.手术尖刀；B.弯止血钳；C.持针器及针线；D.组织剪；E.血浆引流管

（2）缝合切口：备组织镊、弯止血钳、持针器、13×24 圆针 0 号丝线、13×24 圆针 3-0 丝线、8×24 三角针 3-0 丝线、组织剪、皮肤拉钩（图 7-4-15）。器械护士和巡回护士清点手术用物无误后，用圆针 0 号丝线分层缝合关闭腹膜及肌层。完全关闭腹腔后再次清点手术用物无误后，圆针 3-0 丝线缝合皮下脂肪组织层，三角针 3-0 丝线缝合皮肤（也可使用 0 号可吸收缝线关闭腹膜及肌层，2-0 可吸收缝线关闭皮下脂肪组织层，皮肤也可用皮肤缝合器缝合）。碘伏纱球再次消毒切口，2 把组织镊对合皮缘。切口敷贴和有孔敷贴覆盖切口，引流管连接引流袋（瓶）后结束手术（图 7-4-16）。

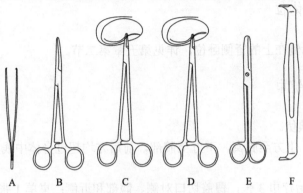

图 7-4-15 关闭切口所需的器械

A.组织镊；B.弯止血钳；C、D.持针器及针线；E.组织剪；F.皮肤拉钩

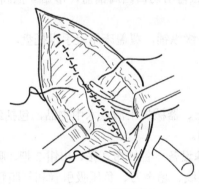

图 7-4-16 关闭切口

（李 霞 石伊潇 冯 璐）

第五节 后腹腔镜肾上腺肿瘤切除术手术配合

（一）手术用物

1. 常规布类 剖腹盆、手术衣、剖口单、桌单。

2. 手术器械 腹腔镜普通器械、泌尿腹腔镜特殊器械、超声刀、Hem-o-lock 钳。

3. 一次性用物准备

（1）常规物品：吸引管 1 根、电刀 1 个、电刀清洁片 1 张、LC 套针 1 包、纱布 10 张、45cm×45cm 医用粘贴膜 1 张、15Fr 硅胶多孔引流管 1 根、无菌塑料灯柄罩 1 个、3-0 丝线 1 包、2-0/T 丝线 1 包、0 号丝线 1 包、11 号刀片 1 个、20 号刀片 2 个、切口敷贴 2 张、有孔敷贴 1 张、便携式引流瓶 1 个、手套按需准备。

（2）特殊物品：无菌保护套 1 个、12mm 穿刺鞘 2 个、5mm 穿刺鞘 1 个、结扎钉及钛夹按需准备。

（二）手术体位

手术体位为患侧在上的肾侧卧位，详见第五章第二节。

（三）消毒铺巾

1. 消毒液 碘伏。

2. 消毒范围 上方至腋窝，下方至髋部，前后方均超过身体中线。

3. 铺巾

（1）1/4 折的治疗巾 3 张，覆盖切口对侧、髋部和近侧；桌单 1 张齐切口上缘横铺，完全覆盖头架及托手架。

（2）纱布 1 张擦干切口区域的碘伏，贴医用粘贴膜覆盖切口区域并固定治疗巾。

（3）1/4 折的治疗巾 4 张再沿切口四周铺盖，巾钳 4 把固定。

（4）铺剖口单 2 张。

（5）桌单 1 张齐切口下缘纵铺，覆盖床尾及手术托盘。

（四）手术配合

1. 清点用物 巡回护士、器械护士清点术中物品，包括纱布、纱球、纱条、器械、缝针、刀片等台上所有用物。

2. 连接各种管道及成像设备 备纱布 2 张、巾钳 2 把、吸引管及无菌保护套。分别将腹腔镜特殊器械中的电凝线、超声刀、负压吸引管和气腹管、导光束及套上无菌保护套的摄像头连线用纱布归类固定后，再用巾钳固定于切口上、下方的无菌单上，连接腹腔镜镜头、光源后调节白平衡，检查调试腔镜方向和清晰度后妥善放置备用。

3. 建立操作通道 备尖刀 1 把、纱布 1 张、大弯止血钳 1 把、弯止血钳 1 把、组织剪 1 把、13×24 圆针 0 号丝线、8×24 三角针 0 号丝线、11mm 金属穿刺鞘 1 个、12mm 一次性穿刺鞘 1 个、5mm 一次性穿刺鞘 1 个。一般采用三孔法，分别位于腋中线髂嵴上缘 2cm 处、腋后线肋缘下、腋前线肋缘下（图 7-5-1，图 7-5-2）。

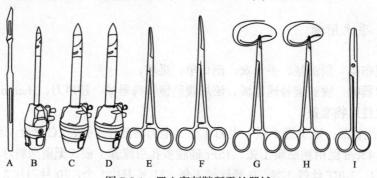

图 7-5-1 置入穿刺鞘所需的器械

A.手术尖刀；B～D. 穿刺鞘；E、F.弯止血钳；G、H.持针器及针线；I.组织剪

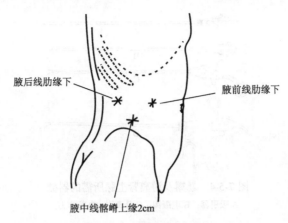

图 7-5-2 三孔的解剖位置

（1）建立第一个穿刺鞘通道：用尖刀切开腋中线髂嵴上缘 2cm 处的皮肤、皮下组织 1.5～2cm，大弯止血钳顺肌纤维方向钝性戳穿腰背部肌肉进入腹膜后间隙，稍加撑开后伸入示指进一步扩张通道和腹膜后间隙，并且用手指由背侧向腹侧推开后腹膜。

（2）建立第二、第三个穿刺鞘通道：在经过第一通道伸入腹膜后间隙示指的指引下，用手术尖刀分别于腋后线第 12 肋缘下和腋前线肋缘下切开皮肤、皮下组织，分别置入 12mm 和 5mm 一次性穿刺鞘。这两个穿刺鞘通道为腔镜器械操作的通道。

（3）通过第一个通道插入 11mm 金属穿刺鞘：用大弯止血钳撑开第一通道，放入 11mm 穿刺鞘或 12mm 一次性穿刺鞘（图 7-5-3）。调节深度适当后，用 13×24 圆针 0 号丝线 "8" 字形缝合肌肉，8×24 三角针 0 号丝线 "8" 形字缝合皮肤，以固定穿刺鞘和避免切口漏气。巡回护士打开气腹机，注入 CO_2 气体，建立手术空间。第一个穿刺鞘通道为腹腔镜窥察通道，用碘伏纱球擦拭镜头后将其放入第一个通道内，直视下通过其余两个穿刺鞘操作孔处放入相应的腹腔腔镜操作器械。

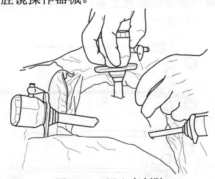

图 7-5-3 置入穿刺鞘

4. 暴露及游离肾上腺肿瘤 备电凝钩、超声刀、吸引器、分离钳（图 7-5-4）。术者一般右手持电凝钩或超声刀，左手持吸引器或分离钳，用电凝钩或超声刀及吸引器钝锐结合分离腹膜后脂肪，沿腰方肌外缘纵行切开肌筋膜、侧锥筋膜，进入腰肌前间隙（其为腰方肌、腰大肌表面与肾周脂肪囊之间的潜在间隙）。以腰大肌为解剖标志，用电凝钩或超声刀向上分离该间隙直至膈肌下方。肾上腺大多位于肾上极的内上方，打开肾上极处的肾周脂肪囊，游离肾脏上份及内缘，显露肾上腺区，在脂肪组织中仔细分离并寻找肾上腺及其肿瘤（图 7-5-5）。

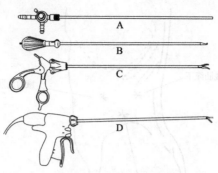

图 7-5-4　暴露及游离肾上腺所需的器械

A.吸引器；B.电凝钩；C.分离钳；D.超声刀

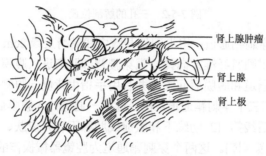

图 7-5-5　分离肾上腺及肿瘤

5. 处理肾上腺血管，切除肾上腺肿瘤　根据手术需要备钛夹及结扎钉。用电凝钩或超声刀小心游离、暴露肾上腺和肿瘤周围的血管分支，小的血管可用电凝钩或超声刀切割止血，较粗的血管及肾上腺中心静脉用直角钳分离后，可用钛夹或结扎钉切实钳夹后切断（图 7-5-6，图 7-5-7），最后将肾上腺肿瘤完整切除。如果要保留部分肾上腺或正常肾上腺与肿瘤粘连紧密，可以部分切除肾上腺，在切割处用超声刀电凝或用结扎钉钳夹后切除。递纱条擦拭创面，仔细止血。

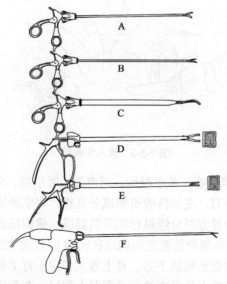

图 7-5-6　切除肾上腺肿瘤所需的器械

A.腔镜剪；B.分离钳；C.直角钳；D.Hem-o-lock 钳；E.钛夹钳；F.超声刀

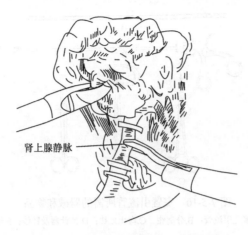

图 7-5-7　处理肾上腺血管，切除肾上腺

6. 取出标本　用无菌手套自制取物袋或备中号标本取出袋（图 7-5-8），用分离钳夹住取物袋的底部经腋后线肋缘下的 12mm 穿刺鞘中放入，在与经腋前线肋缘下的 5mm 穿刺鞘中伸入的抓钳的配合下，张开取物袋的开口，将肾上腺肿瘤放入取物袋中，再将取物袋开口折叠后，用抓钳钳夹固定（图 7-5-9）。将腹腔镜镜头从腋后线肋缘下的 12mm 穿刺鞘中放入，从髂嵴上缘的穿刺鞘中放入抓钳钳夹袋口后，剪断髂嵴上缘穿刺鞘的固定线，将取物袋连同 11mm 穿刺鞘一起取出，将切除的肾上腺肿瘤标本送病理检查。

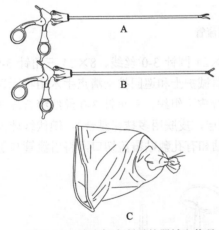

图 7-5-8　取出标本所需的器械和物品

A.分离钳；B.抓钳；C.自制标本取物袋.

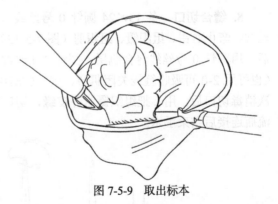

图 7-5-9　取出标本

7. 安置引流管　备分离钳 1 把、弯止血钳 1 把、15Fr 硅胶多孔引流管 1 根、组织剪 1 把、8×24 三角针 2-0/T 丝线（图 7-5-10）。取出标本后，重新置入 11mm 穿刺鞘，可用湿纱布围绕穿刺鞘以减少漏气。再次仔细检查创面无渗血后，将 15Fr 硅胶多孔引流管从 5mm 穿刺鞘通道置入，引流管末端用弯止血钳夹闭以减少漏气，保证视野清晰。用分离钳夹持引流管头端放置于创面处（图 7-5-11），退出 5mm 穿刺鞘。用三角针 2-0/T 丝线缝合 5mm 穿刺鞘处的皮肤切口，并将引流管固定于皮肤上。关闭气腹机、光源和摄像系统，取出其余穿刺鞘。

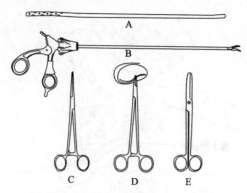

图 7-5-10　安置引流管所需的器械和物品
A.硅胶多孔引流管；B.分离钳；C.弯止血钳；D.持针器及针线；E.组织剪

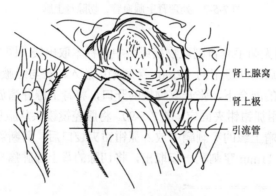

图 7-5-11　安置引流管

8. 缝合切口　备 13×24 圆针 0 号丝线、13×24 圆针 3-0 丝线、8×24 三角针 3-0 丝线、弯止血钳、组织镊、组织剪（图 7-5-12）。器械护士和巡回护士清点手术用物无误后，用圆针 0 号丝线缝合肌层，圆针 3-0 丝线缝合皮下组织，三角针 3-0 丝线缝合皮肤（也可用 2-0 可吸收缝线关闭肌层、皮下脂肪组织层，皮肤用多抹棒黏合）。碘伏纱球再次消毒切口后，用 2 把组织镊对齐皮缘，切口敷贴和有孔敷贴覆盖切口，将引流管与引流瓶连接后结束手术。

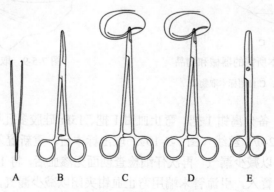

图 7-5-12　关闭切口所需的器械
A.组织镊；B.弯止血钳；C、D.持针器及针线；E.组织剪

（李　霞　冯　璐　石伊潇）

第六节 经腹入路腹腔镜肾上腺肿瘤
切除术手术配合

（一）手术用物

1. 常规布类 剖腹盆、手术衣、剖口单、桌单。

2. 手术器械 腹腔镜普通器械、泌尿腹腔镜特殊器械、超声刀、Hem-o-lock 钳。

3. 一次性用物准备

（1）常规物品：吸引管 1 根、电刀 1 个、电刀清洁片 1 张、LC 套针 1 包、纱布 10 张、45cm×45cm 医用粘贴膜 1 张、15Fr 硅胶多孔引流管 1 根、无菌塑料灯柄罩 1 个、3-0 丝线 1 包、2-0/T 丝线 1 包、0 号丝线 1 包、11 号刀片 1 个、20 号刀片 2 个、切口敷贴 2 张、有孔敷贴 1 张、便携式引流瓶 1 个、手套按需准备。

（2）特殊物品：无菌保护套 1 个、12mm 穿刺鞘 1~2 个、5mm 穿刺鞘 1 个、结扎钉及钛夹按需准备。

（二）手术体位

手术体位为 60°~70°侧斜卧位（图 7-6-1）。

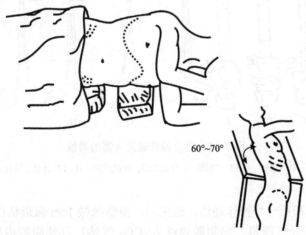

图 7-6-1 60°~70°侧斜卧位

（三）消毒铺巾

1. 消毒液 碘伏。

2. 消毒范围 双侧方均到腋中线，上方至乳头平面，下方至耻骨联合。

3. 铺巾

（1）1/4 折的治疗巾 3 张，覆盖切口对侧、髋部和近侧；桌单 1 张齐切口上缘横铺，完全覆盖头架及托手架。

（2）纱布1张擦干切口区域的碘伏，贴医用粘贴膜覆盖切口区域并固定治疗巾。

（3）1/4折的治疗巾4张再沿切口四周铺盖，巾钳4把固定。

（4）铺剖口单2张。

（5）桌单1张齐切口下缘纵铺，覆盖床尾及手术托盘。

（四）手术配合

1. 清点用物　巡回护士、器械护士清点术中物品，包括纱球、纱布、纱条、器械、缝针、刀片等台上所有用物。

2. 连接各路管道及成像设备　备纱布2张、巾钳2把、吸引管及无菌保护套。将腹腔镜特殊器械中的气腹管、电凝线、超声刀、导光束及套上保护套的摄像头连线整理归类，用巾钳分别固定于切口上、下方的无菌单上，连接镜头后调节白平衡，检查调试腔镜方向和清晰度后妥善放置备用。

3. 建立操作通道　备尖刀1把、纱布1张、弯止血钳2把、组织剪1把、13×24圆针0号丝线、8×24三角针0号丝线、11mm金属穿刺鞘1个、12mm一次性穿刺鞘1个、5mm一次性穿刺鞘1个、气腹针1个（图7-6-2）。

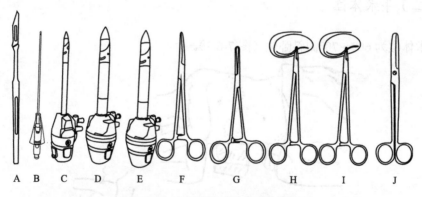

图7-6-2　建立操作通道所需的器械

A.手术尖刀；B.气腹针；C~E.穿刺鞘；F.弯止血钳；G.组织钳；H、I.持针器及针线；J.组织剪

（1）建立气腹和第一个操作通道：递尖刀，沿脐缘做1cm弧形切口，将气腹针刺入腹腔，巡回护士打开气腹机，向腹腔内注入 CO_2 气体，并使腹腔内压力维持在12~15mmHg。气腹建立后，递电刀切开皮下脂肪，用组织剪和弯止血钳分离腹白线并切开腹膜，置入11mm金属穿刺鞘或12mm一次性穿刺鞘（A孔）。或者不使用气腹针，直接置入穿刺鞘，建立气腹。

（2）置入30°腹腔镜：用碘伏纱球擦拭镜头，防止镜头起雾模糊，直视下置入30°腹腔镜。

（3）建立第二、第三操作通道：在腹腔镜直视指引下，在脐与腋前线连线的外1/3处置入12mm或5mm一次性穿刺鞘（B孔，根据手术医生习惯、患者胖瘦、肿瘤大小等情况，该穿刺点可向内或向外一些建立），在锁骨中线肋缘下置入 5mm 或 12mm 一次性穿刺鞘（C 孔），需要时在腋前线肋缘下或剑突下置入第四个穿刺鞘。一般应尽量使 3 个穿刺鞘通道的连线呈一个等边三角形（图 7-6-3），以避免或减少器械操作时的相互干扰。分别从另外两个穿刺鞘通道中放入分离钳和电凝钩或超声刀。

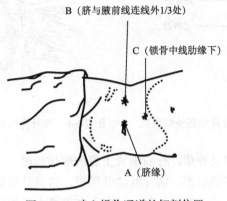

B（脐与腋前线连线外1/3处）

C（锁骨中线肋缘下）

A（脐缘）

图 7-6-3　建立操作通道的解剖位置

4. 切开侧腹膜和后腹膜，显露肾上腺及肿瘤　备电凝钩、超声刀、吸引器、分离钳等（图 7-6-4），术者一般右手持电凝钩或超声刀、左手持分离钳进行分离。

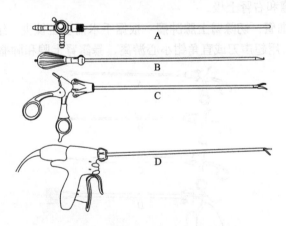

A

B

C

D

图 7-6-4　显露肾上腺肿瘤所需的器械

A.吸引器；B.电凝钩；C.分离钳；D.超声刀

（1）显露左侧肾上腺及肿瘤：行左侧肾上腺肿瘤切除时，可利用体位及重力作用促使胃肠道向右侧下垂，以便于显露降结肠外侧旁沟。用电凝钩或超声刀纵行切开降结肠外侧腹膜（图 7-6-5），边切开边将降结肠向内下方推开，循分离开的间隙向上游离，切断脾结肠韧带和上方的腹膜，显露左肾上极的肾周筋膜。于肾上极内侧用电凝钩或超声刀切开肾周筋膜，分离脂肪囊，由外向内逐渐游离，并离断脾肾韧带，在脾脏与左肾上极之间找到左侧肾上腺及肿瘤（图 7-6-6）。

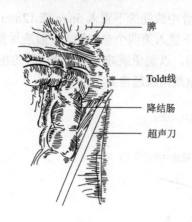

图 7-6-5 沿 Toldt 线切开降结肠外侧腹膜

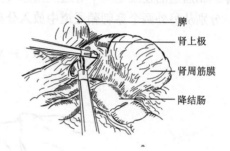

图 7-6-6 切开肾周筋膜，游离、显露左肾上腺

（2）显露右侧肾上腺及肿瘤：行右侧肾上腺肿瘤切除时，先用电凝钩或超声刀切开结肠肝曲外侧的后腹膜和侧腹膜，切开肝结肠韧带，游离升结肠上段，将结肠肝曲向内侧游离，切开肾周筋膜与肝脏的附着部，向内下方推移十二指肠和升结肠，显露右肾上极及内侧区域表面的肾周筋膜。用吸引器或分离钳钝性分离右肾上极与肝脏下缘之间的间隙，右侧肾上腺位于肝脏下缘、右肾上极、下腔静脉之间的区域。仔细辨认右肾上极部分，用电凝钩或超声刀在肾上极与肾上腺外侧间切开肾周筋膜，分离脂肪囊，游离、显露右肾上腺、肿瘤和右肾上极。

5. 处理肾上腺血管，切除肾上腺肿瘤 根据手术需要备钛夹、结扎钉、直角钳、腔剪刀等（图 7-6-7）。用超声刀或直角钳小心游离、暴露肾上腺和肿瘤周围的血管分支。

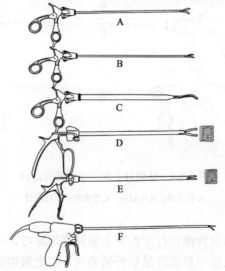

图 7-6-7 处理肾上腺血管、切除肾上腺肿瘤所需的器械

A. 腔镜剪；B. 分离钳；C. 直角钳；D. Hem-o-lock 钳；E. 钛夹钳；F. 超声刀

（1）切除左肾上腺肿瘤：行左侧肾上腺肿瘤切除时，从左肾上腺的上缘开始游离。在游离肾上腺肿瘤时，小的血管可用超声刀或电凝钩切割止血。注意循左肾静脉找到细长的左肾上腺静脉，用直角钳游离出左肾上腺静脉，用 Hem-o-lock 钳结扎并切断左肾上

腺静脉（图 7-6-8）。继续用超声刀分离肿瘤周围组织，将肾上腺肿瘤完整切除（图 7-6-9）。如果要保留部分肾上腺或正常肾上腺与肿瘤粘连紧密，可以部分切除肾上腺，在切割处用超声刀切割或钛夹钳夹后切除。用分离钳将已经切除的肾上腺肿瘤抓至靠近穿刺鞘的地方，以便后续进行取出标本的步骤。用纱条仔细擦拭创面，充分止血。

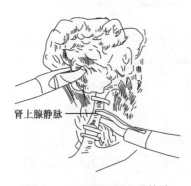

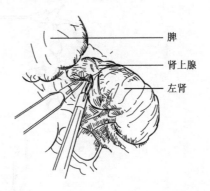

图 7-6-8　结扎左肾上腺静脉　　　　图 7-6-9　游离并切除左肾上腺肿瘤

（2）切除右侧肾上腺肿瘤：行右侧肾上腺肿瘤切除时，先游离肾上腺肿瘤基底、外侧与肾上极之间的间隙，以及下腔静脉与肾上极内侧之间的间隙，将肾上腺肿瘤逐步游离。在游离右侧肾上腺肿瘤时，注意寻找从右侧肾上腺或肿瘤发出后汇入下腔静脉右侧后方粗短的肾上腺中央静脉。用直角钳仔细游离出右侧肾上腺中央静脉后，用 Hem-o-lock 钳结扎并切断中央静脉（图 7-6-10）。对其他的血管分支也要仔细分离后用超声刀切断，再将肾上腺肿瘤完整切除（图 7-6-11）。

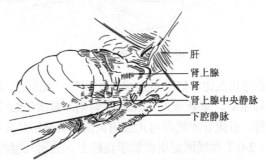

图 7-6-10　结扎右肾上腺中央静脉

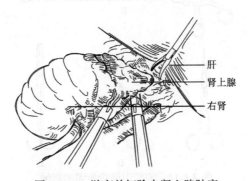

图 7-6-11　游离并切除右肾上腺肿瘤

6. 取出标本 用无菌手套自制取物袋或备中号标本取出袋（图 7-6-12），将镜头从脐部穿刺鞘取出，从另一个 12mm 穿刺鞘中放入，将标本取出袋从脐部穿刺鞘中放入，用抓钳将切除的肾上腺及肿瘤放入标本袋后钳夹袋口，连同 11mm 穿刺鞘一起取出（图 7-6-13）。如肿瘤过大，可用电刀适当切开切口，将切除的标本送病理检查。

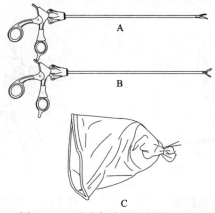

图 7-6-12 取出标本所需的器械和物品

A.分离钳；B.抓钳；C.自制标本取物袋

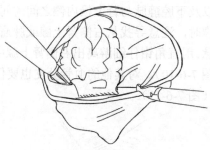

图 7-6-13 取出标本

7. 安置引流管 备弯止血钳、15Fr 硅胶多孔引流管、组织剪、8×24 三角针 2-0/T 丝线（图 7-6-14）。取出标本后，重新置入 11mm 穿刺鞘，再次仔细检查创面无渗血后，置入 15Fr 硅胶多孔引流管，引流管末端用弯止血钳夹闭，头端用分离钳夹持放置于创面处，退出穿刺鞘，递三角针 2-0/T 丝线固定引流管于皮肤上。关闭气腹机、光源和摄像系统。

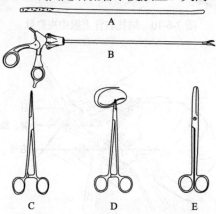

图 7-6-14 安置引流管所需的器械

A.硅胶多孔引流管；B.分离钳；C.弯止血钳；D.持针器及针线；E.组织剪

8. 缝合切口　备 13×24 圆针 0 号丝线、13×24 圆针 3-0 丝线、8×24 三角针 3-0 丝线、弯止血钳、组织镊、组织剪（图 7-6-15）。器械护士和巡回护士清点手术用物无误后，用圆针 0 号丝线缝合肌层，圆针 3-0 丝线缝合皮下组织，三角针 3-0 丝线缝合皮肤（也可用 2-0 可吸收缝线关闭肌层、皮下脂肪组织层，皮肤用多抹棒黏合）。碘伏纱球再次消毒切口后，切口敷贴和有孔敷贴覆盖切口，连接引流瓶后结束手术。

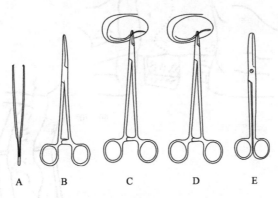

图 7-6-15　缝合切口所需的器械

A.组织镊；B.弯止血钳；C、D.持针器及针线；E.组织剪

（石伊潇　冯璐　李霞）

第七节　经脐单孔腹腔镜肾上腺肿瘤切除术手术配合

单孔腹腔镜手术是将腹腔镜与两个或多个操作器械通过同一个穿刺器进入体内实施手术，通常可以通过脐部放置穿刺器，而不需另外做切口。与标准腹腔镜手术相比，单孔腹腔镜手术具有创伤更小、疼痛更小、术后恢复更快、美容效果更好的优点。

（一）手术用物

1. 常规布类　剖腹盆、手术衣、剖口单、桌单。

2. 手术器械　腹腔镜普通器械、单孔腹腔镜特殊器械、超声刀。

3. 一次性用物

（1）常规物品：吸引管 1 根、LC 套针 1 包、纱布 5~10 张、45cm×45cm 医用粘贴膜 1 张、无菌塑料灯柄罩 1 个、15Fr 硅胶多孔引流管 1 根、引流袋 1 个、3-0 丝线 1 包、2-0/T 丝线 1 包、0 号丝线 1 包、11 号刀片 1 个、20 号刀片 1 个、纱条 1 包、切口敷贴 1 个、有孔敷贴 1 个、无菌保护套 1 个、手套按需准备。

（2）特殊物品：单孔多通道系统、钛夹。

（二）手术体位

手术体位为60°～70°侧斜卧位（图7-7-1）。

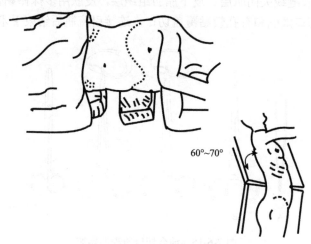

图7-7-1　60°～70°侧斜卧位

（三）消毒铺巾

1. 消毒液　碘伏。

2. 消毒范围　双侧方均到腋中线，上方至乳头平面，下方至耻骨联合。

3. 铺巾

（1）1/4折的治疗巾3张，覆盖切口对侧、髋部和近侧；桌单1张齐切口上缘横铺，完全覆盖头架及托手架。

（2）纱布1张擦干切口区域的碘伏，贴医用粘贴膜覆盖切口区域并固定治疗巾。

（3）1/4折的治疗巾4张再沿切口四周铺盖，巾钳4把固定。

（4）铺剖口单2张。

（5）桌单1张齐切口下缘纵铺，覆盖床尾及手术托盘。

（四）手术配合

1. 清点用物　巡回护士、器械护士清点手术物品，包括纱球、纱布、纱条、器械、缝针、刀片等所有台上用物。

2. 连接各路管道及成像设备　备纱布2张、巾钳2把、吸引管及腔镜保护套。将腹腔镜特殊器械中的气腹管、电凝线、导光束及套上保护套的摄像头连线整理归类后，分别用纱布捆扎后，再用巾钳固定于切口上、下方的无菌单上，连接腹腔镜镜头、光源后调节白平衡，检查调试腔镜方向和清晰度后妥善放置备用。

3. 手术切口　用11号刀片于患侧绕脐部做2.0cm左右的弧形皮肤、皮下切口，组织钳夹持切缘，电刀切开皮下脂肪，用组织剪和弯止血钳分离腹白线并切开腹膜，置入单孔多通道系统并妥善固定（图7-7-2，图7-7-3）。连接气腹管，巡回护士打开气腹机，向腹腔内注入 CO_2 气体，充气流量为8L/min，使腹腔内压力维持在12～15mmHg，经单孔多通道系统置入 5mm 可弯曲电子腹腔镜。经另外操作孔放入 5mm 加长可弯分离钳和电凝钩或超声刀。

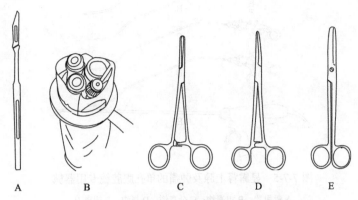

图 7-7-2　置入单孔多通道系统所需的器械

A.手术尖刀；B.单孔多通道系统；C.组织钳；D.弯止血钳；E.组织剪

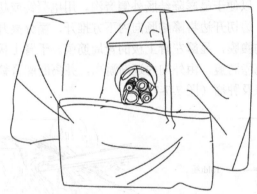

图 7-7-3　置入单孔多通道系统

4. 切开侧腹膜和后腹膜，显露肾上腺及肿瘤　备电凝钩、超声刀、吸引器、分离钳、抓钳。可根据术者的习惯准备腹腔镜常规加长器械或单孔腹腔镜专用器械，也可两者相互搭配使用（图 7-7-4，图 7-7-5）。术者一般右手持电凝钩或超声刀、左手持分离钳进行分离。

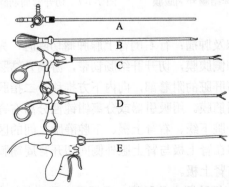

图 7-7-4　显露肾上腺及肿瘤腹腔镜常规加长器械

A.吸引器；B.电凝钩；C.45cm 分离钳；D.45cm 抓钳；E.45cm 超声刀

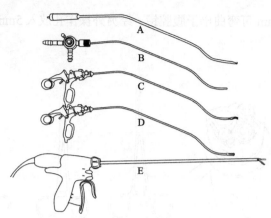

图 7-7-5　显露肾上腺及肿瘤的单孔腹腔镜专用器械

A.吸引器；B.电凝钩；C.分离钳；D.抓钳；E.超声刀

（1）显露左侧肾上腺及肿瘤：行左侧肾上腺肿瘤切除时，可利用体位及重力作用促使胃肠道向右侧下垂，以便于显露降结肠外侧旁沟。用电凝钩或超声刀纵行切开降结肠外侧腹膜（图 7-7-6），边切边将降结肠向内下方推开，循分离开的间隙向上游离，切断脾结肠韧带和上方的腹膜，显露左肾上极的肾周筋膜。于肾上极内侧用电凝钩或超声刀切开肾周筋膜，分离脂肪囊，由外向内逐渐游离，并离断脾肾韧带，在脾脏与左肾上极之间找到左侧肾上腺及肿瘤（图 7-7-7）。

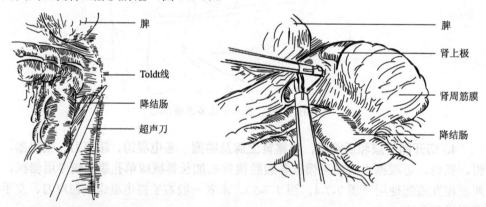

图 7-7-6　沿 Toldt 线切开降结肠外侧腹膜　　图 7-7-7　切开肾周筋膜，游离、显露左肾上腺

（2）显露右侧肾上腺及肿瘤：行右侧肾上腺肿瘤切除时，先用电凝钩或超声刀切开结肠肝曲外侧的后腹膜和侧腹膜，切开肝结肠韧带，游离升结肠上段，将结肠肝曲向内侧游离，切开肾周筋膜与肝脏的附着部，向内下方推移十二指肠和升结肠，显露右肾上极及内侧区域表面的肾周筋膜。用吸引器或分离钳钝性分离右肾上极与肝脏下缘之间的间隙，右侧肾上腺位于肝脏下缘、右肾上极、下腔静脉之间的区域。仔细辨认右肾上极部分，用电凝钩或超声刀在肾上极与肾上腺外侧间切开肾周筋膜，分离脂肪囊，游离、显露右肾上腺、肿瘤和右肾上极。

5. 处理肾上腺血管，切除肾上腺肿瘤　根据手术需要备钛夹、结扎钉、直角钳、腔镜剪等（图 7-7-8）。用超声刀或电凝钩小心游离、暴露肾上腺和肿瘤周围的血管分支。

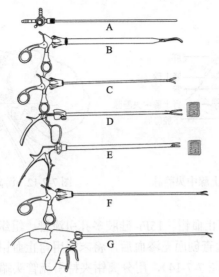

图 7-7-8 切除肾上腺肿瘤所需的器械

A.吸引器；B.直角钳；C.腔镜剪；D.Hem-o-lock 钳；E.钛夹钳；F. 45cm 分离钳；G.45cm 超声刀

（1）切除左肾上腺肿瘤：行左侧肾上腺肿瘤切除时，从左肾上腺的上缘开始游离。在游离肾上腺肿瘤时，小的血管可用超声刀或电凝钩切割止血。注意循左肾静脉找到细长的左肾上腺静脉，用直角钳游离出左肾上腺静脉，用 Hem-o-lock 钳结扎并切断左肾上腺静脉（图 7-7-9）。继续用超声刀分离肿瘤周围组织，将肾上腺肿瘤完整切除（图 7-7-10）。如果要保留部分肾上腺或正常肾上腺与肿瘤粘连紧密，可以部分切除肾上腺，在切割处用超声刀切割或钛夹钳夹后切除。用抓钳将已经切除的肾上腺肿瘤抓至靠近穿刺鞘的地方，以便后续进行取出标本的步骤。递纱条仔细擦拭创面，充分止血。

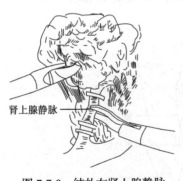

图 7-7-9 结扎左肾上腺静脉

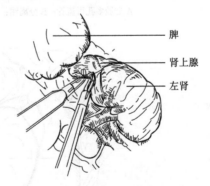

图 7-7-10 游离并切除左肾上腺肿瘤

（2）切除右侧肾上腺肿瘤：行右侧肾上腺肿瘤切除时，先游离肾上腺肿瘤基底、外侧与肾上极之间的间隙，以及下腔静脉与肾上极内侧之间的间隙，将肾上腺肿瘤逐步游离。在游离右侧肾上腺肿瘤时，注意寻找从右侧肾上腺或肿瘤发出后汇入下腔静脉右侧后方粗短的肾上腺中央静脉。用直角钳仔细游离出右侧肾上腺中央静脉后，用 Hem-o-lock 钳结扎并切断中央静脉（图 7-7-11）。对其他的血管分支也要仔细分离后用超声刀切断，再将肾上腺肿瘤完整切除（图 7-7-12）。

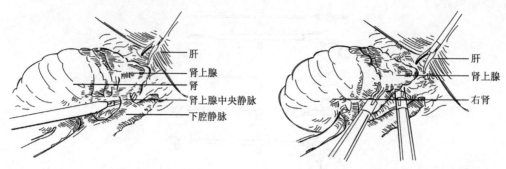

图 7-7-11　结扎右肾上腺中央静脉　　　　图 7-7-12　游离并切除右肾上腺肿瘤

6. 安置引流管　备弯止血钳、15Fr 硅胶多孔引流管、组织剪、8×24 三角针 2-0/T 丝线（图 7-7-13），仔细检查创面无渗血后，将末端用弯止血钳夹闭的 15Fr 硅胶多孔引流管从操作孔通道置入（图 7-7-14），用分离钳夹持引流管头端置于肾上腺窝内。

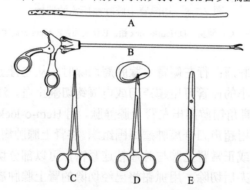

图 7-7-13　安置引流管所需的器械
A.硅胶多孔引流管；B.分离钳；C.弯止血钳；D.持针器及针线；E.组织剪

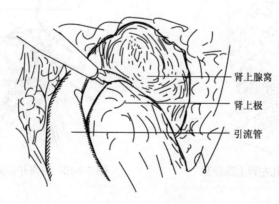

图 7-7-14　安置引流管

7. 取出标本　用无菌手套自制标本取物袋或备中号标本取出袋（图 7-7-15）。用抓钳、分离钳将切除的肾上腺及肿瘤放入标本袋后钳夹袋口（图 7-7-16），将标本连同单孔多通道系统一起取出，递三角针 2-0/T 丝线将引流管固定于皮肤上。关闭气腹机、光源和摄像系统，将切出的标本送病理检查。

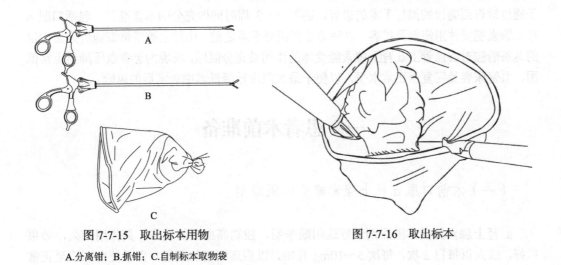

图 7-7-15　取出标本用物
A.分离钳；B.抓钳；C.自制标本取物袋

图 7-7-16　取出标本

8. 缝合切口　备 13×24 圆针 0 号丝线、13×24 圆针 3-0 丝线、8×24 三角针 3-0 丝线、弯止血钳、组织镊、线剪（图 7-7-17）。器械护士和巡回护士共同仔细清点手术用物无误后，用圆针 0 号丝线缝合肌层，圆针 3-0 丝线缝合皮下组织，三角针 3-0 丝线缝合皮肤（也可用 2-0 可吸收缝线关闭肌层、皮下脂肪组织层，皮肤用多抹棒黏合）。碘伏纱球消毒切口，2 把组织镊对齐皮缘，切口敷贴和有孔敷贴覆盖切口，将引流管连接引流袋后结束手术。

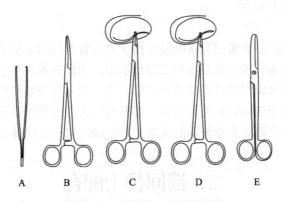

图 7-7-17　关闭切口所需的器械
A.组织镊；B.弯止血钳；C、D.持针器及针线；E.组织剪

（田蕾蕾　朱育春　李　霞）

第八节　特殊肾上腺肿瘤切除术手术配合

嗜铬细胞瘤是发生在肾上腺或肾上腺以外嗜铬细胞的肿瘤，嗜铬细胞分泌大量的儿茶酚胺，作用于肾上腺素能受体，引起以高血压及多个器官代谢功能紊乱为主的综合征。对

于通过检查而确诊的拟行手术的患者，需要 2～3 周时间做充分的术前准备，包括口服 α 肾上腺素能受体阻滞剂及扩容，以使患者在接受手术之前，由肾上腺嗜铬细胞所分泌大量的儿茶酚胺对心血管上 α 肾上腺素能受体的作用被充分阻断，表现为患者血压降至正常范围，血管床容量回复至正常水平，以便于最大限度地降低术中、术后的风险。

一、患者术前准备

（一）术前口服 α 肾上腺素能受体阻滞剂

α 肾上腺素能受体阻滞剂最好选用酚苄明，控制高血压的发作，其作用持久，效果良好。成人以每日 2 次、每次 5～10mg 开始，以后逐渐增加剂量，直至使血压降至正常水平，一般需要用药准备 2～3 周。当使用 α 肾上腺素能受体阻滞剂时，尤其要注意防止直立性低血压。除了从小剂量起始、逐渐增加剂量，以便让患者能够更好地适应、减少发生直立性低血压外，还应重点向患者强调在用药期间体位变动应尽量缓慢，以减少因为活动不当引发不良反应，从而影响用药的可能性。在使用 α 肾上腺素能受体阻滞剂发生心动过速时，可给予 β 肾上腺素能阻滞剂普萘洛尔 10mg 每日 2～3 次，或美托洛尔 12.5～25mg 每日 2～3 次治疗。

（二）术前充分扩容

由于嗜铬细胞瘤产生大量的儿茶酚胺作用于心血管系统的 α 肾上腺素能受体，引起血管痉挛收缩，导致血管床容量减小和血容量不足，因此在术前除了应足量、足疗程地使用 α 肾上腺素能受体阻滞剂以充分解除血管痉挛、使血管床容量恢复正常之外，在术前 3 日还应经静脉补充液体以扩充血容量，使其与扩大的血管床容量相匹配，以进一步减少术中、术后发生血流动力学波动的风险。静脉滴注时一般晶体液、胶体液各一半。

二、巡回护士配合

在患者进入手术室后，手术室护士和麻醉医生应引起足够的重视，核对患者各项术前检查指标和生命体征，并做好相应的术前准备。在术中应积极、主动地配合手术，以确保手术顺利和患者安全。

（一）建立充足的静脉通道

通常需要建立两个或两个以上的静脉通道。外周静脉穿刺应选择患侧上肢的大血管，用 14G 或 16G 留置针，此通道主要用于扩容和术中必要时输血。深静脉穿刺可选择患者的锁骨下静脉或颈内静脉，此通道主要用于升压、降压药物的输注及中心静脉压的测定。

动脉穿刺一般选用桡动脉，桡动脉穿刺最好选择在麻醉前操作，因为在麻醉诱导及插管过程中，患者血压可能发生很大变化，准确地测定和反映患者的动态血压情况对麻醉用药非常重要。全麻插管完成后再常规留置保留尿管。

（二）安置保留胃管

经腹腔入路的开放手术应常规安置保留胃管，并接负压引流器持续引流胃内容物，以保持术中胃部空虚，利于手术野的显露。

（三）扩容

在肿瘤切除前，一定要充分扩容，扩容量视患者情况而定。

（四）术中配合

巡回护士应密切关注手术进程，配合麻醉医生，观察患者的血压、尿量，保证各种管路的畅通，并按照要求调整好输液速度，避免术中因血容量不足而需大量快速扩容。

三、麻 醉 管 理

（一）监测血压、脉搏和呼吸

密切观察麻醉和手术过程中病情的变化，特别是在探查和切除肾上腺嗜铬细胞瘤的过程中，可能因挤压肿瘤引起肾上腺素和去甲肾上腺素的大量释放或者阻断肾上腺的静脉回流，导致血压出现剧烈波动。

（二）高血压危象的处理

高血压危象是指收缩压高于250mmHg，持续1min以上的高血压状况，在嗜铬细胞瘤切除术中常见于以下情况：①麻醉诱导期，常与术前用药不适当有关，导致诱导前精神紧张恐惧，诱发高血压危象。另外还可能与麻醉实施过程中的不良刺激有关，如静脉穿刺、硬膜外穿刺、气管内插管、体位变动等均可导致高血压发作，严重者可致高血压危象。②手术期，多与术者的操作有关，如分离、牵拉、挤压肿瘤及与肿瘤相关的组织时，常可引起儿茶酚胺分泌增加，诱发高血压危象。③当患者合并有严重缺氧或有 CO_2 蓄积时也可诱发高血压危象。在手术、麻醉过程中应密切观察血压、脉搏、心电图的变化，一旦血压升高超过原有水平的 1/3 或达到 200mmHg 时，除寻找和及时排除相关诱发原因外，还应及时采取降压措施。根据情况可采用酚妥拉明 1~5mg 静脉注射或配制成 0.01%的溶液静脉滴注以控制血压，也可用硝普钠 50mg 溶于 5%的葡萄糖液 500ml

（100μg/ml）中静脉滴注以控制血压，或用微量泵输入，先从 0.5～1.5μg/（kg·min）剂量开始，根据血压高低再随时调整，直至获得满意效果为止。其他药物如硝酸甘油、前列腺素 E 等也可酌情应用。在发生高血压时通常合并心率增快，首先要排除儿茶酚胺的作用和其他各种增加心肌应激性的不利因素，故应使用降压药如酚妥拉明降低血压，然后再根据情况考虑使用 β 受体阻滞剂来降低心率。短效的 β 受体阻滞剂艾司洛尔因其起效快、作用时间短、相对安全性较高而较常使用。其他药物，如普萘洛尔、利多卡因等抗心律失常药物也可酌情使用。同时，还应除外麻醉深度异常、缺氧及 CO_2 蓄积等带来的不良影响，必要时做适当调整。血压波动如引起心律失常、血流动力学剧变时，应马上采取有效的措施予以控制，否则可能导致不良后果，常成为导致死亡的原因之一。

（三）低血压的处理

这里提及的低血压是指肿瘤切除后的低血压，主要原因是儿茶酚胺的分泌随着肿瘤的切除而迅速降低，引起外周血管扩张，再加上血容量不足，导致低血压甚至休克。另外，麻醉药物及硬膜外阻滞的影响、心脏代偿功能不全、肾上腺素能阻滞剂的作用等均可诱发及加重低血压。

低血压通常在肿瘤血管被阻断时即开始，这是嗜铬细胞瘤切除后可能发生的严重并发症，严重者可能导致患者死亡。除了在术中对症及时采用静脉快速滴注扩容，并且经静脉使用去甲肾上腺素等药物升高血压之外，更主要的是在术前进行充分的准备，以降低发生的风险。随着对嗜铬细胞瘤病理生理认识的不断深入，目前已非常重视对这类患者的术前准备，包括足量、足疗程地使用 α、β 受体阻滞剂以充分对抗肿瘤分泌的儿茶酚胺的效应、扩张收缩的血管、扩张血容量，从而增加患者对术中切除肿瘤导致儿茶酚胺分泌降低的耐受性。在术中麻醉医师应有意识地预防性扩容，可以降低血管扩张后低血压的发生率与程度。对嗜铬细胞瘤手术的患者不应循规蹈矩地去遵守量出而入的原则，而应在密切监测心功能和血容量的基础上尽量在肿瘤切除之前均匀、逾量补充。即使对术中血压偏高者仍然可以在血管扩张药的帮助下进行逾量补充。在整个手术过程中，均需要对患者的心功能进行严密观察，从而避免体液过量的负面效应，如肺水肿等，如有发生，可用呋塞米 20～100mg 使多余水分排出体外。大多数患者经过上述的处理，发生低血压的概率减少、程度减轻。但仍有部分患者可能出现，对此类患者需要根据术前相关检查显示的肿瘤所分泌儿茶酚胺成分的比例给予相关的血管活性药物，尤其是合并有儿茶酚胺性心肌病的患者会出现顽固性低血压，通常需要持续泵注去甲肾上腺素，并根据患者的血压水平实时进行调整，可延续到术后的一段时间，以帮助心肌对儿茶酚胺依赖的戒断，直至心功能完全恢复正常。

（四）低血糖的处理

嗜铬细胞瘤由于分泌大量儿茶酚胺可引起糖原分解，并抑制胰岛 B 细胞分泌胰岛素从而导致血糖升高。因此，嗜铬细胞瘤患者通常合并有高血糖表现，不应就此诊断为糖尿病。即使对有明确糖尿病病史的患者在术前或术中使用胰岛素时也应慎重，以免使嗜铬细胞瘤切除后低血糖情况复杂化。一方面由于肿瘤切除后儿茶酚胺的分泌量急剧减少，糖原和脂肪的分解随之下降；另一方面胰岛素分泌升高，常可导致严重的低血糖性休克，多发生在术后数小时内。如此时患者已经清醒，临床上可见到患者大汗、心慌、低血压等；如患者此时仍处于全麻恢复期，则主观症状较少，多表现为循环抑制，且对一般处理的反应迟钝，一经输入含糖溶液，症状立即改善。对这类患者的围术期管理中，凡疑有低血糖发生时应立即快速测定血糖。对已确定合并有糖尿病的嗜铬细胞瘤患者，必须使用胰岛素，在围术期的用量应减半，并同时加强血糖监测。

（冯　璐　石伊潇　文春玉）

第八章　输尿管手术配合

第一节　输尿管的解剖

输尿管（ureter）是位于腹膜后间隙的扁而细长的管状肌性管道，位于脊柱两侧，左、右各一，上端起自肾盂，下端终于膀胱。两侧输尿管长度大致相等，成人输尿管长 25～30cm，输尿管平均直径为 0.5～1cm。

输尿管全长可分为腹段、盆段和壁内段。腹段与盆段以骨盆上口平面为界限。临床上也将输尿管分为上段（骶髂关节上缘以上）、中段（骶髂关节上、下缘之间）和下段（骶髂关节下缘以下）（图 8-1-1）。

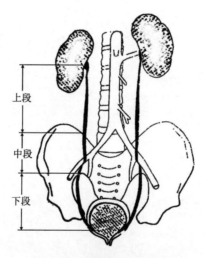

图 8-1-1　输尿管解剖及分段

一、输尿管的走行、分布和毗邻

（一）输尿管腹段

自肾盂与输尿管交界处至其跨越髂血管处，长 13～14cm。输尿管腹段位于腹膜后，周围有疏松结缔组织包绕，为腹膜外位器官。输尿管腹段沿腰椎横突尖端腰大肌的前面斜行稍向外下走行，在腰大肌中点的稍下方处，男性的输尿管有睾丸血管斜过其前方，而女性输尿管则与卵巢血管交叉。该交叉点以上的部分又称为输尿管腰段，以下的部分称为输尿管髂段。

输尿管腹段的毗邻关系：右侧输尿管腹段的前方除有十二指肠降部、升结肠血管、回结肠血管、精索内血管、回肠末段等器官外，还与盲肠及阑尾邻近，因此回肠后位阑尾炎常可引起右侧输尿管炎，尿中可出现红细胞及脓细胞。左侧输尿管腹段的前方有十二指肠空肠曲、降结肠血管，精索内血管也斜行越过输尿管腹部的前方。左侧输尿管腹段在骨盆上口附近经过乙状结肠及其系膜的后方，于乙状结肠间隙隐窝的后壁内下降。

（二）输尿管盆段

输尿管盆段较腹段短，是指从输尿管跨越髂血管处至膀胱底外上角之间的部分。输尿管盆段在腹部外结缔组织中，先沿盆腔侧壁向下后外方走行，经过髂内血管、腰骶干和骶髂关节的前方与前内侧，分别跨过脐动脉起始部、闭孔神经和血管的内侧，在坐骨棘平面转向前内方，再经盆底上方的结缔组织直达膀胱底外上角。又可将该段位于坐骨棘以上的部分称为输尿管壁部，以下部分称为输尿管脏部。

（三）输尿管壁内段

输尿管壁内段指进入膀胱壁后，斜行穿行于膀胱壁内的一段输尿管，也称盆段输尿管的膀胱壁间段，长约 1.5cm。当膀胱充盈时，输尿管壁内段的管腔闭合，加之输尿管的蠕动，因此有阻止尿液反流至输尿管的作用。

二、输尿管的形态特征

输尿管全长直径粗细不一，有明显的生理性狭窄和膨大。三个明显的狭窄部包括：①上狭窄部，位于肾盂输尿管连接部，又名为上狭；②中狭窄部，位于骨盆上口，输尿管跨过髂血管处，又名为中狭；③下狭窄部，位于输尿管壁内段，又名为壁内狭，是输尿管的最窄处。上述输尿管的 3 个狭窄部往往是结石等异物易于滞留处，肾盂输尿管连接部还可能因为先天性发育异常而形成狭窄和梗阻，导致肾积水。输尿管两狭窄部之间为膨大部，称为壶腹，其口径可宽 1～1.5cm。

输尿管的走行并非垂直下行，其全长有三个弯曲。第一个弯曲称为肾曲，位于输尿管的上端；第二个弯曲称骶曲，在骨盆上口处呈"S"形，由向下的方向斜转向内，过骨盆上口后再转向下方；第三个弯曲称骨盆曲，由斜向内下方转向前下方，再突向后下方。

三、输尿管的组织结构

输尿管为一肌性管腔，管壁厚，内覆黏膜形成纵行皱襞，管壁的横断面呈星状，上皮为 4～5 层细胞。上、中段的输尿管肌层分内、外两层，下段的肌层增厚，并形成内纵、中环和外纵 3 层。肌层呈蠕动性收缩可将尿液输送至膀胱。外膜为疏松结缔组织，含有较大的血管并发出分支至肌层，在黏膜内形成毛细血管网，然后集合成静脉传出输尿管。

四、输尿管的血管、淋巴和神经

（一）动脉

输尿管的动脉供应来源很广。肾动脉、肾囊动脉、肾下极动脉、腹主动脉、骶中动脉、第一腰动脉、睾丸动脉（女性为卵巢动脉）、髂总动脉、髂内动脉、膀胱上动脉、膀胱下动脉及子宫动脉等均有分支供应相应水平的输尿管。

（二）静脉

输尿管的静脉汇入上述同名动脉的伴行静脉，最后一般回流入肾静脉、睾丸静脉（女性为卵巢静脉）和髂内静脉等。

（三）淋巴管

输尿管的淋巴回流始于黏膜下、肌层和外膜的淋巴丛。这些淋巴管网相互吻合，输尿管的淋巴管与肾淋巴管相连，或直接注入主动脉旁（腰）淋巴结，输尿管腹部的其余部分注入髂总淋巴结，输尿管盆段则注入髂总淋巴结、髂外淋巴结和髂内淋巴结。

（四）神经支配

输尿管神经丛由肾丛、主动脉丛、肠系膜上丛和肠系膜下丛的神经纤维组成。

（刘志洪　卢一平）

第二节 肾盂-输尿管连接部狭窄成形术手术配合

肾盂-输尿管连接部狭窄又称肾盂-输尿管连接部梗阻（ureteropelvic junction obstruction，UPJO），是指因先天性肾盂-输尿管连接部发育不良导致狭窄、瓣膜、息肉和肾盂-输尿管高位连接等异常或受到异位血管、纤维条索压迫等因素所引起的肾盂-输尿管连接部梗阻，导致肾盂内尿液向输尿管排泄受阻，继而发生肾脏集合系统扩张（图8-2-1）。如果对 UPJO 不给予积极处理将出现肾功能损害的状况。UPJO 也可因为手术、炎症、肿瘤等后天性因素引起。

对 UPJO 的外科手术治疗除了经典的开放性手术之外，还发展形成了经腔内途径和经腹腔镜途径的腔镜修复性手术，近年来还出现了机器人辅助的腹腔镜 UPJO 整形手术。肾盂-输尿管连接部成形术也分为离断式肾盂-输尿管连接部成形术（Anderson-Hynes 肾盂-输尿管连接部成形术）和非离断性肾盂-输尿管连接部成形术（Foley Y-V 肾盂-输尿管连接部成形术、螺旋形补片肾盂-输尿管连接部成形术）等方式。既可以通过开放途径，也可以通过腹腔镜途径来修复 UPJO；腔内肾盂-输尿管连接部狭窄切开术属于微创手术，是在内镜下应用冷刀、电刀、激光等器械施行肾盂出口梗阻部位内切开，包括经皮顺行 UPJO 切开和经输尿管逆行 UPJO 切开两种入路。以下介绍离断式肾盂-输尿管连接部成形术和腔内肾盂-输尿管连接部狭窄切开术两种最主要的手术方式。

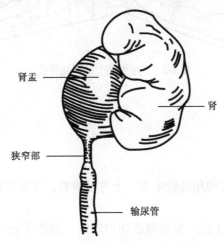

图 8-2-1　肾盂-输尿管连接部狭窄

一、开放式肾盂-输尿管连接部狭窄成形术

（一）手术用物

1. 常规布类　剖腹盆、手术衣、剖口单、桌单。

2. 手术器械　肾切除器械。

3. 一次性用物

（1）常规物品：吸引管 1 套、电刀 1 个、电刀加长柄 1 个、电刀清洁片 1 张、剖腹套针 1 包、纱布 10～20 张、45cm×45cm 医用粘贴膜 1 张、8 号尿管 2 根、血浆引流管 1 根、无菌塑料灯柄罩 2 个、3-0 丝线 1 包、2-0/T 丝线 1 包、0 号丝线 1 包、11 号刀片 1 个、20 号刀片 2 个、手套按需准备。

（2）安置输尿管内支架管用物：导丝 1 根、输尿管内支架管 1 根（型号按需准备）、医用润滑剂 1 支。

（3）肾盂-输尿管成形吻合用缝线：4-0 可吸收缝线 2 根。

（二）手术体位

手术体位为患侧在上的肾侧卧位（图 8-2-2），详见第五章第二节。

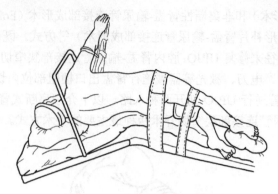

图 8-2-2　患侧在上的肾侧卧位

（三）消毒铺巾

1. 消毒液　碘伏。

2. 消毒范围　前后方均超过腋中线，上方至腋窝，下方至髋部。

3. 铺巾

（1）1/4 折的治疗巾 3 张，分别覆盖切口对侧、髋部和近侧。桌单 1 张齐切口上缘横铺，注意应保证完全覆盖头架及托手架。

（2）纱布 1 张擦干切口区域的碘伏，用医用粘贴膜覆盖切口区域并固定治疗巾。

（3）1/4 折的治疗巾 4 张分别沿切口四周铺盖，巾钳 4 把固定。

（4）铺剖口单 2 张。

（5）桌单 1 张齐切口下缘纵铺，覆盖床尾及手术托盘。

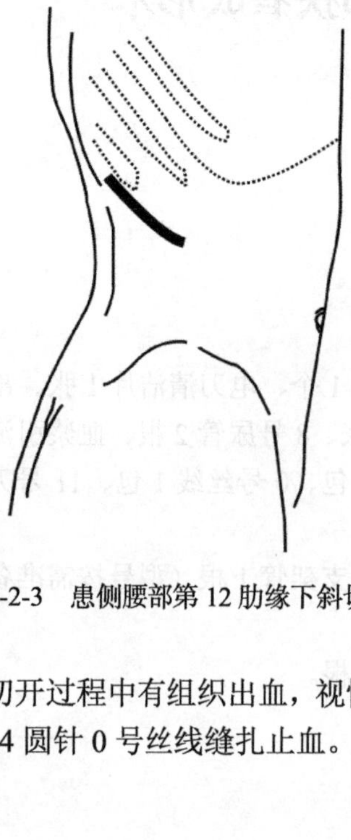

（四）手术配合

1. 清点用物　巡回护士、器械护士清点所有术中用物，包括纱球、纱布、器械、缝针、刀片等。

2. 切开皮肤及皮下组织　行患侧腰部第 12 肋缘下斜切口（图 8-2-3）。备圆刀、纱布、皮肤拉钩、组织镊、解剖镊、13×24 圆针 0 号丝线等（图 8-2-4）。递第一把圆刀切开皮肤后换下，第二把圆刀或电刀切开皮下组织，用电刀依次切开腰部各层肌肉。若

图 8-2-3　患侧腰部第 12 肋缘下斜切口

在切开过程中有组织出血，视情况行直接或用解剖镊夹持组织后电烙止血，必要时用 13×24 圆针 0 号丝线缝扎止血。

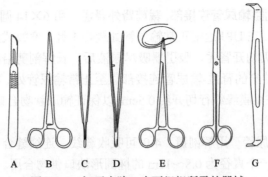

图 8-2-4　切开皮肤、皮下组织所需的器械

A.手术圆刀；B.弯止血钳；C.组织镊；D.解剖镊；E.持针器及针线；F.组织剪；G.皮肤拉钩

3. 显露肾盂-输尿管连接部及输尿管上段　备长敷料镊、直角钳、胸腔牵开器、解剖剪、花生米钝性剥离器、7×20 圆针 2-0/T 丝线、钳带 2-0/T 丝线等。用湿纱布 2 张保护切口，自持式胸腔牵开器撑开切口（图 8-2-5，图 8-2-6）。电刀更换加长柄，用电刀在肾周筋膜囊的后下方纵行切开肾周筋膜，分离腹膜后脂肪。S 拉钩向腹侧拉开肾脏，用花生米钝性剥离器、长解剖剪钝锐结合在肾脏后下方寻找上段输尿管，8 号尿管穿过输尿管，弯蚊式止血钳钳夹尿管末端向下方牵引输尿管，沿输尿管背侧向上充分分离、显露上段输尿管和扩张的肾外肾盂，游离扩张的肾外肾盂至邻近肾实质处。在游离过程中应注意保留肾盂和输尿管上段的滋养血管。

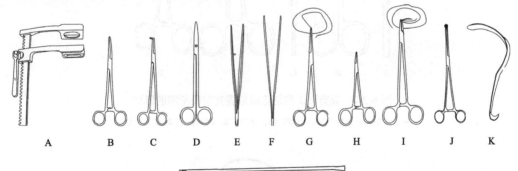

图 8-2-5　暴露切口、游离显露输尿管所需的器械

A.胸腔牵开器；B.弯止血钳；C.直角钳；D.解剖剪；E.解剖镊；F.敷料镊；G.钳带线；H.弯蚊式止血钳；I.持针器及针线；J.花生米钝性剥离器；K.S 拉钩；L.8 号尿管

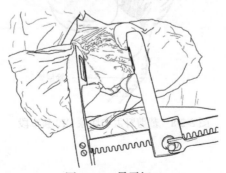

图 8-2-6　暴露切口

4. 切除狭窄的肾盂-输尿管连接部，裁剪肾外肾盂　用 6×14 圆针 3-0 丝线沿肾外肾盂纵轴两侧缝合数针，在 UPJ 远端正常输尿管处缝合 1 针，弯蚊式止血钳钳夹丝线末端作牵引和标记。用尖刀切开肾盂，吸引器吸尽尿液后，长解剖剪沿标记线充分剪裁扩张的肾外肾盂，并切除狭窄的肾盂-输尿管连接部直至正常输尿管处。将正常输尿管上段对系膜缘剪成斜面，并在系膜缘纵行切开约 0.5cm，以保证输尿管吻合口足够宽大（图 8-2-7，图 8-2-8）。

5. 吻合肾盂、输尿管　用解剖镊、4-0 可吸收缝线，连续缝合关闭肾盂裁剪后的切口，在肾盂最低位留一个直径为 0.8～1cm 的椭圆形缺口供吻合用。用 4-0 可吸收缝线，将肾盂最低位的椭圆形缺口与已裁剪好的上段输尿管行两定点缝合，弯蚊式止血钳钳夹线尾以作牵引（图 8-2-9，图 8-2-10）。

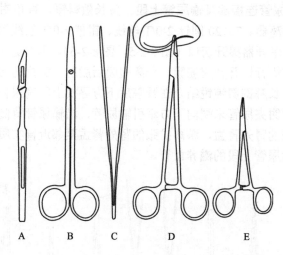

图 8-2-7　裁剪肾盂和切除输尿管狭窄段所需的器械

A.手术尖刀；B.解剖剪；C.敷料镊；D.持针器及针线；E.弯蚊式止血钳

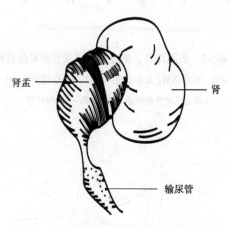

图 8-2-8　裁剪肾盂和切除 UPJ 狭窄段

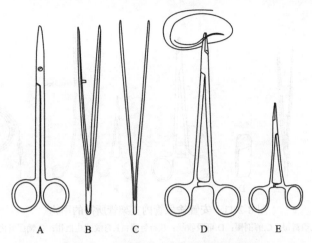

图 8-2-9 吻合肾盂、输尿管所需的器械

A.解剖剪；B.解剖镊；C.敷料镊；D.持针器及针线；E.弯蚊式止血钳

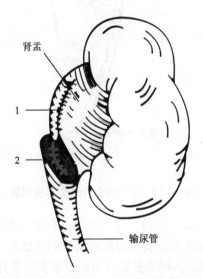

图 8-2-10 吻合肾盂、输尿管所需的器械

1.缝合肾盂上半部切口；2.肾盂下部窗口与输尿管吻合

6. 安置输尿管内支架管、吻合肾盂-输尿管 将用医用润滑剂润滑后的导丝的硬头端穿于支架管内，以伸直输尿管内支架管卷曲的头端，末端用弯蚊式止血钳钳夹固定。用敷料镊放置输尿管内支架管，使其上端至肾盂或肾下盏，下端进入膀胱。递解剖镊、4-0 可吸收缝线在两定点缝线之间行肾盂、输尿管间断球拍状吻合（图 8-2-11，图 8-2-12）。

7. 缝合肾盂、输尿管周围组织 用 6×14 圆针 3-0 丝线或 7×20 圆针 3-0 丝线间断缝合肾盂旁、UPJ 及输尿管上段周围的脂肪组织以遮盖吻合口，应注意避免因为缝合过紧而压迫输尿管。仔细检查创腔并彻底止血，取出拉钩及胸腔牵开器。间断缝合肾周脂肪囊，以包裹肾脏。

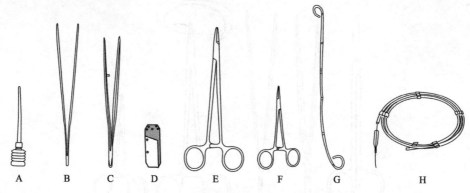

图 8-2-11　安置输尿管内支架管所需的用物

A.医用润滑剂；B.敷料镊；C.解剖镊；D.可吸收线；E.持针器；F.弯蚊式止血钳；G.输尿管内支架管；H.导丝

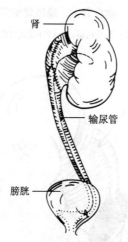

图 8-2-12　完全吻合后的肾盂-输尿管

8. 放置引流　备碘伏纱球、尖刀、弯止血钳、血浆引流管、8×24 三角针 2-0/T 丝线（图 8-2-13）。用碘伏纱球消毒拟安置引流管部位的皮肤后，尖刀切开皮肤及皮下，弯止血钳 1 把钝性戳开肌肉组织，稍加扩张后引出血浆引流管外侧端，将血浆引流管近端留置在手术创面处，8×24 三角针 2-0/T 丝线将血浆引流管固定于皮肤上。巡回护士、器械护士清点所有手术用物。

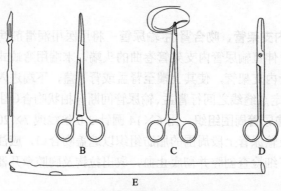

图 8-2-13　放置血浆引流管所需的用物

A.手术尖刀；B.弯止血钳；C.持针器及针线；D.组织剪；E.血浆引流管

9. 关闭切口　备 13×24 圆针 0 号丝线、13×24 圆针 3-0 丝线、8×24 三角针 3-0 丝线、切口敷贴、有孔敷贴和引流瓶。圆针 0 号丝线或 0 号可吸收缝线全层或分层缝合肌层，视情况适当回复体位，以便于切口缝合和打结。待肌层关闭后再次清点所有手术用物，当确认无误后，圆针 3-0 丝线或 2-0 可吸收缝线缝合皮下脂肪组织层，三角针 4-0 可吸收缝线行皮内缝合。碘伏纱球消毒切口，切口敷贴和有孔敷贴覆盖切口，将血浆引流管连接引流瓶后结束手术（图 8-2-14）。

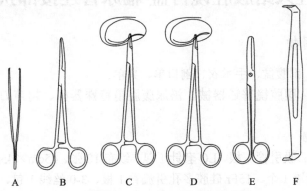

图 8-2-14　关闭切口所需的器械

A.组织镊；B.弯止血钳；C、D.持针器及针线；E.组织剪；F.皮肤拉钩

（五）特殊关注点

1. 手术前关注点

（1）陪伴床旁，提供心理支持。

（2）适当约束患者，避免诱导期因躁动发生坠床等意外。

（3）严格执行手术患者的安全核查制度，认真核对患者，阅读病历，全面了解病情，询问有无药物过敏史、有无义齿和金属配饰等。

（4）仔细核对患者的手术部位和侧别。

（5）选择患侧上肢用 16～18G 的留置针建立静脉通道。

2. 摆放手术体位关注点

（1）注意体位保护垫放置位置正确，在放置腋垫时其上缘距腋下以一个拳头为宜，以避免腋神经受压损伤。

（2）在搬动患者时应确保麻醉医师、手术医师、手术室护士三方同时协调进行，以避免头颈、躯干扭伤和管道脱落。

（3）双上肢保持环抱状，即保持健侧上肢远端高于近端，注意保护桡神经。

（4）在放置沙袋或挡板架时注意避免外生殖器受压。

（5）正确约束下肢，避免腓神经受压。

3. 手术中关注点

（1）仔细清点术中物品，及时准备特殊用物，认真核查和存档一次性植入物。

（2）若需调整手术床，应注意体位是否安全，避免因调整床位造成肢体受压损伤。

（3）注意电外科的安全使用。

（4）及时观察尿量及尿色。

4. 手术后关注点

（1）守护床旁，适当约束，避免因复苏期躁动引起意外坠床。

（2）保护各种管路，避免意外脱出。

（3）出手术室时注意检查患者皮肤的完整性。

二、经腹腔入路腹腔镜肾盂-输尿管连接部狭窄成形术

（一）手术用物

1. 常规布类　剖腹盆、手术衣、剖口单、桌单。

2. 手术器械　腹腔镜普通器械、泌尿腹腔镜特殊器械、超声刀、腔镜持针器、Hem-o-lock 钳。

3. 一次性用物

（1）常规物品：吸引管 1 根、LC 套针 1 包、纱布 10 张、45cm×45cm 医用粘贴膜 1 张、无菌塑料灯柄罩 1 个、15Fr 硅胶多孔引流管 1 根、3-0 丝线 1 包、2-0/T 丝线 1 包、0 号丝线 1 包、11 号刀片 1 个、纱条 1 包、手套按需准备。

（2）特殊物品：气腹针、无菌保护套、12mm 穿刺鞘 1～2 个、5mm 穿刺鞘 1 个、Hem-o-lock 钳、结扎钉及钛夹按需准备。

（3）安置输尿管内支架用物：导丝 1 根、输尿管内支架管 1 根（型号按需准备）、医用润滑剂 1 支。

（4）吻合肾盂、输尿管缝线：4-0 可吸收缝线 1 根。

（二）手术体位

手术体位为患侧在上的肾侧斜卧位（图 8-2-15），详见第五章第二节。

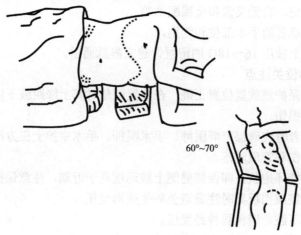

60°~70°

图 8-2-15　肾侧斜卧位

（三）消毒铺巾

1. 消毒液　碘伏。

2. 消毒范围　双侧方均超过腋中线，上方至乳头平面，下方至耻骨联合。

3. 铺巾

（1）1/4 折的治疗巾 3 张，分别覆盖切口对侧、近侧和髋部；桌单 1 张齐切口上缘横铺，完全覆盖头架及托手架。

（2）纱布 1 张擦干碘伏，贴医用粘贴膜覆盖切口区域并固定治疗巾。

（3）1/4 折的治疗巾 4 张沿切口四周铺盖，巾钳 4 把固定。

（4）铺剖口单 2 张。

（5）桌单 1 张齐切口下缘纵铺，覆盖床尾及手术托盘。

（四）手术配合

1. 清点用物 巡回护士、器械护士清点所有手术用物，包括纱球、纱布、器械、缝针、刀片等。

2. 连接各路管道及成像设备 备纱布 2 张、巾钳 2 把、吸引管及无菌保护套，将腹腔镜特殊器械中的气腹管、电凝线、导光束、套上保护套的摄像头电缆线及连接好的超声刀分别整理归类，用纱布分别捆扎后，再用巾钳分别固定于切口上、下方的无菌单上，将摄像头与腹腔镜镜头连接后调节白平衡，检查调试腔镜方向和清晰度后妥善放置备用（图 8-2-16）。

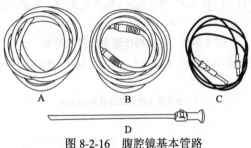

图 8-2-16 腹腔镜基本管路

A.气腹管；B.导光束；C.高频电缆线；D.光学视管

3. 建立人工气腹 用手术尖刀沿脐缘下方做约 1cm 弧形切口达皮下，组织钳 2 把钳夹切口内组织，气腹针刺入腹腔，连接气腹管（图 8-2-17），巡回护士打开气腹机，向腹腔内注入 CO_2 气体，设置气腹压力为 12～15mmHg，注意儿童手术时 CO_2 充气速度宜慢，且压力不应超过 10mmHg。或者不使用气腹针，直接置入穿刺鞘后，再建立气腹。

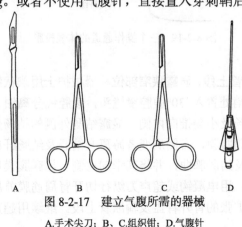

图 8-2-17 建立气腹所需的器械

A.手术尖刀；B、C.组织钳；D.气腹针

4. 建立操作通道　在脐缘下沿气腹针切口置入11mm金属穿刺鞘或12mm一次性穿刺鞘（A孔），拔出内芯，将气腹管连接于穿刺鞘侧孔，用13×24圆针0号丝线缝合脐部切口肌肉2~3针、8×24三角针0号丝线缝合皮肤，避免切口漏气。将用碘伏擦拭过的腹腔镜镜头插入操作孔，打开冷光源与监视器，在腹腔镜直视引导下建立另外两个操作通道，即在脐与腋前线连线的外1/3处置入12mm或5mm一次性穿刺鞘（B孔，根据手术医生习惯及患者胖瘦等情况，该穿刺点可向内或向外一些建立），在锁骨中线肋缘下置入5mm或12mm一次性穿刺鞘（C孔），一般应尽量使上述三个穿刺鞘通道的连线呈一个等边三角形，以避免或减少器械操作时的相互干扰。需要时还可在腋前线肋缘下或剑突下置入第四个穿刺鞘（图8-2-18，图8-2-19）。

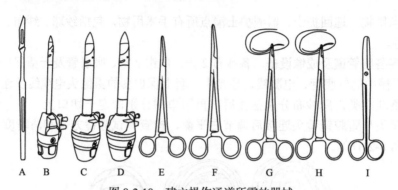

图8-2-18　建立操作通道所需的器械

A.手术尖刀；B~D.穿刺鞘；E、F.弯止血钳；G、H.持针器及针线；I.组织剪

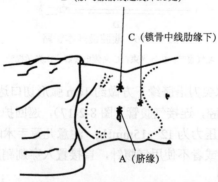

图8-2-19　三个操作通道的体表投影

5. 游离肾盂及输尿管上段，显露狭窄部位　器械护士用碘伏纱球擦拭腹腔镜镜头后备用，术者经脐部穿刺鞘处置入30°腹腔镜镜头，递腔镜分离钳、超声刀分别从另外两个操作孔中伸入，将结肠及小肠推向内侧，显露结肠外侧的结肠旁沟。于结肠旁沟处用超声刀切开结肠外侧的侧腹膜，右侧病变者游离升结肠及结肠肝曲，并将其牵向内侧；左侧病变者游离降结肠及结肠脾曲，并将其牵向内侧。显露腹膜后脂肪，并充分游离，以显露出肾周筋膜前层。用电凝钩或超声刀纵行切开肾周筋膜前层，游离肾周脂肪，并在肾下极后下方分离出扩张的肾外肾盂及输尿管上段。继续用超声刀或电凝钩仔细游离

肾外肾盂及输尿管上段，显露肾盂-输尿管连接的狭窄部。超声刀在使用过程中，器械护士应不定时地用湿纱布擦拭刀头，及时清除刀头上的血痂及残余组织，以保证超声刀的使用效果（图 8-2-20，图 8-2-21）。

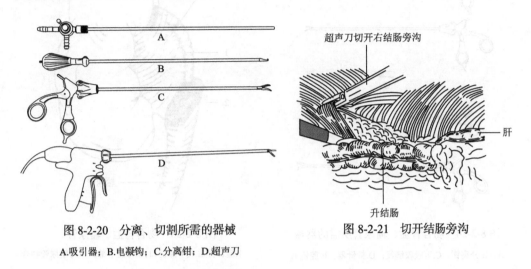

图 8-2-20 分离、切割所需的器械

A.吸引器；B.电凝钩；C.分离钳；D.超声刀

图 8-2-21 切开结肠旁沟

6. 裁剪扩张的肾盂及狭窄段输尿管 用超声刀或腔镜剪切开扩张的肾外肾盂，若肾积水较多者，用吸引器吸出体腔内溢出的肾积水。用分离钳、腔镜剪剪除扩张的肾盂及狭窄段输尿管，分离钳轻柔地牵拉输尿管，腔镜剪将输尿管断端剪成斜面，并在系膜缘纵行剪开输尿管壁约 0.5cm，以保证吻合口足够宽大（图 8-2-22，图 8-2-23）。

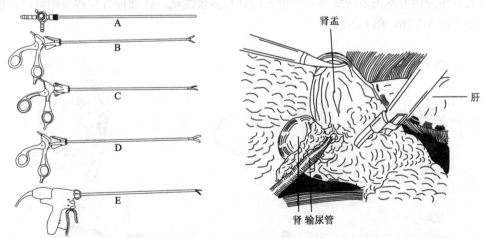

图 8-2-22 裁剪扩张的肾外肾盂及狭窄段输尿管所需的器械

A.吸引器；B、C.分离钳；D.腔镜剪；E.超声刀

图 8-2-23 用超声刀游离表面脂肪，显露扩张的肾外肾盂

7. 吻合肾盂及输尿管 备腔镜持针器、分离钳、4-0 可吸收缝线。递分离钳和 4-0 可吸收缝线缝合肾盂上部 1 针作牵引后，间断缝合肾盂上部的切口，并将肾盂下部预留的椭圆形开口与已裁剪好的输尿管做两定点的网球拍状吻合（图 8-2-24，图 8-2-25）。

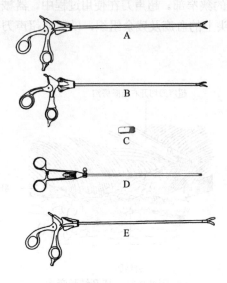

图 8-2-24　吻合肾盂、输尿管所需的器械

A、B.分离钳；C.可吸收缝线；D.持针器；E.腔镜剪

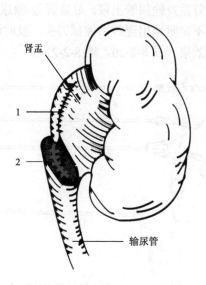

图 8-2-25　吻合肾盂、输尿管

1.缝合肾盂上半部切口；2.肾盂下部开口与输尿管吻合

8. 安置输尿管内支架管，吻合肾盂、输尿管前壁　器械护士把涂有润滑剂的导丝硬头端穿于支架管内，末端用弯蚊式止血钳钳夹固定备用。用分离钳 2 把，顺行放置输尿管内支架管，使支架管的上端放置在肾盂或肾下盏，下端至膀胱。用 4-0 可吸收缝线继续分别缝合肾盂-输尿管吻合口的前壁和后壁。待吻合完毕后，直接打结或用结扎钉夹闭固定后递腔镜剪剪去多余线尾，并取出缝针和多余线尾。仔细检查体腔及吻合口，彻底止血（图 8-2-26，图 8-2-27）。

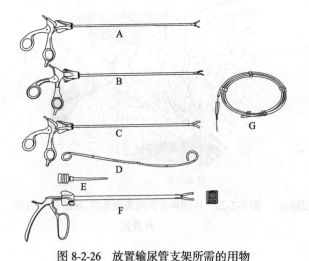

图 8-2-26　放置输尿管支架所需的用物

A、B.分离钳；C.腔镜剪；D.输尿管内支架管；E.医用润滑剂；

F.Hem-o-lock 钳及钉；G.导丝

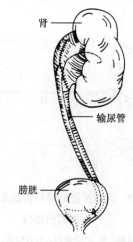

图 8-2-27　吻合后的肾盂-输尿管连接部

9. 放置引流　彻底止血后，为保证引流管的安置效果，放置引流管时应维持腹腔内

压力，故器械护士应先用弯止血钳 1 把夹闭硅胶多孔引流管的尾端后递予术者放置。放置到位后，取出穿刺鞘，用 8×24 三角针 2-0/T 丝线将硅胶多孔引流管固定于皮肤上。医生用手在前后方向挤压，以充分排出体腔内的余气（图 8-2-28）。

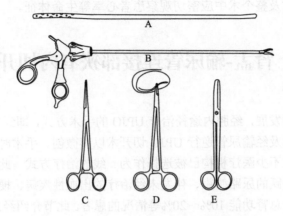

图 8-2-28　放置硅胶多孔引流管所需的器械

A.硅胶多孔引流管；B.分离钳；C.弯止血钳；D.持针器及针线；E.组织剪

10. 关闭切口　巡回护士、器械护士清点所有手术用物无误后，用 13×24 圆针 0 号丝线全层缝合穿刺孔处的肌层，8×24 三角针 3-0 丝线缝合三个穿刺孔的皮肤。碘伏纱球消毒切口，2 把组织镊对合皮缘，切口敷贴和有孔敷贴覆盖切口，将引流管连接引流袋后结束手术（图 8-2-29）。

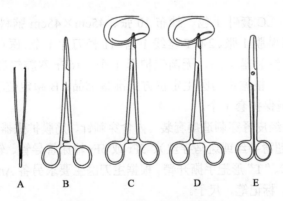

图 8-2-29　缝合切口所需的器械

A.组织镊；B.弯止血钳；C、D.持针器及针线；E.组织剪

（五）特殊关注点

1. 安置手术体位关注点　使用沙袋或挡板架固定患者时，应注意检查，避免会阴区外生殖器受压。

2. 手术中关注点

（1）及时准备和清点手术物品及特殊用物，对一次性植入物应及时核查与存档。

（2）若需调整手术床，应同时关注体位是否安全，避免因为调整造成肢体受压。

（3）建立气腹时及整个术中应密切观察患者心率等生命体征。

三、肾盂-输尿管连接部狭窄内切开术

随着腔内技术的发展，经腔内途径治疗 UPJO 的手术方式，即经皮肾镜肾盂-输尿管连接部狭窄内切开术及经输尿管逆行 UPJO 切开术以其微创、手术时间和住院时间及术后恢复期短等优点在不少医疗机构已被选择作为一线的治疗方式。此术式不适合于狭窄段超过 2cm、存在活跃的尿路感染、伴发未经治疗的出血性疾病、梗阻是由外源性压迫所致及患肾功能低于总肾功能 10%～20% 等情况的患者。此节介绍经皮肾镜肾盂-输尿管连接部狭窄内切开术的手术配合。

（一）手术用物

1. 常规布类 剖腹盆、TUR 盆、手术衣、剖口单、桌单。

2. 手术器械 大外活检器械、70°膀胱镜器械、经皮肾镜器械、套叠式金属同轴扩张器（轴心为 6Fr；9～21Fr，以 3Fr 递增）按需准备、冷刀或钬激光/绿激光。

3. 一次性用物

（1）常规物品：LC 套针 1 包、纱布 10 张、45cm×45cm 脑科医用粘贴膜 2 张、45cm×45cm 医用粘贴膜 1 张、2-0/T 丝线 1 包、11 号刀片 1 个、医用润滑剂 2 支、20ml 注射器 2 副、60ml 注射器 1 副、无菌保护套 1 个、16Fr 双腔气囊导尿管、引流袋 2 个、输液延长管 2 根。根据主刀医生定位方式准备物品：B 超定位者无菌保护套 1 个、X 线定位者备显微镜保护套 1 个。

（2）特殊物品：经皮肾穿刺造瘘套装（内含穿刺针、筋膜扩张器及 14Fr 肾盂球囊导管）、导丝（一般用超滑导丝或斑马导丝）、5Fr 或 6Fr 输尿管导管、输尿管内支架管 1～2 根（型号按需准备）、"T" 形把手撕开鞘。根据主刀医生要求另备 Amplatz 扩张器（10～30Fr，以 2Fr 递增）、标记笔、尺子。

4. 设备

（1）穿刺引导设备：B 超或 C 臂 X 线机。

（2）X 线防护设备：铅屏、铅衣、铅围脖、防护眼镜。

（3）电视监视系统：由电视监视器、摄像头、摄像机、冷光源组成。

（二）手术体位

手术体位先取膀胱截石位，后取俯卧位。

1. 膀胱截石位 详见第五章第五节（图 8-2-30）。

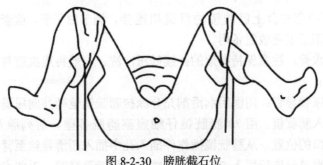

图 8-2-30　膀胱截石位

2. 俯卧位　详见第六章第三节（图 8-2-31）。

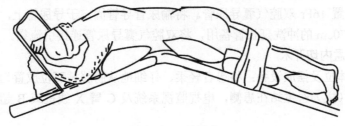

图 8-2-31　俯卧位

（三）消毒铺巾

1. 消毒液　碘伏。

2. 消毒范围

（1）膀胱截石位：前起耻骨联合至脐 1/2 处，后至会阴、肛门及其周围，两侧为大腿内上 1/3。消毒顺序为：①耻骨联合区和阴囊或阴阜；②大腿内上 1/3；③尿道外口、龟头、阴茎或大小阴唇、尿道外口；④会阴、肛周和肛门。

（2）俯卧位：上方至腋窝，下方至髋部，两侧至腋前线。

3. 铺巾

（1）膀胱截石位：①臀下垫桌单 1 张，注意保护术者双手不被污染；②耻骨联合平面横铺治疗巾 1 张；③双腿各铺桌单 1 张；④耻骨联合平面横铺桌单 1 张。

（2）俯卧位：①用反折 1/4 的治疗巾 4 张，依次分别覆盖切口下侧、对侧、上侧及近侧；②用纱布或治疗巾擦干切口区域的碘伏后，贴医用粘贴膜覆盖手术区域并固定治疗巾；③铺剖口单 2 张；④切口上缘横铺桌单 1 张以覆盖头架，切口下缘纵铺桌单 1 张覆盖床尾及手术托盘；⑤贴脑科医用粘贴膜 2 张于手术野患侧，将粘贴膜的排水管道置于污水桶内。

（四）手术配合

1. 经尿道膀胱镜输尿管逆行插管

（1）清点手术器械：清点所有手术物品，检查手术器械有无损坏或配件缺失。

（2）连接导光束及摄像头：将导光束接于冷光源插口上，调节亮度至适中。将摄像头通过无菌保护套与台上膀胱镜的目镜相连接，调节白平衡，检查调试摄像头的方向、对比度和焦距后妥善放置备用。

（3）连接冲水管：注意保持有效的持续低压冲洗。一般将灌洗液与膀胱平面的高度调整为40～50cm。

（4）放置输尿管导管：用医用润滑剂充分涂抹膀胱镜镜鞘并向尿道注入后，顺着尿道弧度轻柔地置入膀胱镜。用70°膀胱镜仔细窥察膀胱各壁、前列腺及后尿道后，确定患侧输尿管开口的位置。从膀胱镜操作件插入孔中插入超滑导丝至肾盂，退出膀胱镜操作件，再沿超滑导丝逆行置入5Fr或6Fr输尿管导管至肾盂，以便术中经输尿管导管注入生理盐水，造成人工肾积水，便于穿刺及X线定位者经输尿管导管注入造影剂显影。

（5）留置16Fr双腔气囊导尿管：仔细清点手术器械和物品，检查无损坏和无配件缺失后，安置16Fr双腔气囊导尿管。将输尿管导管固定于导尿管上，并在输尿管导管上连接1根70cm的冲洗延长管备用，将双腔气囊导尿管连接引流袋。

2. 经皮肾盂内切开术

（1）变换体位及摆放设备：将患者轻柔、仔细地从膀胱截石位放置为俯卧位，摆放定位辅助系统（主刀医生站在患侧，电视监视系统及C臂X线机或B超放置于主刀医生的对面）。

（2）清点用物：巡回护士、器械护士清点所有手术用物，包括纱球、纱布、器械、缝针、刀片等。

（3）连接相关设备：巡回护士连接摄像系统、光源，调节光源亮度。备巾钳2把、吸引管及腔镜保护套。将经皮肾镜特殊器械中的导光束及套上保护套的摄像头电缆线分别整理归类后，用纱布捆扎后，再用巾钳固定于切口上、下缘的无菌单上，连接镜头后妥善放置备用。术中使用X线定位者，需由器械护士配制造影剂（配制方法：一般为欧乃派克20ml＋生理盐水20ml），用60ml注射器抽吸配置好的造影剂并连接延长管。排净空气后，将延长管的另一端交给巡回护士，将其与输尿管导管上的延长管连接后备用。

3. 定位穿刺　一般选择从中后组肾盏入路。穿刺时可用B超或C臂X线透视以确定合适的穿刺位点和方向。使用B超定位时，可用60ml注射器向输尿管导管内注射生理盐水以形成人工肾积水；使用X线定位者，则注入造影剂以助显影定位。若肾盂积水明显的患者可直接穿刺，无需定位。用18G穿刺针行经皮穿刺，当穿刺针进入肾盏后，拔出针芯可见尿液溢出。将导丝经穿刺针鞘中送入，再次用C臂X线机确定导丝已进入肾盂或输尿管后，拔出穿刺针鞘（图8-2-32～图8-2-34）。

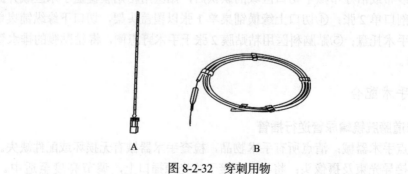

图 8-2-32　穿刺用物

A.18G 穿刺针；B.导丝

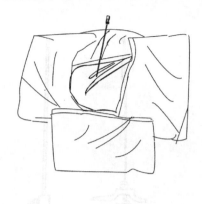

图 8-2-33　穿刺定位

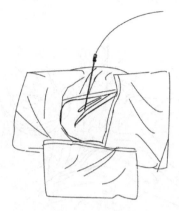

图 8-2-34　置入导丝

4. 建立通道，置入冷切镜　用 11 号手术刀片在穿刺点处皮肤切一个小口，大小以能够满足扩张器为宜。采用筋膜扩张器顺导丝放入，逐级进行通道扩张，从 7Fr 开始，以 2Fr 递增。扩张至 15Fr 或 16Fr（图 8-2-35，图 8-2-36）后，换用套叠式金属同轴扩张器或 Amplatz 扩张器继续扩张通道至 21～22Fr（图 8-2-37～图 8-2-39）。沿扩张器将 24Fr 肾镜外鞘或扩张管鞘推入肾盏，保留肾镜外鞘或扩张管鞘，拔出扩张器，再沿导丝放入冷切镜（图 8-2-40）。器械护士可根据主刀医生的要求在扩张管上用记号笔标记刻度，以便于主刀医生掌握扩张器进入的深度。

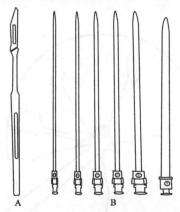

图 8-2-35　扩张通道所需的用物

A.手术尖刀；B.筋膜扩张器(7Fr、9Fr、11Fr、13Fr、15Fr、16Fr)

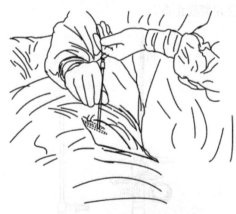

图 8-2-36　筋膜扩张器扩张通道

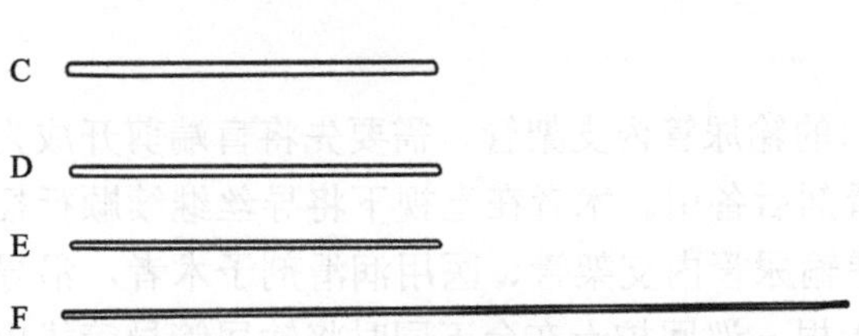

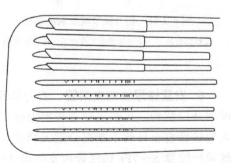

图 8-2-37　套叠式金属同轴扩张器

A.21Fr；B.18Fr；C.15Fr；D.12Fr；E.9Fr；F.6Fr

图 8-2-38　Amplatz 扩张器

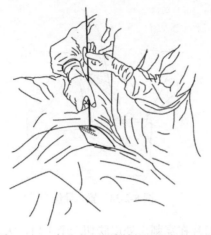

图 8-2-39　套叠式金属同轴扩张器扩张通道

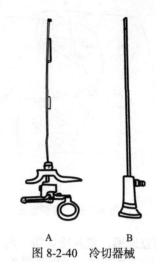

图 8-2-40　冷切器械

A.安装好冷刀的工作把手；B.12°光学视管

5. 切开狭窄段　直视下将冷切镜沿导丝逐渐进入直至肾盂-输尿管连接部，用冷刀在狭窄段的外侧方切开狭窄段全层（图 8-2-41，图 8-2-42），将切口向两端各延长 0.5～1cm（也可采用电凝钩、钬激光/绿激光切开狭窄段或用气囊扩张管扩张狭窄段），仔细检查并彻底止血。

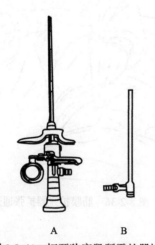

图 8-2-41　切开狭窄段所需的器械

A.组装好冷刀、光学视管的工作把手；B.肾镜外鞘

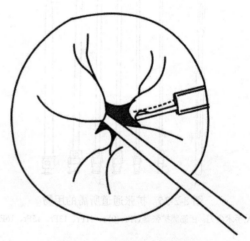

图 8-2-42　冷刀切开狭窄段

6. 安置输尿管内支架管　若为单开口的输尿管内支架管，需要先将盲端剪开成为两端开口状后，再在支架管表面涂抹润滑剂后备用。术者在直视下将导丝继续顺行插入输尿管直至导丝下端充分进入膀胱。递输尿管内支架管、医用润滑剂予术者，沿导丝顺行放置 5～7Fr 输尿管内支架管 1～2 根，巡回护士在台下同时将输尿管导管拔出（图 8-2-43）。

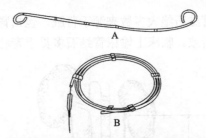

图 8-2-43 放置输尿管内支架管所需的用物

A.输尿管内支架管；B.导丝

7. 留置肾造瘘管 清点手术用物后，将金属扩张器插入肾镜外鞘内，退出肾镜外鞘；将"T"形把手撕开鞘套入金属扩张器，退出金属扩张器；将肾盂球囊导管经"T"形把手撕开鞘中插入肾盂内；最后将"T"形把手撕开鞘一分为二撕开后取出。对穿刺点加压数分钟后，可向肾盂球囊导管内注入 2～3ml 生理盐水，并稍向外牵拉压迫穿刺孔处的肾实质以止血。用 8×24 三角针 2-0/T 丝线将肾盂球囊导管固定于皮肤处，将其连接引流袋。粘贴敷料后结束手术（图 8-2-44）。

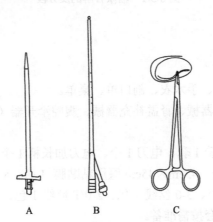

图 8-2-44 放置肾造瘘管所需的用物

A."T"形把手撕开鞘；B.14Fr 肾盂球囊导管；C.持针器及针线

（莫 宏 杜玉芳 巴学园）

第三节 输尿管结石切开取石术手术配合

输尿管是一对细长的肌性管道（为平滑肌），起于肾盂，终于膀胱，全长 25～30cm，直径为 0.5～1cm。它位于腹膜后方，沿腰大肌前面向内下方斜行进入盆腔，最后斜穿膀胱壁，开口于膀胱。临床上将输尿管分为腹段、盆段及壁内段。临床诊断时按其解剖位置具体划分为三段：上段（肾盂至骶髂关节上缘）、中段（骶髂关节上下缘之间）、下段（骶髂关节下缘至膀胱入口）。它有三个生理性狭窄：肾盂输尿管移行处、小骨盆入口处、膀胱壁内（图 8-3-1），上述三个生理性狭窄处是输尿管结石常见的滞留处，并以输尿管下 1/3 处最为多见。输尿管结石绝大多数来源于肾脏，包括肾结石或者在接受体外冲击波碎石后的结石碎块降落所致。临床上输尿管结石多见于青壮年，大多为单个。

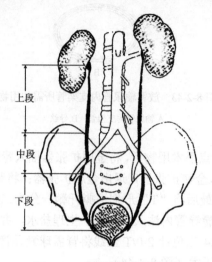

图 8-3-1　输尿管解剖及分段

（一）手术用物

1. 常规布类　剖腹盆、手术衣、剖口单、桌单。

2. 手术器械　肾切除器械、肾盂补充器械、腹腔牵开器（输尿管下段结石用）。

3. 一次性用物

（1）常规物品：吸引管 1 套、电刀 1 个、电刀加长柄 1 个、电刀清洁片 1 张、剖腹套针 1 包、纱布 10～20 张、45cm×45cm 医用粘贴膜 1 张、8 号尿管 1 根、血浆引流管 1 根、无菌塑料灯柄罩 2 个、3-0 丝线 1 包、2-0/T 丝线 1 包、0 号丝线 1 包、11 号刀片 1 个、20 号刀片 2 个、手套按需准备。

（2）特殊用物：医用润滑剂 1 支、导丝 1 根、输尿管内支架管 1 根（型号、规格由术者定）、4-0 可吸收缝线 1 包。

（二）手术体位

1. 中上段结石　侧卧位（上段结石）、斜卧位（中段结石）、俯卧位（背部直切口）。

2. 下段结石　仰卧位下腹正中直切口、患侧下腹斜（弧形）切口。

（三）消毒铺巾

1. 消毒液　碘伏。

2. 消毒范围

（1）侧卧位：前后方均超过身体中线，上方至腋窝，下方至髋部。

（2）仰卧位：上至剑突，下达大腿上 1/3，两侧到腋中线。

3. 铺巾

（1）侧卧位

1）1/4 折的治疗巾 3 张，覆盖切口对侧、髋部和近侧；桌单 1 张齐切口上缘横铺，完全覆盖头架及托手架。

2）纱布或治疗巾 1 张擦干切口区域的碘伏，贴医用粘贴膜以覆盖切口区域并固定治疗巾。

3）1/4 折的治疗巾 4 张分别沿切口四周铺盖，巾钳 4 把固定。

4）铺剖口单 2 张。

5）桌单 1 张齐切口下缘纵铺，覆盖床尾及手术托盘。

（2）仰卧位

1）用 4 张反折 1/4 的治疗巾，覆盖切口下侧、对侧、上侧和近侧。

2）贴医用粘贴膜以覆盖手术区域并固定治疗巾。

3）铺剖口单 2 张。

4）切口上缘横铺桌单 1 张以覆盖头架，切口下缘纵铺桌单 1 张以覆盖床尾及手术托盘。

（四）手术配合

1. 输尿管上、中段切开取石术

（1）经腰部斜切口

1）切口：患侧腰部第 12 肋缘下斜切口（图 8-3-2）。

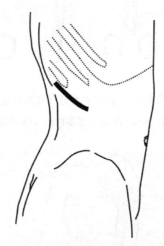

图 8-3-2　患侧腰部第 12 肋缘下斜切口

2）切开皮肤及皮下组织：器械护士、巡回护士清点所有手术用物后，备圆刀、纱布、皮肤拉钩、组织镊、解剖镊、13×24 圆针 0 号丝线等（图 8-3-3）。第一把圆刀切皮后换下，第二把圆刀或电刀切开皮下组织及腰部各层肌肉。若在分离过程中遇组织出血，视情况用弯止血钳或解剖镊夹持组织后电烙止血，0 号丝线结扎或用 13×24 圆针 0 号丝线缝扎止血。

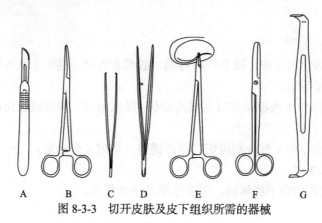

图 8-3-3 切开皮肤及皮下组织所需的器械

A.手术圆刀；B.弯止血钳；C.组织镊；D.解剖镊；E.持针器及针线；F.组织剪；G.皮肤拉钩

（2）显露、切开输尿管取石

1）显露手术野：备长敷料镊、直角钳、胸腔牵开器、解剖剪、弯止血钳（图 8-3-4）。用湿纱布 2 张保护切口，自持式胸腔牵开器撑开切口两缘，以充分显露手术野（图 8-3-5）。

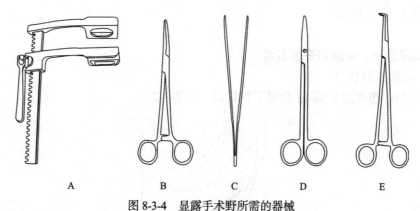

图 8-3-4 显露手术野所需的器械

A.胸腔牵开器；B.弯止血钳；C.长敷料镊；D.解剖剪；E.直角钳

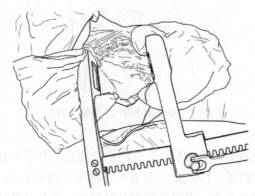

图 8-3-5 显露手术野

2）显露、游离输尿管：用 S 拉钩将肾脏下份及腹腔内容物向腹侧牵开，长敷料镊和直角钳配合电刀分离腹膜后脂肪并纵行切开肾周筋膜，视情况用花生米钝性剥离器、长解剖剪协助进行钝锐性分离，以显露结石段输尿管，并递 8 号尿管穿过输尿管，弯蚊式止血钳钳夹尿管末端牵引。在游离输尿管的过程中，应注意保护输尿管系膜，从而保护输尿管的血供（图 8-3-6）。

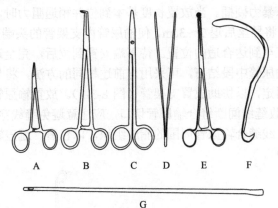

图 8-3-6　显露输尿管所需的器械

A.弯蚊式止血钳；B.直角钳；C.解剖剪；D.敷料镊；E.花生米钝性剥离器；F.S 拉钩；G.8 号尿管

3）切开输尿管取石：用解剖镊、6×14 圆针 3-0 丝线纵行缝合输尿管全层两针作为牵引，弯蚊式止血钳两把钳夹牵引丝线末端。递尖刀片于两牵引线之间纵行全层切开输尿管，长度约为结石长度的 2/3，近端超过结石头端约 0.5cm。可用神经剥离子沿结石与输尿管内壁之间进行游离，使结石与输尿管黏膜的粘连分开，以便于取石。用取石钳，必要时用弯止血钳夹住结石将其完整取出。取出结石后，应仔细观察结石表面是否完整，有无结石断裂、脱落和残留，若有应进一步将其完整取出。为防止结石向上移位，滑入肾盂造成取石困难，应从结石的近端向远端游离输尿管，避免过多地挤压、揉捏结石段的输尿管，还可先在结石近端游离出输尿管后，用 8 号尿管牵拉、阻断输尿管，以避免结石退回肾盂。取石完毕后，可用 8 号尿管自输尿管切口的远端插入直至膀胱，20ml 注射器吸生理盐水冲洗 8 号尿管无阻力，回抽时能够抽出尿液，以证实输尿管远端通畅（图 8-3-7，图 8-3-8）。

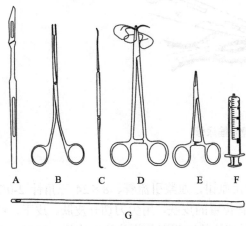

图 8-3-7　输尿管取石所需的器械

A.手术尖刀；B.取石钳；C.神经剥离子；D.持针器及针线；

E.弯蚊式止血钳；F.20ml 注射器；G.8 号尿管

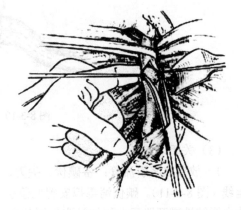

图 8-3-8　输尿管切开取石

4）放置输尿管内支架管、缝合输尿管切口：将充分涂抹润滑剂的导丝的硬头端插入输尿管内支架管内，直至将输尿管内支架管的弯头顶直，递蚊式止血钳钳夹支架管尾端及导丝以固定，避免因导丝回缩导致支架管头端弯曲影响放置。先向输尿管远端插入输尿管内支架管，切忌暴力硬插。当放置长度基本到位并稍遇阻力时，松开钳夹输尿管尾端的弯蚊式止血钳，将导丝后退 2～3cm，使输尿管内支架管的头端变软，以避免损伤膀胱，继续向下放置直至到达合适的位置。待下端安置到位后，完全退出导丝，再将上端安置入肾盂。若为输尿管中段结石，可采用与前述相同的方法，将导丝放入输尿管内支架管的近端并钳夹固定，以协助放置支架管（图 8-3-9）。放置输尿管内支架管完毕后，递解剖镊、4-0 可吸收缝线间断缝合输尿管切口，应注意避免缝线穿过输尿管内支架管。用 6×14 圆针 3-0 丝线缝合输尿管周围的脂肪组织，以包裹、遮盖输尿管切口及游离段的输尿管（图 8-3-10）。

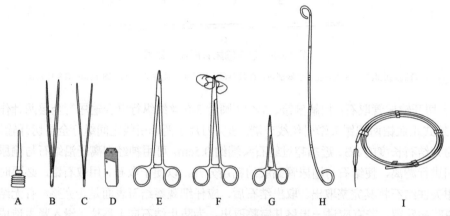

图 8-3-9　放置输尿管内支架管所需的用物

A.医用润滑剂；B.解剖镊；C.敷料镊；D.可吸收线；E.持针器；F.持针器及针线；G.弯蚊式止血钳；H.输尿管内支架管；I.导丝

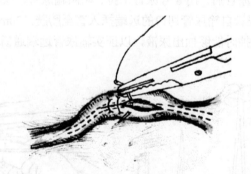

图 8-3-10　缝合输尿管

（3）关闭切口

1）放置血浆引流管：备碘伏、尖刀、弯止血钳、血浆引流管、8×24 三角针 2-0/T 丝线（图 8-3-11）。碘伏消毒拟安置血浆引流管位置的皮肤，用尖刀切开皮肤、皮下，弯止血钳钝性戳开肌层，稍加扩张后钳住血浆引流管的远侧端并将其拉出体外。调整血浆引流管近侧端位置到位后，用 8×24 三角针 2-0/T 丝线将血浆引流管固定于皮肤上。

2）缝合切口：巡回护士、器械护士清点所有手术用物无误后，用 13×24 圆针 0 号丝线全层或分两层缝合肌层。待肌层关闭后，巡回护士、器械护士再次清点所有手术用物无误后，用 13×24 圆针 3-0 丝线缝合皮下脂肪组织层，8×24 三角针 3-0 丝线缝合皮肤（也可用 0 号可吸收缝线关闭肌层，2-0 可吸收缝线关闭皮下脂肪组织层，皮肤缝合器缝合皮肤）。碘伏纱球再次消毒切口，2 把组织镊对合皮缘。切口敷贴、有孔敷贴覆盖切口，将血浆引流管连接引流袋后结束手术（图 8-3-12，图 8-3-13）。

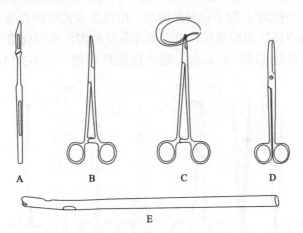

图 8-3-11　放置血浆引流管所需的用物

A.手术尖刀；B.弯止血钳；C.持针器及针线；D.组织剪；E.血浆引流管

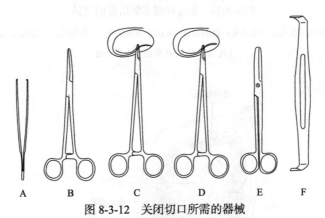

图 8-3-12　关闭切口所需的器械

A.组织镊；B.弯止血钳；C、D.持针器及针线；E.组织剪；F.皮肤拉钩

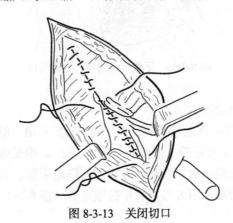

图 8-3-13　关闭切口

2. 输尿管下段切开取石术

（1）经下腹部腹膜外入路

1）切口：患侧下腹部斜（弧形）切口。

2）切开皮肤及皮下组织：器械护士、巡回护士清点所有手术用物后，备圆刀1把、纱布2张、解剖镊1把、13×24圆针0号丝线、钳带0号和2-0/T丝线等，圆刀切开皮肤及皮下组织，皮肤拉钩2把牵拉显露切口，用花生米钝性剥离器、直角钳钝性分离腹外斜肌腱膜、腹内斜肌和腹横肌，电刀切开各层肌肉，术中视情况传递缝针或钳带线行腹壁浅动、静脉缝扎或结扎止血，进入腹膜后间隙（图8-3-14，图8-3-15）。

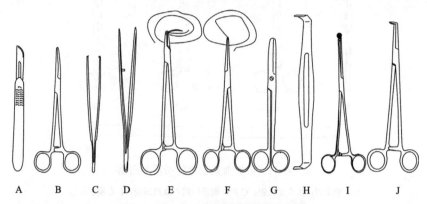

图 8-3-14　切皮暴露术野所需的器械

A.手术圆刀；B.弯止血钳；C.组织镊；D.解剖镊；E.持针器及针线；F.钳带线；G.组织剪；H.皮肤拉钩；

I.花生米钝性剥离器；J.直角钳

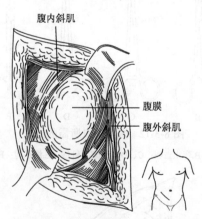

图 8-3-15　下腹部斜切口、显露切口

（2）显露、切开输尿管取石

1）显露结石段输尿管：备腹腔拉钩、S拉钩、长敷料镊、解剖剪、花生米钝性剥离器、直角钳、弯止血钳、8号尿管、湿纱布（图8-3-16）。用长敷料镊、花生米钝性剥离器、直角钳钝锐结合自近端向远端游离、显露结石段输尿管。为了防止结石移位，可在结石近端和（或）远端游离后用8号尿管牵拉输尿管（图8-3-17）。

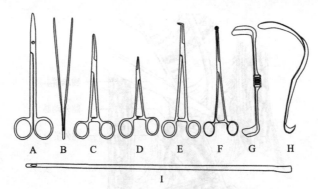

图 8-3-16 游离输尿管所需的器械

A.解剖剪；B.敷料镊；C.弯止血钳；D.弯蚊式止血钳；E.直角钳；F.花生米钝性剥离器；G.腹腔拉钩；H.S 拉钩；I.8 号尿管

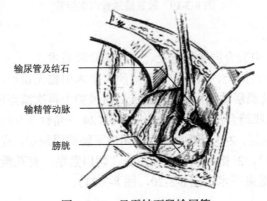

图 8-3-17 显露结石段输尿管

2）切开输尿管取石：术中配合同输尿管上、中段切开取石术。

3）放置输尿管内支架管、缝合输尿管：将充分涂抹润滑剂后的导丝的硬头端穿于输尿管内支架管内，直至将输尿管内支架管的弯头顶直，末端用弯蚊式止血钳钳夹固定。先向输尿管近端插入输尿管内支架管，切忌暴力硬插。当放置长度基本到位并稍遇阻力时，松开钳夹输尿管尾端的弯蚊式止血钳，将导丝后退 2～3cm，使输尿管内支架管的头端变软，以避免损伤肾脏，继续向上放置直至到达合适的位置。待上端安置到位后，完全退出导丝，再将下端安置进入膀胱。放置好输尿管内支架管后，递解剖镊、4-0 可吸收缝线间断、横行缝合输尿管切口（图 8-3-18，图 8-3-19）。

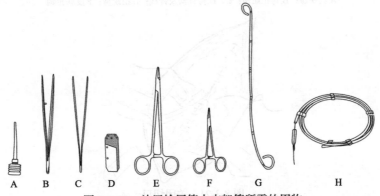

图 8-3-18 放置输尿管内支架管所需的用物

A.医用润滑剂；B.敷料镊；C.解剖镊；D.可吸收线；E.持针器；F.弯蚊式止血钳；G.输尿管内支架管；H.导丝

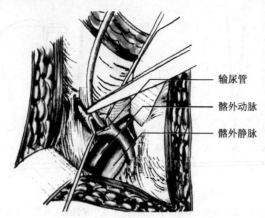

图 8-3-19　放置输尿管内支架管

右侧标注（从上到下）：
输尿管
髂外动脉
髂外静脉

（3）关闭切口

1）放置引流：术中配合同输尿管上、中段切开取石术。

2）缝合切口：巡回护士、器械护士清点所有手术用物无误后，用 13×24 圆针 0 号丝线全层缝合肌层。待肌层关闭后，巡回护士、器械护士再次清点所有手术用物无误后，用 13×24 圆针 3-0 丝线缝合皮下脂肪组织层，8×24 三角针 3-0 丝线缝合皮肤（也可用 0 号可吸收缝线关闭肌层，2-0 可吸收缝线关闭皮下脂肪组织层，皮肤缝合器缝合皮肤）。碘伏纱球再次消毒切口，2 把组织镊对合皮缘。切口敷贴、有孔敷贴覆盖切口，将血浆引流管连接引流袋后结束手术（图 8-3-20，图 8-3-21）。

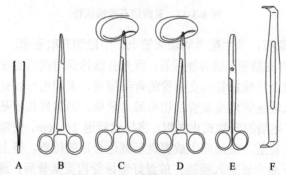

图 8-3-20　关闭切口所需的器械
A.组织镊；B.弯止血钳；C、D.持针器及针线；E.组织剪；F.皮肤拉钩

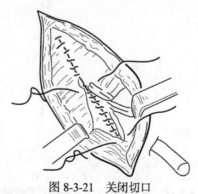

图 8-3-21　关闭切口

（莫　宏　杜玉芳　巴学园）

第四节 经后腹腔途径腹腔镜输尿管切开取石术手术配合

经后腹腔途径腹腔镜输尿管切开取石术主要适用于输尿管上、中段的单个结石，直径>1.5cm，经体外冲击波碎石治疗无效或经输尿管镜取石失败者；或因结石太大需行多次体外冲击波碎石或输尿管镜治疗者；出现结石嵌顿致输尿管严重梗阻、输尿管黏膜水肿、结石被息肉包裹或伴发上尿路感染等情况者；ECT 或其他检查显示结石梗阻侧肾脏仍有功能、输尿管严重纡曲、不适宜施行输尿管镜者。该术式的禁忌证包括：既往有腹部或腰部手术史，腹腔或后腹腔严重粘连者或有其他腹腔镜手术禁忌者。

（一）手术用物

1. 常规布类 剖腹盆、手术衣、剖口单、桌单。

2. 手术器械 腹腔镜普通器械、泌尿腹腔镜特殊器械、胆管切开刀、腔镜持针器、Hem-o-lock 钳及钉。

3. 一次性用物

（1）常规物品：吸引管 1 根、LC 套针 1 包、纱布 10 张、45cm×45cm 医用粘贴膜 1 张、硅胶多孔引流管 1 根、3-0 丝线 1 包、2-0/T 丝线 1 包、0 号丝线 1 包、11 号刀片 1 个、纱条 1 包、无菌保护套、手套按需准备。

（2）特殊物品：12mm 一次性穿刺鞘 2 个、5mm 一次性穿刺鞘 1 个、导丝 1 根、输尿管内支架管 1 根（型号按需准备）、医用润滑剂 1 支、4-0 可吸收缝线 1 根。

（二）手术体位

手术体位为患侧在上的肾侧卧位（图 8-4-1），详见第五章第二节。

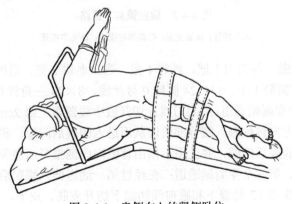

图 8-4-1 患侧在上的肾侧卧位

（三）消毒铺巾

1. 消毒液 碘伏。

2. 消毒范围　前后方均超过身体中线，上方至腋窝，下方至髋部。

3. 铺巾

（1）1/4 折的治疗巾 3 张，分别覆盖切口对侧、下方和近侧。桌单 1 张齐切口上缘横铺，注意应保证完全覆盖头架及托手架。

（2）纱布或治疗巾 1 张擦干切口区域的碘伏，用医用粘贴膜覆盖切口区域并固定治疗巾。

（3）1/4 折的治疗巾 4 张分别沿切口向四周铺盖，巾钳 4 把固定。

（4）铺剖口单 2 张。

（5）桌单 1 张齐切口下缘纵铺，覆盖床尾及手术托盘。

（四）手术配合

1. 清点用物　巡回护士、器械护士清点所有手术用物，包括纱球、纱布、器械、缝针、刀片等。

2. 连接各路管道及成像设备　备纱布 2 张、巾钳 2 把、吸引管及无菌保护套。将腹腔镜特殊器械中的气腹管、电凝线、导光束及套上保护套的摄像头连线整理归类，用纱布捆扎后，然后再用巾钳分别固定于切口上、下方的无菌单上。将摄像头与腹腔镜镜头连接后调节白平衡，检查调试腔镜方向和清晰度后妥善放置备用（图 8-4-2）。

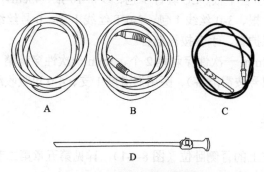

图 8-4-2　腹腔镜基本管路

A.气腹管；B.导光束；C.高频电缆线；D.光学视管

3. 建立操作通道　备尖刀 1 把、纱布 1 张、弯止血钳 2 把、组织剪 1 把、12mm 穿刺鞘 2 个、5mm 穿刺鞘 1 个、13×24 圆针 0 号丝线、8×24 三角针 0 号丝线。

（1）建立第一个穿刺鞘通道：用尖刀横行切开腋中线髂嵴上缘 2cm 处皮肤 1.5～2cm，弯止血钳顺肌纤维方向钝性戳入腰背部肌肉从而进入腹膜后间隙，稍加撑开后伸入示指进一步扩张通道和腹膜后间隙，并且用示指由背侧向腹侧推开后腹膜。

（2）建立第二、第三个穿刺鞘通道：在经过第一通道伸入腹膜后间隙的示指的指引下，用尖刀于腋后线第 12 肋缘下和腋前线肋缘下切开皮肤、皮下，置入 12mm 穿刺鞘和 5mm 穿刺鞘。

（3）经第一个通道插入 12mm 穿刺鞘：经第一个通道插入 12mm 一次性穿刺鞘或11mm 金属穿刺鞘后，并调节深度至适当后，用 13×24 圆针 0 号丝线缝合肌肉，三角针0 号丝线缝合皮肤，以固定穿刺鞘和避免切口漏气。巡回护士打开气腹机，注入 CO_2 气体，建立手术空间（调节气腹压为 12～15mmHg，老人和儿童的气腹压应适当降低）。用碘伏纱球擦拭镜头后将其放入第一个通道内，直视下通过其余两个穿刺鞘操作孔放入相应的腔内操作器械（图 8-4-3，图 8-4-4）。

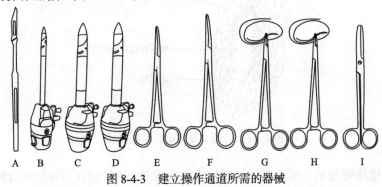

图 8-4-3 建立操作通道所需的器械

A.手术尖刀；B～D.穿刺鞘；E、F.弯止血钳；G、H.持针器及针线；I.组织剪

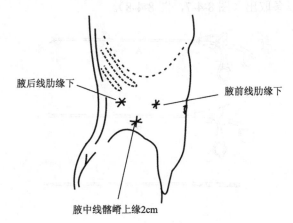

图 8-4-4 三个操作通道的体表投影

4. 游离、显露输尿管 备电凝钩或超声刀、分离钳、吸引器。用电凝钩或超声刀及吸引器钝锐结合分离腹膜后脂肪。视情况在需要时用碘伏纱球擦拭模糊的镜头，以保证视野清晰。用分离钳协助电凝钩或超声刀钝锐结合游离显露结石所在段的输尿管。在腹腔镜下，常可发现增粗的结石段输尿管（图 8-4-5，图 8-4-6）。

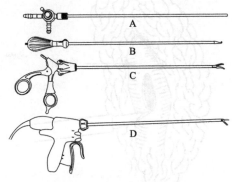

图 8-4-5 分离操作所需的器械

A.吸引器；B.电凝钩；C.分离钳；D.超声刀

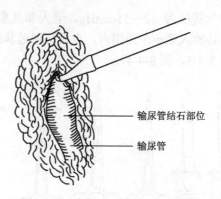

图 8-4-6　分离、显露结石段输尿管

5. 切开输尿管取石　用分离钳轻柔地牵拉输尿管，胆管切开刀将结石段输尿管纵行切开一个小口，再用电凝钩延长输尿管切口，递分离钳将结石从输尿管内取出，并妥善放置在易于寻找处以备取出（图 8-4-7，图 8-4-8）。

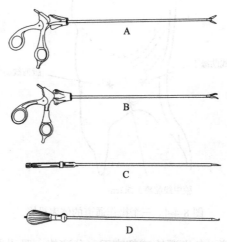

图 8-4-7　输尿管切开取石所需的器械

A、B.分离钳；C.胆管切开刀；D.电凝钩

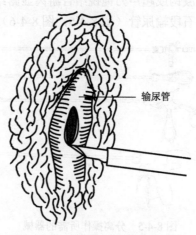

图 8-4-8　胆管切开刀切开输尿管

6. 放置输尿管内支架管 将双开口的输尿管内支架管或将单开口的输尿管内支架管剪去盲端，插入经过医用润滑剂充分润滑后的导丝，用 2-0/T 或 0 号丝线打结固定输尿管内支架管与导丝，再用医用润滑剂充分涂抹支架管表面和导丝外露部分备用。用分离钳将输尿管内支架管向下插入输尿管直至前端充分进入膀胱后，腔镜剪剪掉支架管末端的固定线，并将其取出体外。用另一个分离钳，向上方安置输尿管内支架管的近端直至进入肾盂或肾下盏（图 8-4-9，8-4-10）。

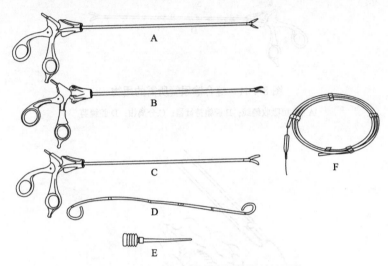

图 8-4-9 放置输尿管内支架管所需的用物

A、B.分离钳；C.腔镜剪；D.输尿管内支架管；E.医用润滑剂；F.导丝

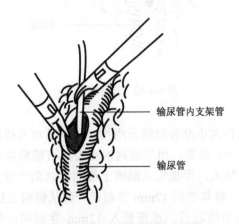

图 8-4-10 放置输尿管内支架管

7. 缝合输尿管切口 将 4-0 可吸收缝线剪短一半后，在腔镜持针器夹持下连续缝合输尿管切口，打结或用结扎钉夹闭固定后递剪刀剪去多余线尾，取出缝针和多余的线尾（图 8-4-11，图 8-4-12）。

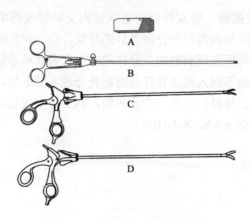

图 8-4-11　缝合输尿管所需的用物

A.4-0 可吸收缝线；B.腔镜持针器；C.分离钳；D.腔镜剪

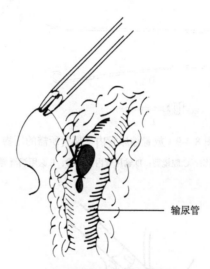

输尿管

图 8-4-12　缝合输尿管

8. 取出结石　视结石大小准备取结石用物，小结石可直接用分离钳取出，较大结石则可将无菌手套剪下一个指套，用生理盐水洗去滑石粉后备用。将镜头从腋后线肋缘下的 12mm 穿刺鞘中放入，用抓钳从髂嵴上缘的穿刺鞘中放入指套，再用抓钳将结石放入指套后收拢袋口，将其连同 12mm 穿刺鞘一起从髂嵴上缘的切口处取出。

9. 安置引流管　取出结石后，重新置入 12mm 穿刺鞘，仔细检查术野并彻底止血。可用湿纱布缠绕在穿刺鞘与皮肤连接部，以减少漏气。为保证安置硅胶多孔引流管时的效果，应维持后腹腔内压力，故应先用弯止血钳 1 把夹闭硅胶多孔引流管尾端后再经 5mm 穿刺鞘处放置 15Fr 硅胶多孔引流管，递 8×24 三角针 2-0/T 丝线将引流管固定于皮肤处。巡回护士关闭气腹机、光源和摄像系统，手术医生取出穿刺鞘（图 8-4-13）。

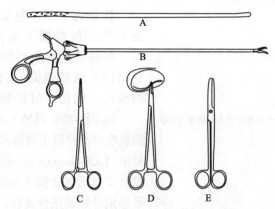

图 8-4-13　安置硅胶多孔引流管所需的器械

A.硅胶多孔引流管；B.分离钳；C.弯止血钳；D.持针器及针线；E.组织剪

10. 关闭切口　巡回护士、器械护士清点所有术中用物无误后，用 13×24 圆针 0 号丝线缝合肌层，13×24 圆针 3-0 丝线缝合皮下组织，8×24 三角针 3-0 丝线缝合皮肤（也可用 1-0 可吸收缝线关闭肌层、2-0 可吸收缝线缝合皮下脂肪组织层，皮肤用多抹棒黏合）。碘伏纱球再次消毒切口后，2 把组织镊对合皮缘，切口敷贴和有孔敷贴覆盖切口，将硅胶多孔引流管连接引流瓶后结束手术（图 8-4-14）。

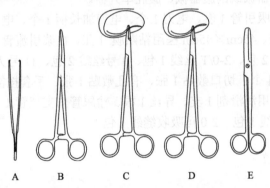

图 8-4-14　缝合切口所需的器械

A.组织镊；B.弯止血钳；C、D.持针器及针线；E.组织剪

（莫　宏　刘昕月　杜玉芳）

第五节　输尿管-膀胱再植术（单侧）手术配合

输尿管-膀胱再植术主要用于治疗输尿管出口梗阻性疾病及输尿管反流性疾病。输尿管梗阻性疾病如先天性巨输尿管，又称先天性输尿管末端功能性梗阻，其病因可能与输尿管末端，即输尿管与膀胱连接处肌肉与神经节的发育和（或）功能失常有关，除了引起输尿管壁纤维化导致梗阻外，还会造成梗阻近端的输尿管扩张、积水。输尿管反流性疾病即膀胱-输尿管反流（VUR），其主要发病机制是膀胱-输尿管连接部的结构和功能的异常。按其病因的不同可分为两种类型：原发性和继发性，其中尤以原发

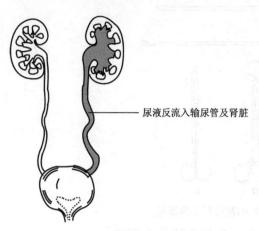

尿液反流入输尿管及肾脏

图 8-5-1　膀胱输尿管反流

性最为常见，包括输尿管开口异常、先天性膀胱黏膜下输尿管过短或呈水平位、膀胱三角区肌组织无力等；继发性者包括由于尿路感染（UTI）、膀胱颈及下尿路梗阻、创伤、妊娠等因素所导致。

输尿管-膀胱再植术的方法主要有输尿管膀胱吻合及黏膜下隧道术、Cohen 术、膀胱壁襻法、Lich-Gregoir 术、膀胱外隧道法等术式。禁忌证包括病变侧肾功能极差者，严重泌尿系感染导致输尿管炎症、水肿，膀胱黏膜炎症、水肿，下尿路梗阻导致膀胱重度小梁形成等情况。本节将仅介绍膀胱黏膜下潜行输尿管膀胱吻合术的手术配合（图 8-5-1）。

（一）手术用物

1. 常规布类　剖腹盆、手术衣、剖口单、桌单。

2. 器械　肾切除器械或剖腹器械、腹腔牵开器。

3. 一次性用物　吸引管 1 套、电刀 1 个、电刀加长柄 1 个、电刀清洁片 1 张、剖腹套针 1 包、纱布 10 张、45cm×45cm 医用粘贴膜 1 张、血浆引流管 1 根、无菌塑料灯柄罩 1～2 个、3-0 丝线 2 包、2-0/T 丝线 1 包、0 号丝线 2 包、11 号刀片 1 个、20 号刀片 2 个、便携式引流瓶 1 个、切口敷贴 1 张、有孔敷贴 1 张、手套按需准备。

4. 特殊用物　医用润滑剂 1 支、导丝 1 根、输尿管内支架管 1 根（型号、规格由术者定）、4-0 可吸收缝线 1 包、2-0 可吸收缝线 1 包。

（二）手术体位

手术体位为仰卧位（图 8-5-2），详见第五章第三节。

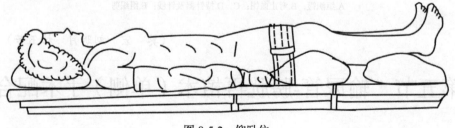

图 8-5-2　仰卧位

（三）消毒铺巾

1. 消毒液　碘伏。

2. 消毒范围　上至剑突，下达大腿上 1/3，两侧均到腋中线。

3. 铺巾

（1）1/4 折的治疗巾 4 张依次覆盖切口下缘、对侧、上缘和近侧。

（2）贴医用粘贴膜以覆盖手术切口并固定治疗巾。

（3）铺剖口单。

（4）齐切口上缘横铺桌单 1 张，覆盖托手架和头架。

（5）齐切口下缘纵铺桌单 1 张，完全覆盖床尾及手术托盘。

（四）手术配合

1. 清点用物　巡回护士、器械护士清点所有手术用物，包括纱球、纱布、器械、缝针、刀片等。

2. 切口并显露术野　根据病情及手术医生的习惯可选择患侧下腹部斜（弧形）切口及下腹部正中切口。备圆刀、纱布、敷料镊、解剖镊、13×24 圆针 0 号丝线、钳带 0 号和 2-0/T 丝线等。第一把圆刀切开皮肤，第二把圆刀或电刀切开皮下组织。皮肤拉钩 2 把牵拉和显露切口，用花生米钝性剥离器、直角钳钝性分离腹外斜肌腱膜、腹内斜肌和腹横肌，电刀切开各层肌肉。术中视情况递缝针或钳带线对腹壁浅动、静脉行缝扎或结扎止血。将腹膜及其内容物向内侧推开后进入患侧的腹膜后间隙（图 8-5-3，图 8-5-4）。

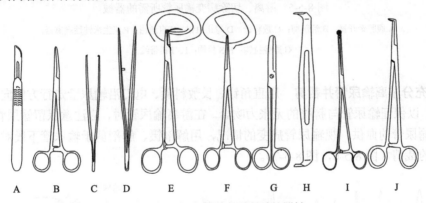

图 8-5-3　切皮暴露术野所需的器械

A.手术圆刀；B.弯止血钳；C.组织镊；D.解剖镊；E.持针器及针线；F.钳带线；G.组织剪；H.皮肤拉钩；I.花生米钝性剥离器；J.直角钳

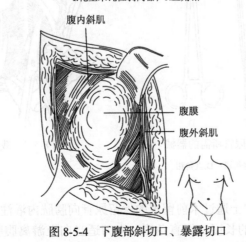

图 8-5-4　下腹部斜切口、暴露切口

3. 游离并显露输尿管下段、切除病变段输尿管 用 2 张湿纱布保护切口两侧后,递自持式腹腔牵开器牵开手术切口以暴露术野,或直接用腹腔拉钩 2 把、S 拉钩 1 把牵拉暴露术野。更换电刀延长电极,用长敷料镊、解剖剪、花生米钝性剥离器、直角钳钝锐结合分离、暴露输尿管,并用 8 号尿管牵拉。继续向膀胱侧游离输尿管下段直至进入膀胱处,视情况用弯止血钳钳夹组织,钳带 0 号或 2-0/T 丝线结扎止血。用弯止血钳在靠近膀胱壁处钳夹输尿管后,解剖剪于其近端剪断输尿管,0 号钳带线结扎膀胱壁处的输尿管残端,需要时可在输尿管末端切取部分组织留送病理检查(图 8-5-5)。

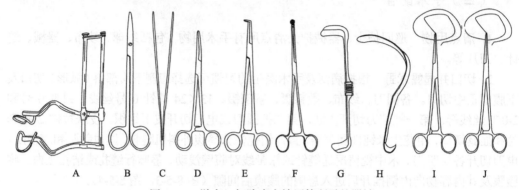

图 8-5-5 游离、切除病变输尿管所需的器械

A.腹腔牵开器;B.解剖剪;C.敷料镊;D.弯止血钳;E.直角钳;F.花生米钝性剥离器;

G.腹腔拉钩;H.S 拉钩;I、J.钳带线

4. 充分游离输尿管并裁剪 用直角钳、长敷料镊、电刀沿输尿管走行方向向上游离输尿管,以保证输尿管与膀胱的无张力吻合。在游离输尿管时,应注意保留输尿管系膜,以保证输尿管的血供。视输尿管病变的情况,用解剖镊、解剖剪于输尿管下段对系膜缘做适当的裁剪(图 8-5-6,图 8-5-7)。

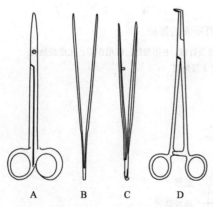

图 8-5-6 游离及裁剪输尿管所需的器械

A.解剖剪;B.敷料镊;C.解剖镊;D.直角钳

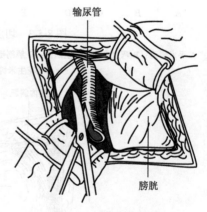

图 8-5-7 裁剪输尿管

5. 灌注膀胱 巡回护士通过术前留置的保留尿管向膀胱内灌注无菌生理盐水 200~250ml,视输尿管游离后的长度,用直角钳、电刀适当向上游离腹膜反折,暴露患侧的

膀胱侧顶壁以备吻合。

6. 游离患侧膀胱侧顶壁、切开膀胱肌层　用组织钳钳夹膀胱壁向头侧牵引，以便充分显露患侧的膀胱侧顶壁。在膀胱侧顶壁的无血管区用电刀切开膀胱浆膜层、肌层 2～3cm 后到达膀胱黏膜层外间隙，用直角钳钝性游离膀胱肌层与黏膜层之间的潜在间隙，以形成膀胱黏膜下输尿管隧道，隧道的长度通常为输尿管直径的 2.5～3 倍（图 8-5-8，图 8-5-9）。

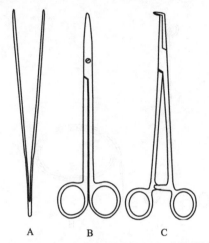

图 8-5-8　游离、切开膀胱肌层所需的器械

A.敷料镊；B.解剖剪；C.直角钳

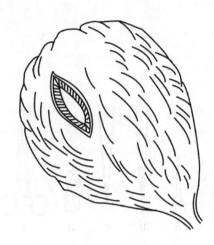

图 8-5-9　切开膀胱肌层

7. 切开膀胱黏膜，将输尿管与膀胱黏膜行三定点缝合　用手术尖刀在已切开膀胱肌层的切口远端切开膀胱黏膜 0.8～1cm，负压吸引器吸尽尿液及灌注的生理盐水。用解剖镊、4-0 可吸收缝线将输尿管口与膀胱黏膜切口的根部及前方两侧行三定点缝合，暂不打结，弯蚊式止血钳钳夹线尾，以备后续的膀胱-输尿管吻合（图 8-5-10，图 8-5-11）。

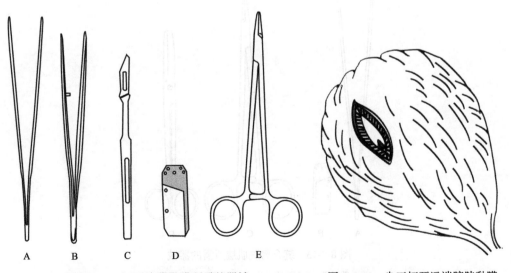

图 8-5-10　切开膀胱黏膜所需的器械　　　　图 8-5-11　尖刀切开远端膀胱黏膜

A.敷料镊；B.解剖镊；C.手术尖刀；D.可吸收缝线；E.持针器

8. 放置输尿管内支架管，行膀胱-输尿管吻合 将充分涂抹润滑剂后的导丝的硬头端穿于输尿管内支架管内，末端用弯蚊式止血钳钳夹固定。用敷料镊从三定点缝线之间向上放置输尿管内支架管，注意避免定点线缠绕支架管。将输尿管内支架管向上放置入肾盂后，取下弯蚊式止血钳，退出导丝，再将输尿管内支架管的下端妥善放入膀胱。用解剖镊、4-0 可吸收缝线在三定点缝线之间对输尿管与膀胱黏膜之间进行间断吻合，最后将三定点的缝线打结（图 8-5-12）。

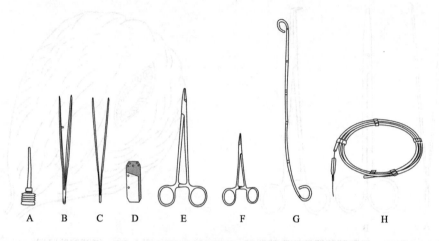

图 8-5-12　放置输尿管内支架管所需的用物

A.医用润滑剂；B.敷料镊；C.解剖镊；D.可吸收线；E.持针器；F.弯蚊式止血钳；G.输尿管内支架管；H.导丝

9. 缝合膀胱肌层 视术者习惯备 2-0 或 3-0 可吸收缝线及 6×14 圆针 3-0 丝线，间断缝合切开的膀胱肌层和浆膜层，将末段输尿管以隧道样潜行包埋于膀胱壁的切口内，以预防膀胱-输尿管反流（图 8-5-13，图 8-5-14）。

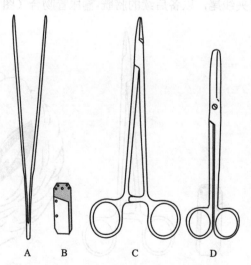

图 8-5-13　缝合膀胱肌层所需的器械

A.敷料镊；B.可吸收缝线；C.持针器；D.组织剪

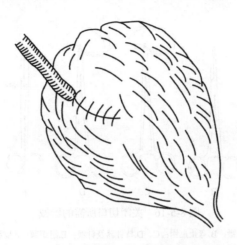

图 8-5-14 吻合及包埋好的输尿管膀胱

10. 放置引流 备手术尖刀、弯止血钳、血浆引流管、8×24 三角针 2-0/T 丝线（图 8-2-15）。碘伏纱球消毒拟安置引流管部位的皮肤后，尖刀切开皮肤及皮下，弯止血钳钝性戳开肌肉组织，稍加扩张后引出血浆引流管的外侧端，将血浆引流管近端留置在手术创面最低处，用 8×24 三角针 2-0/T 丝线将血浆引流管固定于皮肤上。

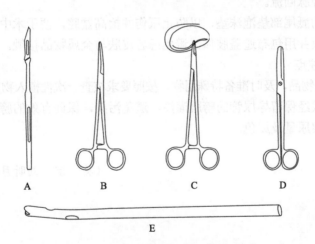

图 8-5-15 放置血浆引流管所需的用物

A.手术尖刀；B.弯止血钳；C.持针器及针线；D.组织剪；E.血浆引流管

11. 关闭切口 备 13×24 圆针 0 号丝线、13×24 圆针 3-0 丝线、8×24 三角针 3-0 丝线、组织镊、弯止血钳等（图 8-5-16）。巡回护士、器械护士清点所有手术用物无误后，用圆针 0 号丝线或 0 号可吸收缝线全层或分层缝合肌层。待肌层关闭后，巡回护士、器械护士再次清点所有手术用物无误后，圆针 3-0 丝线或 2-0 可吸收缝线缝合皮下脂肪组织层，用三角针 3-0 丝线或 4-0 可吸收缝线缝合皮肤。碘伏纱球再次消毒切口，2 把组织镊对合皮缘，切口敷贴和有孔敷贴覆盖切口，将血浆引流管连接引流瓶后结束手术。

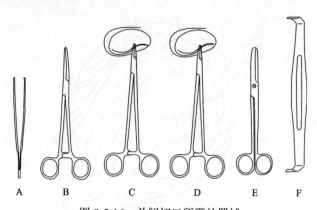

图 8-5-16　关闭切口所需的器械

A.组织镊；B.弯止血钳；C、D.持针器及针线；E.组织剪；F.皮肤拉钩

（五）特殊关注点

1. 安置手术体位关注点

（1）摆放仰卧位时，输液侧上肢外展不宜超过 90°，且应保持外展上肢的远端略高于近端，以促进静脉回流。

（2）在患者的骶尾部垫泡沫垫，以防止压伤并抬高盆腔，便于术中暴露。

（3）正确约束并用包布遮盖肢体，避免患者皮肤与金属物品接触。

2. 手术中关注点

（1）仔细清点物品，及时准备特殊用物，按照要求核查一次性植入物并保存相关标识。

（2）正确完成经保留导尿管的膀胱灌注，避免污染，保证有效的膀胱灌注。

（3）术中观察尿量及尿色。

（莫　宏　刘昕月　杜玉芳）

第九章 膀胱手术配合

第一节 膀胱的概述

一、膀胱的解剖

膀胱（urinary bladder）是一个储存尿液的中空肌性囊状器官，其大小、形状和位置均随其充盈程度而有所变化。正常成年人的膀胱平均容量为 300~500ml，最大容量可达 800ml，女性的膀胱容量较男性稍小。新生儿的膀胱容量约为成人的 1/10，老年人由于膀胱肌肉的张力降低，因而容积增大。膀胱在空虚时呈三棱锥体形，顶端尖细，朝向前上方，称为膀胱尖，并有脐正中韧带与脐部相连；底部呈三角形，朝向后下方，称为膀胱底；尖和底之间的大部分称为膀胱体；膀胱的下部变细，称为膀胱颈，男性的膀胱颈与前列腺和后尿道相连，女性的膀胱颈与尿道和尿生殖膈相连。膀胱各部分之间没有明显的界限。膀胱在充盈时呈椭圆形，顶部可高出耻骨上缘；膀胱在空虚时内面的黏膜皱襞甚多，这些黏膜皱襞随着膀胱的充盈而减少或者消失（图 9-1-1，图 9-1-2）。

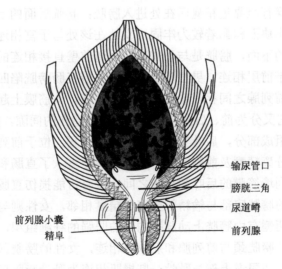

图 9-1-1 膀胱及男性尿道前列腺部（前面观）

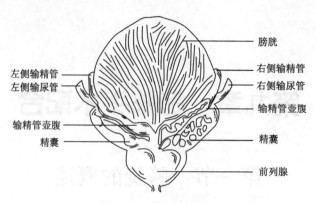

图 9-1-2　膀胱、前列腺及精囊腺（后面观）

二、膀胱的位置和毗邻关系

　　成人的膀胱位于小骨盆盆腔的前部。膀胱前方有耻骨联合及闭孔内肌，相隔一层疏松的结缔组织及静脉丛，称为耻骨后间隙。膀胱、前列腺手术后如果引流不畅，经常容易在该间隙中引起感染。膀胱顶部除与空肠相邻之外，还与作为脐尿管残余的三条束带状假韧带相连。这些结构在胚胎时期将膀胱与前腹壁在脐孔处连接在一起，当膀胱排空并降至耻骨联合以下时起着一定的牵拉作用。脐尿管的近端为管状组织，远端为筋膜结构，并可分为三条韧带：中韧带与脐相连，两条侧韧带则与相应的动脉残支相连。脐尿管是做经下腹部手术从腹膜外游离膀胱时首先遇到的一个障碍组织；膀胱外侧的上部借助由肛提肌反折所组成的膀胱侧韧带固定于盆腔边缘；膀胱外侧的下部与肛提肌、闭孔内肌及其筋膜相邻，其间充满疏松结缔组织，亦被称为膀胱旁组织，其内有输尿管盆段穿行至靠近精囊所在处进入膀胱；膀胱后面的上部有腹膜覆盖，并在膀胱顶壁处有一小块面积黏着较为牢固，女性在该处与子宫相连，形成膀胱子宫陷凹。在该腹膜间隙的下面，膀胱是与子宫颈、阴道前壁直接相连的。女性膀胱在输尿管外侧部分与阔韧带前层相连。男性膀胱的后下方借直肠膀胱陷凹与直肠相邻。在直肠与膀胱、精囊及前列腺之间存在着狄农维利埃筋膜，该筋膜上起自腹膜，下份围绕着精囊和前列腺。它又分为前、后两叶，其间有一个潜在的间隙。前叶紧贴着前列腺，也就是前列腺囊的组成部分，后叶实际上是直肠膀胱膈，位于前列腺、精囊之后。在施行膀胱全切术中分离精囊及前列腺时，如果错误地进入了直肠和膀胱间隙后，也就是说进入了狄农维利埃筋膜的后叶和直肠之间，就有可能损伤直肠，引起粪瘘。男性在腹膜反折线以下的膀胱底部与输精管壶腹和精囊相邻，女性则与子宫及阴道前壁相邻。膀胱后下方的两侧有由膀胱上动脉蒂构成的坚强的纤维组织，其有助于固定膀胱底部和两侧。男性的膀胱颈与前列腺和后尿道相连，女性的膀胱颈则直接与尿道和尿生殖膈相连。膀胱颈和尿道上部与耻骨、肛提肌相连为耻骨膀胱韧带，当耻骨膀胱韧带发育不良时可导致尿失禁（图 9-1-3～图 9-1-5）。

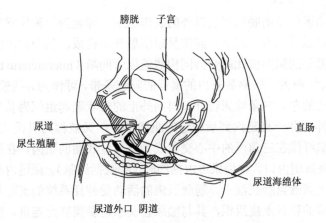

图 9-1-3 女性膀胱的毗邻器官示意图

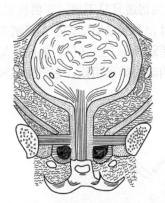

图 9-1-4 女性膀胱与尿道的连接

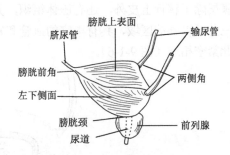

图 9-1-5 男性膀胱与尿道的连接

　　膀胱属于腹膜间位器官，其前壁、侧壁和底的下部均无腹膜覆盖。膀胱在空虚时，膀胱尖不超过耻骨联合上缘；而在充盈时，膀胱尖则高出耻骨联合平面以上。此时由腹前壁折向膀胱上面的腹膜反折缘也随之上移，使膀胱前下壁直接与腹前壁相接触。因此，当膀胱充盈时，在耻骨联合上方进行膀胱穿刺或做手术切口可不通过腹膜腔，因而不会损伤腹膜及腹腔内脏器。婴幼儿的膀胱位置较高，位于腹部，其颈部接近耻骨联合上缘；随着年龄的增长其位置逐渐下降，到 6 岁左右才逐渐降至盆腔。到 20 岁左右，由于耻骨扩张、骶骨角色的演变，伴同骨盆的倾斜及深阔，膀胱逐渐降至骨盆内。

三、膀胱的组织结构

　　膀胱的组织结构由浆膜层、肌层、黏膜下层及黏膜层组成。浆膜层为纤维脂肪组织，包围着膀胱后上方、两侧和顶部。膀胱壁的肌层甚厚，为网状平滑肌，可分为外纵、中环和内纵三层，统称逼尿肌。其中环状肌最厚，坚强有力，但各层之间的界限不甚明显。逼尿肌收缩可使膀胱内压升高，压迫尿液经由尿道排出。膀胱除了逼尿肌之外，还有膀胱三角区肌。三角区肌是由膀胱壁层以外的肌肉组织，即起源于输尿管的纵肌纤维在进入输尿管膀胱开口以后向内、向下、向前呈扇状展开所构成。其中向内侧伸展的部分与来自对侧的相同部分的肌肉彼此联合共同构成输尿管间嵴（interureteric fold）。在做膀胱镜检查时，输尿管间嵴为一条略显苍白的横行的隆起条带，可作为寻找输尿管口的标志。自膀胱三角区底边的左、右角输尿管开口斜向外上的条状隆起组织为黏膜下的输尿管壁段；而向前下方伸展并一直延续到后尿道的肌肉部分，又被称为贝氏（Bell）肌；另有一组左右方向的肌纤维在三角区的中心交叉成为三角区底面的肌肉，在膀胱颈处肌层增厚，并呈环行围绕尿道内口，称为尿道内括约肌（膀胱括约肌）。尿道内括约肌收缩能关闭尿道内口，防止尿液自膀胱漏出。膀胱肌肉的活动受神经系统的支配与控制。膀胱的黏膜层为一层极薄的移行上皮组织，其与输尿管及尿道黏膜彼此连贯。膀胱三角区由于缺少黏膜下层组织，膀胱黏膜与肌层紧密相连，因此无论膀胱处于空虚或者充盈状态其黏膜都保持光滑、平坦的状态，并且三角区的血管分布较为密集，且呈现从底部向膀胱颈口垂直的放射状分布，与膀胱其他部位血管分布较为稀疏且呈不规则弯曲状明显不同。膀胱其他区域则具有显著的黏膜皱襞，当膀胱充盈时，黏膜皱襞即减少直至消失。膀胱黏膜层除了移行上皮外，还有腺体组织，尤其是在膀胱颈部及三角区。黏膜下层只存在于三角区以外的区域，具有丰富的血管和富有弹性的疏松结缔组织，它将黏膜和肌肉层彼此紧密相连（图 9-1-6）。

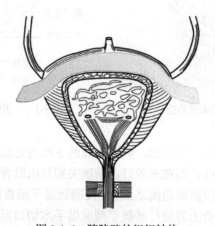

图 9-1-6　膀胱壁的组织结构

四、膀胱的血液供应和淋巴回流

膀胱的主要血液供应来自由髂内动脉前支所发出的膀胱上、下动脉。膀胱上动脉起自髂内动脉的脐动脉近侧部，向内下方走行，供应膀胱顶部及侧壁；膀胱下动脉起自髂内动脉前干，沿盆侧壁行向内下，供应膀胱底部、前列腺、精囊、输尿管盆段及上 1/3 段尿道等。次要的血液供应包括痔中动脉、闭孔动脉及阴部内动脉等。在女性，除了膀胱动脉以外，尚有阴道动脉及子宫动脉供应膀胱。膀胱的静脉呈网状分布于膀胱壁层，在膀胱下方形成膀胱静脉丛，最后再汇集成与动脉同名的静脉，最后汇入髂内静脉。男性膀胱的静脉丛还与位于膀胱及前列腺之间的静脉丛相汇合。

膀胱前部的淋巴管注入髂内淋巴结；膀胱后部及膀胱三角区的淋巴管多注入髂外淋巴结，亦有少数注入髂内淋巴结、髂总淋巴结或骶淋巴结。

五、膀胱的神经支配

自主神经和躯体神经均参与了对膀胱和尿道排尿功能的调节。上述两个神经系统均包含感觉神经和运动神经。自主神经包括交感神经和副交感神经，其中交感神经前神经节纤维来自 T_{10}~L_2 脊髓段，通过骶前神经即上腹下神经丛下行，在第5腰椎处分为左、右两支腹下神经。这两支腹下神经与腹下神经节结合后，在盆腔神经丛内发生突触换元，其节后纤维再随着血管分布至膀胱壁和三角区、尿道内括约肌及后尿道。交感神经的节前纤维是胆碱能纤维，但节后纤维则可释放去甲肾上腺素，其作用是使膀胱平滑肌松弛，尿道内括约肌收缩而产生储尿。副交感神经为来自 S_2~S_4 脊髓节段，联合成为盆神经，可在盆腔神经丛内发生突触换元，其节后纤维分布于膀胱、膀胱颈部及尿道的平滑肌中。当副交感神经兴奋时可通过释放乙酰胆碱促使膀胱逼尿肌收缩，并将膀胱颈拉开和松弛尿道括约肌，从而促进排尿，是与排尿有关的主要神经。躯体神经来自 S_2~S_4 骶髓段，以外阴神经为代表，其分支分别支配膀胱、前列腺、会阴及尿道外括约肌；在女性则支配膀胱、尿道及阴道。当躯体神经兴奋时，可使尿道外括约肌和盆底肌肉收缩，其是控制排尿的主要运动神经。膀胱排尿反射的传入纤维也通过盆内脏神经传入。膀胱的感觉传入神经包括交感神经和副交感神经，其中交感神经传导膀胱痛觉，副交感神经传导膀胱的牵张感觉和膀胱颈的痛觉。

膀胱的感觉和运动受到位于脊髓的初级中枢和位于脊髓以上的高级中枢的双重调控。初级中枢位于脊髓骶段的 S_2~S_4 节，副交感神经和躯体神经的脊髓中枢位于脊髓圆锥部分。脊髓初级中枢对排尿起到抑制作用，其作用还受到位于大脑皮质、下视丘和脑干等部位高级中枢的调控；但是，当脊髓失去高级中枢的控制时，仍然能够独立地接受来自膀胱的痛觉、温觉及肌肉感觉的刺激，并能够反射性地引起排尿活动。

（刘志洪　卢一平　廖安鹊）

第二节　耻骨上膀胱开放造瘘术手术配合

耻骨上膀胱开放造瘘术，适用于膀胱内手术（如取出膀胱结石、异物）、膀胱憩室切除、膀胱损伤修补、耻骨上经膀胱前列腺切除术或行尿道会师术等手术的术后引流。此外，其还可为急、慢性尿潴留解决尿液引流问题。

（一）手术用物

1. **常规布类**　剖腹盆、手术衣、剖口单、桌单。
2. **手术器械**　手外器械。

3. 一次性用物

（1）常规物品：吸引管 1 套、电刀 1 个、电刀清洁片 1 张、剖腹套针 1 包、纱布 5 张、45cm×45cm 医用粘贴膜 1 张、无菌塑料灯柄罩 1 个、3-0 丝线 1 包、2-0/T 丝线 1 包、1-0 丝线 1 包、11 号刀片 1 个、20 号刀片 2 个、输液器 1 个、10ml 注射器 1 副、有孔敷贴 1 张、手套按需准备。

（2）特殊物品：2-0 可吸收缝线 1 根、16/18Fr 双腔气囊导尿管或 24Fr 蕈形尿管 1 根。

（二）手术体位

手术体位为仰卧位（图 9-2-1），详见第五章第三节。

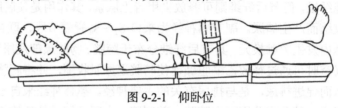

图 9-2-1　仰卧位

（三）消毒铺巾

1. 消毒液　碘伏。

2. 消毒范围　上至剑突，下达大腿上 1/3，两侧到腋中线。

3. 铺巾

（1）反折 1/4 的治疗巾 4 张，依次覆盖切口下侧、对侧、上侧和近侧。

（2）医用粘贴膜覆盖手术区域并固定治疗巾。

（3）铺剖口单 2 张。

（4）切口上缘横铺桌单 1 张以覆盖头架，切口下缘纵铺桌单 1 张，覆盖床尾及手术托盘。

（四）手术配合

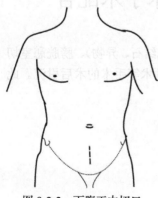

图 9-2-2　下腹正中切口

1. 清点用物　巡回护士、器械护士清点所有手术用物，包括纱球、纱布、器械、缝针、刀片等。准备并连接电刀及吸引管，套上无菌塑料灯柄罩，将电刀用一次性电刀清洁片粘贴在无菌单上，将吸引管用巾钳固定。

2. 切口　做经下腹正中切口，以耻骨联合上两横指或 2cm 为起点，向上做 3～5cm 的皮肤切口（图 9-2-2）。

3. 切开皮肤及皮下组织　备圆刀、纱布、皮肤拉钩、组织镊、组织剪、弯止血钳等（图 9-2-3）。递第一把圆刀切皮后换下，第二把圆刀或电刀逐层切开皮下组织，显露腹白线及腹直肌前鞘。用电刀切开腹白线，手术刀柄在中线处钝性分开腹直肌，并向下分离直至耻骨联合处。

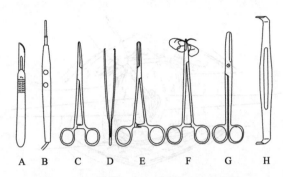

图 9-2-3　切开皮肤及皮下组织所需的器械

A.手术圆刀；B.电刀；C.弯止血钳；D.组织镊；E.组织钳；F.持针器及针线；G.组织剪；H.皮肤拉钩

4. 充盈膀胱，游离膀胱前壁　如患者因尿潴留而行膀胱造瘘术，即可对充盈的膀胱进行该手术；如患者为膀胱内病变手术或经膀胱前列腺开放切除术，则可先留置保留尿管后经尿管灌注 300～400ml 生理盐水以充盈膀胱。如患者为膀胱损伤进行膀胱修补术，则不建议该步骤。递湿纱布缠绕在示指上，向上钝性分离腹膜前脂肪与腹膜反折，显露出有纵行血管分布的膀胱前壁（图 9-2-4）。

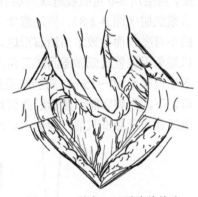

图 9-2-4　游离、显露膀胱前壁

5. 切开膀胱前壁　备电刀、敷料镊、弯止血钳、解剖剪、组织钳、6×14 圆针 3-0 丝线、10ml 注射器（图 9-2-5）。用 2 张湿纱布保护两侧切口边缘，腹腔拉钩将切口向两侧牵开，在膀胱前壁较高位置的中线两旁，用圆针 3-0 丝线全层缝合 2 针，用 2 把弯蚊式止血钳分别钳夹线尾并向上牵引，或用 2 把组织钳夹住中线两侧的膀胱壁并向上提起，在两牵引线或两组织钳之间用 10ml 注射器穿刺后回抽，如有尿液抽出，则证实为膀胱。用电刀切开膀胱前壁 1～2cm，弯止血钳钝性撑开膀胱切口（图 9-2-6）。若手术需要可酌情扩大切口，用吸引器吸尽膀胱内溢出的尿液，直视并可用手指伸入膀胱内探查，以明确病变情况。如有可能，应同时将病变一并去除。

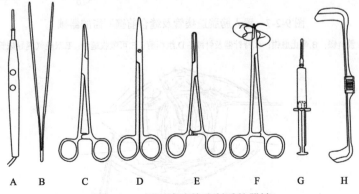

图 9-2-5　切开膀胱前壁所需的器械

A.电刀；B.敷料镊；C.弯止血钳；D.解剖剪；E.组织钳；F.持针器及针线；G.注射器；H.腹腔拉钩

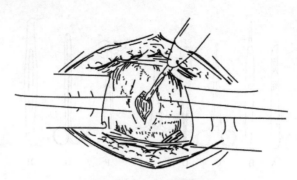

图 9-2-6 切开膀胱前壁

6. 置入膀胱造瘘管，缝合膀胱前壁 备弯止血钳、16/18Fr 双腔气囊导尿管或 24Fr 蕈形尿管、2-0 可吸收缝线、6×14 圆针 3-0 丝线、组织剪（图 9-2-7）。递用弯止血钳夹持的双腔气囊导尿管或蕈形尿管经过膀胱前壁的切口将其置入膀胱内。分 2 层缝合膀胱壁，内层用 2-0 可吸收缝线全层缝合，外层再以圆针 3-0 丝线或者 2-0 可吸收缝线间断缝合浆肌层（图 9-2-8）。应注意如果外层缝合使用丝线则缝合不可穿过黏膜层，以免因丝线不可吸收而导致术后结石形成。此外，还应将膀胱造瘘管安放在膀胱切口的最上部，以避免因位置过低激惹膀胱三角区。如果膀胱造瘘管为双腔气囊导尿管，则向气囊内注入生理盐水 10~15ml。将膀胱造瘘管向外轻轻提拉，使造瘘管的膨大部分刚抵达膀胱切口之下，再将膀胱造瘘管经腹壁切口的上角引出或另做皮肤开口引出。建议将膀胱顶壁缝线悬吊于腹直肌前，避免术后膀胱因持续引流而退缩、粘连于耻骨后。

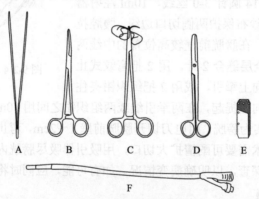

图 9-2-7 置入膀胱造瘘管及缝合前壁所需的器械

A.敷料镊；B.弯止血钳；C.持针器及针线；D.组织剪；E.可吸收缝线；F.双腔气囊导尿管

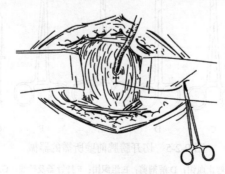

图 9-2-8 缝合膀胱前壁

7. 缝合切口 备 13×24 圆针 0 号丝线、13×24 圆针 3-0 丝线、8×24 三角针 3-0 丝线、弯止血钳、组织镊、组织剪（图 9-2-9）。器械护士和巡回护士清点所有手术用物无误后，用圆针 0 号丝线间断缝合腹直肌前鞘，圆针 3-0 丝线缝合皮下组织，三角针 3-0 丝线缝合皮肤。三角针 2-0/T 丝线将膀胱造瘘管固定于皮肤处，以免脱出和移位。碘伏纱球消毒切口，2 把组织镊对合皮缘。敷贴覆盖切口，膀胱造瘘管连接引流袋后结束手术。

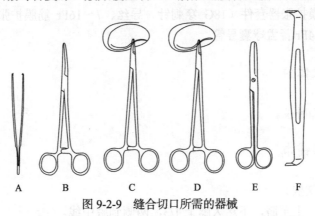

图 9-2-9 缝合切口所需的器械

A.组织镊；B.弯止血钳；C、D.持针器及针线；E.组织剪；F.皮肤拉钩

（魏美辰 刘振华 刘昕月）

第三节 耻骨上膀胱穿刺造瘘术手术配合

耻骨上膀胱穿刺造瘘术是泌尿外科的常规手术，其采取的是经耻骨联合上方的途径以穿刺的方法进入膀胱，并放置引流管，将膀胱内尿液引流到体外的一种方法，分为暂时性造瘘和永久性造瘘两种类型。耻骨上膀胱穿刺造瘘术主要适用于各种原因引起的急性尿潴留，且无法从尿道插入导尿管者；因下尿路损伤，致使尿液无法从尿道排出而需紧急处理者；对需要长期留置尿管者为了避免长期安放尿管所导致的膀胱刺激和尿道感染症状；因下尿路梗阻病变导致肾积水或肾功能减退等。相对于耻骨上膀胱开放造瘘术而言，耻骨上膀胱穿刺造瘘术简单易行、不需特别的设备和器械，可在局部麻醉下在床旁进行。但是，耻骨上膀胱穿刺造瘘术不能同时了解和解决膀胱内其他的伴发病变，因此，不适用于膀胱伴发其他需要相应处理病变的患者。

耻骨上膀胱穿刺造瘘术既往通常采用金属膀胱穿刺造瘘针，术前患者需自行胀尿或从耻骨上用注射器穿刺向膀胱内注入生理盐水以使膀胱足够充盈，上升到耻骨联合以上，并使原本覆盖在膀胱前壁的腹膜反折上升，以便露出没有腹膜覆盖的前壁以供穿刺，以避免损伤腹膜和腹腔脏器。患者的感受差，且穿刺盲目，可能损伤膀胱周围的血管及器官。现在多采用相应的穿刺套件并在超声的引导下行耻骨上膀胱穿刺造瘘术。

（一）手术用物

1. 常规布类 TUR 盆、桌单。

2. 手术器械　大外活检器械。

3. 一次性用物

（1）常规物品：2-0/T 丝线 1 包、LC 套针 1 包、纱布 5 张、10ml 注射器 1 副、引流袋 1 个、14cm×12cm 有孔敷贴 1 张。

（2）特殊物品：18/20Fr 金属膀胱穿刺造瘘针，分别可放置 16/18Fr 的双腔气囊导尿管。或者使用筋膜扩张器套件（18G 穿刺针、导丝、7～16Fr 筋膜扩张管）、16Fr "T"形把手撕开鞘、14Fr 肾盂球囊导管。

（二）手术体位

手术体位为仰卧位。

（三）消毒铺巾

1. 消毒液　碘伏。

2. 消毒范围　上至脐，下达大腿上 1/3，两侧到腋中线。

3. 铺巾

（1）反折 1/4 的治疗巾 4 张，依次覆盖穿刺部位的下侧、对侧、上侧和近侧。

（2）切口上缘横铺桌单 1 张以覆盖头架，切口下缘纵铺桌单 1 张以覆盖床尾。

（四）手术配合

1. 确定穿刺部位　在耻骨联合上方两横指（3cm）处（图 9-3-1），或以超声定位选择合适的穿刺位点并确定穿刺深度。

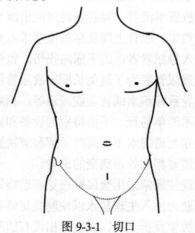

图 9-3-1　切口

2. 局部麻醉　用 10ml 注射器抽吸 1% 利多卡因药液行穿刺区域局部麻醉，向腹壁方向垂直进针，回抽无回血后注入利多卡因药液。

3. 置入 18G 穿刺针　备 18G 穿刺针、导丝、10ml 注射器（图 9-3-2）。超声定位并测量穿刺深度，观察穿刺路径无肠段后，将 18G 穿刺针垂直于皮肤方向进针，在超声实时观察下依次突破皮下、腹直肌前鞘后即进入膀胱（图 9-3-3）。拔出穿刺针内芯后，即可见尿液引出；如无尿液流出，可用注射器连接于穿刺针上抽吸，抽出尿液即证实穿刺针进入膀胱。将导丝经穿刺针鞘置入膀胱（图9-3-4）后，拔出穿刺针鞘。

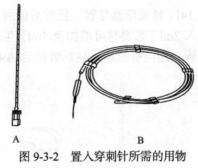

图 9-3-2　置入穿刺针所需的用物

A.18G 穿刺针；B.导丝

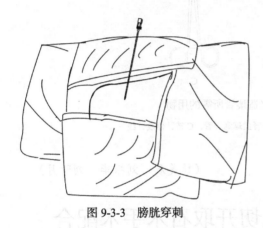

图 9-3-3　膀胱穿刺

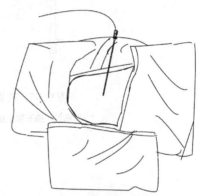

图 9-3-4　将导丝置入膀胱

4. 切开皮肤，扩张造瘘通道　用尖刀切开穿刺点处皮肤约 0.8cm，采用筋膜扩张器顺导丝放入（图 9-3-5），扩张器由小到大逐级进行通道扩张，从 7Fr 开始，每次以 2Fr 递增，扩张至 15Fr 或 16Fr（图 9-3-6）。

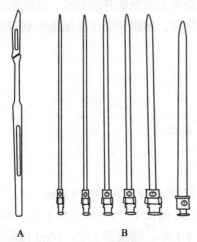

图 9-3-5　扩张造瘘通道所需的用物

A.手术尖刀；B.筋膜扩张器（7Fr、9Fr、11Fr、13Fr、15Fr、16Fr）

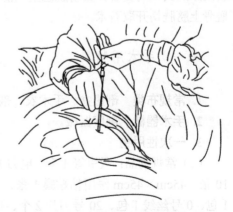

图 9-3-6　筋膜扩张器扩张造瘘通道

5. 留置膀胱造瘘管 备 "T" 形把手撕开鞘、14Fr 肾盂球囊导管、8×24 三角针 2-0/T 丝线（图 9-3-7）。沿导丝置入 16Fr "T" 形把手撕开鞘，拔出内芯，经 "T" 形把手撕开鞘，并在导丝的引导下置入 14Fr 肾盂球囊导管。置管后撕裂并拔出剥皮鞘，拔出导丝，向肾盂球囊导管的球囊内注入 2ml（必要时可增加至 5ml）生理盐水。用三角针 2-0/T 丝线缝合切口并妥善固定引流管，连接引流袋，粘贴敷料后结束手术。

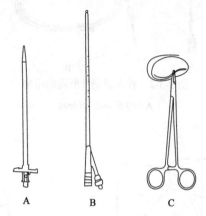

图 9-3-7 放置膀胱造瘘管所需的用物

A. "T" 形把手撕开鞘；B. 14Fr 肾盂球囊导管；C. 持针器及针线

（魏美辰 刘振华 刘昕月）

第四节 耻骨上膀胱切开取石术手术配合

膀胱结石可经尿道行气压弹道、钬激光、体外冲击波或液电碎石术，也可在电切镜下用大力碎石钳碎石后取石。对于巨大的膀胱结石、碎石术不能粉碎的坚硬结石、由于较大或坚硬的异物所形成的膀胱结石者均应行耻骨上膀胱切开取石术。膀胱结石伴发膀胱及尿道其他病变者，如膀胱憩室、前列腺增生症、膀胱颈挛缩及尿道狭窄等也可采用耻骨上膀胱切开取石术。

（一）手术用物

1. 常规布类 剖腹盆、手术衣、剖口单、桌单。

2. 手术器械 剖腹器械。

3. 一次性用物

（1）常规物品：吸引管 1 套、电刀 1 个、电刀清洁片 1 张、剖腹套针 1 包、纱布 5～10 张、45cm×45cm 医用粘贴膜 1 张、无菌塑料灯柄罩 1 个、3-0 丝线 1 包、2-0/T 丝线 1 包、0 号丝线 1 包、20 号刀片 2 个、11 号刀片 1 个、输液器 1 个、10ml 注射器 1 副、切口敷贴 1 张、手套按需准备。

（2）特殊物品：4-0 可吸收缝线 1 根、2-0 可吸收缝线 1 根。

（二）手术体位

手术体位为仰卧位。

（三）消毒铺巾

1. 消毒液　碘伏。

2. 消毒范围　上至剑突，下达大腿上 1/3，两侧到腋中线。

3. 铺巾

（1）反折 1/4 的治疗巾 4 张，依次覆盖切口下侧、对侧、上侧和近侧。

（2）贴医用粘贴膜覆盖手术区域并固定治疗巾。

（3）铺剖口单 2 张。

（4）切口上缘横铺桌单 1 张以覆盖头架，切口下缘纵铺桌单 1 张，覆盖床尾及手术托盘。

（四）手术配合

1. 清点用物　巡回护士、器械护士清点所有手术用物，包括纱球、纱布、器械、缝针、刀片等。准备并连接电刀及吸引管，套上无菌塑料灯柄罩，将电刀用一次性电刀清洁片粘贴在无菌单上，将吸引管用巾钳固定。

2. 切口　做下腹部耻骨上方正中切口（图 9-4-1），自耻骨联合上缘沿正中线向上延长至所需长度。或者做下腹部耻骨上方正中横切口。

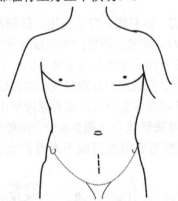

图 9-4-1　下腹部耻骨上方正中切口

3. 切开皮肤及皮下组织　备圆刀、纱布、皮肤拉钩、组织镊、组织剪、弯止血钳等（图 9-4-2）。递第一把圆刀切皮后换下，第二把圆刀或电刀逐层切开皮下组织，显露腹白线及腹直肌前鞘。用电刀切开腹白线，手术刀柄从中线处分开两侧的腹直肌，并向下游离直至耻骨联合处。必要时可用电刀切断腹直肌和锥状肌在耻骨联合的附着处，以便更为充分地显露手术野。2 张湿纱布保护切口两缘，腹腔拉钩将切口向两侧拉开。递湿纱布缠绕在主刀医生的示指上，钝性向上分离腹膜前脂肪与腹膜反折，显露出有纵行血管分布的膀胱前壁（图 9-4-3）。

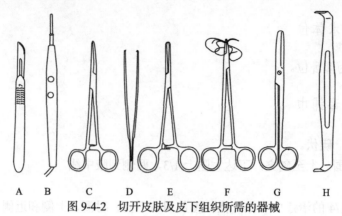

图 9-4-2　切开皮肤及皮下组织所需的器械

A.手术圆刀；B.电刀；C.弯止血钳；D.组织镊；E.组织钳；F.持针器及针线；G.组织剪；H.皮肤拉钩

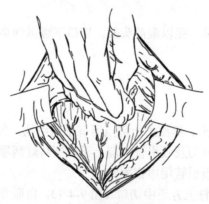

图 9-4-3　显露膀胱前壁

4. 切开膀胱前壁　备电刀、敷料镊、弯止血钳、解剖剪、组织钳、6×14 圆针 3-0 丝线、10ml 注射器（图 9-4-4）。经术前留置的保留尿管灌注 300~400ml 生理盐水以充盈膀胱。在膀胱前壁上部中线两侧的无血管区分别用圆针 3-0 丝线缝合 2 针，递 2 把弯蚊式止血钳钳夹作牵引，或用 2 把组织钳分别钳夹相应部位的膀胱壁并提起。在两牵引线或两组织钳之间用 10ml 注射器穿刺抽吸，如有尿液抽出，即证明为膀胱。电刀切开膀胱前壁，将膀胱内液体经导尿管放出（图 9-4-5）。用吸引器吸净膀胱内残存液体和膀胱周围溢出的液体后，根据需要用电刀或手术剪扩大膀胱切口。

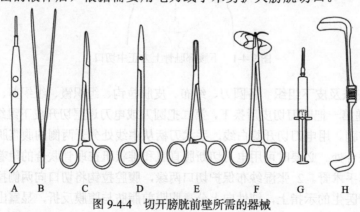

图 9-4-4　切开膀胱前壁所需的器械

A.电刀；B.敷料镊；C.弯止血钳；D.解剖剪；E.组织钳；F.持针器及针线；G.注射器；H.腹腔拉钩

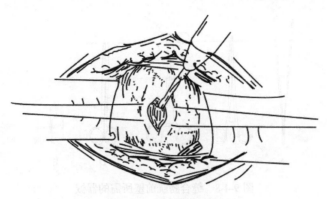

图 9-4-5　切开膀胱前壁

5. 取石　直视下窥察并用手指伸入膀胱内探查结石的大小、形状、数目和位置，了解膀胱颈部有无紧缩感，以及有无前列腺增生、膀胱肿瘤、膀胱憩室等其他病变。然后，在手指的指引下，用取石钳或环钳将结石夹出（图 9-4-6，图 9-4-7），再次在直视下观察并用手指伸入膀胱内探查证实结石已取净，用生理盐水冲洗膀胱，将碎石和血凝块冲洗干净。

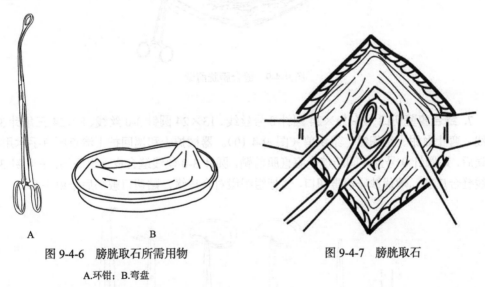

图 9-4-6　膀胱取石所需用物
A.环钳；B.弯盘

图 9-4-7　膀胱取石

6. 缝合膀胱前壁　备弯止血钳、4-0 可吸收缝线、2-0 可吸收缝线、6×14 圆针 3-0 丝线、组织剪（图 9-4-8）。冲洗创面并仔细止血后，递 4-0 可吸收缝线对膀胱黏膜及黏膜下层做连续防水缝合，2-0 可吸收缝线将膀胱肌层做连续缝合，注意不要缝穿黏膜层；再用 3-0 丝线间断褥式内翻缝合浆肌层（图 9-4-9）。缝合完毕后，可经导尿管注入生理盐水 200ml，仔细观察缝合处有无渗漏。除非膀胱及尿道有严重的感染、膀胱容量过小或有下尿路梗阻无法安放保留尿管之外，一般均由尿道放入并留置三腔气囊导尿管，不必做膀胱造瘘。

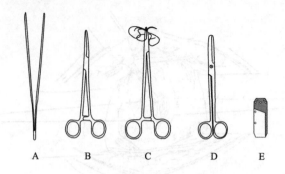

图 9-4-8　缝合膀胱前壁所需的器械

A.敷料镊；B.弯止血钳；C.持针器及针线；D.组织剪；E.可吸收缝线

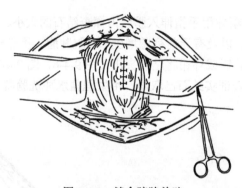

图 9-4-9　缝合膀胱前壁

7. 缝合腹壁切口　备 13×24 圆针 0 号丝线、13×24 圆针 3-0 丝线、8×24 三角针 3-0 丝线、弯止血钳、组织镊、组织剪（图 9-4-10）。器械护士和巡回护士清点所有手术用物无误后，递圆针 0 号丝线间断缝合腹直肌前鞘，圆针 3-0 丝线缝合皮下组织层，三角针 3-0 丝线缝合皮肤。碘伏纱球消毒切口，2 把组织镊对合皮缘，贴切口敷贴后结束手术。

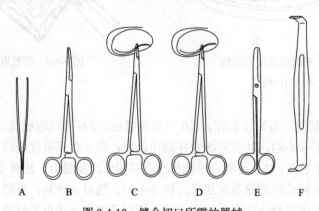

图 9-4-10　缝合切口所需的器械

A.组织镊；B.弯止血钳；C、D.持针器及针线；E.组织剪；F.皮肤拉钩

（魏美辰　刘振华　刘昕月）

第五节 膀胱部分切除术手术配合

膀胱部分切除术，适用于不适合或患者不愿意接受膀胱癌根治术的肌层浸润性膀胱癌，或者膀胱肿瘤位于经尿道手术盲区，或者无法耐受截石位及因为尿道狭窄无法行经尿道手术的患者。

（一）手术用物

1. 常规布类 剖腹盆、手术衣、剖口单、桌单。
2. 手术器械 剖腹器械。
3. 一次性用物
（1）常规物品：吸引管 1 套、电刀 1 个、电刀清洁片 1 张、剖腹套针 1 包、纱布 10 张、45cm×45cm 医用粘贴膜 1 张、无菌塑料灯柄罩 1 个、3-0 丝线 1 包、2-0/T 丝线 1 包、1-0 丝线 2 包、11 号刀片 1 个、20 号刀片 2 个、血浆引流管 1 根、10ml 注射器 1 副、有孔敷贴 1 张、手套按需准备。
（2）特殊物品：4-0 可吸收缝线 1 根、2-0 可吸收缝线 1 根、20Fr 或 22Fr 三腔气囊导尿管 1 根、医用润滑剂 1 支。

（二）手术体位

手术体位为平卧位。

（三）消毒铺巾

1. 消毒液 碘伏。
2. 消毒范围 上至剑突，下达大腿上 1/3，两侧到腋中线。
3. 铺巾
（1）反折 1/4 的治疗巾 4 张，依次覆盖切口下侧、对侧、上侧和近侧。
（2）粘贴医用粘贴膜以覆盖手术区域并固定治疗巾。
（3）铺剖口单 2 张。
（4）切口上缘横铺桌单 1 张以覆盖头架，切口下缘纵铺桌单 1 张，覆盖床尾及手术托盘。

（四）手术配合

1. 清点用物 巡回护士、器械护士清点所有手术用物，包括纱球、纱布、器械、缝针、刀片等。准备并连接电刀及吸引管，套上无菌塑料灯柄罩，将电刀用一次性电刀清洁片粘贴在无菌单上，吸引管用巾钳固定。
2. 切口 做经下腹正中直切口或横切口。下腹正中直切口起自耻骨联合上两横指或2cm 处，向上止于脐与耻骨联合连线的中点或稍上方处（图 9-5-1）。

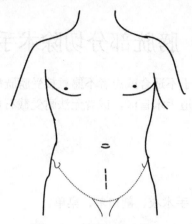

图 9-5-1 下腹正中直切口

3. 切开皮肤及皮下组织 备圆刀、皮肤拉钩、组织镊、组织剪、弯止血钳等（图 9-5-2）。递第一把圆刀切皮后换下，第二把圆刀或用电刀逐层切开皮下组织，显露腹白线及腹直肌前鞘。用电刀切开腹白线，手术刀柄于中线处分开腹直肌并向下分离直至耻骨联合处。2 张湿纱布保护切口两侧缘，腹腔拉钩将切口向两侧牵开。递湿纱布缠绕在主刀医生的示指上，钝性向上分离腹膜前脂肪与腹膜反折，显露出有纵行血管分布的膀胱前壁（图 9-5-3）。

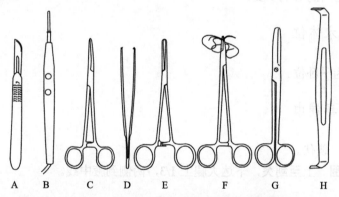

图 9-5-2 切开皮肤及皮下组织所需的器械

A.手术圆刀；B.电刀；C.弯止血钳；D.组织镊；E.组织钳；F.持针器及针线；G.组织剪；H.皮肤拉钩

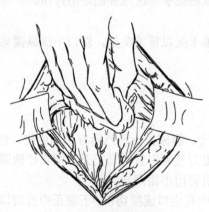

图 9-5-3 显露膀胱前壁

4. 游离并切开肿瘤侧膀胱壁　备电刀、敷料镊、弯止血钳、解剖剪、组织钳、6×14圆针3-0丝线、10ml注射器、腹腔拉钩（图9-5-4）。经保留尿管向膀胱内注入生理盐水300~400ml以使膀胱充盈，从而便于游离膀胱。根据术前所确定的膀胱肿瘤所在的位置，对相应部分的膀胱进行游离直至肿瘤及其邻近区域。在膀胱壁预计切口的两侧，用圆针3-0丝线全层缝合2针作为牵引线提起，或用2把组织钳夹持膀胱壁并向上提起。在两牵引线或两组织钳之间用10ml注射器穿刺并抽吸，如有尿液抽出，则证实为膀胱。用电刀切开膀胱壁2~3cm（图9-5-5），将膀胱内液体经保留尿管放出，用吸引器吸净膀胱内残存液体和膀胱周围溢出的液体后，拔除保留尿管。仔细观察肿瘤的数目、大小、部位及其与输尿管开口、膀胱颈口的关系，以明确病变情况。继续用电刀或者解剖剪将切口延长至肿瘤附近。

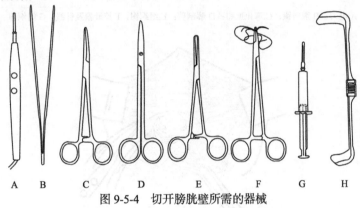

图9-5-4　切开膀胱壁所需的器械

A.电刀；B.敷料镊；C.弯止血钳；D.解剖剪；E.组织钳；F.持针器及针线；G.注射器；H.腹腔拉钩

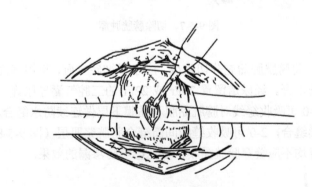

图9-5-5　切开膀胱前壁

5. 切除膀胱肿瘤　备电刀、敷料镊、弯止血钳、组织钳、解剖剪、组织剪、7×20圆针2-0/T丝线（图9-5-6）。用组织钳沿膀胱切口提起膀胱壁，在距离肿瘤基地周围2cm左右的正常膀胱壁处用电刀或解剖剪行膀胱部分切除术（图9-5-7），如有活动性出血，可先用弯止血钳钳夹，再用电刀电凝止血或用2-0可吸收缝线行缝扎止血。在施行此步骤时需仔细确认需切除的部分膀胱壁与输尿管开口及膀胱颈口的关系。可以提前向输尿管口内插入4Fr或5Fr输尿管插管以作指引和标记，以尽量避免损伤输尿管壁内段及其开口处。如必须切除输尿管开口时，应充分游离相应侧的盆腔段输尿管，并在膀胱壁外将其切断，之后再行输尿管-膀胱再植术。

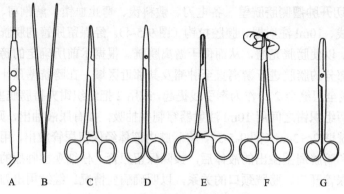

图 9-5-6　切除膀胱肿瘤所需的器械

A.电刀；B.敷料镊；C.弯止血钳；D.解剖剪；E.组织钳；F.持针器及针线；G.组织剪

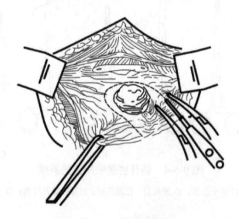

图 9-5-7　切除膀胱肿瘤

6. 缝合膀胱　将膀胱肿瘤充分切除后，应予以彻底止血，可用蒸馏水或者抗肿瘤药物溶液浸泡、冲洗术野。经尿道留置 20Fr 或 22Fr 的三腔气囊导尿管，用作术后膀胱的冲洗和引流。用 4-0 可吸收缝线对膀胱黏膜和黏膜下层做连续防水缝合，2-0 可吸收缝线对膀胱肌层做连续缝合，2-0 可吸收缝线间断缝合膀胱浆肌层（图 9-5-8，图 9-5-9）。应注意后两层缝合时均不应缝穿膀胱黏膜，以免影响防渗漏的效果。

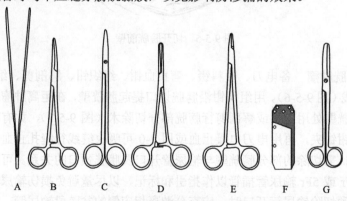

图 9-5-8　缝合膀胱壁所需的器械

A.敷料镊；B.弯止血钳；C.解剖剪；D.组织钳；E.持针器；F.可吸收缝线；G.组织剪

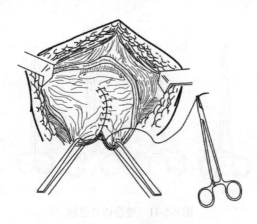

图 9-5-9　缝合膀胱壁

7. 放置引流　备尖刀、弯止血钳、血浆引流管、8×24 三角针 2-0/T 丝线（图 9-5-10）。将血浆引流管近端留置在膀胱前间隙，碘伏纱球消毒拟安置引流管部位的皮肤后，用尖刀切开皮肤及皮下，弯止血钳钝性戳开肌肉组织，稍加扩张后将血浆引流管的外侧端引出，8×24 三角针 2-0/T 丝线将血浆引流管缝合固定于皮肤上。

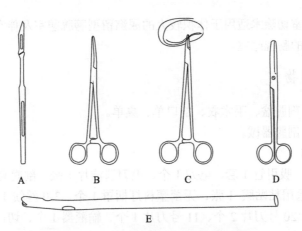

图 9-5-10　放置引流管所需的器械

A.手术尖刀；B.弯止血钳；C.持针器及针线；D.组织剪；E.血浆引流管

8. 关闭切口　备 13×24 圆针 0 号丝线、13×24 圆针 3-0 丝线、8×24 三角针 3-0 丝线、弯止血钳、组织镊、组织剪等（图 9-5-11）。器械护士和巡回护士清点所有手术用物无误后，用 13×24 圆针 0 号丝线间断缝合腹直肌前鞘，13×24 圆针 3-0 丝线缝合皮下组织层，三角针 3-0 丝线缝合皮肤。碘伏纱球消毒切口，2 把组织镊对合皮缘。递切口敷贴覆盖切口，将血浆引流管连接引流袋后结束手术。

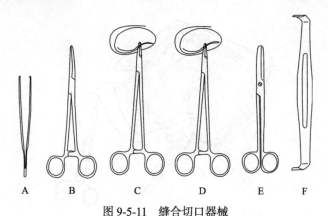

图 9-5-11　缝合切口器械

A.组织镊；B.弯止血钳；C、D.持针器及针线；E.组织剪；F.皮肤拉钩

（魏美辰　刘振华　赵秀梅）

第六节　耻骨上膀胱憩室切除术手术配合

耻骨上膀胱憩室切除术适用于体积较大的尿潴留型膀胱憩室及伴有感染、出血、结石和肿瘤等并发症的膀胱憩室。

（一）手术用物

1. 常规布类　剖腹盆、手术衣、剖口单、桌单。

2. 手术器械　剖腹器械。

3. 一次性用物

（1）常规物品：吸引管 1 套、电刀 1 个、电刀清洁片 1 张、剖腹套针 1 包、纱布 10 张、45cm×45cm 医用粘贴膜 1 张、无菌塑料灯柄罩 1 个、3-0 丝线 1 包、2-0/T 丝线 1 包、1-0 丝线 1 包、20 号刀片 2 个、11 号刀片 1 个、输液器 1 个、切口敷贴 1 张、手套按需准备。

（2）特殊物品：4-0 可吸收缝线 1 根、2-0 可吸收缝线 1 根。

（二）手术体位

手术体位为仰卧位。

（三）消毒铺巾

1. 消毒液　碘伏。

2. 消毒范围　上至剑突，下达大腿上 1/3，两侧到腋中线。

3. 铺巾

（1）反折 1/4 的治疗巾 4 张，依次覆盖切口下侧、对侧、上侧和近侧。

（2）医用粘贴膜粘贴覆盖手术区域并固定治疗巾。

（3）铺剖口单 2 张。

（4）切口上缘横铺桌单 1 张并覆盖头架，切口下缘纵铺桌单 1 张，覆盖床尾及手术托盘。

（四）手术配合

1. 切口　下腹部正中直切口或下腹部横切口（图 9-6-1）。

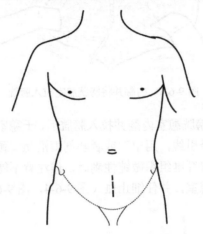

图 9-6-1　下腹部正中直切口

2. 切开皮肤、皮下组织和膀胱前壁　同本章第四节耻骨上膀胱切开取石术。

3. 显露及内翻憩室　备弯止血钳、敷料镊、解剖剪、组织钳、腹腔拉钩、小 S 拉钩、4Fr 或 5Fr 输尿管插管（图 9-6-2）。切开膀胱壁后，用组织钳牵开膀胱壁，可用湿纱布包裹小 S 拉钩的头端后将其伸入膀胱内，也可将钳夹有半张卷折后湿纱布的卵圆钳伸入膀胱内，以便充分地显露膀胱内部及憩室开口和憩室内的情况。仔细观察憩室开口与输尿管口的关系，如果两者的距离很近，则应先将 4Fr 或 5Fr 输尿管导管插入输尿管口，以作提示和预防损伤。同时，应探查膀胱颈、前列腺及后尿道有无梗阻，如有应做相应处理。递弯止血钳/大弯止血钳伸入憩室内将憩室壁夹出，使憩室被内翻拉入膀胱（图 9-6-3）。

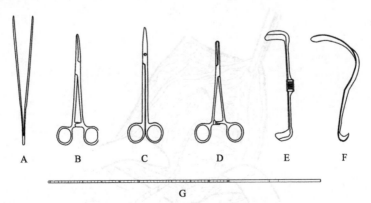

图 9-6-2　显露膀胱憩室所需的器械

A.敷料镊；B.弯止血钳；C.解剖剪；D.组织钳；E.腹腔拉钩；F.小 S 拉钩；G.输尿管插管

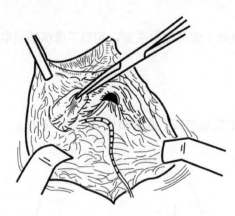

图 9-6-3　内翻并将膀胱憩室拉入膀胱

4. 切除膀胱憩室　将膀胱憩室内翻并拉入膀胱后，于憩室颈部两侧分别用 6×14 圆针 3-0 丝线缝合 2 针作为牵引线，用电刀或者解剖剪沿憩室颈口做环形切开，再将憩室的黏膜、黏膜下组织及囊壁纤维组织做钝性剥离，但注意不能过深而进入腹腔，以避免损伤肠管。完整切除膀胱憩室，并仔细止血（图 9-6-4，图 9-6-5）。

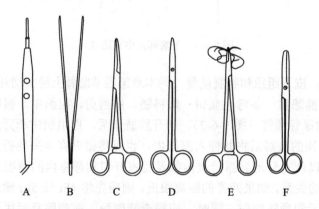

图 9-6-4　切除膀胱憩室所需的器械

A.电刀；B.敷料镊；C.弯止血钳；D.解剖剪；E.持针器及针线；F.组织剪

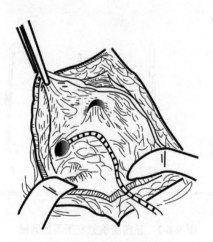

图 9-6-5　切除膀胱憩室

5. 缝合憩室口 备弯止血钳、敷料镊、持针器、4-0 可吸收缝线、2-0 可吸收缝线、组织剪（图 9-6-6）。递 2-0 号可吸收缝线对憩室口的膀胱壁做全层间断或连续缝合（图 9-6-7），再用 4-0 可吸收缝线将黏膜层做间断缝合。

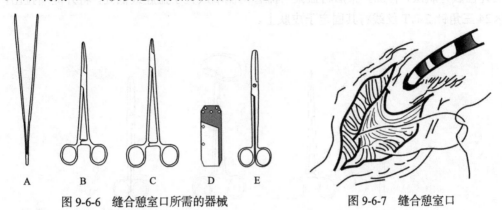

图 9-6-6 缝合憩室口所需的器械
A.敷料镊；B.弯止血钳；C.持针器；D.可吸收缝线；E.组织剪

图 9-6-7 缝合憩室口

6. 缝合膀胱切口 备弯止血钳、4-0 可吸收缝线、2-0 可吸收缝线、6×14 圆针 3-0 丝线、组织剪（图 9-6-8）。冲洗创面并仔细止血后，用 4-0 可吸收缝线对膀胱切口的黏膜和黏膜下层做连续防水缝合，2-0 可吸收缝线连续缝合膀胱肌层，再用 6×14 圆针 3-0 丝线或者 2-0 可吸收缝线间断缝合加固浆肌层（图 9-6-9）。应注意在进行后两层缝合时不应穿透膀胱黏膜层，以避免影响防水效果或者因丝线不吸收继发形成结石。膀胱壁缝合完毕后，可经导尿管注入生理盐水 200~300ml，以观察缝合处有无渗漏。如有渗漏，应用 2-0 可吸收缝线缝合修补。

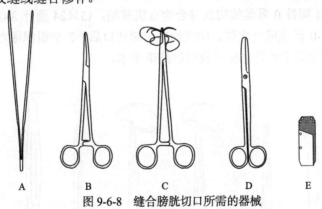

图 9-6-8 缝合膀胱切口所需的器械
A.敷料镊；B.弯止血钳；C.持针器及针线；D.组织剪；E.可吸收缝线

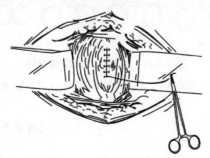

图 9-6-9 缝合膀胱切口

7. 放置血浆引流管 备尖刀、弯止血钳、血浆引流管、8×24 三角针 2-0/T 丝线（图 9-6-10）。碘伏纱球消毒拟安放血浆引流管处的皮肤，尖刀切开皮肤、皮下少许，弯止血钳钝性戳开肌层，稍加扩张后将血浆引流管内侧端放置于盆腔最低处，将外侧端拉出，8×24 三角针 2-0/T 丝线将其固定于皮肤上。

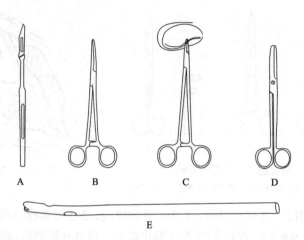

图 9-6-10 放置血浆引流管所需的器械

A.手术尖刀；B.弯止血钳；C.持针器及针线；D.组织剪；E.血浆引流管

8. 关闭切口 备 13×24 圆针 0 号丝线、13×24 圆针 3-0 丝线、8×24 三角针 3-0 丝线、弯止血钳、组织镊、组织剪（图 9-6-11）。器械护士和巡回护士清点所有手术用物无误后，递 13×24 圆针 0 号丝线间断缝合腹直肌前鞘，13×24 圆针 3-0 丝线缝合皮下组织层，三角针 3-0 丝线缝合皮肤。碘伏纱球消毒切口后，2 把组织镊对合皮缘。切口敷贴覆盖切口，将血浆引流管连接引流袋后结束手术。

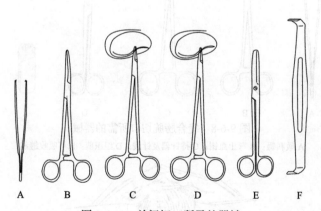

图 9-6-11 关闭切口所需的器械

A.组织镊；B.弯止血钳；C、D.持针器及针线；E.组织剪；F.皮肤拉钩

（魏美辰 刘振华 赵秀梅）

第七节　膀胱水扩张术手术配合

间质性膀胱炎（interstitial cystitis，IC）是一种原因不明，以尿急、尿频、膀胱充盈后耻骨上区及盆腔疼痛、排尿后疼痛减轻为主要表现的临床综合征。膀胱壁的纤维化可使膀胱容量缩小，黏膜组织变薄、剥脱，毛细血管充血、水肿、炎症反应，少数可见溃疡，溃疡周围的血管呈放射状。膀胱黏膜变薄，有小片状瘀斑或黏膜下绒毛状出血点是间质性膀胱炎的特征性表现。

膀胱水扩张术是诊断和治疗间质性膀胱炎的方法之一。由于在一定压力下扩大膀胱容积后在膀胱黏膜下出现绒毛状出血点是间质性膀胱炎的特征之一，加上膀胱壁在扩张的状态下可以导致膀胱壁内感觉神经发生缺血、坏死，因而膀胱水扩张术可以达到诊断和治疗间质性膀胱炎的目的。

（一）手术用物

1. 常规布类　TUR 盆、桌单、手术衣。

2. 手术器械　70°膀胱镜器械、膀胱活检钳。

3. 一次性用物　医用润滑剂 2 支、45cm×45cm 泌尿专用粘贴膜 1 张、无菌腔镜保护套 1 个、20Fr 或 22Fr 三腔气囊导尿管 1 根、60ml 注射器 1 副、20ml 注射器 1 副、一次性引流袋 1 个、软尺 1 副、手套 2~3 双。

4. 其他用物　膀胱镜光源、摄像头和显示器设备系统、0.9%氯化钠注射液（3000ml/袋）按需准备。

（二）手术体位

手术体位为膀胱截石位（图 9-7-1）。

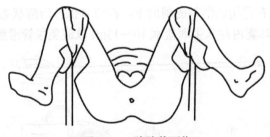

图 9-7-1　膀胱截石位

（三）消毒铺巾

1. 消毒液　碘伏。

2. 消毒范围　前起耻骨联合至脐 1/2 处，后至会阴、肛门及其周围，两侧为大腿内上 1/3。

3. 铺巾

（1）臀下垫桌单 1 张，脐平面横铺治疗巾 1 张。

（2）双腿各铺盖桌单1张。

（3）耻骨联合平面横铺桌单1张，遮盖头架及外展的上肢。

（4）贴医用粘贴膜覆盖切口区域并固定无菌巾，将粘贴膜的排水管道置于污水桶内。

（四）手术配合

1. 清点手术器械　巡回护士、器械护士仔细清点所有术中用物和手术器械，检查是否有损坏和缺失（图9-7-2）。

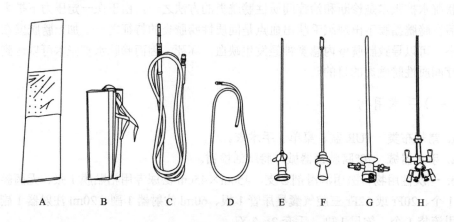

图9-7-2　70°膀胱镜器械及其他用物

A.泌尿专用粘贴膜；B.无菌腔镜保护套；C.导光束；D.冲水管；E.70°光学视管；F.镜芯；G.外管鞘；H.工作件

2. 连接光源及摄像头　巡回护士将导光束连接端插入冷光源发生器的相应插口内，调节亮度至适中。将摄像头通过无菌保护套与台上70°膀胱镜的目镜相连接，调节白平衡，检查并调试摄像头的方向、对比度和清晰度。

3. 留置导尿管　在医用润滑剂的辅助下，在患者保持清醒状态时安置20Fr或22Fr的三腔气囊导尿管，球囊内注入生理盐水10～15ml以避免尿管滑脱（图9-7-3）。

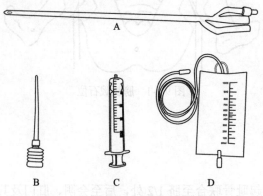

图9-7-3　留置导尿管所需的用物

A.三腔气囊导尿管；B.医用润滑剂；C.20ml注射器；D.引流袋

4. 首次行膀胱灌注　三腔气囊导尿管的进水口与冲水管相连接，并作为灌注液的入口。灌注液悬挂的高度以距离患者耻骨平面约 100cm 为宜。将三腔气囊导尿管的出水口与一次性引流袋连接，并将引流袋悬挂于输液挂柱上，作为灌注液的出口。引流袋悬挂的高度距离患者耻骨平面 60～80cm，应低于灌注液高度 20～40cm（图 9-7-4）。

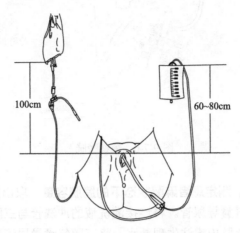

图 9-7-4　首次行膀胱灌注

5. 测定患者清醒时的膀胱容量　持续通过三腔气囊导尿管向患者膀胱内灌注生理盐水，待患者自诉膀胱胀痛难忍时关闭冲洗液。用一个弯盘完整收集经过导尿管流出的膀胱内灌注的液体，再用一个 60ml 的注射器精确测量患者清醒状态下的膀胱容量。患者清醒状态下的膀胱容量≥350ml 者可排除间质性膀胱炎，拔出三腔气囊导尿管（图 9-7-5）。

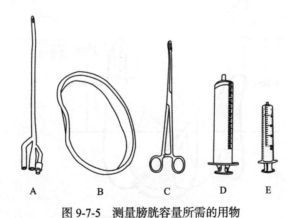

图 9-7-5　测量膀胱容量所需的用物

A.三腔气囊导尿管；B.弯盘；C.卵圆钳；D.60ml 注射器；E.20ml 注射器

6. 麻醉后行尿道、膀胱窥察　在医用润滑剂辅助下，轻柔地置入膀胱镜。依次对尿道、膀胱颈部、三角区、膀胱的各壁、两侧输尿管开口等区域做全面的了解，注意观察膀胱黏膜有无充血、水肿、小梁增生、憩室、膀胱颈后唇增生/抬高、膀胱颈瘢痕挛缩及炎症、结石、异物、肿瘤等病变（图 9-7-6）。

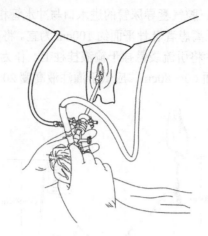

图 9-7-6　窥察膀胱

7. 再次行膀胱灌注，测定患者麻醉状态下的膀胱容量　取出膀胱镜，在医用润滑剂辅助下，再次插入三腔气囊导尿管。将连接灌洗液的冲洗管与三腔气囊导尿管的进水口连接，打开开关持续向膀胱内灌注生理盐水；将三腔气囊导尿管的出水口与引流袋相连接。观察可见，随着膀胱内灌注的生理盐水量的增多，造成膀胱内压力的逐渐上升，导致与三腔气囊导尿管出水口相连接的引流袋的连接管内的液平面持续上升。当连接管内的液平面上升到距离引流袋约 10cm 时，关闭冲洗管的开关以停止向膀胱内灌注液体，此时膀胱内的灌注压力为 60~80cmH_2O。维持 2min 后采用与上述清醒状态下相同的方法再次测量患者在麻醉状态下的膀胱容量（图 9-7-7）。

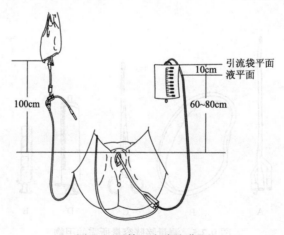

图 9-7-7　第二次膀胱灌注

8. 再次窥察膀胱　在医用润滑剂辅助下，再次轻柔地置入膀胱镜，观察膀胱黏膜下有无绒毛状的出血点或者典型性溃疡（溃疡周围的血管应呈放射状，每象限内至少应有 4 个或以上的出血点），以此来诊断间质性膀胱炎。

9. 取病理活检　由于膀胱原位癌及浸润性膀胱癌也可有类似于间质性膀胱炎的症状，故应对病变区域使用膀胱活检钳取 2~3 处膀胱黏膜层组织送病理活检，以确诊间质性膀胱炎及排除膀胱癌的可能性（图9-7-8）。

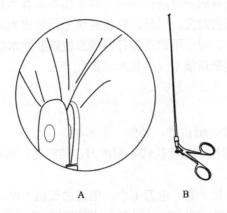

图 9-7-8　膀胱镜下取病理活组织检查

A.膀胱镜下取活检；B.活检钳

10. 留置尿管　保留三腔气囊导尿管，将进水口和出水口分别连接冲洗液和引流袋，行持续膀胱低压冲洗。

11. 结束手术　仔细清点所有手术器械和用物，注意检查器械是否有损坏和配件缺失。巡回护士将取下的活检标本送病理检查。

（刘昕月　郭祖艳）

第八节　根治性膀胱全切、回肠原位
新膀胱术手术配合

膀胱癌是我国也是亚洲最常见的泌尿系统的恶性肿瘤，其中90%以上为尿路移行上皮癌，而腺癌、鳞癌和混合型肿瘤较为少见。70%左右的初次诊断的膀胱尿路移行上皮癌为非肌层浸润的表浅性膀胱癌，这类肿瘤即使通过经尿道膀胱肿瘤电切术（TURBt）切除及膀胱内化疗药物/免疫制剂灌注后，仍然有部分患者的肿瘤会复发，部分复发的患者将发展为肌层浸润性膀胱癌，需要及时施行根治性膀胱全切及尿流改道手术。

根治性膀胱全切主要有开放和腹腔镜两种手术方式，而膀胱全切术后尿流改道的方法较多，主要有非可控性尿流改道、可控性尿流改道、原位新膀胱等三大类。随着泌尿外科新技术、新方法、新设备的不断发展，学者们对膀胱全切术后尿流改道的技术也进行了不断的探索和改进，目前应用比较广泛的尿流改道方法是回肠代膀胱术、原位新膀胱术。

对于由于不愿意选择腹部尿流改道而拒绝根治性膀胱切除的部分患者，尤其是较为年轻的患者，回肠原位新膀胱术的改进为这部分膀胱癌患者提供了新的解决办法，并得到了医生和患者的广泛认可。回肠原位新膀胱术的目的是创建一个大容量、相对低压的储尿囊，使得大多数患者的排尿功能良好，并且显著减少了夜晚的尿失禁；由于没有进行尿液转流，而是通过原有的尿道进行排尿，对于提高患者术后的生活质量、减少精神和心理的困扰都具有积极的意义。回肠原位新膀胱术已经成为治疗浸润性膀胱癌安全、有效的手术治疗方法之一。对于不适合施行回肠原位新膀胱术的患者，可以按照常规的方法进行回肠代膀胱、腹壁造瘘术（详见本章第九节）。

（一）手术用物

1. **常规布类**　剖腹盆、剖口单、桌单、手术衣。
2. **手术器械**　胃肠器械、三叶拉钩、超声刀、结扎速，另备解剖镊 2 把。
3. **一次性用物**

（1）常规物品：吸引管 1 套、电刀 1 个、电刀加长柄 1 个、电刀清洁片 1 张、剖腹套针 1 包、纱布 20 张、方纱 3 张、45cm×45cm 医用粘贴膜 1 张、血浆引流管 1 根、24Fr 蕈形尿管 1 根、8 号尿管 2 根、无菌塑料灯柄罩 1 个、3-0 丝线 3 包、2-0/T 丝线 1 包、1-0 丝线 1 包、11 号刀片 1 个、20 号刀片 2 个、代金冲洗器 1 个、长切口敷贴 1 张、有孔敷贴 3 张、便携式引流瓶 2 个、一次性引流袋 3 个、手套按需准备。

（2）特殊物品：75mm 直线型切割缝合器 1 个、缝合器钉仓 1 个、4-0 可吸收缝线 3 根、3-0 可吸收缝线 5 根、2-0 可吸收缝线（8 针）1 包、1-0 可吸收缝线（8 针）2 包、输尿管内支架管（单 J 管，含导丝）2 根、造口袋 1 个。

（3）安置导尿管用物：16Fr 或 18Fr 双腔气囊导尿管 1 根、22Fr 三腔气囊导尿管 1 根、医用润滑剂 2 支、20ml 注射器 1 副。

（二）手术体位

手术体位为腰骶关节过伸仰卧位。

（1）患者仰卧，将其腰骶关节处对齐手术床的腰桥，在臀部处垫一软垫。

（2）将建立静脉通道侧的上肢外展放于托手架上，另一侧手臂平放于身体侧，双腿自然伸直。

（3）适当摇低床头和床尾，并适当升高腰桥，使腰骶关节呈过伸位（图 9-8-1）。

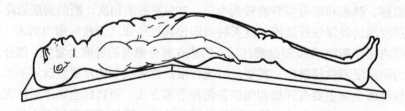

图 9-8-1　腰骶关节过伸仰卧位

（三）消毒铺巾

1. **消毒液**　碘伏。
2. **消毒范围**　上至剑突，下至两大腿中份，包括阴茎、阴囊和会阴部，两侧均超过腋中线。

3. 铺巾

（1）治疗巾 1 张卷成球状垫于会阴部阴囊下方。

（2）1/4 折的治疗巾 4 张，依次覆盖阴囊根部及切口的对侧、上侧和近侧。

（3）1 张叠成长条形的治疗巾横行覆盖于切口下方耻骨联合处，并遮盖阴茎、阴囊，以便于术中更换尿管。

（4）1 张纱布擦干消毒区域的碘伏，贴医用粘贴膜覆盖切口区域并固定治疗巾。

（5）铺剖口单 2 张。

（6）切口上缘横铺桌单 1 张以覆盖头架和外展的上肢，切口下缘纵铺桌单 1 张以覆盖床尾及手术托盘。

（四）手术配合

1. 清点用物　巡回护士、器械护士仔细清点手术用物，包括纱球、纱布、器械、缝针、刀片等，检查各样物品、器械是否完好。将吸引管用巾钳固定在切口上方，电刀用电刀清洁片固定在切口下方，将超声刀、结扎速用纱布拴好后再用巾钳固定在切口下方，将各种电路系统连接后妥善放置。

2. 安置尿管　用碘伏纱球消毒尿道外口后，在医用润滑剂的辅助下，将 16Fr 双腔气囊导尿管安置到位后，向球囊注入生理盐水 10ml。将尿管与引流袋连接后，用 1 张治疗巾遮盖会阴部，由巡回护士将引流袋悬挂于手术床旁。

3. 切口　做下腹部正中直切口，长 15～20cm（图 9-8-2）。

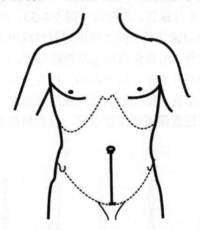

图 9-8-2　下腹部正中直切口

4. 切开皮肤及皮下组织　备圆刀、纱布、皮肤拉钩、组织镊、组织剪、弯止血钳等（图 9-8-3）。第一把圆刀切皮后换下，第二把圆刀或用电刀逐层切开皮下脂肪组织及腹直肌前鞘。手术刀柄从中线处钝性分离腹直肌，组织剪（或电刀）剪开腹膜后，将肠管及肠系膜向上侧方推移并用湿方纱填塞，以显露手术野。湿纱布 2 张保护切口两侧，三叶拉钩撑开切口并将肠道控制（图 9-8-4）。探查脊柱两侧、肝脏及肾脏有无肿瘤转移。

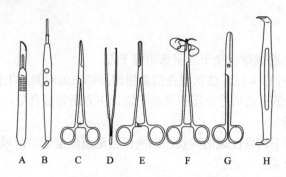

图 9-8-3 做腹部正中直切口所需的器械

A.手术圆刀；B.电刀；C.弯止血钳；D.组织镊；E.组织钳；F.持针器及针线；G.组织剪；H.皮肤拉钩

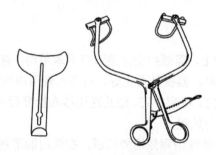

图 9-8-4 三叶拉钩

5. 游离双侧输尿管 备长敷料镊、弯止血钳、弯蚊式止血钳、直角钳、解剖剪、花生米钝性剥离器、结扎速、8 号尿管、S 拉钩（图 9-8-5）。用 S 拉钩牵开乙状结肠及膀胱底部，在髂内动脉与髂外动脉分叉平面之间用解剖剪或电刀打开后腹膜及髂血管鞘。在髂外动脉旁找到左侧输尿管，用直角钳挑起左侧输尿管，8 号尿管从后方将其环绕后，弯蚊式止血钳钳夹尿管末端将其悬吊（图 9-8-6）。用花生米钝性剥离器沿输尿管行程向下游离直至膀胱壁，电刀或结扎速结扎输尿管周围的滋养血管，同法游离右侧输尿管。在游离输尿管的过程中，应注意保留输尿管系膜，以免损伤输尿管的血液供应。

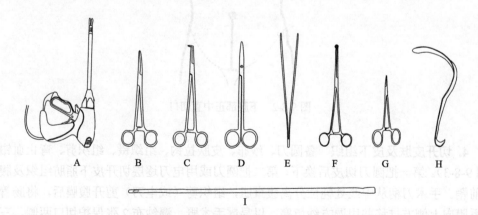

图 9-8-5 游离双侧输尿管所需的器械

A.结扎速；B.弯止血钳；C.直角钳；D.解剖剪；E.长敷料镊；F.花生米钝性剥离器；G.弯蚊式止血钳；H.S 拉钩；I.8 号尿管

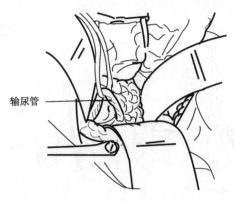

图 9-8-6　悬吊牵引输尿管

6. 离断输尿管　沿两侧输尿管下行，在手辅助下将两侧输尿管在邻近膀胱壁处用直角钳夹闭远端，解剖剪剪断近端，1-0 丝线结扎远端。仔细检查输尿管近侧断端处无肿瘤侵犯、转移后，用 6×14 号圆针 2-0/T 丝线缝合远端作标记，解剖剪留取少量输尿管断端组织送病理检查。用敷料镊将 8 号尿管插入两侧的输尿管近端 5～6cm，6×14 圆针2-0/T 丝线缝合输尿管壁并打结，将 8 号尿管分别固定于双侧输尿管上，将 8 号尿管的尾端置入 2 只无菌手套中，1-0 丝线捆扎手套开口处以将 8 号尿管固定并防止尿液溢出。妥善放置两侧的手套以引流和收集尿液（图 9-8-7）。

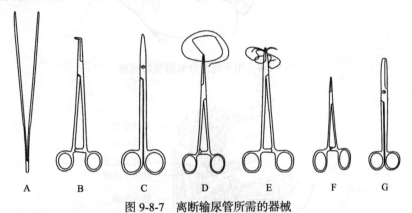

图 9-8-7　离断输尿管所需的器械

A.敷料镊；B.直角钳；C.解剖剪；D.钳带线；E.持针器及针线；F.弯蚊式止血钳；G.组织剪

7. 分离膀胱前间隙　用结扎速离断脐正中韧带及旁正中韧带。术者用手向下方钝性分离膀胱前间隙，到达耻骨后。

8. 分离膀胱后间隙　用一把 S 拉钩向头端拉开乙状结肠，再用另一把 S 拉钩牵开膀胱底部，暴露出直肠膀胱陷凹。递两把组织钳夹持住膀胱底部的腹膜并向上方牵拉，用结扎速打开该处的腹膜，术者用手沿着直肠膀胱膈及狄农维利埃筋膜前层的潜在间隙之间行钝性分离，直至前列腺尖部。用结扎速离断膀胱上动脉及双侧的输精管，仔细游离精囊。再用结扎速结扎处理膀胱下动脉，清除周围的脂肪结缔组织（图 9-8-8，图 9-8-9）。

9. 离断膀胱及前列腺侧韧带　用结扎速分别离断两侧的膀胱侧韧带及侧血管蒂（图9-8-10），再沿盆底壁深入，离断前列腺侧韧带及膀胱、前列腺的血管丛。

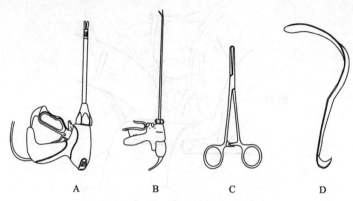

图 9-8-8 分离膀胱后间隙所需的器械

A.结扎速；B.超声刀；C.组织钳；D.S 拉钩

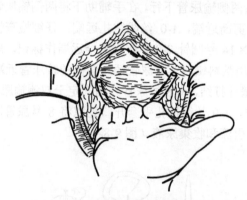

图 9-8-9 用手钝性分离膀胱后间隙

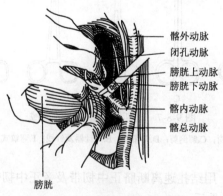

髂外动脉
闭孔动脉
膀胱上动脉
膀胱下动脉
髂内动脉
髂总动脉

膀胱

图 9-8-10 离断膀胱侧血管蒂

10. 切除膀胱及前列腺 用超声刀在侧面切开盆底筋膜，结扎速离断前列腺耻骨韧带及阴茎背深静脉复合体。大弯止血钳将前列腺向头侧牵拉，超声刀沿着前列腺包膜游离直至到达前列腺尖部，直角钳和超声刀游离尿道。术者用手将膀胱及前列腺向头侧牵拉，用解剖剪在前列腺尖部离断尿道的前壁，直角钳将导尿管钳夹后向上方提拉以显示尿道后壁。巡回护士将导尿管残端从尿道口拔除。直视下用解剖剪剪断尿道后壁，在近端尿管的牵引下，将前列腺尖部后翻，紧贴前列腺分离并切断附着组织，将膀胱、前列腺完整切除（图 9-8-11，图 9-8-12）。取出标本后剖开膀胱，观察病变情况。对尿道残端及盆腔创面进行充分止血。

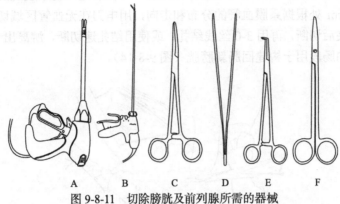

图 9-8-11 切除膀胱及前列腺所需的器械

A.结扎速；B.超声刀；C.大弯止血钳；D.敷料镊；E.直角钳；F.解剖剪

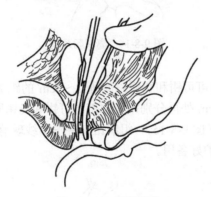

图 9-8-12 离断尿道

11. 清扫淋巴结 用超声刀清扫髂血管分叉平面以下的淋巴结，包括：髂内、外动脉旁淋巴结；髂内、外静脉旁淋巴结；闭孔区域的淋巴结。结扎速离断脐内侧韧带。

12. 构建回肠新膀胱

（1）游离、切断回肠：备电刀、弯止血钳、解剖剪、肠钳、可可钳、20 号刀片、组织钳、6×14 圆针 2-0/T 丝线、钳带 2-0/T 丝线（图 9-8-13）。

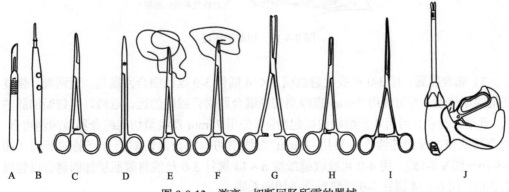

图 9-8-13 游离、切断回肠所需的器械

A.20 号刀片；B.电刀；C.弯止血钳；D.解剖剪；E.钳带线；F.持针器及针线；G.可可钳；H.组织钳；I.肠钳；J.结扎速

1）游离回肠：术者用手牵拉回肠，首先找到回盲部，按照常规方法行阑尾切除术。巡回护士关闭照明灯，手术医生在无影灯光照射下辨认清楚回肠系膜的血管分布。在距回盲部 10～15cm 处根据系膜血管的分布和走向，用电刀在无血管区域切开系膜，血管用弯止血钳钳夹后切断，再用 3-0 丝线结扎；或使用结扎速切断，游离出一段 40～50cm 带系膜血管蒂的肠段用于构建回肠新膀胱（图 9-8-14）。

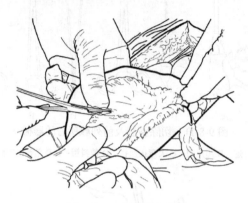

图 9-8-14 · 离断肠系膜

2）切断回肠：分别用可可钳和肠钳以间隔 2～3cm 的距离夹闭距回盲部 10～15cm 处的回肠，在间隔 40～50cm 处再分别用第二把可可钳和肠钳同法夹闭回肠。用 20 号圆刀分别切断远、近端回肠（图 9-8-15），组织钳夹持碘伏纱球消毒 4 个回肠的断面，并用湿纱布将截取的回肠段保护好备用。

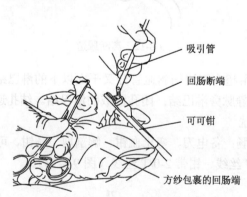

吸引管

回肠断端

可可钳

方纱包裹的回肠端

图 9-8-15 · 切取回肠段

3）吻合回肠：用 3-0 可吸收缝线或 6×14 圆针 3-0 丝线吻合回肠远、近两端，恢复肠道的连续性。也可使用 75mm 直线型切割缝合器吻合回肠的远、近端，将切断回肠的远、近端平行合并后用 4 把组织钳提起断面，先用 75mm 直线型切割缝合器做侧侧吻合，吻合肠壁使之保持连续性，再用 75mm 直线型切割缝合器切割闭合回肠的断端（图 9-8-16～图 9-8-18）。用 4-0 可吸收缝线或 6×14 圆针 3-0 丝线将浆肌层加固缝合以包埋吻合口，用 6×14 圆针 3-0 丝线缝合关闭肠系膜。

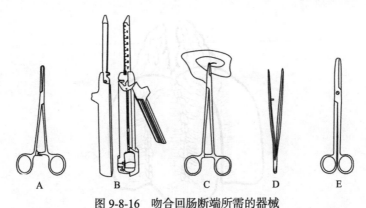

图 9-8-16 吻合回肠断端所需的器械

A.组织钳；B.75mm 直线型切割缝合器；C.持针器及针线；D.解剖镊；E.组织剪

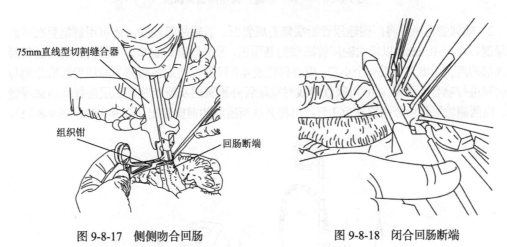

图 9-8-17 侧侧吻合回肠   图 9-8-18 闭合回肠断端

（2）构建回肠新膀胱

1）对系膜缘剖开回肠段，"W"形或"U"形缝合构建新膀胱：备长敷料镊、电刀、代金冲洗器、3-0 可吸收缝线、组织剪（图 9-8-19）。将所截取的回肠段拖到腹部切口之外，用长敷料镊撑开回肠管段，用电刀将对系膜缘的肠壁完全纵行剖开，用稀释后的碘伏生理盐水清洗肠腔黏膜，湿纱布擦拭肠黏液。将对系膜缘纵行剖开后的回肠段做"W"形或"U"形排列后，再用 3-0 可吸收缝线做连续内翻缝合，以构建储尿囊（图 9-8-20）。

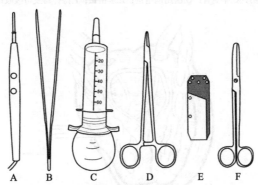

图 9-8-19 构建回肠新膀胱所需的器械

A.电刀；B.长敷料镊；C.代金冲洗器；D.持针器；E.可吸收缝线；F.组织剪

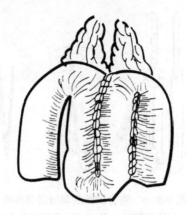

图 9-8-20　"W"形缝合构建回肠新膀胱

　　2）输尿管再植：将两侧输尿管断端修剪成斜面，若输尿管较细，还可用解剖剪在对系膜缘剖开 0.5～0.8cm，以增大输尿管断端的截面积，预防吻合口狭窄。在已构建的回肠新膀胱顶部的两侧用电刀各戳一个小口，用解剖镊及 4-0 可吸收缝线将两侧的输尿管断端分别与新膀胱进行吻合，再用 4-0 可吸收缝线对输尿管外膜肌层及新膀胱浆肌层进行间断加固缝合。向两侧输尿管内分别放置单 J 管，再将其从新膀胱的前壁穿出（图 9-8-21，图 9-8-22）。

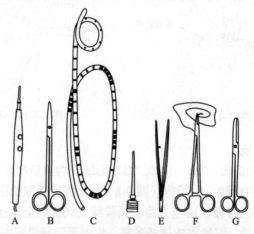

图 9-8-21　输尿管再植所需的器械

A.电刀；B.解剖剪；C.单 J 管；D.医用润滑剂；E.解剖镊；F.持针器及可吸收缝线；G.组织剪

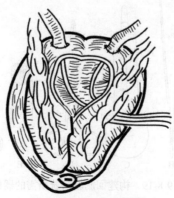

图 9-8-22　输尿管再植

3）回肠新膀胱-尿道吻合：在新膀胱的底部切一个约 0.8cm 的小口并进行外翻缝合。在医用润滑剂辅助下，经尿道外口插入 22Fr 三腔气囊导尿管，并将尿管的头端通过回肠新膀胱底部的开口放入新膀胱。用 3-0 可吸收缝线从尿道残端的 6 点钟处开始吻合，采用双针连续缝合的方式，先缝合后壁两针，将其中一针从 6 点钟方向顺时针缝向 12 点钟方向，将另外一针沿逆时针缝向 12 点钟方向，两针会合后打结。对导尿管气囊注水 20～30ml，向外轻轻牵引（图 9-8-23～图 9-8-25）。

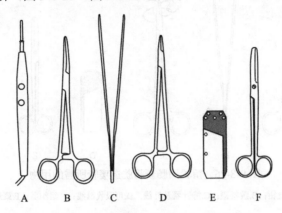

图 9-8-23　回肠新膀胱-尿道吻合所需的器械

A.电刀；B.弯止血钳；C.敷料镊；D.持针器；E.可吸收缝线；F.组织剪

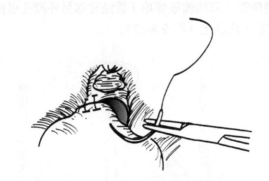

图 9-8-24　回肠新膀胱-尿道吻合

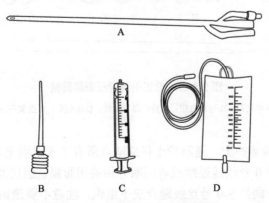

图 9-8-25　留置导尿管所需的用物

A.三腔气囊导尿管；B.医用润滑剂；C.注射器；D.引流袋

4）回肠新膀胱前壁留置造瘘管：用 **24Fr** 蕈形尿管在回肠新膀胱前壁做造瘘。递 3-0 可吸收缝线缝合剩下的回肠新膀胱的前壁，6×14 圆针 3-0 丝线间断缝合浆肌层加固（图 9-8-26）。通过三腔气囊导尿管的进水孔用生理盐水低压冲洗膀胱，并检查回肠及尿道吻合口有无漏液。

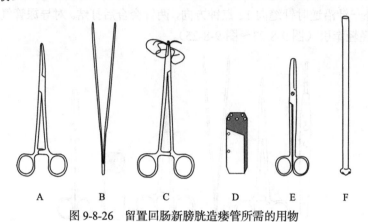

图 9-8-26　留置回肠新膀胱造瘘管所需的用物

A.弯止血钳；B.敷料镊；C.持针器及针线；D.可吸收缝线；E.组织剪；F.蕈形尿管

13. 放置盆腔引流管　用生理盐水冲洗腹腔，于盆底放置血浆引流管 1 根。将血浆引流管、回肠新膀胱造瘘管、双侧输尿管单 J 管经腹部另外戳孔引出，用 8×24 三角针 2-0/T 丝线将其缝合固定于皮肤上（图 9-8-27）。

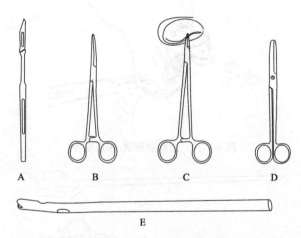

图 9-8-27　放置引流管所需的器械

A.手术尖刀；B.弯止血钳；C.持针器及针线；D.组织剪；E.血浆引流管

14. 关闭切口　器械护士、巡回护士仔细清点所有手术用物无误后，用 1-0 可吸收缝线或者 13×24 圆针 0 号丝线连续或者间断分别关闭腹膜、肌层及腹直肌前鞘，2-0 可吸收缝线或者 13×24 圆针 3-0 号丝线缝合皮下组织，注意不要遗留无效腔，8×24 三角针 3-0 丝线间断缝合皮肤或者用 4-0 三角针可吸收缝线行连续皮内缝合（图 9-8-28）。碘伏纱球消毒切口，2 把组织镊对合皮缘，长切口敷贴覆盖切口，有孔敷贴覆盖和固定引

流管，血浆引流管连接引流袋。将回肠新膀胱造瘘管和双侧输尿管单 J 管于穿出皮肤 4～
5cm 处剪断，安置集尿袋底盘，将造瘘管和单 J 管放入集尿袋后扣紧连接环，集尿袋连
接引流瓶后结束手术。

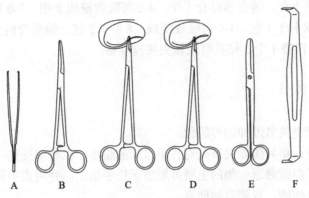

图 9-8-28　关闭切口所需的器械

A.组织镊；B.弯止血钳；C、D.持针器及针线；E.组织剪；F.皮肤拉钩

（刘昕月　郭祖艳　罗　娜）

第九节　腹腔镜下根治性膀胱全切、回肠代膀胱术手术配合

根治性膀胱全切术主要有开放和腹腔镜两种手术方式。随着腔镜设备、器械的不断
完善及操作技术的不断提高，越来越多的根治性膀胱全切术是通过腹腔镜来完成的。由
于腹腔镜具有放大和前视功能，因此在腹腔镜下切除膀胱、前列腺时能够更为清楚地辨
认和精确地解剖盆底深部的重要结构，减少对尿道括约肌的损伤及更好地保留血管神经
束，从而有利于患者术后相关功能的保存和恢复。此外，腹腔镜下根治性膀胱全切术术
中的出血较少，手术创伤较小，可以避免肠管较长时间的暴露，这些优点均有利于患者
术后肠道功能和全身功能的早日恢复。

（一）手术用物

1. 常规布类　剖腹盆、剖口单、桌单、手术衣。

2. 手术器械　胃肠器械、泌尿腹腔镜特殊器械、超声刀、结扎速、Hem-o-lock 钳，
另备解剖镊 2 把。

3. 一次性用物

（1）常规物品：吸引管 1 套、电刀 1 个、电刀加长柄 1 个、电刀清洁片 1 张、剖腹
套针 1 包、纱布 20 张、方纱 3 张、45cm×45cm 医用粘贴膜 1 张、血浆引流管 1 根、无
菌塑料灯柄罩 1 个、便携式引流瓶 1 个、3-0 丝线 3 包、2-0/T 丝线 1 包、1-0 丝线 1 包、

11 号刀片 1 个、20 号刀片 2 个、纱条 1 包、医用润滑剂 1 支、代金冲洗器 1 个、长切口敷贴 1 张、有孔敷贴 1 张、手套按需准备。

（2）特殊物品：无菌保护套 1 个、12mm 穿刺鞘 1~2 个、5mm 穿刺鞘 2~3 个、75mm 直线型切割缝合器 1 个、缝合器钉仓 1 个、4-0 可吸收缝线 2 根、3-0 可吸收缝线 1 根、2-0 可吸收缝线（8 针）1 包、1-0 可吸收缝线（8 针）2 包、输尿管内支架管（单 J 管，含导丝）2 根、造口袋 1 个、结扎钉及钛夹按需准备。

（二）手术体位

手术体位为腰骶关节过伸的仰卧位。

（1）患者仰卧，将其腰骶关节处对齐手术床的腰桥，在臀部处垫一软垫。

（2）将建立了静脉通道一侧的上肢外展放于托手架上，并用束手带妥善固定。将另一只手臂平放于身体侧，双腿自然伸直。

（3）适当摇低床头和床尾，并适当抬高腰桥，使腰骶关节呈过伸位（图 9-9-1）。

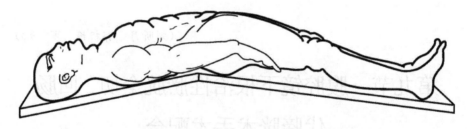

图 9-9-1　腰骶关节过伸仰卧位

（三）消毒铺巾

1. 消毒液　碘伏。

2. 消毒范围　上至剑突，下达大腿上 1/3，两侧均超过腋中线。

3. 铺巾

（1）反折 1/4 的治疗巾 4 张，依次覆盖切口的下侧、对侧、上侧和近侧。

（2）贴医用粘贴膜以覆盖手术区域并固定治疗巾。

（3）铺剖口单 2 张。

（4）切口上缘横铺桌单 1 张并覆盖头架，切口下缘纵铺桌单 1 张，覆盖床尾及手术托盘。

（四）手术配合

1. 清点用物　巡回护士、器械护士仔细清点所有手术用物，包括纱球、纱布、器械、缝针、刀片等。连接电刀及吸引管，套上无菌塑料灯柄罩，将电刀用一次性电刀清洁片粘贴在无菌单上，将吸引管用巾钳固定。

2. 连接各路管道及成像设备　备纱布 2 张、巾钳 2 把。将吸引管、气腹管、电凝线、导光束、超声刀、结扎速及套上无菌保护套的摄像头连线分别整理归类，再用纱布捆扎后用巾钳分别固定在切口的上、下方的无菌单上。再将腹腔镜镜头、吸引器头及电凝钩连接在各个接头上并妥善放置备用。

3. 建立操作通道　备 11 号尖刀、纱布、弯止血钳、组织剪、11mm 金属穿刺鞘、12mm 一次性穿刺鞘、5mm 一次性穿刺鞘、13×24 圆针 0 号丝线、8×24 三角针 0 号丝线等（图9-9-2）。穿刺鞘安置的位置可沿两侧髂前上棘与脐之间的弧线选择 3~5 个孔，一般多采用 3 孔法。A 孔为脐下缘或上缘；B、C 孔为脐下 2 横指右腹直肌外侧缘及左腹直肌外侧缘；D、E 孔为左、右髂前上棘与脐连线的外 1/3 处。通常在 A 孔放入 11mm 金属穿刺鞘或 12mm 一次性穿刺鞘；B 孔放入 12mm 一次性穿刺鞘；C 孔放入 5mm 一次性穿刺鞘。D、E 孔为 5mm 一次性穿刺鞘，一般根据主刀医生所在的方位选择在左侧或者右侧建立一个通道或者两侧均不建立（3 孔法）。

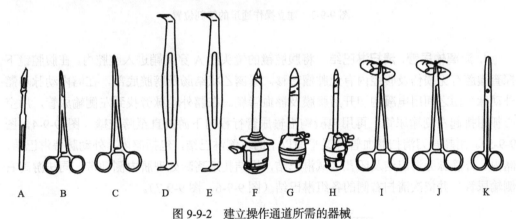

图 9-9-2　建立操作通道所需的器械

A. 11 号尖刀；B、C.弯止血钳；D、E.皮肤拉钩；F.11mm 金属穿刺鞘；G.12mm 一次性穿刺鞘；H.5mm 一次性穿刺鞘；

I、J. 持针器及针线；K.组织剪

（1）建立第一个操作通道和气腹：递 11 号尖刀在脐下缘（A 孔）做 1.5~2cm 的弧形小孔，电刀切开脂肪层，弯止血钳顺着肌纤维的方向钝性分离肌肉层。2 把组织钳提起腹膜后，用尖刀或电刀切开少许腹膜进入腹腔。递 2 个皮肤拉钩牵开腹膜放入 11mm 金属穿刺鞘或 12mm 一次性穿刺鞘，13×24 圆针 0 号丝线、三角针 0 号丝线分别"8"字形缝合肌层、皮肤和皮下组织，以固定穿刺鞘和避免漏气。连接气腹管，巡回护士打开气腹机，注入 CO_2 气体，建立人工气腹，将气腹压力设定为 12~15mmHg。

（2）置入 30°腹腔镜：在置入 30°腹腔镜之前应调节白平衡，并调试摄像头的焦距和对比度，用碘伏纱球擦拭镜头，以防止镜头起雾模糊。

（3）建立第二、第三个操作通道：在腹腔镜直视下分别在脐下 2 横指平面右腹直肌外侧缘处放置 12mm 一次性穿刺鞘、左侧相同位置放置 5mm 一次性穿刺鞘，左侧髂前上棘与脐连线的外 1/3 处放置 5mm 一次性穿刺鞘，根据手术需要还可在右侧麦氏点（髂前上棘与脐连线的外 1/3 处）放置 5mm 一次性穿刺鞘。经各个操作孔置入相应的腔内操作器械（图 9-9-3）。

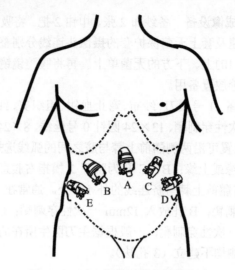

图 9-9-3　建立操作通道的解剖位置

4. 游离输尿管、清扫淋巴结　将腹腔镜的镜头经 A 穿刺鞘进入腹腔内，在腹腔镜下探查腹腔有无损伤及腹腔内有无肿瘤转移。暴露乙状结肠及膀胱底部，在髂内动脉与髂外动脉平面之间用电凝钩切开后腹膜及髂血管鞘。在髂外动脉旁找到左侧输尿管，用空心抓钳挑起左侧输尿管，再用电凝钩沿输尿管行程向下游离直至膀胱壁（图 9-9-4，图 9-9-5）。用超声刀清扫髂血管分叉平面以下的左侧淋巴结，包括髂内、外动脉旁淋巴结，髂内、外静脉旁淋巴结及闭孔区域淋巴结，用结扎速离断处理脐内侧韧带；同法游离右侧输尿管，并依次清扫侧的各组淋巴结（图 9-9-6，图 9-9-7）。

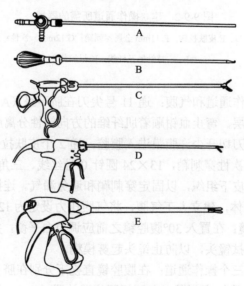

图 9-9-4　游离输尿管所需的器械

A.吸引器；B.电凝钩；C.空心抓钳；D.超声刀；E.结扎速

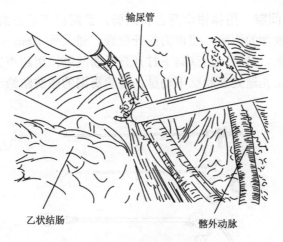

图 9-9-5 游离输尿管

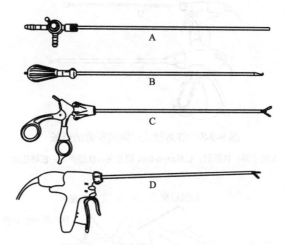

图 9-9-6 清扫淋巴结所需的器械

A.吸引器；B.电凝钩；C.抓钳；D.超声刀

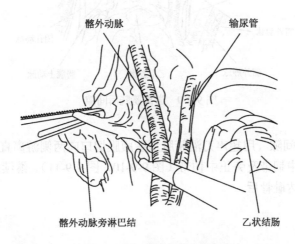

图 9-9-7 清扫髂外动脉旁淋巴结

5. 游离膀胱后间隙 用抓钳牵开乙状结肠，暴露出下后方的膀胱直肠陷凹。用抓钳抓住膀胱后壁表面的腹膜，超声刀打开腹膜，递大号 Hem-o-lock 钳夹闭膀胱上动脉，用结扎速离断。沿膀胱后壁向下打开直肠膀胱膈，用超声刀离断双侧输精管，仔细游离精囊。用结扎速处理膀胱下动脉，清除周围的脂肪结缔组织（图 9-9-8，图 9-9-9）。

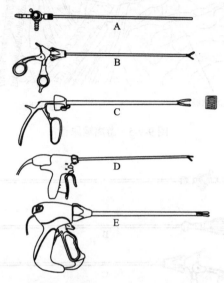

图 9-9-8 游离膀胱后间隙所需的器械

A.吸引器；B.抓钳；C.Hem-o-lock 钳及夹；D.超声刀；E.结扎速

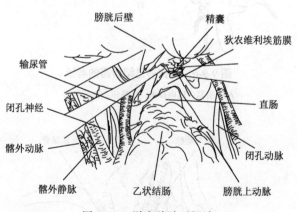

图 9-9-9 游离膀胱后间隙

6. 游离膀胱前间隙 用超声刀沿膀胱后壁腹膜切口向两侧游离直至膀胱前方。用结扎速离断处理脐正中韧带及旁正中韧带（图 9-9-10，图 9-9-11）。继续向前下方游离，暴露膀胱前间隙，到达耻骨后。

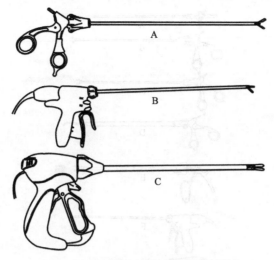

图 9-9-10 离断脐正中韧带所需的器械

A.抓钳；B.超声刀；C.结扎速

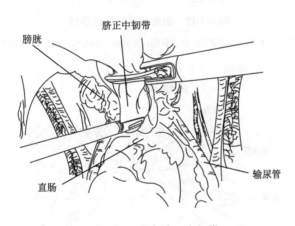

图 9-9-11 离断脐正中韧带

7. 游离膀胱及前列腺侧韧带 沿着输尿管与膀胱交界的平面，分别用结扎速离断两侧的膀胱侧韧带及相关的血管。沿着盆底壁继续深入，分别离断两侧的前列腺侧韧带及膀胱、前列腺的血管丛。

8. 离断尿道，切除膀胱、前列腺 从膀胱的侧面切开盆内筋膜，结扎速离断前列腺耻骨韧带及阴茎背深静脉复合体。递抓钳将前列腺向头侧牵拉，用超声刀沿着前列腺包膜游离直至抵达前列腺尖部。用直角钳和超声刀游离出尿道后，巡回护士在台下退出术前安置的导尿管。递大号结扎钉紧靠前列腺尖部夹闭后尿道的近端，腔镜剪在近端结扎钉的远端剪断尿道；也可先用超声刀切断尿道前壁，直角钳从尿道切口处拉出导尿管，用大号结扎钉夹闭导尿管，用腔镜剪或超声刀将导尿管远端切断，巡回护士在台下拔除离断后的导尿管。用抓钳向后上方提起导尿管，将前列腺尖部向后翻起，用超声刀紧贴前列腺分离并切断附着组织，将膀胱、前列腺完整切除（图 9-9-12，图 9-9-13）。

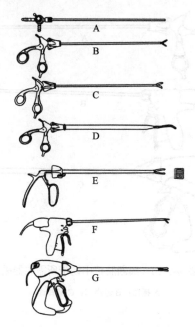

图 9-9-12　离断尿道所需的器械

A.吸引器；B.抓钳；C.腔镜剪；D.直角钳；E. Hem-o-lock 钳；F.超声刀；G.结扎速

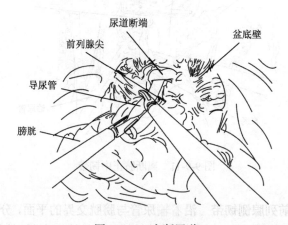

图 9-9-13　离断尿道

9. 检查创面并止血　仔细检查盆底、尿道残端周围有无活跃性出血及直肠有无破损，对出血处用结扎速充分止血。用抓钳提起髂血管及盆腔腹膜的断面，用大号合成夹关闭部分腹膜，以保持直肠及乙状结肠的正常解剖位置。

10. 延长切口，取出标本及留置引流

（1）延长切口，取出标本：沿脐下穿刺鞘处在下腹部正中线做一个 6～8cm 的纵行切口，将切除的膀胱和前列腺完整地从腹腔内取出。将两侧输尿管在紧靠膀胱壁处用弯止血钳钳夹，解剖剪剪断，取出标本。仔细检查并确认输尿管近侧断端处无肿瘤侵犯或转移后，分别向两侧输尿管近端开口处插入 8 号尿管，并用 6×14 圆针 3-0 丝线缝合固定。将 8 号尿管的尾端用手套包绕，再用 1-0 号丝线缠绕后捆扎固定，用于收集尿液（图9-9-14）。

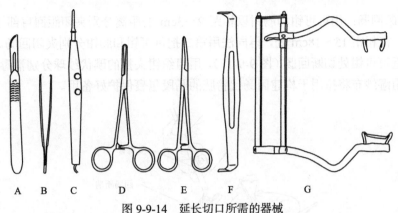

图 9-9-14　延长切口所需的器械

A.20 号圆刀；B.组织镊；C.电刀；D.组织钳；E.弯止血钳；F.皮肤拉钩；G.自持式腹腔牵开器

（2）留置引流：经左侧下腹部的穿刺鞘处插入 1 根血浆引流管，经腹部正中切口伸入卵圆钳，并在直视下将血浆引流管送入盆腔底部腹膜外的最低处。拔除穿刺鞘后，用三角针 2-0/T 丝线将血浆引流管固定于皮肤上，将引流管连接引流袋。

11. 构建回肠代膀胱

（1）游离、切断回肠：备电刀、弯止血钳、解剖剪、可可钳、20 号刀片、组织钳、6×14 圆针 2-0/T 丝线、钳带 2-0/T 丝线（图 9-9-15）。

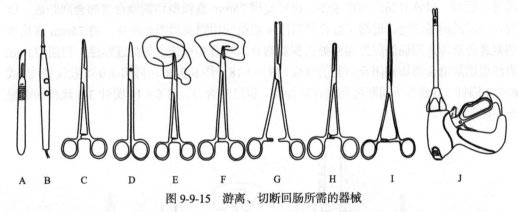

图 9-9-15　游离、切断回肠所需的器械

A.20 号圆刀；B.电刀；C.弯止血钳；D.解剖剪；E.钳带线；F.持针器及针线；G.可可钳；H.组织钳；I.肠钳；J.结扎速

1）游离回肠：牵拉回肠末段，找到回盲部，按照常规方法切除阑尾。巡回护士关闭照明灯，手术医生在无影灯光照射下仔细辨认清楚回肠系膜的血管分布和走向。在距回盲部 10～15cm 处根据血管分布和走向，用电刀在无血管区域切开回肠系膜，对系膜的分支血管用弯止血钳钳夹后切断或使用结扎速切断。在回肠近端同法处理，以游离出一段长15～18cm 的带系膜血管蒂的回肠段,用于后续构建代膀胱（图 9-9-16）。

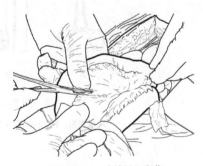

图 9-9-16　离断肠系膜

2）切断回肠：用可可钳和肠钳以相距 2～3cm 的距离分别夹闭距回盲部 10～15cm 处的回肠，在相距 15～18cm 处，再同法用第二把可可钳和肠钳分别夹闭回肠。递 20 号圆刀在靠近可可钳处切断回肠（图 9-9-17），用组织钳夹持的碘伏纱球分别消毒 4 个回肠断面，并用湿纱布将拟用于构建回肠代膀胱的肠段包裹保护好备用。

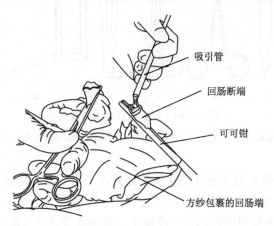

吸引管

回肠断端

可可钳

方纱包裹的回肠端

图 9-9-17　切断回肠

3）吻合回肠：用 3-0 可吸收缝线或用 6×14 圆针 3-0 丝线按照胃肠外科常规吻合回肠远、近端，以恢复肠道的连续性。也可使用 75mm 直线型切割缝合器吻合回肠远、近端，将切断回肠的远、近端平行合并后用 4 把组织钳钳夹后提起断面，将 75mm 直线型切割缝合器伸入回肠肠腔的相应处做侧侧吻合，吻合肠壁使之保持连续性；再用 75mm 直线型切割缝合器切割闭合回肠的断端（图 9-9-18～图 9-9-20）；再用 3-0 可吸收缝线（或 6×14 圆针 3-0 丝线）间断内翻缝合以加固、包埋吻合口。递 6×14 圆针 3-0 丝线间断缝合关闭肠系膜。

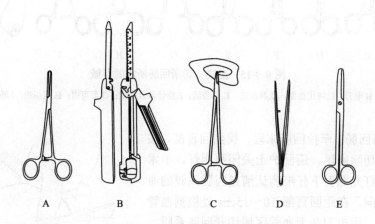

A　　　B　　　C　　　D　　　E

图 9-9-18　吻合回肠断端所需的器械

A.组织钳；B.75mm 直线型切割缝合器；C.持针器及针线；D.解剖镊；E.组织剪

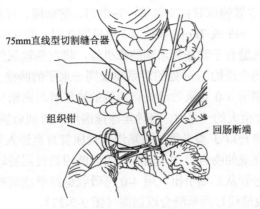

图 9-9-19 侧侧吻合回肠

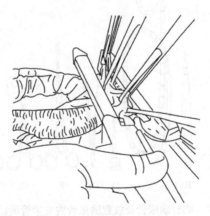

图 9-9-20 闭合回肠断端

（2）构建回肠代膀胱

1）关闭代膀胱回肠段的近端：递 2 把组织钳钳夹代膀胱回肠段的近侧端，使用代金冲洗器抽吸经过稀释的碘伏生理盐水通过近端向远端冲洗代膀胱的回肠段的内腔。用弯盘收集从回肠远端流出的碘伏液，并及时用吸引器抽吸，以免溢出污染手术野。用 3-0 可吸收缝线和解剖镊对近端回肠行连续内翻缝合，再于近端封闭缘的两角部用 3-0 可吸收缝线行半荷包缝合包埋，对中间部分行浆肌层间断缝合包埋（图 9-9-21）。

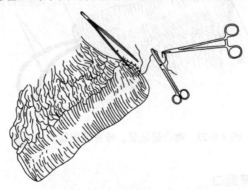

图 9-9-21 关闭代膀胱回肠段的近端

2）吻合输尿管，放置输尿管内支架管：备电刀、解剖镊、直角钳、卵圆钳、医用润滑剂、4-0 可吸收缝线、6Fr 或 7Fr 的单开口 J 型导管 2 根（图 9-9-22）。在骶骨上方游离后腹膜，用直角钳钳夹缝合于输尿管末端的牵引线，将左侧输尿管拉至右侧。递尖刀在代膀胱回肠段近端距闭合缘约 1cm 处的对系膜缘同一水平的肠壁上做 2 个小切口，遵循左高右低的原则，分别用 4-0 可吸收缝线将两侧的输尿管与离断回肠段上方的肠壁小切口做端侧吻合。在吻合至大约一半时，将导丝涂抹医用润滑剂后插入单开口 J 型导管内，用解剖镊分别将两根单开口 J 型导管的头端送入输尿管直至进入肾盂内，再将单开口 J 型导管的尾端经尚未完成的吻合口送入回肠，用卵圆钳通过回肠段的远侧端伸入肠腔，将双侧的单开口 J 型导管从远端引出。用 4-0 可吸收缝线继续间断缝合以完成吻合，在吻合口外用 4-0 可吸收缝线行间断缝合以加固（图 9-9-23）。

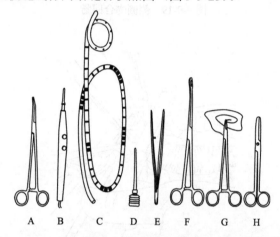

图 9-9-22　吻合输尿管及放置输尿管内支架管所需的器械

A.直角钳；B.电刀；C.单开口 J 型导管；D.医用润滑剂；E.解剖镊；F.卵圆钳；G.持针器及 3-0 可吸收缝线；H.组织剪

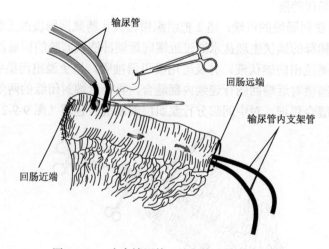

图 9-9-23　吻合输尿管、放置输尿管内支架管

12. 回肠代膀胱腹壁造口

（1）引出代膀胱远侧端：在脐至右侧髂前上棘连线中点稍偏下处用圆刀切除一块直

径为2.0～2.5cm的圆形区域的皮肤,再用电刀切除该区域的皮下脂肪组织。用电刀以"十"字形切开腹直肌前鞘和腹外斜肌腱膜,伸入大弯止血钳钝性穿透腹壁肌层和腹膜后,用双手的手指相对扩张该处肌层至孔洞大小合适。用肠钳或敷料钳将代膀胱的远端及双侧的单开口J型导管一并拉出体外。

（2）固定代膀胱回肠段、构建乳头状回肠造瘘口:递腹腔拉钩拉开右侧腹壁,显露代膀胱回肠段穿过腹壁处。用6×14圆针3-0丝线将回肠段浆肌层与腹膜边缘缝合3～4针以固定回肠段,从而避免回缩。递7×20圆针2-0/T丝线间断缝合后腹膜的切口,并将代膀胱回肠段的近侧段缝合固定于腹膜外。用3-0可吸收缝线将回肠段远端浆肌层与皮下组织行外翻乳头状缝合6～8针,在造瘘口处粘贴造口袋。轻柔地向回肠段内放置24Fr覃形尿管,用8×24三角针2-0T丝线在距造瘘口边缘0.5～0.8cm皮肤处缝线,将覃形尿管和单开口J型导管捆扎固定,在距出口4～5cm处剪断,并将其置入造口袋中引流（图9-9-24,图9-9-25）。

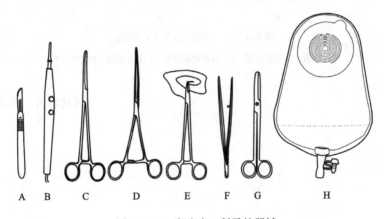

图 9-9-24　腹壁造口所需的器械

A.手术圆刀；B.电刀；C.大弯止血钳；D.肠钳；E.持针器及3-0可吸收缝线；F.解剖镊；G.组织剪；H.造口袋

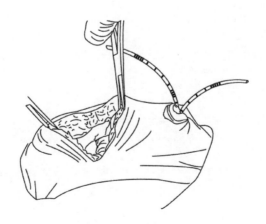

图 9-9-25　腹壁造口

13. 关闭切口　器械护士、巡回护士仔细清点所有手术用物无误后,用1-0可吸收缝线连续或者间断关闭腹膜、肌层及腹直肌前鞘，也可用 13×24 圆针 0 号丝线进行缝合。2-0 可吸收缝线或 13×24 圆针 3-0 丝线缝合皮下组织，注意不要遗留无效腔，8×24 三角针 3-0 丝线间断缝合皮肤或者用 4-0 三角针可吸收缝线行连续皮内缝合（图 9-9-26）。碘伏纱球消毒切口，2 把组织镊对合皮缘。长切口敷贴覆盖切口，有孔敷贴覆盖血浆引流管出口处，并将血浆引流管连接引流瓶后结束手术。

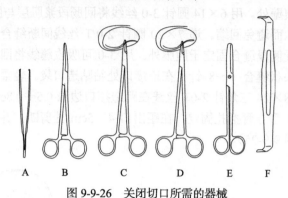

图 9-9-26　关闭切口所需的器械

A.组织镊；B.弯止血钳；C、D.持针器及针线；E.组织剪；F.皮肤拉钩

（刘昕月　郭祖艳）

第十章 前列腺癌根治术手术配合

第一节 前列腺的解剖

一、前列腺的概述

前列腺是由腺体组织和肌组织构成的不成对的实质性器官，位于膀胱与尿生殖膈之间，包绕尿道根部。其形状和大小似前后稍扁的栗子，质硬，色稍灰红，质量约为20g。

二、前列腺的分部

（一）前列腺底

前列腺底指上端宽大的部分，紧邻膀胱颈，宽度为3.5～4.0cm。

（二）前列腺尖

前列腺尖指下端尖细的部分，向下与尿生殖膈连接。

（三）前列腺体

前列腺体指前列腺底与前列腺尖之间的部分，前列腺体部的后面较为平坦，正中线上有一纵行的浅沟称前列腺中央沟，是穿行于前列腺中的前列腺部尿道的表面标志。前列腺中央沟的后面借结缔组织与直肠相连，当前列腺增生时此沟变浅或消失。在行直肠指诊时，可在直肠前壁触及前列腺中央沟，也可触及前列腺上方的精囊腺和输精管壶腹。通过经直肠前壁按摩前列腺可将前列腺液人为地按摩进入尿道并排出，以便于进行前列腺液化验。

三、前列腺的分叶

前列腺可分为前叶、中叶、两侧叶及后叶，共5叶。前叶很小，作用不大；中叶后缘两侧分别有射精管贯穿其中，其与前叶之间有尿道穿过，并且紧邻膀胱颈内口；两侧叶也紧贴着尿道。因此，随着年龄增大，性激素代谢紊乱引起前列腺增生时，尤其当中叶及两侧叶显著增生时，可使膀胱颈内口梗阻，尿道受压变细、拉长而造成排尿困难。

前列腺癌通常起源于后叶，因此，在对中老年患者进行诊治时，应常规行直肠指检，以便早期发现前列腺癌的可能。

四、前列腺的毗邻关系

前列腺是男性特有的生殖器官，深居于男性骨盆腔内，位于膀胱与尿生殖膈之间，底与膀胱颈、精囊腺和输精管壶腹相邻，前方为耻骨联合，后方为直肠壶腹。直肠指诊时可触及前列腺后面，向上可触及输精管壶腹和精囊腺。

尿道从前列腺中央穿行而过，前列腺包绕于尿道周围；左右成对如花生米般大小的精囊腺位于前列腺的后上方；而起源于附睾的输精管与精囊腺管汇合成为左、右射精管后穿入前列腺，共同开口于前列腺内的尿道上。基于上述的解剖特点，慢性前列腺炎常与精囊炎、输精管炎、附睾炎及后尿道炎等伴行存在，相互影响，导致慢性前列腺炎迁延难愈。

此外，由于前列腺的位置很深，其分泌的前列腺液要经过细长迂曲的前列腺管排入后尿道，而有些人的前列腺管与尿道呈直角或斜行进入尿道，因此分泌的前列腺液不易排出而发生淤积。尤其是当前列腺发生感染、炎症充血时，分泌物增多，很容易形成脓栓而填塞前列腺管，导致引流不通畅而淤滞于前列腺内，细菌难以排出，炎症不易消退。即使已经杀死的细菌，也因不易排出体外而继续残留于人体内产生危害，当人体抵抗力降低时，它又会死灰复燃。故慢性前列腺炎易症状反复，迁延不愈。

五、前列腺的生理作用

前列腺为男性生殖器官中最大的附属性腺，其分泌物为精液的主要组成部分，占每次射精时液体量的 15%～35%，射精时前列腺先于精囊液排出。前列腺是一种弱碱性的乳白色浆性液体，可缓和阴道中酸性分泌物，适于精子的生存和活动而利于受孕。前列腺液中含有大量重要物质，如无机物、有机物及高浓度的酸性磷酸酶、溶纤维蛋白酶，后者可促进凝固精液的液化。前列腺液中还含有许多黄色卵磷脂小体，在罹患前列腺炎时，大多数脂类被吞噬细胞吞噬。因此，临床可以检查前列腺液中卵磷脂小体的变化来诊断是否罹患前列腺炎。此外，前列腺液中还含有大量的透明质酸酶，使精子容易穿过子宫颈和黏液及卵子的胶状膜与卵子结合而受精。青壮年时期的前列腺功能活跃，前列腺液的分泌量也处于全盛时期。但若性生活过度频繁，往往容易导致前列腺充血或招惹病菌入侵而致发炎，破坏前列腺液中的物质平衡，从而进一步影响生育。据近年的流行病学调查发现，约有 37.6%的阳痿、早泄患者与前列腺炎症有关。因此，积极治疗前列腺炎及其他病变已成为恢复性功能的重要手段（图 10-1-1，图 10-1-2）。

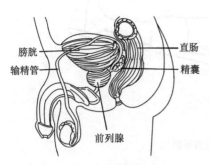

图 10-1-1 前列腺的解剖（1）

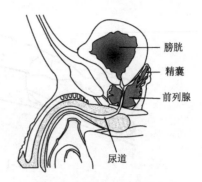

图 10-1-2 前列腺的解剖（2）

（刘志洪 卢一平 莫 宏）

第二节 开放式耻骨后前列腺癌根治术手术配合

前列腺癌是发生在前列腺的上皮性肿瘤，是男性第二大常见癌症，是中老年男性的常见疾病。前列腺癌的病理类型包括腺癌、尿路上皮癌、鳞状细胞癌、腺鳞癌、导管腺癌等，其中尤以前列腺腺癌最多见。目前，根治性前列腺癌切除术是治疗局限性前列腺癌最有效的方法，该手术主要有 3 个目的：①彻底切除肿瘤；②可控的排尿功能；③术后性功能的保存。

（一）手术用物

1. 常规布类 剖腹盆、手术衣、剖口单、桌单。

2. 手术器械 肾切除器械、腹腔牵开器、超声刀。

3. 一次性用物

（1）常规物品：吸引管 1 套、电刀 1 个、电刀加长柄 1 个、电刀清洁片 1 张、剖腹套针 1 包、纱布 10～20 张、45cm×45cm 医用粘贴膜 1 张、血浆引流管 1 根、无菌塑料灯柄罩 1～2 个、3-0 丝线 2 包、2-0/T 丝线 1 包、0 号丝线 2 包、11 号刀片 1 个、20 号刀片 2 个、便携式引流瓶 1 个、切口敷贴 1 张、有孔敷贴 1 张、手套按需准备。

（2）特殊物品：2-0 可吸收缝线 6～8 根、4-0 可吸收缝线 1 根。

（3）安置导尿管用物：16Fr 双腔气囊导尿管 1 根、22Fr 三腔气囊导尿管 1 根、医用润滑剂 1 支、一次性引流袋 2 个、20ml 注射器 1 副。

（二）手术体位

头低脚高的平卧位：患者平卧于手术床上，在其骶尾部垫一泡沫垫，输液侧上肢外展于托手架上并用束手带固定，用束腿带固定膝关节处以固定双下肢，调节手术床使患者呈头低脚高 15°～30°位（图 10-2-1）。

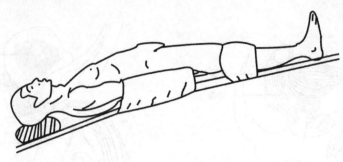

图 10-2-1　头低脚高的平卧位

（三）消毒铺巾

1. 消毒液　碘伏。

2. 消毒范围　两侧均超过腋中线，上至剑突，下至两大腿中份，包括阴茎、阴囊和会阴部。

3. 铺巾

（1）治疗巾 1 张卷成球状垫于会阴部阴囊下方。

（2）1/4 折的治疗巾 4 张，依次覆盖切口下侧、对侧、上侧和近侧。

（3）治疗巾 1 张叠成长条形覆盖耻骨联合处，并遮盖阴茎、阴囊，以便于术中更换三腔气囊导尿管。

（4）纱布 1 张擦干碘伏，贴医用粘贴膜覆盖切口区域并固定治疗巾。

（5）铺剖口单 2 张。

（6）切口上缘横铺桌单 1 张以覆盖头架和外展的上肢，切口下缘纵铺桌单 1 张以覆盖床尾及手术托盘。

（四）手术配合

1. 清点用物　巡回护士、器械护士清点所有手术用物，包括纱球、纱布、纱条、器械、缝针、刀片等。

2. 安置尿管　碘伏纱球再次消毒尿道外口，将医用润滑剂经尿道外口注入尿道，将涂抹好润滑剂的双腔气囊导尿管安置到位，向尿管球囊注水 10ml，尿管连接引流袋，用治疗巾 1 张遮盖外阴部。

3. 切口并显露术野　做从脐到耻骨联合的下腹部正中纵行切口。备圆刀、组织镊、弯止血钳、皮肤拉钩、13×24 圆针 0 号丝线等（图 10-2-2，图 10-2-3）。第一把圆刀切开皮肤，第二把圆刀或电刀切开皮下脂肪、浅筋膜、腹白线。皮肤拉钩 2 把向两侧牵拉暴露切口，电刀切开腹直肌筋膜，刀柄于中线钝性分离腹直肌，视情况传递弯止血钳、圆针 0 号丝线行腹壁浅动、静脉的缝扎或结扎止血，逐层进入腹膜外盆腔，注意不要打开腹膜腔。

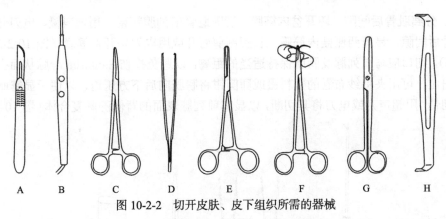

图 10-2-2　切开皮肤、皮下组织所需的器械

A.手术圆刀；B.电刀；C.弯止血钳；D.组织镊；E.组织钳；F.持针器及针线；G.组织剪；H.皮肤拉钩

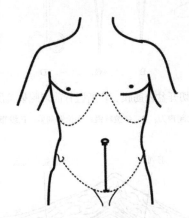

图 10-2-3　由脐至耻骨联合的下腹部正中切口

4. 暴露两侧闭孔神经、髂血管，清扫淋巴结　湿纱布 2 张保护切口，用腹腔牵开器撑开切口两侧，并用长敷料镊将肠道向上推移，湿方纱包覆阻隔肠道后，以充分显露手术野。用花生米钝性剥离器分别将双侧的侧腹膜向上推离至髂总动脉分叉平面，腹腔拉钩或 S 拉钩将腹膜及腹内脏器向头侧牵拉，用敷料镊、解剖剪清扫闭孔神经、髂血管旁淋巴组织。清扫的范围为闭孔神经与髂外静脉之间的淋巴组织，并分部位、分侧别送病理检查。一般先切除肿瘤侧的闭孔淋巴结和髂血管旁淋巴结（图 10-2-4）。

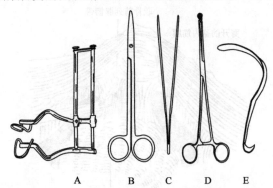

图 10-2-4　清扫闭孔和髂血管旁淋巴结所需的器械

A.腹腔牵开器；B.长解剖剪；C.敷料镊；D.花生米钝性剥离器；E.S 拉钩

5. 分离耻骨后间隙，切开盆内筋膜，切断耻骨前列腺韧带 用敷料镊、电刀分离切开耻骨后间隙，显露两侧盆内筋膜，长解剖剪剪开或用电刀切开盆筋膜（图 10-2-5，图 10-2-6），切口应与前列腺及膀胱保持适当的距离，以避免损伤 Santorini 静脉从而引起严重的出血。可用夹持纱布卷的敷料镊或卵圆钳将膀胱向后下方压迫，以便于显露耻骨前列腺韧带，用超声刀或电刀将其切断，以显露前列腺表面的背侧静脉复合体（图 10-2-7）。

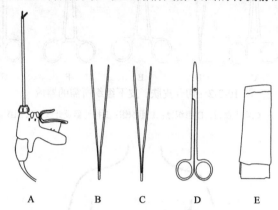

图 10-2-5 切开盆内筋膜、切断耻骨前列腺韧带所需的器械

A.超声刀；B、C.敷料镊；D.长解剖剪；E.纱布

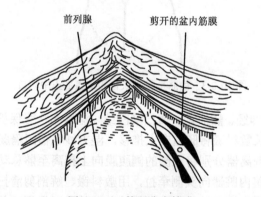

图 10-2-6 剪开盆内筋膜

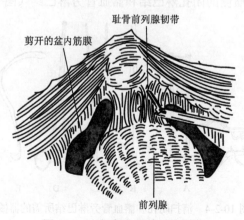

图 10-2-7 切断耻骨前列腺韧带

6. 缝扎、切断背侧静脉复合体　钝性分离前列腺尖部，用夹持纱布卷的卵圆钳将膀胱压向后方，2-0可吸收缝线及长持针器在前列腺尖部的远侧贯穿"8"字形缝扎背侧静脉复合体，也可用13×24圆针0号丝线贯穿"8"字形缝扎该静脉复合体，再用2-0可吸收缝线及长持针器缝扎膀胱颈表面的静脉，长解剖剪或超声刀在缝线和前列腺尖部之间剪/切断背侧静脉复合体（图10-2-8，图10-2-9）。

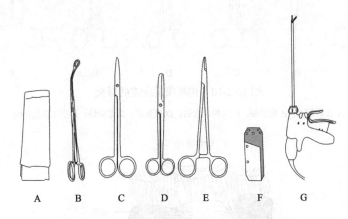

图 10-2-8　处理背侧静脉复合体所需的器械

A.纱布；B.卵圆钳；C.长解剖剪；D.组织剪；E.长持针器；F.可吸收缝线；G.超声刀

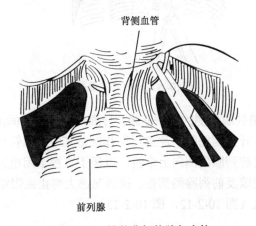

图 10-2-9　缝扎背侧静脉复合体

7. 分离前列腺尖部，切断尿道　用夹有纱布卷的卵圆钳将膀胱压向后方，以充分显露前列腺尖部与尿道的接合处，长解剖剪剪开尿道前壁，可见显露的导尿管，用直角钳将导尿管从远侧拉起，大弯止血钳钳夹尿管近端，并在大弯止血钳的远端剪断导尿管，将大弯止血钳、近侧导尿管和水囊一并留作牵引前列腺。视情况用直角钳游离并撑开尿道后壁与直肠之间的间隙，长解剖剪于直角钳两钳齿之间剪断尿道后壁，耻骨后的渗血可递干纱布填塞，有活动性出血时用大弯止血钳钳夹后，再用2-0/T或0号丝线结扎或缝扎止血（图10-2-10，图10-2-11）。

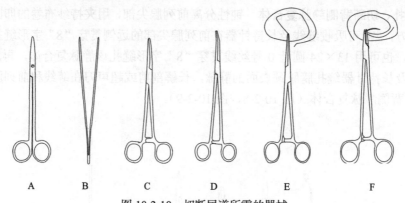

图 10-2-10　切断尿道所需的器械

A.长解剖剪；B.敷料镊；C.大弯止血钳；D.直角钳；E.钳带线；F.持针器及针线

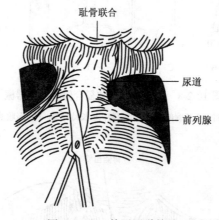

图 10-2-11　剪开尿道前壁

8. 分离膀胱颈及前列腺两侧的盆侧筋膜，分离前列腺直肠间隙，处理前列腺侧韧带

用直角钳、电刀切开盆侧筋膜，注意辨别和保留其中的血管神经束。通过牵拉由弯止血钳钳夹的导尿管将前列腺尖部向上牵拉，以便于直视下用电刀和（或）超声刀分离前列腺与直肠之间的间隙及前列腺侧韧带。视情况递大弯止血钳钳夹出血处，2-0/T 或 0号丝线结扎或缝扎止血（图 10-2-12，图 10-2-13）。

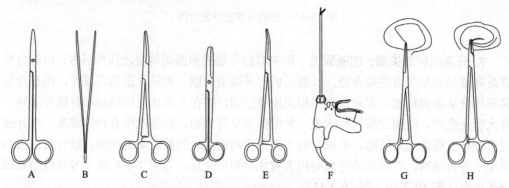

图 10-2-12　游离前列腺直肠间隙所需的器械

A.长解剖剪；B.敷料镊；C.弯止血钳；D.组织剪；E.直角钳；F.超声刀；G.钳带线；H.持针器及针线

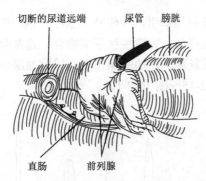

图 10-2-13 分离前列腺直肠间隙,处理前列腺侧韧带

9. 游离精囊,结扎输精管,切除前列腺及精囊 备直角钳、解剖剪,电刀,分离显露双侧精囊及输精管,大弯止血钳分别钳夹后用电刀切断,并用 0 号丝线结扎双侧输精管。电刀切开前列腺与膀胱颈的接合处,牵拉尿管用电刀彻底离断前列腺与膀胱,2-0/T 或 3-0 丝线结扎精囊表面的血管分支,电刀完全离断前列腺及精囊。取出标本并检查标本断缘无肿瘤残留后,进行创面止血。去除耻骨后填塞压迫止血的纱布,若仍见渗血可用大弯止血钳钳夹后,用长持针器 7×20 圆针 2-0/T 丝线“8”字形缝扎止血(图 10-2-14)。

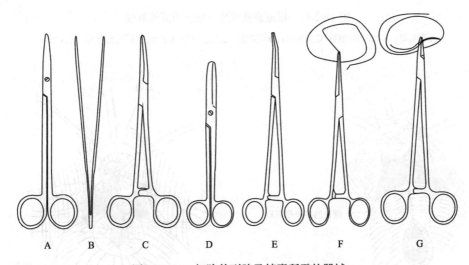

图 10-2-14 切除前列腺及精囊所需的器械

A.长解剖剪;B.敷料镊;C.大弯止血钳;D.组织剪;E.直角钳;F.钳带线;G.持针器及针线

10. 膀胱颈重建,膀胱尿道吻合 用长持针器 2-0 可吸收缝线连续或间断全层缝合膀胱颈后唇以行膀胱颈重建,4-0 可吸收缝线将重建后的膀胱颈黏膜行外翻缝合。用长解剖镊、长持针器、2-0 可吸收缝线于 6~8 点钟方向缝合尿道与膀胱颈口,每针缝完后先不打结,弯蚊式止血钳钳夹尾端备用,注意保持各针的顺序,不要互相缠绕。碘伏纱球给手术助手消毒尿道口后,递涂好润滑剂的 22Fr 三腔气囊导尿管安置保留尿管,注意尿管不要与预先缝合的吻合线之间发生缠绕进入膀胱,用注射器给导尿管水囊注水 20~

30ml。由助手将导尿管向外稍加牵引，以便减少尿道残端与膀胱颈口的距离和张力。将上述的尿道膀胱缝合线依次打结，完成膀胱尿道吻合。递抽吸好生理盐水的注射器予助手，经尿管行膀胱冲洗，反复冲洗、抽吸操作多次以将血凝块吸出，从而避免术后膀胱内小血块堵塞尿管（图 10-2-15～图 10-2-17）。

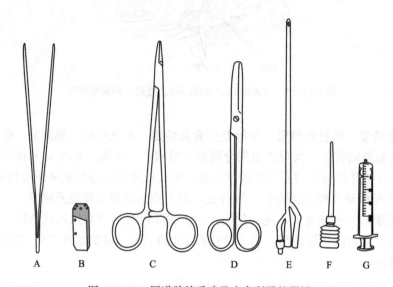

图 10-2-15　尿道膀胱重建及吻合所需的器械

A.敷料镊；B.可吸收缝线；C.持针器；D.组织剪；E.三腔气囊导尿管；F.医用润滑剂；G.注射器

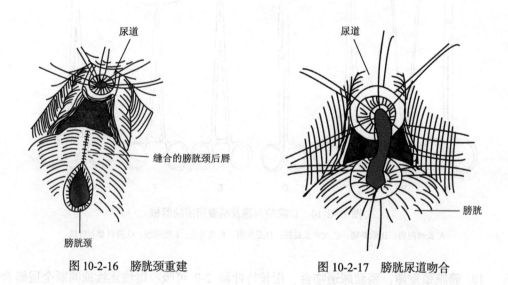

图 10-2-16　膀胱颈重建　　　　　　图 10-2-17　膀胱尿道吻合

11. 检查创面，彻底止血后安置引流　仔细进行创面充分止血，确定没有活跃性出血。碘伏纱球消毒拟安置引流部位的皮肤后，尖刀切开皮肤及皮下，弯止血钳 1 把钝性戳开肌肉组织并稍加扩张，将头端剪有侧孔的血浆引流管，用弯止血钳钳夹血浆引流管末端后将其拉出体外，调整到位后，8×24 三角针 2-0/T 丝线缝合固定引流管于皮肤上（图 10-2-18）。

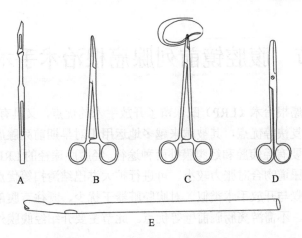

图 10-2-18　安置引流管所需的器械

A.手术尖刀；B.弯止血钳；C.持针器及针线；D.组织剪；E.引流管

12. 清点手术用物、缝合切口　备弯止血钳、组织镊、组织剪、13×24 圆针 0 号丝线、13×24 圆针 3-0 号丝线、8×24 三角针 3-0 丝线。巡回护士、器械护士清点手术用物无误后，用 13×24 圆针 0 号丝线分层或全层缝合肌层，13×24 圆针 3-0 号丝线缝合皮下脂肪层，8×24 三角针 3-0 丝线缝合皮肤（也可使用 0 号可吸收缝线缝合肌层，2-0 可吸收缝线缝合皮下脂肪层，皮肤也可用皮肤缝合器缝合）。巡回护士、器械护士再次清点手术用物无误后，碘伏纱球消毒切口，2 把组织镊对合皮肤。切口敷贴、有孔敷贴覆盖手术切口和引流管出口，血浆引流管连接引流袋后结束手术（图 10-2-19，图 10-2-20）。

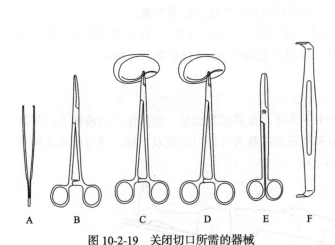

图 10-2-19　关闭切口所需的器械

A.组织镊；B.弯止血钳；C、D.持针器及针线；E.组织剪；F.皮肤拉钩

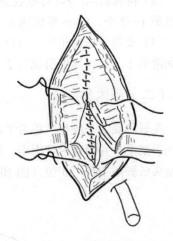

图 10-2-20　关闭切口示意图

（莫　宏　赖　力）

第三节　腹腔镜前列腺癌根治术手术配合

　　腹腔镜前列腺癌根治术（LRP）既保留了开放手术的优点，又具有创伤小、出血少、视野清晰、术后恢复快等优点，其被越来越多地运用于对早期前列腺癌的手术治疗中。LRP 的手术入路主要有经腹腔和经腹膜外两种途径。经腹腔途径的 LRP 具有解剖标志清楚、操作空间大、尿道吻合时张力较小、可进行扩大淋巴结清扫等优点；经腹膜外途径具有手术入路和步骤与开放手术类似、对腹腔脏器干扰少、既往有腹部手术史者不受限制、不需牵拉肠管、不需游离膀胱前壁等优点。此节主要介绍经腹膜外途径术式的手术配合。

（一）手术用物

　　1. 常规布类　手术盆、手术衣、剖口单、桌单。

　　2. 手术器械　腔镜肾切除器械、前列腺腹腔镜器械、Hem-o-lock 钳、超声刀、结扎速。

　　3. 一次性用物

　　（1）常规物品：吸引管 1 根、电刀 1 个、LC 套针 1 包、纱布 10 张、45cm×45cm 医用粘贴膜 1 张、15Fr 硅胶多孔引流管 1 根、16Fr 橡胶尿管 1 根、无菌塑料灯柄罩 1～2 个、3-0 丝线 1 包、2-0/T 丝线 1 包、0 号丝线 1 包、11 号刀片 1 个、纱条 1 包、便携式引流瓶 1 个、切口敷贴 2 张、有孔敷贴 1 张、手套按需准备。

　　（2）特殊物品：2-0 可吸收缝线 2 根、4-0 可吸收缝线 1 根、无菌保护套 1 个、12mm 穿刺鞘 1～2 个、5mm 穿刺鞘 2 个、各型号结扎钉及钛夹按需准备。

　　（3）安置导尿管用物：16Fr 双腔气囊导尿管 1 根、22Fr 三腔气囊导尿管 1 根、医用润滑剂 1 支、一次性引流袋 2 个、20ml 注射器及 60ml 注射器各 1 副。

（二）手术体位

　　头低脚高的平卧位：患者平卧于手术床，在其骶尾部垫一泡沫垫，输液侧上肢外展于托手架上，并用束手带固定，用束腿带固定膝关节处以固定双下肢，调节手术床使患者呈头低脚高 15°～30°位（图 10-3-1）。

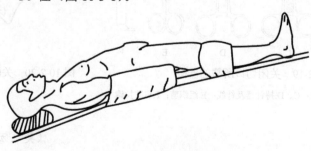

图 10-3-1　头低脚高的平卧位

（三）消毒铺巾

1. 消毒液　碘伏。

2. 消毒范围　两侧均超过腋中线，上方至剑突，下方至两大腿中份，包括阴茎、阴囊和会阴部。

3. 铺巾

（1）治疗巾 1 张卷成球状垫于会阴部阴囊下方。

（2）1/4 折的治疗巾 4 张，分别覆盖切口下侧、对侧、上侧和近侧。

（3）治疗巾 1 张叠成长条形覆盖耻骨联合处，并遮盖阴茎、阴囊，以便于术中更换三腔气囊导尿管。

（4）纱布 1 张擦干碘伏，贴医用粘贴膜覆盖切口区域并固定治疗巾。

（5）铺剖口单 2 张。

（6）切口上缘横铺桌单 1 张以覆盖头架，切口下缘纵铺桌单 1 张，覆盖床尾及手术托盘。

（四）手术配合

1. 清点用物　巡回护士、器械护士清点所有手术用物，包括纱球、纱布、纱条、器械、缝针、刀片等。

2. 安置尿管　用碘伏纱球再次消毒尿道口后，将已用医用润滑剂润滑好的双腔气囊导尿管递予医生，待尿管安置到位后，向导尿管球囊注水 10ml，将尿管连接引流袋后悬挂于手术床的一侧，用治疗巾 1 张遮盖会阴部。

3. 连接各路管道及成像设备　备纱布 2 张、巾钳 2 把、吸引管及无菌保护套。将腹腔镜特殊器械中的气腹管、电凝线、导光束及套上无菌保护套的摄像头电缆线整理归类并用纱布捆扎，再用巾钳分别将其固定于切口上、下的无菌单上，连接光学视管，妥善放置后备用（图 10-3-2）。

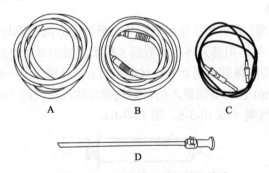

图 10-3-2　腹腔镜及其相关的管路

A.气腹管；B.导光束；C.电凝线；D.光学视管

4. 建立腹膜外间隙及操作通道　备尖刀 1 把、纱布 1 张、组织钳 2 把、皮肤拉钩 2 个、弯止血钳 1 把、组织镊 1 把、组织剪 1 把、13×24 圆针 0 号丝线、8×24 三角针 0 号丝线（图 10-3-3）。通常建立 3～4 个通道以便进行相关的手术操作，4 个通道的体表投影位置如图 10-3-4 所示。

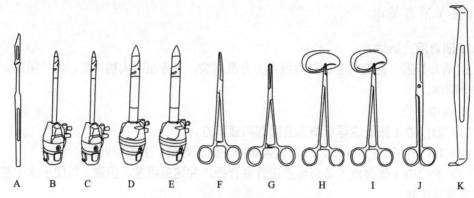

图 10-3-3　建立操作通道所需的器械

A.手术尖刀；B～E.穿刺鞘；F.弯止血钳；G.组织钳；H、I.持针器及针线；J.组织剪；K.皮肤拉钩

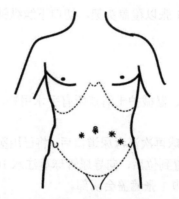

图 10-3-4　建立操作通道的解剖位置

（1）脐下正中纵行 2cm 切口：在腹正中线脐下缘纵行切开皮肤 2cm，递组织钳夹持皮肤切缘，电刀切开皮下脂肪，弯止血钳依次钝性分离腹直肌前鞘、腹直肌、腹直肌后鞘浅面进入腹膜外间隙。

（2）建立腹膜外间隙：术者用手指经通道伸入后钝性分离腹膜与体壁至一定空间后，置入自制气囊（手套 1 只，用剪刀齐根部剪断 5 根手指后用 0 号丝线牢固结扎断端，从手套开口端置入 16Fr 橡胶尿管后用 0 号丝线牢固结扎，导尿管另一端露于手套外，便于向手套内注气）。用 60ml 注射器向置入的自制气囊内注入空气约 500ml，建立腹膜外间隙，保留 3min 后取出气囊（图 10-3-5，图 10-3-6）。

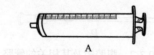

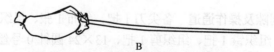

图 10-3-5　建立腹膜外间隙所需的用物

A.60ml 注射器；B.自制气囊及 16Fr 橡胶尿管

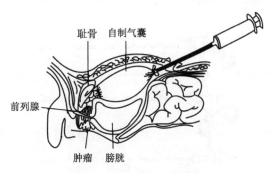

图 10-3-6　腹膜外间隙的建立

（3）建立操作通道：在手术医生手指引导下分别在脐下 2 横指平面右腹直肌外侧缘放置 12mm 穿刺鞘、左腹直肌外侧缘放置 5mm 穿刺鞘，在左侧髂前上棘与脐连线的外 1/3 处放置 5mm 穿刺鞘，从脐下切口置入 12mm 一次性穿刺鞘或 11mm 金属穿刺鞘，用 13×24 圆针 0 号丝线缝合切口的肌肉层，8×24 三角针 0 号丝线缝合皮肤，以避免切口漏气（图 10-3-7）。置入 30°光学视管，接气腹机，压力维持在 12～15mmHg，老人和儿童的气腹压力应适当降低。在腹腔镜直视下观察耻骨后间隙情况（在上述方法建立腹膜外间隙后，也可先在脐下置入 12mm 一次性穿刺鞘或 11mm 金属穿刺鞘，缝合并固定该穿刺鞘后导入气腹，再在腹腔镜直视引导下依次置入上述其他的操作穿刺鞘）。

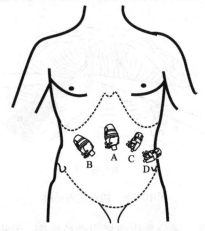

图 10-3-7　建立好的操作通道

A、B.12mm 穿刺鞘；C、D.5mm 穿刺鞘

5. 盆腔淋巴结活检/清扫　用分离钳或抓钳、电凝钩、超声刀行髂血管旁淋巴结活检或清扫闭孔神经、髂血管旁淋巴组织，清扫的范围为闭孔神经与髂外静脉、旋髂静脉之间的所有淋巴组织。

6. 清除前列腺、膀胱颈前表面及盆内筋膜表面的脂肪结缔组织，切开盆内筋膜　递分离钳或抓钳牵拉组织，用电凝钩、超声刀或结扎速切开分离，在弓状韧带外侧切开盆内筋膜，显露肛提肌，注意避免损伤阴茎背侧静脉复合体的外侧支，游离、显露前列腺尖部，清除前列腺、膀胱颈前表面及盆内筋膜表面的脂肪结缔组织。用吸引器由助手及时吸引操作部位的烟雾及渗血，器械护士用湿纱布、碘伏纱球擦拭腹腔镜镜头，以保证视野清晰，及时用湿纱布清除电凝钩、超声刀及结扎速头端的组织焦痂，保证其正常使用（图

10-3-8，图 10-3-9）。

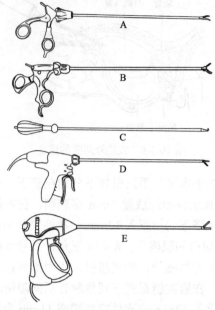

图 10-3-8　切开盆内筋膜所需的器械

A.分离钳；B.抓钳；C.电凝钩；D.超声刀；E.结扎速

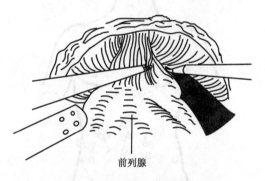

前列腺

图 10-3-9　切开盆内筋膜

7. 切断耻骨前列腺韧带　递分离钳或抓钳牵拉韧带，用超声刀紧贴韧带的耻骨侧切断，显露前列腺表面的背侧静脉复合体（图 10-3-10，图 10-3-11）。

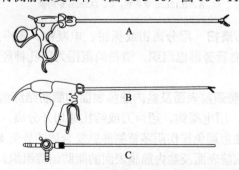

图 10-3-10　切断耻骨前列腺韧带所需的器械

A.抓钳；B.超声刀；C.吸引器

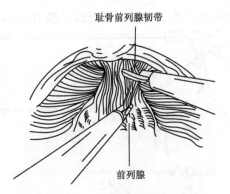

图 10-3-11　切断耻骨前列腺韧带

8. 缝扎背侧静脉复合体　用分离钳、持针器、2-0 可吸收缝线从前列腺尖部远侧穿过背侧静脉复合体，再穿过缝合 1 次后结扎，打结后递剪刀剪线（图 10-3-12，图 10-3-13）。

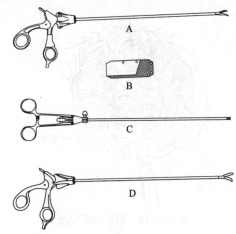

图 10-3-12　缝扎背侧静脉复合体所需的器械

A.分离钳；B.2-0 可吸收缝线；C.持针器；D.腔镜剪

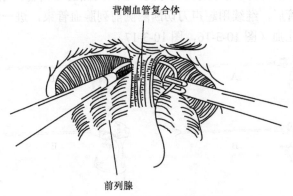

图 10-3-13　缝扎背侧静脉复合体

9. 切开膀胱颈前壁，离断膀胱颈后壁　术者通过牵拉双腔气囊导尿管及用抓钳碰触确定好前列腺与膀胱颈的连接部后，用超声刀横行切开膀胱颈前壁，显露尿管，注射器抽出气囊内盐水，将尿管退出少许。用超声刀沿前列腺边缘扩大膀胱前壁切口直至离断膀胱颈后壁。视情况递结扎速止血并离断周围组织（图 10-3-14，图 10-3-15）。

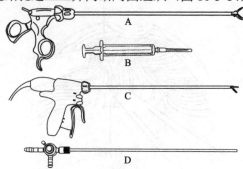

图 10-3-14 切开膀胱颈所需的器械

A.抓钳；B.注射器；C.超声刀；D.吸引器

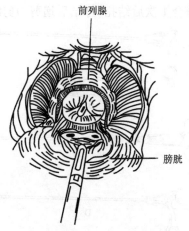

图 10-3-15 切开的膀胱颈

10. 分离输精管和精囊 助手用抓钳向上牵拉前列腺，术者用超声刀、分离钳或吸引杆从膀胱颈 5～7 点钟方向向深处钝锐分离，显露两侧的输精管，用超声刀或结扎速结扎、离断两侧输精管后，继续用超声刀切断两侧前列腺血管束，进一步游离出精囊，用 Hem-o-lock 钳结扎止血（图 10-3-16，图 10-3-17）。

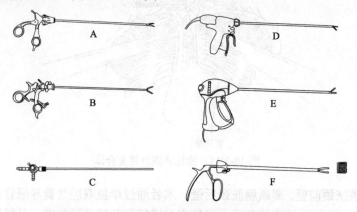

图 10-3-16 切断输精管、游离精囊所需的器械

A.分离钳；B.抓钳；C.吸引器；D.超声刀；E.结扎速；F.Hem-o-lock 钳

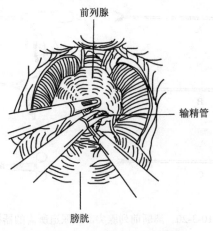

前列腺

输精管

膀胱

图 10-3-17　超声刀切断输精管

11. 切开狄农维利埃筋膜，分离前列腺背侧　助手用抓钳将精囊向上方牵引，使狄农维利埃筋膜具有一定张力，术者用电凝钩或超声刀切开狄农维利埃筋膜，用吸引器钝性分离，显露直肠前间隙的脂肪，沿直肠前间隙紧贴前列腺包膜顺行分离前列腺背侧，用超声刀或结扎速切断前列腺侧血管蒂，也可用 Hem-o-lock 钳紧贴前列腺包膜夹闭侧血管蒂后，用超声刀切断，直至前列腺尖部。分离时应注意不要损伤前列腺后外侧的神经血管束（图 10-3-18，图 10-3-19）。

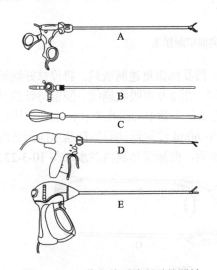

A

B

C

D

E

图 10-3-18　分离前列腺所需的器械

A.抓钳；B.吸引器；C.电凝钩；D.超声刀；E.结扎速

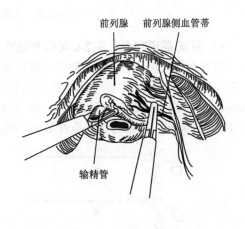

前列腺　　前列腺侧血管蒂

输精管

图 10-3-19　结扎速闭合前列腺侧血管蒂

12. 离断前列腺尖部及尿道　递分离钳或抓钳 2 把予术者牵拉前列腺，用超声刀进一步游离前列腺直至其尖部，离断已缝扎的背侧静脉复合体后，用超声刀或剪刀切断前列腺尖部的尿道及附着在尖部附近的尿道直肠肌，直至将前列腺完全游离。用分离钳 2 把将前列腺标本装入标本袋后暂置于髂窝处，待术毕时再取出，以免影响操作，备 2-0 或 3-0 可吸收缝线缝扎止血（图 10-3-20，图 10-3-21）。

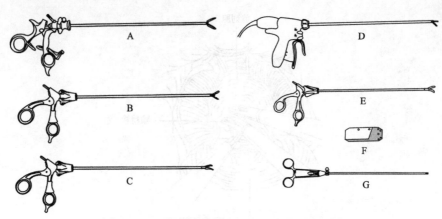

图 10-3-20　离断前列腺尖部及尿道所需的器械

A、B.抓钳；C.分离钳；D.超声刀；E.腔镜剪；F.可吸收缝线；G.腔镜持针器

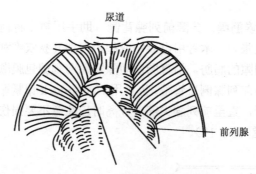

图 10-3-21　在前列腺尖部切断尿道

13. 膀胱-尿道吻合　备 2-0 可吸收缝线、持针器及抓钳重建膀胱颈。将涂抹好润滑剂的三腔气囊导尿管及润滑剂予助手，重新安置尿管。用 2-0 可吸收缝线、腔镜持针器及分离钳行膀胱-尿道吻合。助手用分离钳钳夹牵拉缝线并协助主刀医生操作，吻合完毕后用Hem-o-lock 钳钳夹线尾，剪刀剪线，取出缝针。用 60ml 注射器抽吸生理盐水向膀胱内低压注水约 100ml，检查吻合口是否漏水。测试完毕后，向尿管球囊内注水（图 10-3-22）。

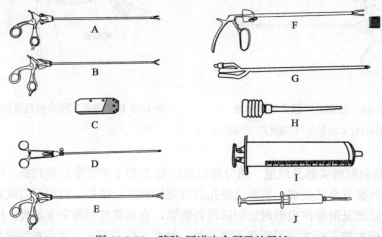

图 10-3-22　膀胱-尿道吻合所需的器械

A、B.分离钳；C.可吸收缝线；D.腔镜持针器；E.腔镜剪；F.Hem-o-lock 钳及钉；G.三腔气囊导尿管；H.医用润滑剂；I、J.注射器

14. 取出标本，安置引流　将气腹压降低，检查术野有无活动性出血，彻底止血后放置引流管。为保证引流管安置的效果，在安置引流管时应维持一定的气腹压力，故应先用弯止血钳 1 把夹闭引流管尾端后放置，8×24 三角针 2-0/T 丝线固定引流管（图10-3-23），从脐下穿刺鞘的切口处取出标本。

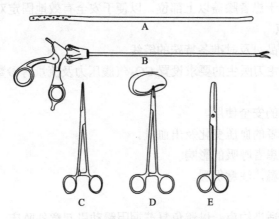

图 10-3-23　安置引流管所需的器械

A.硅胶多孔引流管；B.分离钳；C.弯止血钳；D.持针器及针线；E.组织剪

15. 清点手术用物、缝合切口　巡回护士、器械护士清点所有手术用物无误后，备弯止血钳、组织镊、组织剪，用 13×24 圆针 0 号丝线全层缝合肌层，13×24 圆针 3-0 丝线缝合皮下脂肪组织层，8×24 三角针 3-0 丝线缝合皮肤（也可用 2-0 可吸收缝线关闭肌层、皮下脂肪组织层，皮肤用多抹棒黏合）。再次清点所有手术用物无误后，碘伏纱球消毒切口，组织镊 2 把对合切口皮肤，切口敷贴、有孔敷贴覆盖切口，将引流管连接引流袋后结束手术（图 10-3-24）。

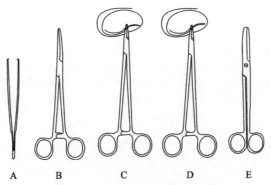

图 10-3-24　缝合切口所需的器械

A.组织镊；B.弯止血钳；C、D.持针器及针线；E.组织剪

（五）特殊关注点

1. 麻醉诱导期关注点

（1）陪伴床旁，提供心理支持。

（2）适当约束患者，以避免因诱导期躁动发生坠床等意外。

2. 安置手术体位关注点

（1）体位保护垫放置位置正确。

（2）调整头低脚高仰卧位时应注意保护患者，避免过度倾斜，必要时上肩托。

（3）约束带捆扎于患者膝盖以上部位，以便于安全有效地固定双下肢。

3. 手术中关注点

（1）仔细清点物品，及时准备特殊的缝线。

（2）按照常规或主刀医生的要求设置 CO_2 气腹压力及流量等参数，并在需要时进行相应调整。

（3）关注电外科的安全使用。

（4）实时关注患者的血压变化及出血量。

（5）关注气腹对患者呼吸的影响

（6）关注患者体温，注意保暖。

4. 手术后关注点

（1）守护床旁，适当约束，以避免复苏期因躁动引起意外坠床。

（2）注意保护各种管路，避免意外脱出。

（3）检查患者皮肤完整性。

（4）关注引流液的量及颜色。

（莫 宏 赖 力）

第十一章　尿道手术配合

第一节　男性尿道的解剖

两性尿道的解剖具有明显的差异，这些解剖上的明显差异也就构成了两性尿道生理和病理生理变化的基础。

男性尿道兼有排尿和排精的功能，起于膀胱颈的尿道内口，止于阴茎尖端的尿道外口。成人男性的尿道长度为16～22cm，管径平均为5～7mm。全长可分为三部分，即前列腺部尿道、膜部尿道和海绵体部尿道。临床上又把前列腺部尿道和膜部尿道统称为后尿道，将海绵体部尿道称为前尿道。

前列腺部尿道为尿道穿行于前列腺内的部分，此段尿道管腔最宽，长约2.5cm。在此段尿道中份偏下方的后壁上有一纵行的隆起，称为尿道嵴，在嵴中部的隆起部分称为精阜。精阜的中央有一小凹陷称为前列腺小囊，在其两侧各有一个细小的射精管开口。在精阜底部两侧附近的尿道黏膜上有许多前列腺排泄管的开口；膜部尿道为尿道穿过尿生殖膈的部分，是三段中最短的一段，长1.2～1.5cm。此段尿道管腔狭窄，位置固定，周围有尿道膜部括约肌环绕；海绵体部尿道为尿道穿过尿生殖膈以后紧贴于阴茎海绵体下方的尿道海绵体部分。尿道球内段尿道的直径最宽，又称为球部尿道，有尿道球腺开口于此处。在阴茎头部的尿道扩大形成尿道舟状窝。

在尿道的黏膜下层内有许多黏液腺称为尿道腺，其排泄管开口于尿道黏膜表面。尿道球腺是一对豌豆大小的球形器官，左右各一，直径为0.5～0.8cm，位于尿道球的后上方，尿道膜部的后外侧，其被包埋在尿生殖膈的会阴深横肌的肌束内。两侧的尿道球腺各有一根细长的排泄管，长约3cm，分别开口于尿道球部的两侧。尿道球腺分泌一种碱性黏蛋白，是组成精液的一部分。其功能包括润滑尿道、中和尿道内残存的酸性尿液，有利于精子的生存。

男性尿道在其行程中粗细不一，有三个狭窄、三个膨大和两个弯曲。三个狭窄分别位于尿道内口、尿道膜部和尿道外口。三个膨大分别位于前列腺部尿道、球部尿道和尿道舟状窝。两个弯曲中，一个弯曲称为耻骨下弯，位于耻骨联合下方2cm处，凹向上，包括前列腺部尿道、膜部尿道和海绵体部尿道的起始段，此弯曲无法通过牵拉阴茎来解除；另一个弯曲称为耻骨前弯，位于耻骨联合前下方，凹向下，在阴茎根部与体部之间。如将阴茎向上提起，此弯曲即可变直（图11-1-1，图11-1-2）。

男性后尿道的血液供应主要来自膀胱下动脉的前列腺支，并有来自直肠下动脉的痔中动脉及阴部内动脉下分支穿过前列腺进入后尿道。上述血管分支之间还有较多的吻合支。男性前尿道为双重血管供应，球部尿道和阴茎部尿道主要由发自阴部内动脉三条分支中的球尿道动脉和阴茎海绵体动脉的一些交通支供给；阴茎部尿道的远端及龟头是由阴茎背动脉的分支供应（图 11-1-3）。后尿道的静脉逐级汇合后先回流至膀胱前列腺静脉丛，再回流至髂内静脉（图 11-1-4，图 11-1-5）。当后尿道损伤时，可引起这些静脉丛损伤而导致大出血，并可在盆腔内形成大血肿。在施行后尿道手术时，也应注意尽量避免损伤这些静脉丛。前尿道的静脉先经过阴部内静脉回流，然后再汇入髂内静脉。

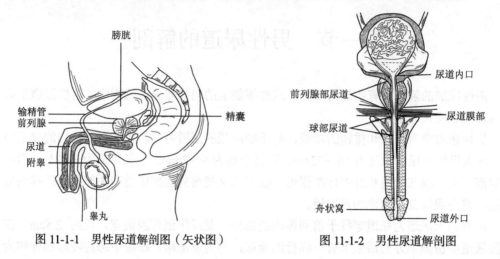

图 11-1-1　男性尿道解剖图（矢状图）　　　　图 11-1-2　男性尿道解剖图

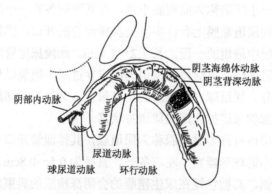

图 11-1-3　男性尿道的动脉血供

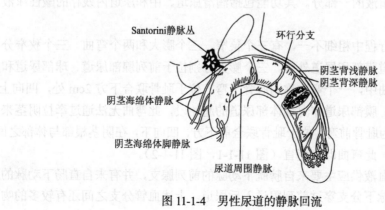

图 11-1-4　男性尿道的静脉回流

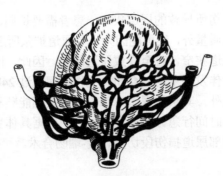

图 11-1-5 膀胱前列腺静脉丛

男性尿道的淋巴十分丰富。尿道的淋巴管起源于尿道黏膜下的淋巴网，淋巴网分布于男性尿道的全程，在舟状窝处尤其丰富。来自尿道黏膜下的淋巴液经淋巴小管向近端回流进入位于阴茎和球膜部尿道的淋巴干中。男性前尿道的淋巴液先引流至腹股沟浅淋巴结，继而进入腹股沟下深淋巴结，并沿着髂外动脉向上引流至髂外动脉旁淋巴结。男性后尿道的淋巴液则沿着阴茎背部周围的淋巴管及耻骨上淋巴结等通路汇入，进而向上引流至髂外血管旁淋巴结、闭孔淋巴结及盆腔淋巴结。因此，男性后尿道癌在腹股沟淋巴结尚未发生转移时，盆腔淋巴结可能已经发生了转移。

（刘志洪　卢一平　莫　宏）

第二节　急诊尿道球部吻合术手术配合

尿道狭窄是泌尿系统的常见疾病，多见于男性。临床上常见尿道狭窄的病因包括：①先天性尿道狭窄，如先天性尿道外口狭窄、精阜肥大、尿道管腔先天狭窄等；②炎症性尿道狭窄，常因尿道管腔感染、损伤所致；③外伤性尿道狭窄，多因尿道损伤严重，初期处理不当或不及时所致；④医源性尿道损伤，常因不正确地进行尿道操作导致尿道直接、间接或继发性损伤，包括尿道狭窄尿道探条扩张术、膀胱尿道镜检术、各种经尿道腔内手术等。其中尤以外伤性尿道狭窄最为常见，常见原因包括因骨盆骨折导致后尿道损伤、会阴部骑跨伤及异物刺伤、尿道异物史等。

尿道球部是尿道狭窄最常见的部位，会阴部骑跨伤是外伤性球部尿道狭窄最常见的病因。会阴部骑跨伤的病理机制是外界硬物的由下向上的暴力作用将球部尿道挤压于硬物与耻骨联合骨性结构的下缘之间造成损伤。根据暴力作用的大小，所造成球部尿道损伤的程度也有所不同，从轻微的挫伤到不同程度的挫裂伤，直至尿道完全断裂。由于耻骨联合骨性结构下缘的宽度仅为 0.8~1.0cm，因此，即使加上暴力损伤时向前后方向的运动，通常球部尿道的直接损伤范围不会超过 1.5~2.0cm。

由于球部尿道会阴部骑跨伤通常不伴有其他部位的损伤，而且尿道损伤部位局限，加之尿道球部位置表浅，直径较粗，血供丰富，因此在急性损伤后一期行急诊尿道球部损伤段切除、端-端吻合术可以获得极佳的手术效果，从而避免因未能及时手术，导致尿道海绵体因出血、损伤、尿液外渗形成球部尿道的长段、严重狭窄甚至尿道闭锁需要后期手术治疗。或者因为损伤所导致的尿道狭窄，患者需要长期、反复地进行尿道扩张，除了严重影响患者的生活质量外，还可能因为反复尿道扩张所造成的创伤、出血、假道、慢性炎症等进一步加重尿道狭窄，直至导致尿道闭锁。因此，国内外的泌尿外科学者们一致认为，除非患者同时伴发严重的复合伤、受伤时间超过 24h 或者为开放性损伤可能因为感染导致手术失败之外，其余的尿道球部损伤如果不能顺利地安放导尿管，提示尿道损伤明显者均应在第一时间行急诊手术探查，术中根据具体受伤的程度、范围选择球部尿道裂伤修补术或者球部尿道损伤段切除、端-端吻合术。

（一）手术用物

1. 常规布类 剖腹盆、手术衣、桌单、剖口单、治疗巾。

2. 手术器械 手外器械、专用显微器械、会阴软组织拉钩、金属尿道探条。

3. 一次性用物

（1）常规物品：吸引管 1 套、电刀 1 个、电刀清洁片 1 张、手外套针 1 包、3-0 丝线 1 包、2-0/T 丝线 1 包、纱布 10 张、无菌塑料灯柄罩 1 个、15 号刀片 1 个、11 号刀片 1 个、20ml 注射器 2 副、18/16Fr 双腔气囊导尿管 1 根、引流袋 2 个、医用润滑剂 2 个、手套按需准备。

（2）特殊物品：5-0 可吸收缝线 6～8 包（用于尿道吻合）、3-0 可吸收缝线 2 包（用于固定尿道海绵体）、三角针 4-0 可吸收缝线 1 包（用于皮内缝合）。

（二）手术体位

手术体位为膀胱截石位（图 11-2-1），详见第五章第五节。

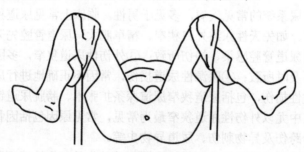

图 11-2-1 膀胱截石位

（三）消毒铺巾

1. 消毒液 碘伏。

2. 消毒范围 上至脐部，下至大腿下 1/3，包括会阴、肛门及其周围，两侧均到腋中线，应特别注意对会阴部的消毒。

3. 铺巾

（1）臀下垫桌单 1 张，脐平面横铺治疗巾 1 张。

（2）双腿各铺盖桌单 1 张。

（3）铺剖口单 2 张。

（4）桌单 1 张横铺，遮盖头架及外展的上肢。

（四）手术配合

1. 清点用物　巡回护士、器械护士仔细清点所有手术用物，包括纱球、纱布、器械、缝针、刀片等。准备并连接电刀及吸引管，套上灯柄罩，将电刀用一次性电刀清洁片粘贴在无菌单上，将吸引管用巾钳固定。

2. 再次消毒手术区域、铺巾固定并保护手术区　碘伏纱球再次消毒手术区域，重点是会阴部、阴囊和阴茎。递 8×24 三角针 2-0/T 丝线，将双层治疗巾缝合于肛门前方、阴囊底部及两侧，以遮盖肛门区域、固定并保护会阴的手术区域。

3. 切开皮肤、皮下组织，显露手术野　用 15 号小圆刀在会阴部做纵行直切口或倒"U"形切口。必要时，倒"U"形切口还可向前方延长，以便充分显露手术野。递 2 张生理盐水湿纱布，将纱布分别放置在切口的 12 点钟和 6 点钟方向以保护切口边缘，安置会阴软组织拉钩以充分显露手术野（图 11-2-2～图 11-2-5）。

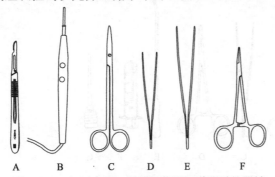

图 11-2-2　切开皮肤，暴露损伤段尿道所需的器械

A.15 号圆刀；B.电刀；C.解剖剪；D.短敷料镊；E.中长敷料镊；F.弯蚊式止血钳

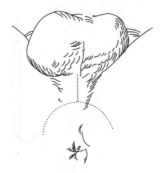

图 11-2-3　会阴部切口示意图

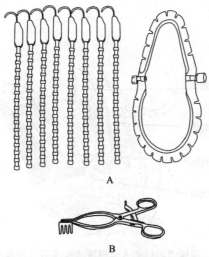

图 11-2-4　会阴软组织拉钩及乳突撑开器

A.会阴软组织拉钩；B.乳突撑开器

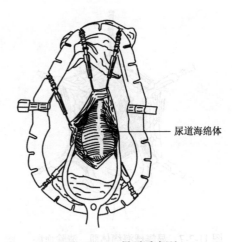

尿道海绵体

图 11-2-5　暴露手术野

4. 游离、暴露损伤段尿道 用电刀切开浅、深筋膜，显露球海绵体肌和坐骨海绵体肌。用电刀从中线处纵行切开球海绵体肌后，即可露出尿道海绵体的白膜，清除其间的出血和血肿（图 11-2-6，图 11-2-7），用 20ml 注射器（将塑料针帽前端剪去）抽吸 1∶10 的碘伏生理盐水冲洗手术创面。用敷料镊、弯蚊式止血钳、电刀钝锐结合游离尿道海绵体，一般可在损伤出血的部位找到尿道缺损或者断裂处。如果寻找有困难，可在医用润滑剂辅助下经尿道外口插入导尿管或者金属尿道探条，导尿管或尿道探条可从损伤缺损处穿出，从而协助确定尿道裂伤或者断裂的部位和程度。当球部尿道完全断裂后，近端尿道通常会回缩，加之出血和血肿形成有时难以寻找。此时，切忌在损伤区域盲目地钳夹以寻找近端尿道，以免造成尿道更大的损伤；可由助手用手在耻骨上区压迫膀胱，通过观察损伤区域尿液射出处寻找到近端的尿道。若仍然未能寻找到近端尿道，必要时可以在耻骨上切开膀胱，经尿道内口插入金属尿道探条（图 11-2-8）或者膀胱纤维软镜，在尿道探条或者膀胱纤维软镜的指引下即可找到损伤尿道的近端。找到尿道断端后，递组织钳将其全层提起，一方面止血；另一方面防止黏膜层回缩。由于尿道海绵体脆弱，严禁使用止血钳钳夹，即使止血也不可以，以免加重尿道海绵体的损伤。

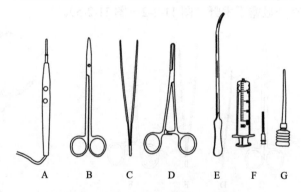

图 11-2-6 游离尿道所需的器械

A.电刀；B.解剖剪；C.中长敷料镊；D.组织钳；E.金属尿道探条；F.20ml 注射器；G.医用润滑剂

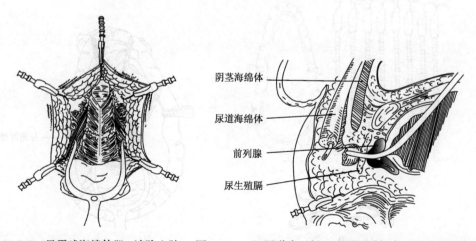

阴茎海绵体

尿道海绵体

前列腺

尿生殖膈

图 11-2-7 显露球海绵体肌、清除血肿　　图 11-2-8 经尿道内口插入金属尿道探条以寻找尿道断端

5. 游离与修剪尿道　组织钳提起尿道断端，用解剖镊、解剖剪沿白膜表面游离尿道两断端，通常将近端尿道游离 1.5～2.0cm，将远端尿道游离 2.0～2.5cm，使尿道吻合在无张力的条件下进行，以保证成功率。根据损伤情况递解剖剪剪除尿道两侧断端的损伤组织，并使两断端平整以便于吻合（图 11-2-9，图 11-2-10）。

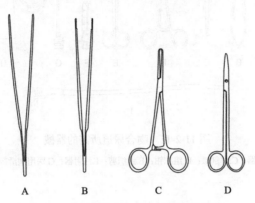

图 11-2-9　游离与修剪尿道所需的器械

A.敷料镊；B.解剖镊；C.组织钳；D.解剖剪

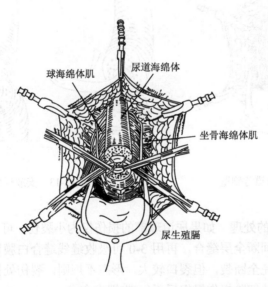

图 11-2-10　提起尿道两断端、剪除断端的损伤组织

6. 吻合尿道　备组织钳 4 把，用组织钳将两断端相向提起，递 5-0 可吸收缝线行间断吻合，也可采用间断褥式外翻缝合法来吻合尿道。首先吻合尿道的背侧壁，待背侧壁吻合完成后，在医用润滑剂辅助下经尿道外口插入一根 18/16Fr 的双腔气囊导尿管，并经过吻合口插入膀胱，向导尿管球囊注水 10ml。然后再继续吻合尿道的侧壁和前壁。吻合完毕后，递 3-0 可吸收缝线间断缝合尿道海绵体白膜，以加固吻合口。如果尿道损伤的部位靠近尿生殖膈，可用 3-0 可吸收缝线将尿道海绵体缝于其上以避免裂开（图 11-2-11～图 11-2-13）。

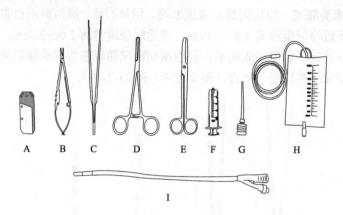

图 11-2-11 吻合尿道所需的器械

A.5-0 可吸收缝线；B.显微持针器；C.解剖镊；D.组织钳；E.组织剪；F.注射器；G.医用润滑剂；H.引流袋；I.双腔气囊导尿管

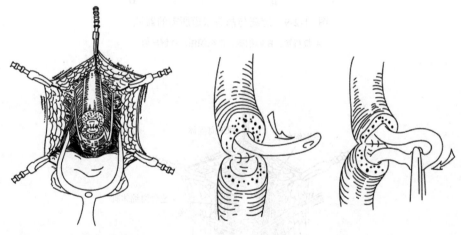

图 11-2-12 吻合尿道背侧壁　　　　　图 11-2-13 安放保留尿管

7. 尿道球部裂伤的处理 如果尿道球部的损伤仅为小裂伤，可只行裂伤处修补。使用 4-0 可吸收缝线行间断全层缝合，再用 3-0 可吸收缝线缝合白膜以加固修补处。若尿道球部损伤处虽尚未完全断裂，但裂口较大，形态不规则，裂伤处损伤较重时均应将损伤处切断，仔细充分地切除损伤组织后再行端-端吻合术。

8. 放置引流、关闭切口 尿道吻合完毕后，可用碘伏生理盐水冲洗切口，并充分止血。器械护士和巡回护士仔细清点器械和台上用物无误后，用圆针 3-0 可吸收缝线缝合球海绵体肌，并将其固定于阴茎脚处。于切口两端分别留置橡皮片引流各 1 根。若有明显尿外渗，应对阴囊做广泛的切开引流。用 5×12 圆针 3-0 丝线逐层缝合会阴部皮下组织，三角针 4-0 可吸收缝线缝合皮肤。碘伏纱球再次消毒切口区域后，用无钡丝的纱布 5～6 张折叠后覆盖在会阴部切口处，四头带或消毒绷带以 "X" 形加压包扎会阴部后结束手术（图 11-2-14）。

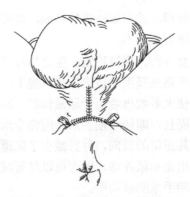

图 11-2-14 放置引流，关闭切口

（五）特殊关注点

1. 手术前关注点 充分了解患者病情，注意观察和实时评估患者的生命体征。

2. 手术中关注点

（1）术中所需特殊器械及可吸收缝线较多，器械护士和巡回护士应熟悉每一手术步骤和相关解剖，及时准备好下一步手术需要使用的器械和缝线，以便及时、准确、有效地配合手术。

（2）及时配制好用于冲洗创面的碘伏生理盐水。

3. 手术后关注点

（1）切实进行创面包扎，预防切口出血。

（2）巡回护士应守护床旁，适当约束患者，避免患者因苏醒期躁动引起意外坠床。

（刘志洪　卢一平　刘昕月）

第三节　急诊尿道会师牵引术手术配合

外伤性后尿道损伤的致病机制主要是因为外伤（高坠伤、垮塌伤、交通事故等）导致的骨盆骨折在尿道最活动段（前列腺尖部）与最不活动段（尿道膜部）处产生剪切力，前列腺尖部尿道断裂，导致尿道的连续性中断，前列腺部尿道向前移动、错位，盆腔内血肿、尿外渗。外伤性后尿道损伤大多伴发严重的合并损伤，造成患者病情危重，生命体征不稳定。因此，目前对外伤性后尿道损伤的早期处理，仍然存在争议，即究竟是早期一期修复，还是先行耻骨上膀胱造瘘引流尿液、二期再行尿道重建，两者各有利弊。不过大多数泌尿外科学者认为，除非患者生命体征稳定，无严重的伴发损伤，无明显的盆腔内血肿形成，骨折仅限于骨盆，而且骨盆环的稳定性未受影响，仅需卧床休息治疗，无下肢骨折（因为下肢骨折致使患者无法摆放截石位，因而无法行一期修复术），否则均应仅施行耻骨上膀胱造瘘术引流尿液，待 3 个月后再二期进行尿道修复术。早期尿流改道后择期再行二期尿道修复术为大部分合并其他脏器损伤、生命体征不稳定的后尿道断裂患者提供了一种简便、安全的处理方法。尤其适用于经验不足、设备条件较差的基层医院先急诊对损伤进行初步处理，并对尿液进行转流，待患者病情稳定、条件成熟后再转诊至有条件的医院二期行尿道重建术。

当然，对于无其他严重合并伤、病情稳定、生命体征平稳的外伤性后尿道损伤的患者，在严格评估患者情况、严格选择手术适应证的前提下，一期行急诊尿道会师牵引术具有良好的治疗效果。可以使大多数患者免于尿液转流、需要二期再行尿道修复手术的痛苦和对生活质量的影响。而且，即使一期手术未能完全治愈患者，由于一期手术纠正了患者尿道的错位，恢复了其正常的轴向，并且减少了尿道两侧断端之间分离的距离，控制和减少了尿道断裂处的出血和尿外渗，因而可以显著减少尿道断端瘢痕的形成，降低二期手术的难度，提高二期手术的成功率。

（一）手术用物

1. 常规布类 剖腹盆、手术衣、桌单、剖口单。

2. 手术器械 剖腹器械、金属尿道探条。

3. 一次性用物

（1）常规物品：吸引管 1 套、电刀 1 个、电刀清洁片 1 张、剖腹套针 1 包、45cm×45cm 医用粘贴膜 1 张、3-0 丝线 1 包、2-0/T 丝线 1 包、0 号丝线 1 包、纱布 10 张、无菌塑料灯柄罩 1 个、11 号刀片 1 个、20 号刀片 2 个、20ml 注射器 2 副、16Fr 橡胶尿管 1 根、引流袋 2 个、医用润滑剂 2 支、手套按需准备。

（2）特殊物品：2-0 可吸收缝线 2 包、18/16Fr 双腔气囊导尿管 1~2 根、24Fr 蕈形尿管 1 根。

（二）手术体位

手术体位为膀胱截石位（图 11-3-1），详见第五章第五节。

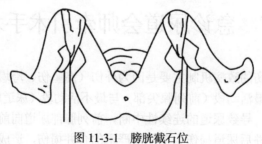

图 11-3-1 膀胱截石位

（三）消毒铺巾

1. 消毒液 碘伏。

2. 消毒范围 上至剑突，下至大腿上 1/3，包括会阴、肛门及其周围，两侧至腋中线。

3. 铺巾

（1）臀下垫桌单 1 张，注意保护术者双手不被污染。

（2）双腿各铺桌单 1 张。

（3）未展开的治疗巾1张横铺于腹部切口下缘与阴阜之间，反折1/4的治疗巾3张，依次覆盖切口对侧、上侧及近侧。

（4）贴医用粘贴膜覆盖手术区域并固定治疗巾。

（5）铺剖口单2张，下端无需展开，直接折叠铺于耻骨联合处。

（6）切口上缘横铺桌单1张以覆盖头架及外展的上肢。

（四）手术配合

1. 清点用物　巡回护士、器械护士仔细清点所有手术用物，包括纱球、纱布、器械、缝针、刀片等，准备并连接电刀及吸引管，套上灯柄罩，电刀用一次性电刀清洁片粘贴在无菌单上，吸引管用巾钳固定。

2. 切开皮肤、皮下组织　递20号圆刀在下腹部正中做纵行直切口，下达耻骨联合，上达耻骨联合与脐中点处，第二把圆刀或电刀切开皮下组织和腹直肌前鞘，用手术刀柄及手指向两侧分开腹直肌，电刀电凝止血，并切开锥状肌直至耻骨联合。其间用2-0钳带丝线结扎剪断腹壁下血管（图11-3-2，图11-3-3）。

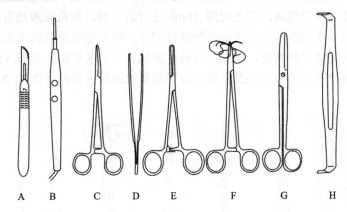

图 11-3-2　切开皮肤、皮下组织所需的器械

A.手术圆刀；B.电刀；C.弯止血钳；D.组织镊；E.组织钳；F.持针器及针线；G.组织剪；H.皮肤拉钩

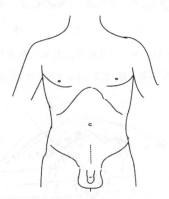

图 11-3-3　下腹正中切口示意图

3. 游离、显露膀胱前壁及耻骨后间隙　用2张生理盐水湿纱布分别放置在切口两侧以保护切口边缘，腹腔拉钩2个撑开切口以充分显露术野。术者将湿纱布缠绕于手指上，

钝性向上推移附着于膀胱前壁处的腹膜，以充分显露膀胱前壁及耻骨后间隙。若耻骨后有血肿及尿外渗，及时予以清除（图 11-3-4）。

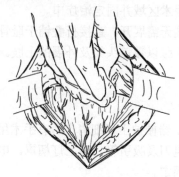

图 11-3-4　显露膀胱前壁

4. 切开膀胱前壁　备电刀、敷料镊、弯止血钳、解剖剪、组织钳、6×14 圆针 3-0 丝线、10ml 注射器（图 11-3-5），术者使用敷料镊夹持膀胱前壁组织后，递 6×14 圆针 3-0 丝线缝合膀胱前壁组织两针，弯蚊式止血钳钳夹线作牵引，或用两把组织钳夹住膀胱壁并提起，在两牵引线或两钳之间用 10ml 注射器穿刺，如有尿液抽出，即证明为膀胱，用电刀或尖刀在膀胱前壁中线中份处纵行切开，吸引器吸尽膀胱内尿液。将组织钳换为钳夹膀胱前壁切口两侧壁，向上并向两侧提起，主刀医生将示指伸入膀胱内触摸、探查，以了解膀胱有无损伤，以及尿道内口和前列腺段尿道情况（图 11-3-6）。

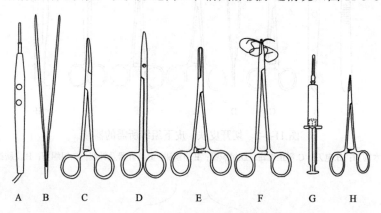

图 11-3-5　切开膀胱前壁所需的器械

A.电刀；B.敷料镊；C.弯止血钳；D.解剖剪；E.组织钳；F.持针器及针线；G.注射器；H.弯蚊式止血钳

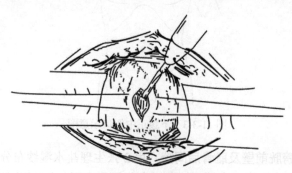

图 11-3-6　切开膀胱前壁

5. 尿道会师　在医用润滑剂的辅助下，分别经尿道外口及膀胱颈各插入一根金属尿道探条，使其会合于尿道损伤处。如果使用两根金属尿道探条会师有困难，主刀医生也可将右手示指经膀胱切口伸入前列腺段尿道，在示指尖的指引下，将经尿道外口进入的金属尿道探条经过正确的途径引入膀胱（图11-3-7～图11-3-9）。

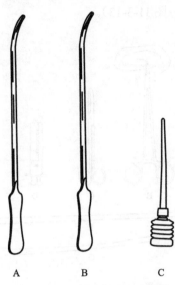

图 11-3-7　尿道会师所需的用物

A、B.金属尿道探条；C.医用润滑剂

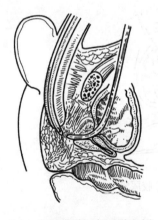

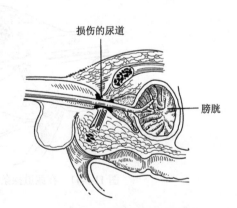

图 11-3-8　金属尿道探条尿道会师　　　　图 11-3-9　将尿道探条引入膀胱

6. 放置保留尿管，牵引尿道　在引入膀胱的金属尿道探条上套上一根 16Fr 橡胶尿管，并用 2-0/T 丝线捆扎固定，再小心翼翼地将金属尿道探条连同捆扎于其上的尿管退出尿道外口，应注意切实保证尿管的尾端应保留于体外或膀胱切口外，切忌被拉入后尿道造成后续步骤无法进行。用三角针 2-0/T 丝线将拟长期放置的 18/16Fr 双腔气囊导尿管的尖端与被拉出尿道外口的橡胶尿管的尖端切实缝扎固定，再在医用润滑剂辅助下缓慢地牵拉橡胶尿管的膀胱侧，将双腔气囊导尿管拉入膀胱。用组织剪剪断固定线后，将普通尿管拔除，向导尿管球囊注水 10ml。必要时可用三角针 2-0/T 丝线将双腔气囊导尿管缝合固定于龟头上，以避免脱落。将尿管沿尿道方向向外牵引，借助牵引力使尿道两断端之间能够充分对合并相互紧贴，以便于生长愈合和最大程度地避免或减少瘢痕形成。用三角针 2-0/T 丝线将双腔气囊导尿管的尖端缝合，将线经腹壁各层穿出后以合适的张力固定于腹壁上（图 11-3-10～图 11-3-13）。

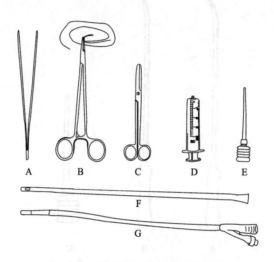

图 11-3-10　放置保留尿管所需的用物

A.敷料镊；B.持针器及针线；C.组织剪；D.注射器；E.医用润滑剂；F.16Fr 橡胶尿管；G.双腔球囊导尿管

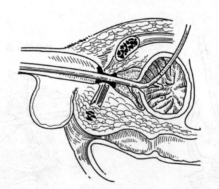

图 11-3-11　在尿道探条上套上橡胶尿管

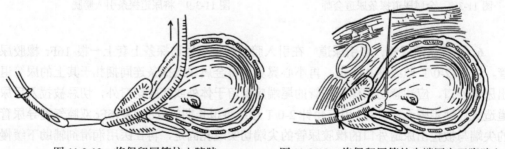

图 11-3-12　将保留尿管拉入膀胱　　　　图 11-3-13　将保留尿管的尖端固定于腹壁上

7. 膀胱造瘘 备组织钳、弯止血钳、敷料镊、2-0 可吸收缝线、6×14 圆针 3-0 丝线、24Fr 蕈形尿管等，组织钳钳夹膀胱切口两侧壁后，用 2-0 可吸收缝线连续全层由切口下方向上缝合膀胱切口。在至膀胱切口顶端 1.5～2.0cm 时，向膀胱内置入 24Fr 蕈形尿管（或 18/16Fr 双腔气囊导尿管），继续缝合关闭膀胱切口，再用 3-0 丝线间断缝合加固肌层。可将膀胱切口顶壁的缝线打结后再缝合于上方的腹直肌前鞘上，以向上牵引膀胱，避免因术后膀胱持续引流后粘连于耻骨后。将蕈形尿管或者对水囊注水 10ml 后的双腔气囊导尿管向上牵拉以压迫和堵塞造瘘口，避免出血和漏尿，膀胱造瘘管和导尿管分别连接引流袋（图 11-3-14，图 11-3-15）。

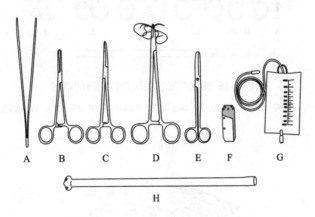

图 11-3-14 膀胱造瘘所需的器械

A.敷料镊；B.组织钳；C.弯止血钳；D.持针器及针线；E.组织剪；F.可吸收缝线；G.引流袋；H.蕈形尿管

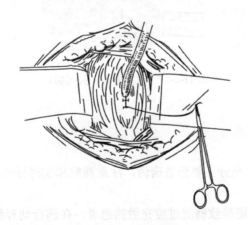

图 11-3-15 膀胱造瘘

8. 放置引流、关闭切口 仔细创面止血后，于耻骨后膀胱外放置香烟引流条或血浆引流管 1 根。器械护士和巡回护士仔细清点手术用物无误后，用 13×24 圆针 0 号丝线间断缝合肌层及腹直肌前鞘，或用 0 号可吸收缝线连续缝合。器械护士和巡回护士再次清点手术用物无误后，用 13×24 圆针 3-0 丝线间断缝合皮下组织，或用 2-0 可吸收缝线缝合，8×24 三角针 3-0 丝线间断缝合皮肤，三角针 2-0/T 丝线将膀胱造瘘管固定于皮肤上。碘伏纱球消毒切口处皮肤，切口敷贴和有孔敷贴覆盖腹部切口后结束手术（图11-3-16，图11-3-17）。

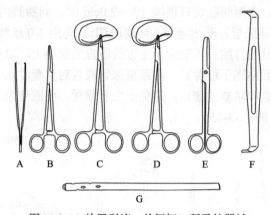

图 11-3-16 放置引流、关闭切口所需的器械

A.组织镊；B.弯止血钳；C、D.持针器及针线；E.组织剪；F.皮肤拉钩；G.香烟引流条

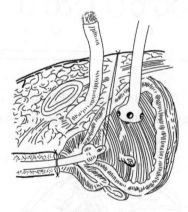

图 11-3-17　放置引流、关闭切口

（五）特殊关注点

1. 手术前关注点　充分了解患者病情，注意观察和实时评估患者的生命体征。

2. 手术中关注点

（1）对于急性尿潴留导致膀胱过度充盈的患者，在施行切开膀胱时应缓慢排放膀胱内的尿液，以避免因为膀胱过快减压引起膀胱黏膜弥漫性充血、出血；老年、病情不稳定者还可能因此引起虚脱甚至休克。

（2）探查膀胱时应仔细，以免遗漏膀胱损伤，造成不良后果。

（3）膀胱切开的部位不能太低，以免伤及膀胱颈，造成膀胱颈功能受损和缝合困难。

（4）膀胱造瘘管应置于切口的最高位，以免因造瘘管位置过低刺激膀胱颈，导致患者术后不适。

3. 手术后关注点

（1）搬动时切实注意保留尿管和膀胱造瘘管，以预防被外力牵拉而脱出。

（2）巡回护士应守护床旁，适当约束，避免患者因苏醒期躁动引起意外坠床。

（3）术后应保持牵拉保留尿管 10～14 日，以促进尿道断端愈合。牵拉重量为 450～500g，尿管应与水平面呈 30°～45°角，以避免压迫尿道球部引起缺血性损伤。

（刘志洪　卢一平　巴学园）

第四节　经会阴尿道狭窄瘢痕切除、尿道重建术手术配合

对于由于尿道损伤所导致的尿道狭窄的处理以受伤后 3～6 个月为宜。根据损伤的类型、部位及狭窄范围和程度可选用以下的手术方式：尿道狭窄扩探术（使用尿道金属探条、丝状探条或前尿道扩张器）、尿道外口狭窄切开术、尿道外口狭窄切开成形术、尿道狭窄冷刀切开术、尿道狭窄冷刀切开术加瘢痕电切术、尿道狭窄瘢痕切除+端-端吻合术（经会阴尿道狭窄瘢痕切除、尿道重建术）、尿道拖入术、尿道狭窄瘢痕切除+移植物替代成形术（使用阴茎皮肤、阴囊皮瓣、膀胱黏膜、颊黏膜、生物替代材料等）。本节重点介绍经会阴尿道狭窄瘢痕切除、尿道重建术的手术配合。

（一）手术用物

1. 常规布类　剖腹盆、手术衣、桌单、剖口单、治疗巾。

2. 手术器械　手外器械、专用显微器械、会阴软组织拉钩、金属尿道探条。

3. 一次性用物

（1）常规物品：吸引管 1 套、电刀 1 个、电刀清洁片 1 张、手外套针 1 包、3-0 丝线 1 包、2-0/T 丝线 1 包、纱布 10 张、无菌塑料灯柄罩 1 个、15 号刀片 1 个、11 号刀片 1 个、10 号刀片 1 个、20ml 注射器 2 副、16/18Fr 双腔气囊导尿管 1～2 根、引流袋 2 个、医用润滑剂 1 个、手套按需准备。

（2）特殊物品：5-0 可吸收缝线 6～8 包（用于尿道吻合）、3-0 可吸收缝线 2 包（用于固定尿道海绵体）、三角针 4-0 可吸收缝线 1 包（用于皮内缝合）。

（二）手术体位

手术体位为膀胱截石位（图 11-4-1），详见第五章第五节。

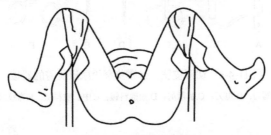

图 11-4-1　膀胱截石位

（三）消毒铺巾

1. 消毒液　碘伏。

2. 消毒范围　上至脐部，下至大腿下 1/3，包括会阴、肛门及其周围，两侧均到腋中线，应特别注意对会阴部的消毒。

3. 铺巾

（1）臀下垫桌单 1 张，脐平面横铺治疗巾 1 张。

（2）双腿各铺盖桌单 1 张。

（3）铺剖口单 2 张。

（4）桌单 1 张横铺，遮盖头架及外展的上肢。

（四）手术配合

1. 清点用物　巡回护士、器械护士仔细清点所有手术用物，包括纱球、纱布、器械、缝针、刀片等。准备并连接电刀及吸引管，套上灯柄罩，将电刀用一次性电刀清洁片粘贴在无菌单上，吸引管用巾钳固定。

2. 再次消毒手术区域、铺巾固定并保护手术区　碘伏纱球再次消毒手术区域，重点是会阴部、阴囊和阴茎。用 8×24 三角针 2-0/T 丝线将双层治疗巾缝合于肛门前方、阴囊底部及两侧，以遮盖肛门区域、固定并保护会阴的手术区域。

3. 切开皮肤、皮下组织，暴露狭窄段尿道　递 15 号小圆刀在会阴部做纵行直切口或倒 "U" 形切口。电刀切开浅、深筋膜，显露球海绵体肌和坐骨海绵体肌。用电刀从中线处纵行切开球海绵体肌，敷料镊、弯蚊式止血钳、电刀钝锐结合充分游离、显露狭窄段尿道及与之相邻的远端球部尿道。将 2 张生理盐水湿纱布分别放置在 12 点钟和 6 点钟方向以保护切口边缘，安置会阴软组织拉钩以充分显露术野（图 11-4-2～图 11-4-5）。

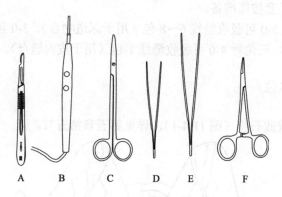

图 11-4-2　切开皮肤，暴露狭窄段尿道所需的器械

A.15 号圆刀；B.电刀；C.解剖剪；D.短敷料镊；E.中长敷料镊；F.弯蚊式止血钳

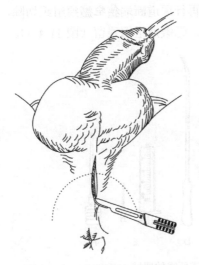

图 11-4-3　会阴部切口示意图

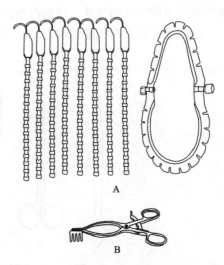

图 11-4-4　会阴软组织拉钩及乳突撑开器

A.会阴软组织拉钩；B.乳突撑开器

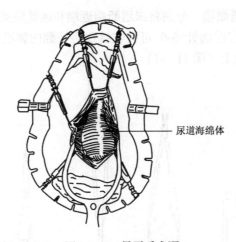

尿道海绵体

图 11-4-5　暴露手术野

4. 切除狭窄段尿道　用 20ml 注射器（将塑料针帽前端剪去）抽吸 1∶10 的碘伏生理盐水冲洗手术创面。递碘伏纱球再次消毒尿道外口后，在医用润滑剂的辅助下将相应粗细的金属尿道探条自尿道外口插入直至狭窄的远端。再次确认狭窄部位后，在插入的金属尿道探条的引导下于狭窄远端处离断尿道。也可用解剖剪在插入尿道的金属探条尖端的指引下紧贴尿道后壁游离，并以"十"字形彻底切除尿道狭窄段远端的瘢痕直至见到健康的尿道黏膜。

递碘伏纱球再次消毒耻骨上膀胱造瘘口后拔出膀胱造瘘管，再由巡回护士戴无菌手套从手术区域外将膀胱造瘘管拉出。主刀医生将示指经过耻骨上膀胱造瘘口伸入膀胱，探查了解膀胱颈及尿道内口的情况。将金属尿道探条自膀胱造瘘口插入，仔细而轻柔地将尿道探条经尿道内口向尿道远端插入，以指引尿道狭窄的近侧端。再根据尿道狭窄段的长度在狭窄的近端处再次离断尿道，将狭窄段尿道组织取出，并送病理检查。充分游离远端尿道至阴茎悬韧带处，仔细探查，必要时再行尿道断端狭窄瘢痕组织切除，以保证近、远端尿道黏膜和肌层组织正常，口径宽大，无瘢痕组织残留（图11-4-6）。

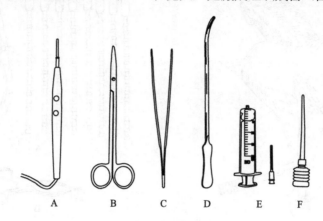

图 11-4-6　切除狭窄段尿道所需的器械

A.电刀；B.解剖剪；C.中长敷料镊；D.金属尿道探条；E.注射器；F.医用润滑剂

5. 外翻近、远端尿道黏膜　分别将尿道断端近端和远端的黏膜边缘四周牵出并使其外翻，用显微持针器夹持的圆针 5-0 可吸收缝线将外翻的黏膜缝合固定于尿道周围约 0.5cm 的尿道海绵体组织上（图11-4-7）。

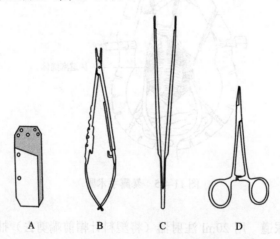

图 11-4-7　外翻近、远端尿道黏膜所需的器械

A.5-0 可吸收缝线；B.显微持针器；C.解剖镊；D.弯蚊式止血钳

6. 外翻黏膜无张力端-端吻合　用显微持针器夹持的圆针 5-0 可吸收缝线将已行外翻固定的远端尿道黏膜与近端尿道黏膜之间行间断无张力端-端吻合，缝线预置但暂不打结，应注意避免黏膜内陷卷曲。将用医用润滑剂充分涂抹的 16/18Fr 双腔气囊导尿管（具体型号根据术中情况决定）从尿道外口经尿道吻合处送入膀胱，向导尿管球囊注入生理盐水 10ml，连接引流袋收集尿液。用组织钳夹住远端尿道向近端牵拉，使之与近端尿道贴合，然后分别打结，使尿道两断端完全靠拢、不留任何间隙。再用显微持针器夹持的 5-0 可吸收缝线间断缝合尿道吻合口两端的肌层和外膜（图11-4-8，图11-4-9）。

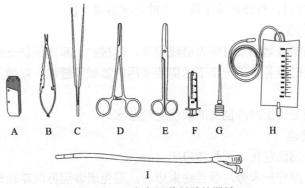

图 11-4-8 吻合尿道所需的器械

A. 5-0 可吸收缝线；B. 显微持针器；C. 解剖镊；D. 组织钳；E. 组织剪；F. 注射器；G. 医用润滑剂；H. 引流袋；I. 双腔气囊导尿管

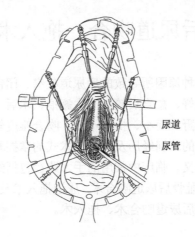

图 11-4-9 吻合尿道

7. 关闭切口 巡回护士与器械护士仔细清点所有手术用物无误后，用圆针 3-0 可吸收缝线缝合球海绵体肌，并将其固定于阴茎脚处。递 5×12 圆针 3-0 丝线逐层缝合会阴部皮下组织，三角针 4-0 可吸收缝线缝合皮肤。将经医用润滑剂涂抹的 16Fr 双腔气囊导尿管从耻骨上膀胱造瘘口处置入膀胱，向导尿管球囊注入生理盐水 10ml 后将其向外稍加牵引，然后固定于皮肤处。有孔敷贴覆盖造瘘口，硅胶尿管接引流袋。碘伏纱球再次消毒切口区域后，用无钡丝的纱布 5～6 张折叠后覆盖在会阴部切口处，用四头带或消毒绷带以"X"形加压包扎会阴部后结束手术。

（五）特殊关注点

1. 手术前访视关注点
（1）充分了解患者情况，注意评估患者的心理状况。
（2）指导患者正确使用稀释后的碘伏行温水外阴清洗，并坐浴会阴部，在术前 1 日口服 20% 甘露醇 250ml 做肠道准备。
2. 手术区皮肤准备关注点
（1）指导患者术前 1 日沐浴，应特别交代在清洁时注意避免擦破会阴部皮肤。

（2）术前 2~3 日，每日备皮 1 次，术前再次备皮 1 次。

3. 手术中关注点

（1）术中所需特殊器械及可吸收缝线较多，器械护士和巡回护士应熟悉每一手术步骤和相关解剖，及时准备好下一步手术需要使用的器械和缝线，以便及时、准确、有效地配合手术。

（2）及时配制好用于冲洗创面的碘伏生理盐水。

4. 手术后关注点

（1）切实进行创面包扎，预防切口出血。

（2）巡回护士应守护床旁，适当约束患者，避免患者因苏醒期躁动引起意外坠床。

（刘元婷　莫　宏　李　蓉）

第五节　后尿道吻合、拖入术手术配合

后尿道吻合术是治疗各种原因所导致的后尿道狭窄、闭锁的基本方法。它具有切除尿道瘢痕彻底、尿道对位良好、愈合后较少产生瘢痕、术后一般不需要定期扩张尿道等优点；但是，其也有手术视野深而小、操作不便、吻合难度较大等不足之处。因此，根据患者具体情况与手术医生的培训经历及对相关术式的掌握和熟练程度来选择恰当的手术路径就具有十分重要的意义。临床中常用的手术路径包括经会阴途径尿道吻合术、经腹会阴途径尿道吻合术、经耻骨后尿道吻合术、尿道拖入术及经肛管直肠后尿道吻合术。本节仅介绍前面 4 种途径的后尿道吻合术、拖入术。

一、经会阴或经腹会阴联合途径后尿道吻合术、拖入术

本术式适合于下列情况：①狭窄、闭锁部位位于膜部或者球膜部尿道，且病变长度≤1cm 者可采用经会阴途径进行后尿道吻合术；②病变部位位于尿道膜部或者膜部以上，且病变段较长、或者存在后尿道闭锁、后尿道假道、后尿道缺损的患者，既往曾经多次手术、经会阴途径行后尿道吻合术中发生困难者均应采用经腹会阴联合途径；③对于病变段尿道长度较长、位置较高，未伴发后尿道假道、后尿道缺损的患者，如果主、客观条件不适合进行后尿道吻合术者可考虑施行后尿道拖入术。

（一）手术用物

1. 常规布类　剖腹盆、手术衣、桌单、剖口单。

2. 手术器械

（1）经会阴途径：手外器械、专用显微器械、会阴软组织拉钩、金属尿道探条。

（2）经腹会阴途径：剖腹器械、专用显微器械、会阴软组织拉钩、金属尿道探条。

3. 一次性用物

（1）常规物品：吸引管 1 套、电刀 1 个、电刀清洁片 1 张、剖腹套针 1 包、45cm×45cm

医用粘贴膜 1 张、3-0 丝线 1 包、2-0/T 丝线 1 包、0 号丝线 1 包、纱布 10 张、无菌塑料灯柄罩 1 个、15 号刀片 1 个、11 号刀片 1 个、20 号刀片 1 个、20ml 注射器 2 副、引流袋 2 个、医用润滑剂 2 支、手套按需准备。

（2）特殊物品：16Fr 橡胶尿管 1 根、16/18Fr 双腔气囊导尿管 1~2 根、24Fr 蕈形尿管 1 根、5-0 可吸收缝线 6~8 包（用于尿道吻合）、3-0 可吸收缝线 2 包（用于固定尿道海绵体）、三角针 4-0 可吸收缝线 1 包（用于皮内缝合）。

（二）手术体位

手术体位为膀胱截石位（图 11-5-1），详见第五章第五节。

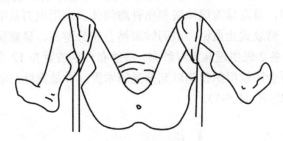

图 11-5-1 膀胱截石位

（三）消毒铺巾

1. 消毒液 碘伏。

2. 消毒范围

（1）经会阴途径：上至脐部，下至大腿下 1/3，包括会阴、肛门及其周围，两侧均达腋中线，应特别注意对会阴部的消毒。

（2）经腹会阴途径：上至剑突，下至大腿下 1/3，包括会阴、肛门及其周围，两侧至腋中线。

3. 铺巾

（1）经会阴途径

1）臀下垫桌单 1 张，脐平面横铺治疗巾 1 张。

2）双腿各铺盖桌单 1 张。

3）铺剖口单 2 张。

4）桌单 1 张横铺，遮盖头架及外展的上肢。

（2）经腹会阴途径

1）臀下垫桌单 1 张，注意保护术者双手不被污染。

2）双腿各铺桌单 1 张。

3）未展开的治疗巾 1 张横铺于腹部切口下缘与阴阜之间，反折 1/4 的治疗巾 3 张，依次覆盖切口对侧、上侧及近侧。

4）贴医用粘贴膜覆盖手术区域并固定治疗巾。

5）铺剖口单 2 张，下端无需展开，直接折叠铺于耻骨联合处。

6）切口上缘横铺桌单 1 张以覆盖头架及外展的上肢。

（四）手术配合

1. 清点用物 巡回护士、器械护士仔细清点所有手术用物，包括纱球、纱布、器械、缝针、刀片等，准备并连接电刀及吸引管，套上灯柄罩，电刀用一次性电刀清洁片粘贴在无菌单上，吸引管用巾钳固定。

2. 再次消毒手术区域、铺巾固定并保护手术区 碘伏纱球再次消毒手术区域，重点是会阴部、阴囊和阴茎。用 8×24 三角针 2-0/T 丝线，将双层治疗巾缝合于肛门前方、阴囊底部及两侧，以遮盖肛门区域、固定并保护会阴的手术区域。

3. 切开皮肤、皮下组织 用 15 号小圆刀在会阴部做纵行直切口或倒"U"形切口。电刀切开浅、深筋膜，显露球海绵体肌和坐骨海绵体肌。用电刀从中线处纵行切开球海绵体肌，递敷料镊、弯蚊式止血钳、电刀钝锐结合充分游离、显露狭窄段尿道及与之相邻的远端球部尿道。备 2 张生理盐水湿纱布，将纱布分别放置在 12 点钟和 6 点钟方向以保护切口边缘，安置会阴软组织拉钩以充分显露术野，并显露球海绵体肌、中心腱、会阴浅横肌（图 11-5-2～图 11-5-5）。

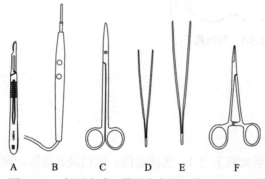

图 11-5-2 切开皮肤、暴露狭窄段尿道所需的器械

A.15 号圆刀；B.电刀；C.解剖剪；D.短敷料镊；E.中长敷料镊；

F.弯蚊式止血钳

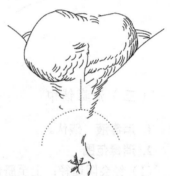

图 11-5-3 会阴部切口示意图

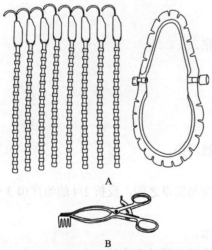

图 11-5-4 会阴软组织拉钩及乳突撑开器

A.会阴软组织拉钩；B.乳突撑开器

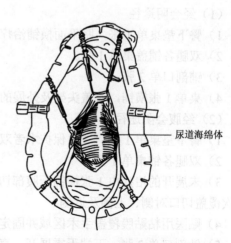

尿道海绵体

图 11-5-5 暴露手术野

4. 游离、显露、切除狭窄/闭锁段尿道 备电刀、敷料镊、医用润滑剂、金属尿道探条、圆刀、组织钳、解剖剪。用电刀纵行切开球海绵体肌，显露其下的尿道海绵体的白膜。沿白膜表面游离尿道海绵体，直至尿道狭窄/闭锁段的远端。在医用润滑剂辅助下，经尿道外口插入金属尿道探条，其尖端即为尿道狭窄/闭锁段的远端。用 15 号圆刀在此处借助金属尿道探条的指引切断尿道，递组织钳全层夹住尿道断端，以防止尿道黏膜回缩和尿道断端出血，继续沿尿道海绵体白膜表面向远端游离前尿道 3～4cm，以保证后续能在没有明显张力的情况下进行后尿道吻合。游离时应注意不要损伤阴茎海绵体和尿道海绵体，以免引起出血或造成尿道损伤（图 11-5-6～图 11-5-8）。

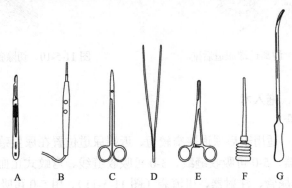

图 11-5-6　游离、切除狭窄/闭锁段尿道所需的器械

A.手术圆刀；B.电刀；C.解剖剪；D.敷料镊；E.组织钳；F.医用润滑剂；G.金属尿道探条

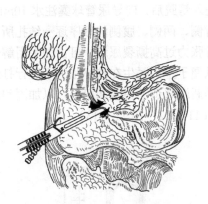

图 11-5-7　切断尿道

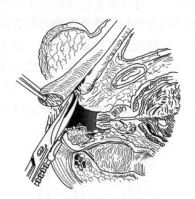

图 11-5-8　游离尿道球部

用解剖剪剪开尿生殖膈，组织钳钳夹狭窄/闭锁段尿道，向后方游离尿道。由于损伤造成局部严重的瘢痕形成，尿道闭锁，周围组织粘连严重，致使尿道结构严重变形，难于辨认，游离困难；加之直肠紧贴其后，稍不注意即可损伤直肠，影响吻合口愈合，甚至造成直肠会阴瘘。因此，此步骤是整个手术中最困难、也是关系手术成败最关键的步骤，必须细致、耐心、谨慎地进行。

游离过程可在经耻骨上膀胱造瘘口伸入后尿道的金属尿道探条的指引下进行，术者还可将示指伸入直肠来引导对近端尿道后壁进行的游离，以免损伤直肠。当狭窄/闭锁段尿道后壁完全游离后，再用解剖剪环绕尿道游离侧壁和前壁，以将整个狭窄/闭锁段尿道完全游离，直至分离到正常组织约 1cm 为止。充分切除狭窄/闭锁段尿道，以便于施行下述的尿道吻合（图 11-5-9，图 11-5-10）。

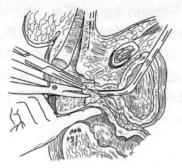

图 11-5-9　游离近端尿道后壁

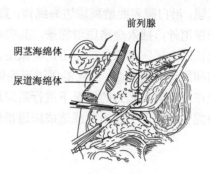

图 11-5-10　切除狭窄段尿道

5. 后尿道吻合、拖入术

（1）后尿道吻合

1）圆针吻合法：适用于后尿道狭窄较短、近端尿道位置在尿生殖膈附近的患者。备解剖镊、显微持针器、5-0 可吸收缝线、3-0 可吸收缝线、弯蚊式止血钳、医用润滑剂、16/18Fr 双腔气囊导尿管、注射器、引流袋（图 11-5-11）。用 5-0 可吸收缝线进行后尿道吻合，吻合时总共间断全层吻合 6～8 针，先缝背侧，再缝两侧，暂不打结，用弯蚊式止血钳钳夹线尾以作牵引和区分。在医用润滑剂辅助下，经尿道外口插入 16/18Fr 双腔气囊导尿管，待导尿管前端经后尿道吻合口顺利进入膀胱后，向导尿管球囊注水 10ml，同法继续吻合腹侧。待所有吻合线完成后，按照背侧、两侧、腹侧的顺序逐一结扎所有的缝合线，将线结打在尿道腔外。为了避免打结时张力过高撕裂尿道，可由助手用解剖镊夹住尿道远侧断端，并尽量向近端尿道靠拢，以便于主刀医生在较小张力下进行打结。吻合完毕后，用圆针 3-0 可吸收缝线间断缝合两断端尿道的白膜和肌层，以加固和防止尿液外渗。应注意不要穿透尿道缝住导尿管（图 11-5-12，图 11-5-13）。

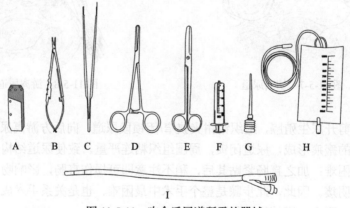

图 11-5-11　吻合后尿道所需的器械

A.可吸收缝线；B.显微持针器；C.解剖镊；D.弯蚊式止血钳；E.组织剪；F.注射器；
G.医用润滑剂；H.引流袋；I.双腔气囊导尿管

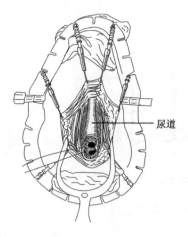

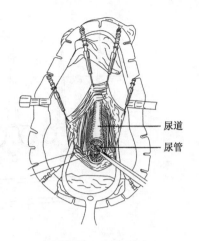

图 11-5-12　吻合尿道背侧　　　　　　　　图 11-5-13　安置保留尿管

2）直针吻合法：对于高位的后尿道狭窄，一般圆针吻合十分困难。有学者自创直针进行吻合，方法叙述如下。由腹部手术组和会阴手术组相互配合，用 3-0 可吸收缝线穿入特制的直针后，以内进外出的方式分别先在远端尿道的 3 点钟、5 点钟、9 点钟和 12 点钟方向各缝 1 针，再分别将针以外进内出的方式穿过尿道近端或膀胱颈的对应处。将各针缝线经过膀胱拉出后，分别将各针缝线一一拉紧，从而使尿道两断端完全对拢，然后在膀胱内打结。

（2）后尿道拖入术：对于膜部或膜部以上的后尿道狭窄，因主、客观原因行后尿道吻合有困难者，可施行后尿道拖入术。后尿道拖入术由于不做断端吻合，而是借助导尿管的牵引作用将尿道远端拖至尿道近端的断端处，因此不需游离近端尿道，手术较后尿道吻合术简便。缺点是后尿道的对位不及吻合术确切，若牵引力过小，尿道两断端之间因对合不佳而存在间隙，容易形成瘢痕而导致手术失败；反之如果牵引力过大，可使尿道两断端产生套叠或者因压迫造成断端组织缺血坏死，日后仍然会产生狭窄。此外，远侧端尿道拖入过多遮挡精阜，还可引起不射精和前列腺液排出障碍。导致不育和前列腺炎。临床上要严格掌握手术适应证，手术医生应该对该术式有较为丰富的经验，并且只对那些施行尿道吻合术确有困难的患者才考虑本术式。

充分游离并切除后尿道瘢痕后，在医用润滑剂的辅助下，经尿道外口插入 16/18Fr 双腔气囊导尿管，尿管尖端超出尿道远侧断端约 5cm。在距保留尿管尖端 3.5～4cm 处用 2-0 可吸收缝线紧紧缠绕尿管 3 圈后打结，用 3-0 或 4-0 可吸收缝线将远侧尿道的断端间断全层缝合 4 针，并穿过上述缠绕尿管的线圈后打结固定。

经过耻骨上膀胱切口插入 16Fr 导尿管 1 根，并经尿道近端穿出。递 8×24 三角针 0 号丝线将两根尿管的尖端缝合并打结后，逐渐牵拉膀胱侧尿管，使尿道远侧断端随着导尿管的牵引而紧贴于近端尿道的断端上，将尿管尖端的缝线经膀胱拉出，稍加用力牵引后固定于腹壁上，以使尿道两断端切实对合（图 11-5-14～图 11-5-17）。

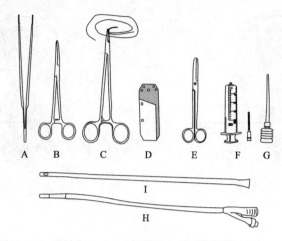

图 11-5-14　后尿道拖入所需的器械

A.解剖镊；B.弯止血钳；C.持针器及针线；D.可吸收缝线；E.组织剪；F.注射器；G.医用润滑剂；H.双腔气囊导尿管；I.橡胶尿管

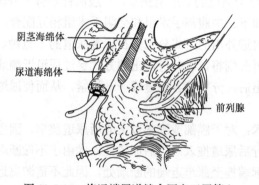

图 11-5-15　将远端尿道缝合固定于尿管上

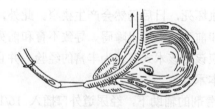

图 11-5-16　牵引远端尿道

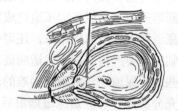

图 11-5-17　固定牵引线

6. 关闭切口

（1）行后尿道吻合术者关闭切口：巡回护士与器械护士清点所有手术用物无误后，用 3-0 可吸收缝线缝合球部海绵体并将其固定于阴茎脚处，5×12 圆针 3-0 丝线逐层缝合会阴部皮下组织，4-0 可吸收缝线三角针缝合皮肤。碘伏纱球消毒切口，无钡丝纱布 5～6 张覆盖在会阴部切口处，用四头带或消毒绷带以"X"形加压包扎会阴部后结束手术。

（2）行后尿道拖入术者关闭切口：备 24Fr 蕈形尿管（或者双腔气囊导尿管）行膀胱造瘘，2-0 可吸收缝线关闭膀胱切口，造瘘管连接引流袋。器械护士和巡回护士仔细清点手术器械和台上用物无误后，用 13×24 圆针 0 号丝线间断缝合肌层及腹直肌前鞘，或用 0 号可吸收缝线连续缝合。器械护士和巡回护士再次清点手术器械和台上用物无误后，用 13×24 圆针 3-0 丝线间断缝合皮下组织，或用 2-0 可吸收缝线缝合。碘伏纱球消毒切口处皮肤，三角针 3-0 丝线间断缝合皮肤，并用三角针 2-0/T 丝线将膀胱造瘘管固定于皮肤上（图 11-5-18）。

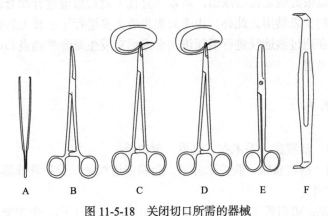

图 11-5-18　关闭切口所需的器械

A.组织镊；B.弯止血钳；C、D.持针器及针线；E.组织剪；F.皮肤拉钩

（五）特殊关注点

1. 手术前访视关注点

（1）充分了解患者既往受伤情况，注意评估患者的心理状况。

（2）指导患者术前 1 日沐浴，应特别交代在清洁时注意避免擦破会阴部皮肤。

（3）指导患者正确使用稀释后的碘伏行温水外阴清洗，并坐浴会阴部，术前 1 日口服 20%甘露醇 250ml 做肠道准备。

2. 手术中关注点

（1）在后尿道吻合术中，会阴部切口小而深，局部粘连重，组织结构不清，操作时尤应注意避免损伤。

（2）应充分切除尿道瘢痕组织和充分游离远端尿道，以保证在无张力的条件下进行后尿道吻合。

（3）术中尤其应注意尿道后壁的游离，避免损伤直肠。可在伸入直肠的左手示指的引导下，紧贴尿道后壁进行游离。

（4）应注意避免将尿道吻合在假道上。术中应仔细辨别，并可用尿道探条经过膀胱造瘘口伸入后尿道作为指引和辨别。

（5）行后尿道拖入术时应注意保持合适的牵引力，既保证尿道两侧断端的紧密对合，又不至于导致套叠和压迫缺血。

3. 手术后关注点

（1）搬动时切实注意保留尿管和膀胱造瘘管，以预防被外力牵拉而脱出。

（2）巡回护士应守护床旁，适当约束患者，避免患者因苏醒期躁动引起意外坠床。

二、经耻骨后尿道吻合术

此术式适用于后尿道狭窄经多次手术失败、会阴瘢痕严重、后尿道缺损较长者。此方法的优点是可以很好地显露后尿道，可以在直视下对后尿道进行吻合；但是有骨盆畸形或伴发耻骨骨髓炎者禁用。此外，由于此类患者大多进行了耻骨上膀胱造瘘来转流尿液，而这类患者在通过该途径进行后尿道吻合术后有发生耻骨骨髓炎和耻骨后感染的风险，因此应慎重考虑。

（一）手术用物

1. 常规布类　剖腹盆、手术衣、桌单、剖口单。

2. 手术器械　剖腹器械、胸腔牵开器、金属尿道探条、骨科特殊器械、线锯。

3. 一次性用物

（1）常规物品：吸引管 1 套、电刀 1 个、电刀清洁片 1 张、剖腹套针 1 包、3-0 丝线 1 包、2-0/T 丝线 1 包、0 号丝线 1 包、纱布 10 张、无菌塑料灯柄罩 1 个、11 号刀片 1 个、20 号刀片 2 个、20ml 注射器 2 副、16/18Fr 双腔气囊导尿管 1～2 根、24Fr 蕈形尿管 1 根、引流袋 2 个、医用润滑剂 1 个、手套按需准备。

（2）特殊物品：4-0 可吸收缝线 2 包（用于尿道吻合）、3-0 可吸收缝线 2 包（用于加固吻合口）、骨蜡。

（二）手术体位

手术体位为仰卧位（尾侧稍降低）或者膀胱截石位。

（三）消毒铺巾

1. 消毒液　碘伏。

2. 消毒范围　上至剑突，下至大腿下 1/3，两侧均达腋中线，应特别注意对阴茎、阴囊和会阴部的消毒。

3. 铺巾

（1）平卧位：治疗巾 1 张卷成球状垫于会阴部阴囊下方；1/4 折的治疗巾 4 张分别沿切口四周铺盖，巾钳 4 把固定；铺剖口单 2 张；桌单 1 张齐切口下缘纵铺，覆盖床尾及手术托盘。

（2）膀胱截石位：同经腹会阴途径铺巾。

（四）手术配合

1. 清点用物　器械护士和巡回护士仔细清点所有手术用物，包括纱球、纱布、器械、缝针、刀片等用物，包括数目及完整性的清点。连接吸引器及电刀等各种动力管路。

2. 切口并显露术野　行下腹正中纵行切口，上界起自耻骨联合至脐中线处，下端抵达阴茎根部，并向两侧延伸成"人"字形（图 11-5-19）。备圆刀、组织镊、弯止血钳、皮肤拉钩、13×24 圆针 0 号丝线等（图 11-5-20）。递圆刀切开皮肤后换下，第二把圆刀或用电刀切开浅筋膜、腹白线，2 把皮肤拉钩牵拉切口，继续用电刀切开腹直肌筋膜，刀柄于中线处钝性分离腹直肌和锥状肌。视情况传递弯止血钳、圆针 0 号丝线行腹壁浅动、静脉的缝扎或结扎止血，直至进入膀胱前间隙。

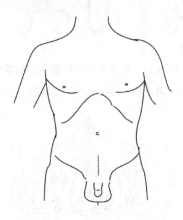

图 11-5-19　下腹部正中切口

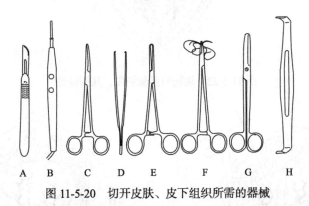

图 11-5-20　切开皮肤、皮下组织所需的器械

A.手术圆刀；B.电刀；C.弯止血钳；D.组织镊；E.组织钳；F.持针器及针线；G.组织剪；H.皮肤拉钩

3. 显露并切开耻骨　沿耻骨联合表面游离、切断阴茎悬韧带，使阴茎根部向前下方移位，以显露耻骨前面（图 11-5-21，图 11-5-22）。用手指伸入耻骨后缘继续向下方游离，直角钳紧贴耻骨弓下缘穿过，并向两侧继续剥离，将耻骨游离出约 4cm。用手术刀或电刀切开耻骨骨膜，骨膜剥离器将骨膜向两侧稍加剥离后，递线锯在距中线 1～1.5cm 处分别将左、右侧耻骨锯断后取出断骨，断端用骨蜡止血（图 11-5-23）。也可不将耻骨完全锯断取出，而使用骨凿在两侧耻骨结节之间凿去一块耻骨，其大小以能够显露耻骨后方的后尿道即可；或者仅用骨科线锯锯开耻骨联合，然后用胸腔牵开器撑开耻骨 6～8cm，足以进行后尿道吻合术即可（图 11-5-24）。

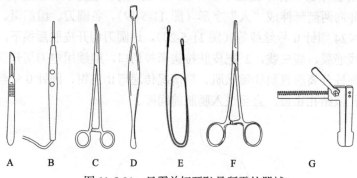

图 11-5-21　显露并切开耻骨所需的器械

A.手术圆刀；B.电刀；C.直角钳；D.骨膜剥离器；E.线锯；F.可可钳；G.胸腔牵开器

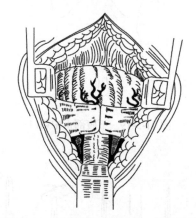

图 11-5-22　切断阴茎悬韧带，显露耻骨

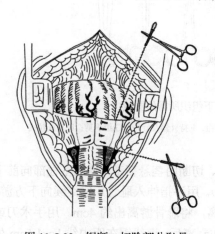

图 11-5-23　锯断、切除部分耻骨

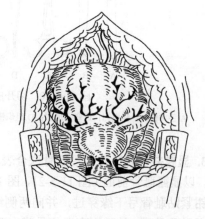

图 11-5-24　胸腔牵开器撑开耻骨联合

4. 游离、切除后尿道狭窄　在医用润滑剂辅助下，分别经耻骨上膀胱造瘘口和尿道外口插入金属尿道探条，并在尿道探条的引导下游离后尿道狭窄段，将其完全切除（图11-5-25，图11-5-26）。如狭窄段较长，则需要在会阴部再做切口，以充分游离前尿道来保证后尿道的无张力吻合。必要时还可将两侧阴茎海绵体之间的连接处部分剪开，以便将尿道更为充分地游离和显露，以利于后尿道的吻合。

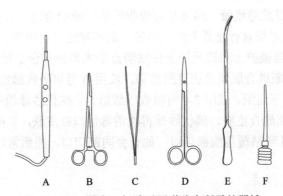

图 11-5-25　游离、切除后尿道狭窄所需的器械

A.电刀；B.弯止血钳；C.敷料镊；D.解剖剪；E.金属尿道探条；F.医用润滑剂

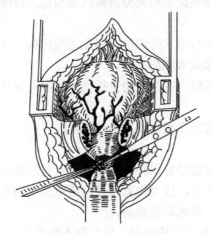

图 11-5-26　切除狭窄段尿道

5. 吻合后尿道　备解剖镊、持针器、3-0 及 4-0 可吸收缝线、双腔气囊导尿管、医用润滑剂、注射器、引流袋等（图 11-5-27）。用 4-0 可吸收缝线间断、全层吻合后尿道。在医用润滑剂辅助下，经尿道外口置入 16/18Fr 双腔气囊导尿管，并通过后尿道吻合处进入膀胱，向导尿管球囊注水 10ml。继续吻合后尿道的侧壁和前壁。用 3-0 可吸收缝线间断缝合吻合口处的尿道白膜和肌层，以加固吻合口和防止尿外渗。

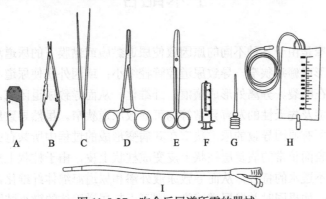

图 11-5-27　吻合后尿道所需的器械

A.可吸收缝线；B.显微持针器；C.解剖镊；D.组织钳；E.组织剪；F.注射器；G.医用润滑剂；H.引流袋；I.双腔气囊导尿管

6. 安置耻骨上膀胱造瘘管 用 4-0 可吸收缝线间断缝合耻骨骨膜；24Fr 蕈形尿管或 16/18Fr 双腔气囊导尿管行耻骨上膀胱造瘘，造瘘管连接引流袋。

7. 关闭切口 器械护士和巡回护士仔细清点手术器械和台上用品无误后，用 13×24 圆针 0 号丝线间断缝合肌层及腹直肌前鞘，或用 0 号可吸收缝线缝合，13×24 圆针 3-0 丝线间断缝合皮下组织，或用 2-0 可吸收缝线缝合。碘伏纱球消毒切口处皮肤后，用三角针 3-0 丝线间断缝合皮肤。碘伏纱球再次消毒切口处皮肤，2 把组织镊对合皮缘切口，切口敷贴和有孔敷贴覆盖腹部切口。如有会阴部切口，按照常规关闭和覆盖切口。

（五）特殊关注点

1. 手术中关注点

（1）应充分切除尿道瘢痕组织和充分游离远端尿道，以保证在无张力的条件下进行后尿道吻合。

（2）术中尤其应注意保持手术野清洁，避免尿液污染，除术前提前使用预防性抗生素外，术中实时使用抗生素盐水冲洗创面。

（3）游离耻骨和后尿道时，应注意避免损伤前列腺静脉丛及痔下静脉丛，以免引起大出血。

（4）切除耻骨时应注意避免损伤闭孔血管和神经。

2. 手术后关注点

（1）搬动时切实注意保留尿管和膀胱造瘘管，以预防被外力牵拉而脱出。

（2）巡回护士应守护床旁，适当约束患者，避免患者因苏醒期躁动引起意外坠床。

（3）术后使用抗生素，警惕耻骨感染。

（4）卧床休息 2～3 周后可下床活动，但早期不宜负重。

（刘志洪　卢一平　莫　宏）

第六节　颊黏膜男性尿道狭窄整形重建术手术配合

　　男性尿道狭窄是由于各种不同的原因致使尿道黏膜或黏膜下的尿道海绵体损伤、出血，继而纤维化形成瘢痕狭窄，导致尿道腔管径缩小；或因外伤使尿道不全或者完全断裂、分离，继而在断裂、分离处形成瘢痕、纤维化，从而导致尿道闭塞。另外，医源性损伤、外伤、炎症及先天性的发育异常等均可导致尿道狭窄。虽然导致尿道狭窄的病因各不相同，但是所有原因导致的尿道狭窄在其病变形成的过程中所共有的病理生理改变是原有尿道内腔表面正常的假复层柱状上皮变成柱状上皮，由于柱状上皮缺乏假复层柱状上皮所具有的不透水的特性，从而导致尿液外渗和尿道海绵体纤维化，使尿道腔管径缩小，形成狭窄；如果同时并发尿道感染，则可引起尿道腺体的微小脓肿，进一步加重尿道海绵体的纤维化，严重者可导致尿道闭锁。

男性尿道狭窄根据损伤的范围和程度可选用不同的手术方式，对于长段尿道狭窄、尿道狭窄术后复发及复杂性的尿道狭窄，大多需要在手术中使用重建材料来对尿道进行修复。目前，可以用于尿道重建的材料较多，如包皮、阴茎、阴囊皮肤、口腔颊黏膜、膀胱黏膜、生物材料等。颊黏膜尿道狭窄整形重建术是治疗前尿道长段狭窄较为理想的手术方式。下面将目前用于尿道重建的各种材料的特性进行简要介绍。在临床实际工作中，需要根据患者的受伤机制、损伤程度、病变涉及范围、既往治疗情况、现有狭窄的范围与程度、患者局部皮肤条件、患者本人意愿及主治医生的培训背景和对相关手术方式的掌握程度来综合考虑和选择。

（一）尿道重建材料

1. 局部获取的尿道重建材料　在局部可以考虑和选取的尿道重建材料包括包皮、阴茎皮肤和阴囊皮肤。

（1）阴茎包皮是较为常用的传统的尿道重建材料，但其存在容易收缩，可能因上皮组织退化而导致成形段尿道内径缩小，进而导致尿道继发性狭窄而使手术长期疗效降低的缺点。此外，患者可能因为既往的包皮环切手术、创伤或反复的成形手术而缺乏可供尿道成形手术所需要的包皮。

（2）阴茎、阴囊皮肤比较容易获得，但除了存在与包皮一样可能因为收缩、退化而导致成形段尿道狭窄、短缩之外，还经常因为表面存在毛发而导致结石生长、尿路感染等问题。

2. 远处获取的尿道重建材料　如果局部缺乏尿道重建材料或者不适宜使用，则可以考虑和选取包括膀胱黏膜、颊黏膜在内的远处的自身材料来进行尿道的修复和重建。

（1）膀胱黏膜：使用膀胱黏膜进行尿道成形术曾经被广泛运用，但因取材手术的创伤较大，下腹部遗留瘢痕影响外观等原因而使用逐渐减少。此外，从现有的长期随访结果来看，该种材料的手术效果并不理想。

（2）颊黏膜：颊部的黏膜具有固有层，且其较皮肤和膀胱黏膜更薄，更易于血管化；颊黏膜的上皮层较厚，因而较皮肤和膀胱黏膜更为柔韧、弹性更高，具有生物力学性能更优、更容易耐受液体环境等良好的生物学特性。颊黏膜还具有对感染抵抗力较强和皮肤疾病不易侵入的特点；此外，颊黏膜取材较膀胱黏膜更为容易，患者创伤小，且不遗留瘢痕，不影响美观。

（二）手术用物

1. 常规布类　剖腹盆、手术衣、剖口单、桌单、治疗巾。

2. 手术器械　手外器械、专用显微器械、口腔撑开器、钢尺、会阴软组织拉钩（球部尿道用）。

3. 一次性用物

（1）常规物品：吸引管2套（1套用于口腔，另外1套用于尿道）、电刀1个、电刀清洁片1张、无菌塑料灯柄罩1个、手外套针1包、纱布10～20张、纱球10个、3-0丝线1包、2-0/T丝线1包、15号刀片1个、10号刀片2个、60ml注射器1副、20ml注射器2

副、18Fr 双腔气囊导尿管 1 根、8 号尿管 1 根、引流袋 1 个、绷带 1 个、手套按需准备。

（2）特殊物品：5-0 抗菌可吸收缝线 2 包、6-0 抗菌可吸收缝线数包（视尿道狭窄的长度而定）。

（三）术前准备

1. 会阴部皮肤准备　术前 3~5 日，对患者会阴部的皮肤备皮，每日 1 次。教会并督促患者每日多次使用稀释后的碘伏消毒液清洗外阴，并坐浴浸泡会阴部。

2. 口腔准备　术前 3 日常规安排患者洁牙，口腔消毒液漱口 5 次/日，以减少口腔内细菌的数量，减轻术后口腔疼痛，并保证术后口腔创面的快速愈合。

（四）手术体位

根据患者尿道狭窄的位置、长度来确定手术的体位。
1. 平卧位　适用于阴茎部尿道狭窄。
2. 膀胱截石位　适用于球部尿道狭窄。

（五）消毒铺巾

1. 消毒液　碘伏。
2. 消毒范围　上至脐部，下至大腿下 1/3，包括会阴、肛门及其周围，两侧均达腋中线，应特别注意对会阴部的消毒。对口腔及颌面部消毒采用 1∶10 稀释后的碘伏，以免损伤口腔黏膜。在消毒前应特别注意保护好患者的眼睛，并同时消毒用于麻醉的插管。
3. 铺巾
（1）口腔切口铺巾
1）治疗巾 2 张打开后重叠置于患者头下，上面一张治疗巾包裹患者头部，巾钳 1 把固定。
2）治疗巾 2 张分别卷成球状，塞于患者的双侧颈部以固定头部。
3）治疗巾 2 张打开后重叠包裹麻醉插管，并用卷带固定。
4）治疗巾 3 张分别覆盖口腔周围，巾钳 3 把固定。
5）剖口单 1 张铺于口腔切口处。
（2）会阴部切口铺巾
1）平卧位：治疗巾 1 张卷成球状塞于患者的会阴部；反折 1/4 的治疗巾 4 张，依次分别覆盖切口的下侧、对侧、上侧和近侧，巾钳 4 把固定。铺剖口单 1 张，注意不要与口腔切口的铺巾之间相互遮盖。
2）膀胱截石位：按照膀胱截石位的常规铺巾法铺巾，应注意充分覆盖吊腿架。

（六）手术配合

1. 切取颊黏膜
（1）显露口腔颊黏膜：用口腔撑开器撑开口腔，根据术前尿道造影所确定的尿道狭窄的长度切取相应大小的颊黏膜，用钢尺在口腔内初步测量后做标记。将 1∶1000 的肾上腺素注射液注射于拟取颊黏膜区域的口腔黏膜下，使黏膜更容易游离和减少出血。

（2）切取颊黏膜：用 5×12 圆针 3-0 丝线缝合并悬吊牵引所需切取颊黏膜大小范围的四角，15 号刀片切取相应长度和宽度的颊黏膜。用 5×12 圆针 3-0 丝线或 5-0 可吸收缝线间断缝合口腔黏膜的切口（图 11-6-1，图 11-6-2）。取材时，应注意避开腮腺导管的开口。

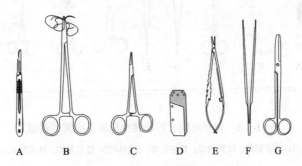

图 11-6-1　切取颊黏膜所需的器械

A.15 号圆刀；B.持针器及针线；C.弯蚊式止血钳；D.5-0 可吸收缝线；E.显微持针器；F.解剖镊；G.组织剪

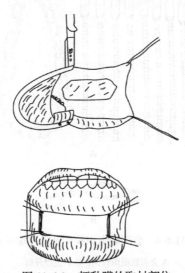

图 11-6-2　颊黏膜的取材部位

（3）修剪颊黏膜：取下的颊黏膜由手术医生用眼科剪仔细去除基底部的脂肪和结缔组织后，交给器械护士用生理盐水湿纱布妥善包裹后备用。参与切取颊黏膜的手术医生全部更换手套，器械护士将已经使用过的器械仔细清点无误后，统一放在一个弯盘内，不能再用于尿道手术。

2. 尿道狭窄颊黏膜成形重建术

（1）切开皮肤、皮下组织，游离狭窄段尿道：用 15 号刀片纵行切开尿道狭窄部的皮肤，解剖剪、解剖镊仔细游离狭窄部位的尿道及狭窄段前、后各 1cm 左右的正常尿道，电凝止血后用直角钳引导的 8 号尿管穿过尿道，递弯蚊式止血钳钳夹尿管尾部后牵引备用。如为后尿道狭窄，用 2 张湿纱布，分别放置在切口的 12 点钟和 6 点钟方向，再安置会阴软组织拉钩以充分暴露手术野。用 1∶10 碘伏生理盐水冲洗手术创面（图 11-6-3～

图 11-6-5）。

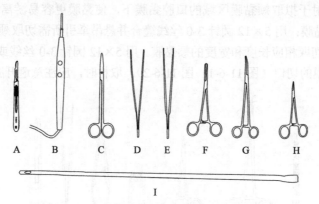

图 11-6-3　切开皮肤、游离狭窄段尿道所需的器械

A.15 号圆刀；B.电刀；C.解剖剪；D.敷料镊；E.解剖镊；F.组织钳；G.直角钳；H.弯蚊式止血钳；I.8 号尿管

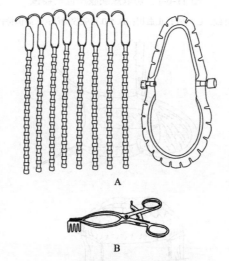

图 11-6-4　会阴软组织拉钩及乳突撑开器

A.会阴软组织拉钩；B.乳突撑开器

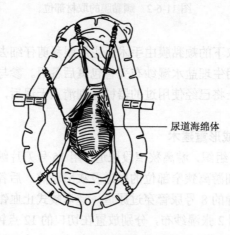

尿道海绵体

图 11-6-5　暴露手术野

（2）切开狭窄段尿道：将已经游离出的狭窄段尿道旋转 180°，于尿道背侧正中线纵行切开狭窄段，并将切口向两端的正常尿道各延伸约 0.5cm。

（3）颊黏膜尿道狭窄重建：将颊黏膜理顺后平铺于已经被切开的尿道上，将颊黏膜的上、下两端分别与正常尿道切缘近、远端的黏膜对齐后，递 6-0 可吸收缝线行间断缝合；再将颊黏膜的两边对折后用 6-0 可吸收缝线行间断缝合，使其卷成中空的筒状。用 1:10 碘伏生理盐水冲洗术野后，在医用润滑剂的辅助下，经尿道外口置入 18F 双腔气囊导尿管，轻柔地通过由颊黏膜成形的尿道后置入膀胱。向气囊内注入 10ml 生理盐水，连接引流袋（图 11-6-6，图 11-6-7）。

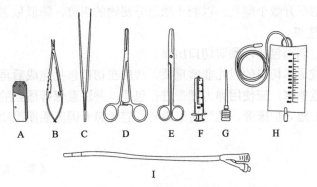

图 11-6-6　颊黏膜尿道狭窄重建所需的器械

A.6-0 可吸收缝线；B.显微持针器；C.解剖镊；D.组织钳；E.组织剪；F.20ml 注射器；G.医用润滑剂；

H.引流袋；I.双腔气囊导尿管

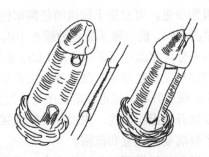

图 11-6-7　颊黏膜阴茎部尿道成形术

（4）关闭切口：止血彻底后，巡回护士与器械护士仔细清点所有手术用物无误后，递 5×12 圆针 3-0 丝线逐层关闭肌层和筋膜，三角针 5-0 可吸收缝线间断缝合皮肤切口。碘伏纱球再次消毒切口后，敷贴覆盖切口后结束手术。

（七）特殊关注点

1. 手术前关注点

（1）指导患者正确使用稀释后的碘伏行口腔消毒液漱口 5 次/日，用温水行外阴清洗并坐浴会阴部。对长期携带膀胱造瘘管的患者可用抗生素生理盐水行膀胱冲洗，并在术前1日口服20%甘露醇250ml做肠道准备。

（2）因麻醉通常采取经鼻插管的全身麻醉，故应闭合患者的双眼，并使用棉球和输液薄膜粘贴以预防角膜干燥和损伤。

2. 手术中关注点

（1）颊黏膜的切取需要准备口腔撑开器，术前应注意检查和取出患者的义齿。

（2）手术中基本采用可吸收缝线。正常尿道两端的黏膜与颊黏膜两端的缝合及颊黏膜两边的缝合均采用6-0可吸收缝线，皮肤也可采用三角针5-0可吸收缝线进行缝合。

（3）准备好双腔气囊导尿管。如果患者是成人，通常采用16Fr或18Fr的双腔气囊导尿管。可根据情况开数个侧孔，以利于尿道分泌物的引流，降低尿道感染的风险。

3. 手术后关注点

（1）切实进行创面包扎，预防切口出血。

（2）对尿道成形术切口的包扎非常重要，故应在切口包扎完成后再安排患者苏醒。如为阴茎部的尿道狭窄，应使用弹力绷带进行包扎，并注意保持适当的松紧度。

（3）巡回护士应守护床旁，适当约束患者，避免患者因苏醒期躁动引起意外坠床。

（李　霞　郭　晖）

第七节　男性后尿道癌根治性切除术手术配合

男性原发性尿道肿瘤极为少见，可发生于尿道的任何部位，发生于球部尿道的肿瘤约占60%，阴茎部尿道肿瘤占30%，前列腺部尿道肿瘤占10%。组织类型：鳞癌占80%，移行上皮癌占15%，腺癌和未分化起源于尿道球腺或Littre腺的肿瘤占5%。可能的诱因包括：长期尿道炎症、尿道狭窄及反复尿道扩张术等。主要临床表现：尿道流出血性分泌物、尿道瘘、尿道旁脓肿、尿道肿物、尿道梗阻，还可伴发疼痛、血尿、血精等症状。本病可以通过经尿道内镜或切开取组织活检、尿道分泌物或尿液的细胞学检查等方式确诊，而尿道造影则有助于了解病变的位置和范围。

男性尿道又可分为后尿道和前尿道两部分。临床上，通常将尿道的前列腺部和膜部尿道称为后尿道。后尿道肿瘤最常见盆腔淋巴结转移，一般很少发生血行转移。后尿道癌根治性切除术适用于有局限性扩展的尿道球部、膜部和前列腺部的恶性肿瘤，包括已发生盆腔或腹股沟淋巴结转移者。

（一）手术用物

1. 常规布类　剖腹盆、手术衣、剖口单、桌单。

2. 手术器械　胃肠器械、腹腔自持式牵开器或者三叶拉钩、10mm结扎速、解剖镊2把、会阴软组织拉钩。

3. 一次性用物

（1）常规物品：吸引管1套、电刀1个、电刀加长柄1个、电刀清洁片1张、剖腹套针 1 包、方纱 3 张、纱布 20 张、纱球 1 包、45cm×45cm 医用粘贴膜 1 张、血浆引流管 1 根、硅胶多孔引流管 1 根、无菌塑料灯柄罩 1～2 个、3-0 丝线 2 包、2-0/T 丝线 1 包、0 号丝线 2 包、11 号刀片 1 个、20 号刀片 2 个、15 号刀片 1 个、8Fr 橡胶尿管 2 根、医用润滑剂 1 支、单 J 管 2 根、导丝、一次性负压引流瓶 1 个、造口袋 1 个、切口敷贴 1 张、有孔敷贴 1 张、手套按需准备。

（2）特殊物品：4-0 可吸收缝线 2 包、3-0 可吸收缝线 1 包、三角针 4-0 可吸收缝线 1 包。

（二）手术体位

手术体位为膀胱截石位（图 11-7-1），详见第五章第五节。妥善固定患者后将手术床调至头低脚高约 15°位。

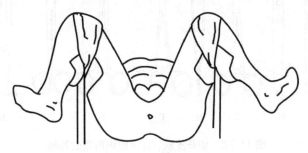

图 11-7-1 膀胱截石位

（三）消毒铺巾

1. 消毒液 碘伏。

2. 消毒范围 上至剑突，下至大腿下 1/3，包括会阴、肛门及其周围，两侧至腋中线，应特别注意对会阴部的消毒。

3. 铺巾

（1）臀下垫桌单 1 张，注意保护术者双手不被污染。

（2）双腿各铺桌单 1 张。

（3）未展开的治疗巾 1 张横铺于腹部切口下缘与阴阜之间，反折 1/4 的治疗巾 3 张，依次覆盖切口对侧、上侧及近侧。

（4）贴医用粘贴膜覆盖手术区域并固定治疗巾。

（5）铺剖口单 2 张，下端无需展开，直接折叠铺于耻骨联合处。

（6）切口上缘横铺桌单 1 张以覆盖头架及外展的上肢。

（四）手术配合

1. 清点用物 器械护士和巡回护士仔细清点所有手术用物，包括纱球、纱布、器械、缝针、刀片等用物，包括数目及完整性的清点。连接吸引器及电刀等各种管路。

2. 腹部手术

（1）切口并显露术野：下腹正中纵行切口，起自耻骨联合，终于脐下，肥胖者可绕脐左侧向上延长 3～4cm。备圆刀、组织镊、弯止血钳、皮肤拉钩、13×24 圆针 0 号丝线等。递圆刀切开皮肤后换下，第二把圆刀或用电刀切开浅筋膜、腹白线，2 把皮肤拉钩牵拉切口，继续用电刀切开腹直肌筋膜。用刀柄于中线处钝性分离腹直肌，视情况传递弯止血钳、圆针 0 号丝线行腹壁浅动、静脉的缝扎或结扎止血，直至进入腹腔（图 11-7-2，图 11-7-3）。

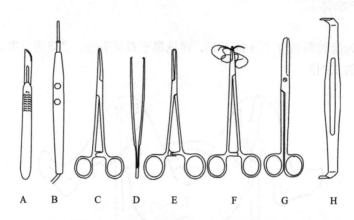

图 11-7-2　切开皮肤、皮下组织所需的器械

A.手术圆刀；B.电刀；C.弯止血钳；D.组织镊；E.组织钳；F.持针器及针线；G.组织剪；H.皮肤拉钩

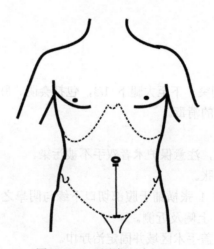

图 11-7-3　下腹部正中切口

（2）清扫盆腔淋巴结，游离切断输尿管

1）显露手术野：备敷料镊、直角钳、解剖剪、花生米钝性剥离器（图 11-7-4）。将肠道向上侧方推移并用湿方纱填塞遮盖后，湿纱布 2 张保护切口两侧，三叶拉钩或腹腔牵开器撑开切口（图 11-7-5）。

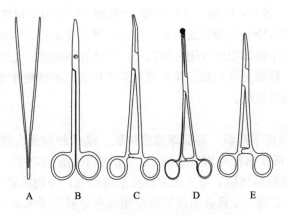

图 11-7-4　游离、显露术野所需的器械

A.敷料镊；B.解剖剪；C.直角钳；D.花生米钝性剥离器；E.弯止血钳

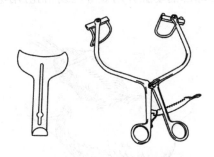

图 11-7-5　三叶拉钩

2）探查腹腔：术者洗手后探查脊柱两侧、肝脏及肾脏有无转移病灶。

3）游离输尿管：分别在跨越髂血管平面找到双侧的输尿管，左侧向上游离至 L_4 平面，右侧向上游离至 L_5 平面；双侧均向下游离至膀胱壁。递直角钳在邻近膀胱壁处钳夹输尿管远端后，解剖剪剪断近端，0 号丝线结扎远端。向近端插入 8 号尿管，6×14 圆针 3-0 丝线缝合固定，尿管尾端用手套包绕，0 号丝线捆扎固定用于收集尿液（图 11-7-6）。

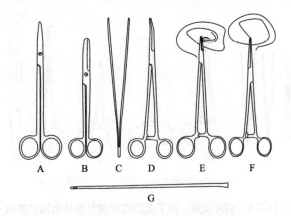

图 11-7-6　游离、切断输尿管所需的器械

A.解剖剪；B.组织剪；C.敷料镊；D.直角钳；E.持针器及针线；F.钳带线；G.8 号尿管

4）清扫淋巴结：备 6×14 圆针 3-0 丝线、7×20 圆针 2-0/T 丝线，以及 3-0、2-0/T、0 号钳带线。递长敷料镊和解剖剪或用电刀分别沿髂血管走行方向切开后腹膜，清扫两侧髂血管分叉平面以下的淋巴结及闭孔淋巴结，并结扎两侧膀胱上动脉。

（3）切除膀胱、精囊及前列腺：详见第九章第八节，不切断尿道膜部。继而开始下述的经会阴部手术切除尿道。

3. 会阴部手术

（1）切开皮肤及皮下组织，显露球海绵体肌：碘伏纱球再次消毒会阴部皮肤后，用 15 号圆刀在会阴部做纵行直切口或倒 "U" 形切口（图 11-7-7）。用电刀切开皮下组织和筋膜层，显露球海绵体肌。用 2 张生理盐水湿纱布，分别放置于切口的 12 点钟和 6 点钟处以保护切口边缘，安置会阴软组织拉钩以充分显露手术野。在中线上用电刀切断球海绵体肌和会阴浅横肌，弯蚊式止血钳沿尿道海绵体表面钝性游离球部尿道。递 8 号橡胶尿管在直角钳的引导下将其穿过尿道，末端用弯蚊式止血钳钳夹后，将显露的尿道海绵体提起，找出供应球部的动脉并用 0 号丝线结扎，用电刀进行止血（图 11-7-8～图 11-7-10）。

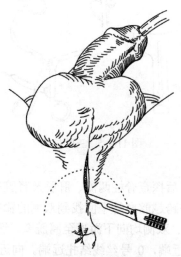

图 11-7-7　会阴切口图

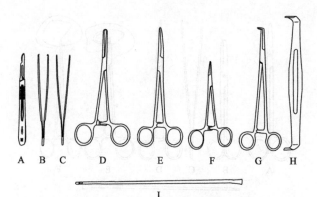

图 11-7-8　切开皮肤、皮下及游离尿道海绵体所需的器械

A.15 号圆刀；B.组织镊；C.敷料镊；D.组织钳；E.弯止血钳；F.弯蚊式止血钳；G.直角钳；H.皮肤拉钩；I.8 号尿管

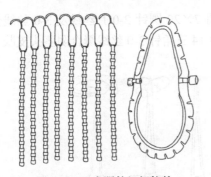

图 11-7-9 会阴软组织拉钩

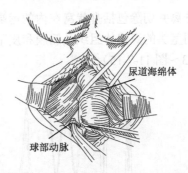

图 11-7-10 游离显露尿道海绵体及球部动脉

（2）分离、切开阴茎海绵体：用电刀分离阴茎海绵体，逐渐将阴茎套入阴茎皮肤直至阴茎头基底部，切开阴茎海绵体后用 7×20 圆针 2-0/T 丝线做"8"字形缝合（图 11-7-11，图 11-7-12）。

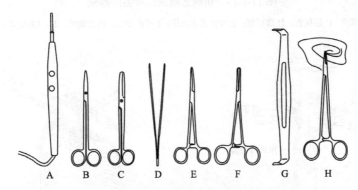

图 11-7-11 分离、切开阴茎海绵体所需的器械

A.电刀；B.解剖剪；C.组织剪；D.敷料镊；E.弯止血钳；F.组织钳；G.皮肤拉钩；H.持针器及针线

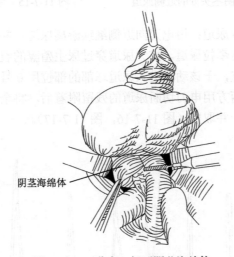

图 11-7-12 分离、切开阴茎海绵体

（3）分离远端尿道：提起用于牵引尿道的 8 号尿管，沿尿道海绵体的表面用电刀继续锐性分离周围组织，直至将尿道完全游离。于尿道进入阴茎头处的近侧用电刀切断尿道，然后让阴茎恢复到正常的解剖位置。递 15 号圆刀在阴茎头的腹侧楔形切开皮肤，用

电刀分离并切除包括舟状窝在内的远端尿道。用 7×20 圆针 2-0/T 丝线及 3-0 丝线分别缝合阴茎头的海绵体组织及筋膜和皮下组织,6×14 三角针 3-0 丝线缝合阴茎头皮肤（图11-7-13～图 11-7-15）。

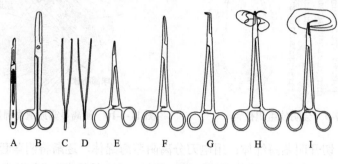

图 11-7-13 切断远端尿道所需的器械

A.15 号圆刀；B.组织剪；C.组织镊；D.敷料镊；E.弯蚊式止血钳；F.弯止血钳；G.直角钳；H、I.持针器及针线；J.8 号尿管

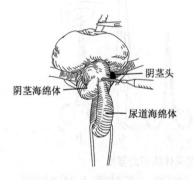

图 11-7-14 切断进入阴茎头处的近侧尿道

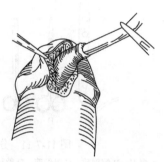

图 11-7-15 完全切除远端尿道

（4）分离、切除近端尿道：用电刀向近侧继续游离尿道，并切开球海绵体肌直达尿生殖膈，应注意避免过度牵拉尿道。扩大尿道穿过尿生殖膈的裂孔，触摸并游离来自阴部内动脉大的球尿道分支，于该动脉进入尿道球部的部位用 0 号丝线将其结扎后，递解剖剪剪断。再从上、下两方用电刀切断尿道的残留附着后，将全尿道及膀胱、前列腺、精囊等标本从腹部切口一并取出（图 11-7-16，图 11-7-17）。

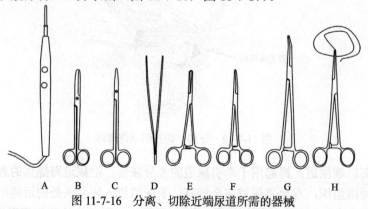

图 11-7-16 分离、切除近端尿道所需的器械

A.电刀；B.组织剪；C.解剖剪；D.敷料镊；E.组织钳；F.弯止血钳；G.直角钳；H.钳带线

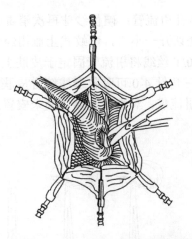

图 11-7-17　分离、切除近端尿道

4. 构建肠道代膀胱及腹壁造口　详见第九章第九节。

5. 放置引流、关闭切口

（1）安置腹腔引流管：用手术尖刀在左侧下腹部做切口，伸入弯止血钳，稍加扩张后将血浆引流管外侧端拉出，内侧端放置于盆腔腹膜外最低处。递三角针 2-0/T 丝线将血浆引流管固定于皮肤上（图 11-7-18），并连接引流袋。

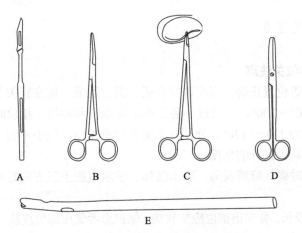

图 11-7-18　放置血浆引流管所需的器械

A.手术尖刀；B.弯止血钳；C.持针器及针线；D.组织剪；E.血浆引流管

（2）关闭切口（图 11-7-19）

1）器械护士、巡回护士仔细清点所有手术用物无误后，用 13×24 圆针 0 号丝线连续或者间断关闭腹膜切口，13×24 圆针 0 号丝线间断缝合肌层及腹直肌前鞘，或用 0 号可吸收缝线缝合。

2）用 13×24 圆针 3-0 丝线间断缝合皮下组织，或用 2-0 可吸收缝线缝合。

3）碘伏纱球再次消毒切口处皮肤后，用三角针 3-0 丝线间断缝合皮肤，或者用三角针 4-0 可吸收缝线行连续皮内缝合。切口敷贴和有孔敷贴覆盖腹部切口。

4）会阴切口安置硅胶多孔引流管：碘伏纱球再次消毒会阴部皮肤后，用尖刀在会阴切口一侧距皮缘 2cm 处切开一小口，弯蚊式止血钳经皮肤切口处伸入，将硅胶多孔引流管引出，三角针 2-0/T 丝线将引流管固定于皮肤上。用 5×12 圆针 3-0 丝线逐层缝合会阴部皮下组织，三角针 4-0 可吸收缝线缝合皮肤切口。碘伏纱球消毒切口区域后，贴切口敷贴，连接引流袋。对腹壁造瘘口尚未安置造口袋者，在造瘘口处粘贴造口袋。

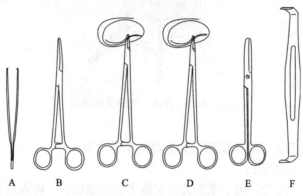

图 11-7-19　关闭切口所需的器械

A.组织镊；B.弯止血钳；C、D.持针器及针线；E.组织剪；F.皮肤拉钩

（五）特殊关注点

1. 安置手术体位关注点

（1）吊腿架放置位置正确，高度调节合适，固定稳妥。需在膝关节下垫棉垫，调节膝关节弯曲度为 90°～100°，角度过小易压迫腘窝血管和神经。摆放时动作轻柔，忌拖拉。双腿分开角度为 110°～120°，分开过大易致韧带损伤，过小不利于手术操作，关节僵硬的患者应适当减少张开的角度。

（2）搬动患者时确保麻醉医师、手术医师、手术室护士三方同时协调进行，避免损伤患者关节。

（3）手术时间较长，骨突出部位应垫软垫，保护患者受压部位皮肤，防止压疮的发生。

2. 手术中关注点

（1）特别关注两切口手术的物品清点，防止异物遗留或遗失。

（2）手术操作中的无菌技术、无瘤技术的关注。

（3）注意观察患者生命体征，如术中出血应及时准备好血管器械和血管缝线。

3. 手术后关注点

（1）避免意外坠床。

（2）保护管路，避免意外脱出。

（3）引流液量与色的观察。

（莫　宏　李　蓉）

第十二章 阴囊及其内容物手术配合

第一节 阴囊及其内容物的解剖

男性生殖器即男性生殖系统，是男性生殖繁衍后代的器官，由内、外生殖器两部分组成。外生殖器包括阴囊和阴茎；内生殖器包括生殖腺体（睾丸）、排精管道（附睾、输精管、射精管和尿道）及附属腺体（精囊腺、前列腺和尿道球腺）。上述三部分分别起到产生精子、分泌男性激素，储存、输送、分泌和排泄精液的作用。男性生殖器到青春期时开始发育，发育成熟后即具有了生殖功能（图12-1-1）。

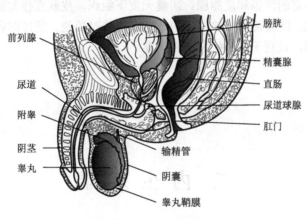

图 12-1-1 男性生殖器解剖图

一、外 生 殖 器

（一）阴囊

阴囊（scrotum）是腹壁的延续部分，是悬垂在躯干下方、位于阴茎根部后下方与会阴区之间的囊袋结构。阴囊由皮肤、浅筋膜（肉膜）、精索外筋膜、提睾肌、精索筋膜、睾丸鞘膜（脏、壁层间有鞘膜腔）等组织结构构成，属囊性器官。阴囊由外观可见的阴囊中缝将其分为左、右两部分，通常左侧比右侧偏低，其内容物也由阴囊中隔（由肉膜形成）分为左、右两侧囊腔，分别容纳两侧的睾丸、附睾及精索（图12-1-2）。

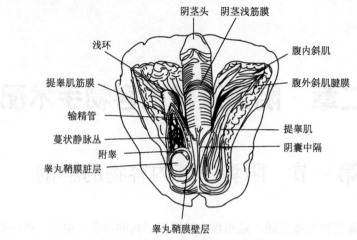

图 12-1-2 阴囊、睾丸及精索被膜

男性一般从 9～12 岁起阴囊开始增大，同时伴有阴囊变红和皮肤皱褶等改变；15～18 岁后阴囊进一步增大，颜色变深。阴囊的皮肤薄而多皱，极富弹性。阴囊皮肤上生有稀疏的阴毛，有丰富的汗腺和皮脂腺。阴囊无皮下组织，皮肤直接与阴囊肉膜相连，故阴囊皮肤呈皱褶状。阴囊壁对冷热的反应敏感，遇热时松弛，遇冷时收缩，其主要功能是调节阴囊内温度，以利于精子的发育和生存。

（二）阴茎

详见第十三章第一节。

二、内 生 殖 器

（一）睾丸

睾丸（testis）是男性主要的性器官，功能是产生精子和分泌雄性激素（睾酮）。前者与卵子结合而受精，是繁殖后代的重要物质基础；后者则是维持男性第二性征（副性征）的重要物质。

睾丸位于阴囊内，左右各一，呈扁椭圆形，表面光滑。左侧睾丸通常较右侧稍低。睾丸依其空间位置可分为：①两面，内侧面较平坦，外侧面较凸出。②两缘，前缘游离，后缘有系膜与附睾相连，又称系膜缘。其内有血管、神经、淋巴管出入。③两端，上端有附睾头附着，下端游离。睾丸随性成熟迅速发育，正常成年男子两侧睾丸的体积大致相同，每个重 10～20g，其大小还可以用不同体积的号码表示（图 12-1-3）。

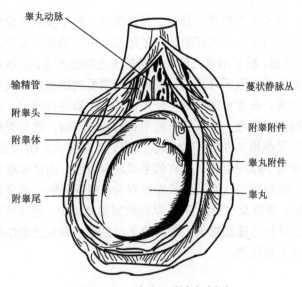

图 12-1-3　睾丸、附睾解剖图

　　胚胎时期，睾丸位于腹后壁。胎儿在 7～8 个月以后，睾丸才开始逐渐下降进入阴囊。若出生 1 年后，睾丸仍未降入阴囊而停滞于腹腔内或腹股沟管内，称为睾丸下降不全（隐睾）。因腹腔内及腹股沟管内的温度较高，而睾丸的发育和精子的生成最适宜在低于体温 2℃左右的环境下生存发育，因此若两侧同时出现隐睾，则可引起睾丸发育不良和生精障碍，从而导致不育。此外，高温的环境会导致睾丸发生癌变的机会升高 10～20 倍；且由于睾丸未降至阴囊，导致发生恶变的睾丸不易被患者发现，因而容易延误诊断和治疗。睾丸表面有一层坚厚而致密的结缔组织膜，称为睾丸白膜。白膜在睾丸的后缘处增厚，伸入睾丸内部并发出一些呈放射状展开的小隔称睾丸纵隔。睾丸纵隔将睾丸实质分隔为 200 多个锥形的睾丸小叶，每一个睾丸小叶由 3～4 条精曲小管盘曲缠绕构成，精曲小管合并为精直小管，精直小管在睾丸纵隔内交织而构成睾丸网；精曲小管间的疏松结缔组织为睾丸间质。由睾丸再发出 15～20 条睾丸输出管，穿出睾丸后缘的上部，进入睾丸头部，卷曲成附睾（图 12-1-4）。

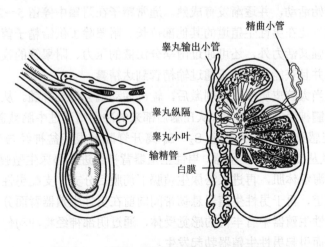

图 12-1-4　睾丸、精索被膜及睾丸内部结构

睾丸产生精子，精子形似蝌蚪，分头、尾两部分。精子头部呈扁梨形，由高度浓缩的核和顶体组成，顶体内含多种水解酶，精子尾部是精子的运动器官。人类精原细胞发育成精子需要64～75日。精子由睾丸精曲小管的上皮细胞产生，而雄性激素睾酮则是由位于睾丸小叶之间的间质细胞所分泌的，是体内最重要的雄激素，其主要生理作用有：①刺激男性性征的出现。在青春期睾酮促使内、外生殖器发育增大，腺体开始分泌。男子体毛（如阴毛、胸毛、腋毛、胡须等）的生长与女子不同，也与睾酮的作用有关。另外，男性的副性征（又称第二性征），如喉头突出、骨骼粗大、肌肉发达、声音低沉等，也是男性在睾酮的作用下相应组织、器官的生理发育所致。当然睾酮与男性的性欲高低也有着直接的关系。②睾酮与代谢及生长发育有关。睾酮能够刺激食欲、促进蛋白质合成（特别是在骨骼肌、骨骼及生殖器官），从而使尿素氮减少，呈现正氮平衡，因而青春期男子身体出现一次比较迅速的增长。睾丸除了产生精子和分泌雄性激素外，还可分泌睾丸液，以帮助精子前进运动。

（二）附睾

附睾附着于睾丸上端和后缘，是由一条附睾管盘绕而成的新月形器官。附睾的功能是储存精子，其分泌物还可以营养精子，并促进精子成熟。附睾可分为以下三部分，①附睾头：上端膨大的部分，由15～20条弯曲的睾丸输出管汇合盘绕而成，末端汇合成一条附睾管，附睾管长4～6m，是构成附睾体、尾的主要结构；②附睾体：占据中部的大部分，内有附睾管盘曲；③附睾尾：下部变细的部分，向内上弯曲移行为输精管。

附睾的主要功能是促进精子发育和成熟，及储藏和运输（输送）精子。精子从睾丸曲细精管产生后，由于缺乏活动能力，因此并不具备生育能力，还需要继续发育直至成熟，此阶段主要在附睾内进行。当精子形成过程完成后，精子首先进入睾丸输出小管，再进入弯曲的附睾管，附睾的尾部还是精子储藏的主要部位之一。附睾管的内壁是一层具有分泌能力的不运动的纤毛柱状细胞。这些细胞分泌一种能够直接哺育精子成熟的液体，称为附睾液。该液体的钾含量高，甘油磷酸胆盐、糖苷酶的浓度高，酸碱度低，渗透压高，氧分压低，二氧化碳分压高。精子在进入附睾时是不活动的，只是当它们与附睾液接触后才开始活动，并逐渐发育成熟。通常精子在附睾中停留5～25日，精子在附睾中储存的时间也比在男性生殖道的其他部位长。附睾除了供给精子营养、促进精子继续发育成熟并增强其活力外，还可通过附睾分泌液的压力、附睾管的收缩及精子本身的活动力促使成熟并且获能后的精子通过输精管到达精囊。

勃起过程：当大脑皮质接受性刺激后，输出冲动就会传到脊髓。从下丘脑前部传来的冲动投射到脊髓神经的骶段中枢，从丘脑后部来的冲动则通过中脑被盖投射到脊髓胸、腰段中枢。副交感神经纤维从骶髓 S_2～S_4 离开脊髓前根经盆神经与交感神经纤维从T_{12}～L_3经腹神经丛支配男性生殖器。男性生殖器背神经进入泌尿生殖膈的后缘，支配球海绵体肌及坐骨海绵体肌，再进入泌尿生殖膈下筋膜后分支，支配男性生殖器海绵体、尿道海绵体及尿道，于男性生殖器悬韧带间向前在男性生殖器背面分支，支配皮肤、包皮及龟头。男性生殖器中有丰富的感觉受体，通过阴部神经将冲动传至骶髓，与副交感传出神经连接而引起男性生殖器勃起发生。

　　睾丸中的精子流出体外的全过程：一个大约 60μm 长的人类精子在睾丸的曲细精管中产生后，必须经过长约 6m 以上的男性内、外生殖管道（其中曲细精管 150cm，附睾 4～6m，输精管 50cm，阴茎 10cm 左右），也就是说要经历相当于它本身长度的 10 万倍以上的漫长旅途，才能排出体外。

　　当精子在曲细精管中成熟后，从睾丸支持细胞上脱落下来进入管腔内，随着支持细胞分泌的睾丸网液进入精直小管。精直小管进入睾丸纵隔后反复分支、吻合，形成网眼大小不等的网状管，即睾丸网。在睾丸网的后上部发出 12～15 条输出小管，组成了附睾头。之后输出小管汇合形成一条极度迂回盘曲的附睾管，组成了附睾体和附睾尾。精子在附睾内要停留大约 3 周的时间，待进一步成熟后再进入输精管。此后精子的迁徙不再是仅由睾丸网液流动而引起的，而主要是由于输精管肌肉收缩造成的。在输精管壁内具有比较厚的 3 层平滑肌，即内、外两层纵行肌与中间的环行肌。射精时由于肌肉的强有力收缩，可将附睾内储存的精子迅速排出。输精管在接近前列腺附近扩大而成输精管壶腹，这里是储存成熟精子的仓库。输精管壶腹在前列腺的后上方与精囊腺汇合之后形成射精管，贯穿前列腺体，于精阜处开口于尿道前列腺部。这时精液中掺入了精囊腺液和前列腺液。最后在阴茎根部，尿道球腺液也加入了这一行列。尿道球腺是一对豌豆大小的腺体。在性兴奋时，尿道口流出的透明清亮的液体就是它分泌的。其分泌量虽然仅有几滴，但作用可不小，可以起到滑润尿道的作用。

　　当足够的性刺激引起"射精中枢"兴奋时，输精管、精囊腺、前列腺及球海绵体肌和坐骨海绵体肌有节奏地收缩，膀胱颈括约肌在交感神经支配下关闭，尿道外括约肌在副交感神经支配下舒张，这样将精子连同精浆一起迅速排出体外，完成射精过程。

（三）输精管和射精管

　　1. 输精管　输精管左、右各 1 条，由附睾尾部变直的附睾管移行而成，终止在前列腺外的射精管，全长 32～40cm，输精管沿着睾丸的后缘及附睾内侧上升，参与组成精索。输精管全长可分为四部分，①睾丸部：在睾丸后缘附睾内侧上行，至睾丸上端。②精索部：睾丸上端至腹股沟管皮下环之间。精索段在进入腹股沟皮下环以前，位置比较表浅，容易触及，呈圆索状，具有一定的坚实感，为施行输精管结扎术的常选部位。③腹股沟部：位于腹股沟管内的一段。④盆部：最长，位于盆腔内，沿盆侧壁向内后下方，经输尿管末端的前上方至膀胱底的后面，两侧输精管在此处逐渐接近，在接近精囊腺内侧时呈梭形膨大，形成输精管壶腹。在前列腺上缘处与精囊的排泄管汇合形成射精管。

　　输精管的近端有不活动的纤毛，但是在远端包括壶腹部却没有，输精管壶腹部的内壁是一层皱褶的上皮细胞，分泌黄色的黏液，壶腹是储存精子和积累润滑精子的导管分泌物的第二个储存处。输精管是一条壁厚、腔小的肌性管道，管壁拥有较厚的 3 层平滑肌，即内、外两层纵行肌与中间的环行肌，因此具有很强的收缩、蠕动能力。当射精时，交感神经末梢释放大量的肾上腺素能递质，导致输精管发生有力而协调的收缩，可将精子迅速输往精囊排泄管、射精管和尿道中，促使精子迅速经尿道排出。

　　2. 射精管　由输精管壶腹之后变细的末端与精囊腺的排泄管合并后形成，长 1.5～2cm，穿过前列腺实质，两侧的射精管分别开口于前列腺部尿道后壁的精阜两侧。射精管壁薄，肌层为平滑肌，管腔内衬柱状上皮细胞。近端管腔直径约为 1.0mm，开口处仅有 0.3mm，末端仅为 0.5mm，是排精管道中最短、最细的一段。

射精管的主要功能是射精，射精管壁肌肉较丰富，具有强有力的收缩力，有助于精液射出。同时射精管位于尿道峭上的开口既小又狭窄，一方面可以保证射精时应有的压力；另一方面精液通过该狭小开口，似乎有一种被"挤出"的感觉，可以通过神经反射，引发射精的性快感，从而达到性高潮。

3. 精索　是起自腹股沟管腹环、止于睾丸上端的圆索状结构。精索的主要内容物包括输精管、睾丸动脉、蔓状静脉丛、输精管动脉、输精管静脉、神经、淋巴管和腹膜鞘突的残余部及其外覆的 3 层被膜。精索被膜由内向外为精索内筋膜、提睾肌和精索外筋膜。

精索的主要功能是将睾丸和附睾悬吊于阴囊之内，保护睾丸和附睾不受损伤，同时随着温度变化而收缩或松弛，使睾丸适应外在环境，保持精子产生的最佳条件，且使睾丸相对固定。

三、男性附属腺体

（一）精囊腺

精囊腺（seminal vesicle）又称精囊，呈分叶状，左右各一，为前后扁平的长椭圆形的囊状器官，长 4～5cm，宽 1.5～2.4cm。精囊位于膀胱底的后方、前列腺的后上方，为一对复杂迂曲的管道，其开口部为排泄管，向下与输精管的末段汇合形成射精管。其分泌的液体参与精液的组成。

精囊内含精囊腺，其既不产生精子，也不储藏精子，主要功能是分泌黏液。精囊的分泌物是一种含有蛋白质的胶状碱性液体，含有黏液、磷酸胆盐、前列腺素、球蛋白、枸橼酸和果糖等物质，其中主要是枸橼酸（125mg/100ml）和果糖（315mg/100ml）。前列腺素和果糖是在射精后维持精子存活及提供精子活动能力的主要能源。另外，精囊分泌的凝固酶，促使精液射入阴道后，暂时发生凝结，以免过快流出。精囊腺所分泌的液体构成精液的大部分，占每次射精量的 50%～80%，射精时在前列腺液之后排出。

（二）前列腺

详见第十章第一节。

（三）尿道球腺

尿道腺分散于整个尿道，主要集中于前尿道海绵体内的称为尿道旁腺。当阴茎勃起时受到挤压而分泌清亮的黏液，以润滑尿道黏膜的表面，有慢性感染时则分泌黏丝。

尿道球腺（bulbourethral gland）是一对豌豆大小的球形器官，位于会阴深横肌内，左右各一，其排泄管开口于尿道球部。尿道球腺分泌一种透明而略带灰白色的黏液。在发生性冲动阴茎勃起充分时，即会预先分泌而滴出尿道口外以润滑阴茎头部，利于房事进行。

（刘志洪　卢一平　莫　宏）

第二节　隐匿睾丸探查、下降固定术手术配合

隐匿睾丸探查、下降固定术是治疗隐睾的一种常见的手术方式，即在探查找到隐匿的睾丸后，游离、松解同侧的精索，扩大同侧发育不良的阴囊，将睾丸固定于阴囊内。

（一）手术用物

1. 常规布类　剖腹盆、手术衣、剖口单、桌单。

2. 手术器械　手外器械包。

3. 一次性用物

（1）常规物品：吸引管 1 套、电刀 1 个、电刀清洁片 1 张、手外套针 1 包、纱布 10 张、无菌塑料灯柄罩 1 个、无菌垃圾袋 1 个、3-0 丝线 1 包、2-0/T 丝线 1 包、0 号丝线 1 包、11 号刀片 1 个、20 号刀片 2 个、16/18Fr 双腔气囊导尿管 1 根、引流袋 1 个、手套按需准备。

（2）特殊物品：4-0 三角针可吸收缝线 2 包。

（二）手术体位

手术体位为仰卧位，双腿稍向外展。

（三）消毒铺巾

1. 消毒液　碘伏。

2. 消毒范围　上起脐平面，下达大腿上 1/3，后至会阴、肛门及其周围，两侧为腋中线。

3. 铺巾

（1）治疗巾 1 张卷成球状垫于会阴部阴囊下方。

（2）1/4 折的治疗巾 4 张分别沿切口四周铺盖，巾钳 4 把固定。

（3）铺剖口单 2 张。

（4）切口上缘横铺桌单 1 张以覆盖头架，切口下缘纵铺桌单 1 张，覆盖床尾及手术托盘。

（四）手术配合

1. 清点用物　巡回护士、器械护士仔细清点所有手术用物，包括纱球、纱布、器械、

缝针、刀片等。准备并连接电刀及吸引管，套上无菌塑料灯柄罩，将电刀用一次性电刀清洁片粘贴在无菌单上，吸引管用巾钳妥善固定。

2. 手术切口　在腹股沟韧带上方 1～2cm 处，自耻骨结节外上方至内环外侧，做平行于腹股沟韧带长 4～6cm 的皮肤切口，由于此切口常被用于修补腹股沟斜疝，因而又被称为"疝切口"（图 12-2-1）。

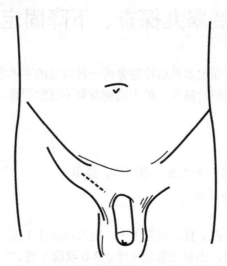

图 12-2-1　下腹部腹股沟韧带上方斜切口

3. 切开皮肤及皮下组织，显露睾丸　备 20 号圆刀、皮肤拉钩、弯止血钳、组织剪、纱布等（图 12-2-2）。第一把圆刀切皮后换下，第二把圆刀或电刀逐层切开皮下组织，2 把皮肤拉钩暴露切口，组织剪剪开或用电刀切开腹外斜肌腱膜，显露腹股沟管。由于大部分的隐睾位于腹股沟管内，因此，可沿着显露的精索或睾丸引带寻找睾丸（图 12-2-3）。

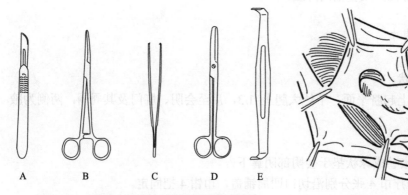

图 12-2-2　切开皮肤及皮下组织所需的器械　　　　　图 12-2-3　显露睾丸
A.手术圆刀；B.弯止血钳；C.组织镊；D.组织剪；E.皮肤拉钩

4. 结扎疝囊　找到睾丸后，首先观察睾丸的大小、形状，扪诊睾丸硬度、有无结节、包块等异常。由于多数隐睾同时伴发不同程度的腹股沟斜疝，因此，应注意游离部分包覆于睾丸和精索表面的疝囊。可用 2ml 或 5ml 的注射器抽吸生理盐水注射于疝囊与精索之间，使其形成一个潜在的间隙，以便于将两者分离。用组织剪或电刀环形切开疝囊，使其与睾丸和精索分离，继续向上充分游离疝囊至内环平面。递7×20圆针2-0/T丝线沿疝囊边缘做荷包缝合后打结，高位结扎疝囊。还可递不带线的7×20圆针，由手术医生穿入结扎疝囊的缝线，在疝囊外上方缝合1针然后打结，以便将疝囊悬吊在其外上方的腹外斜肌及其腱膜上（图12-2-4，图12-2-5）。

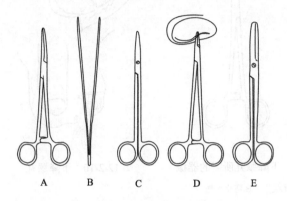
图12-2-4 结扎疝囊所需的器械
A.弯止血钳；B.敷料镊；C.解剖剪；D.持针器及针线；E.组织剪

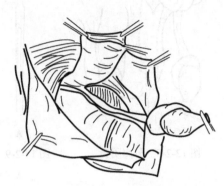
图12-2-5 结扎疝囊

5. 松解精索 用解剖剪、弯止血钳或直角钳切断睾丸引带，将精索、睾丸连同残存的少许鞘膜一并游离，以充分松解精索。注意应充分游离并切断精索外侧韧带，遇有出血时可电凝止血，也可用弯止血钳钳夹后，2-0/T或3-0丝线结扎止血。在游离精索的过程中，应注意尽量避免损伤腹膜，如有损伤及时修补。充分游离精索直到能将睾丸在无张力的情况下牵拉至耻骨联合以下（图12-2-6，图12-2-7）。

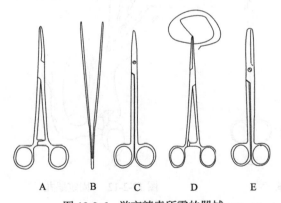
图12-2-6 游离精索所需的器械
A.弯止血钳；B.敷料镊；C.解剖剪；D.钳带线；E.组织剪

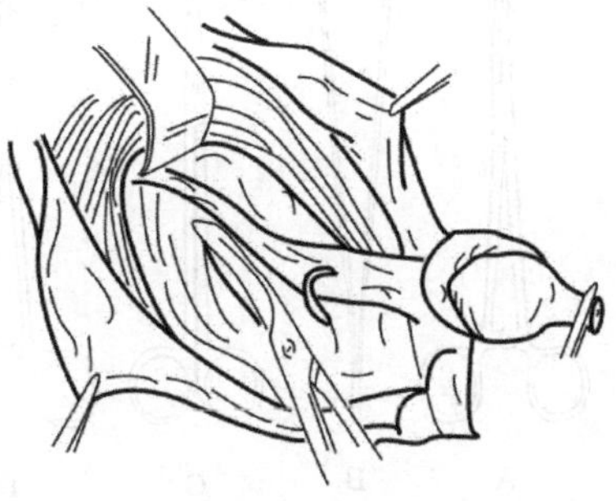

图12-2-7 游离精索

6. 分离扩大同侧阴囊 主刀医生用示指和中指从腹股沟三角外钝性伸入患侧阴囊，两指反复分开以钝性扩张阴囊直达阴囊底部（图12-2-8）。碘伏纱球再次消毒阴囊皮肤后，用尖刀在患侧阴囊底部皮肤做一小切口，弯止血钳钝性分离皮肤与阴囊肉膜之间的潜在间隙，以备放置下降的睾丸（图12-2-9）。弯止血钳经阴囊切口由外向内钝性戳开肉膜，继续向上将游离睾丸的远端钳夹后拉至上述肉膜外间隙（图 12-2-10）。

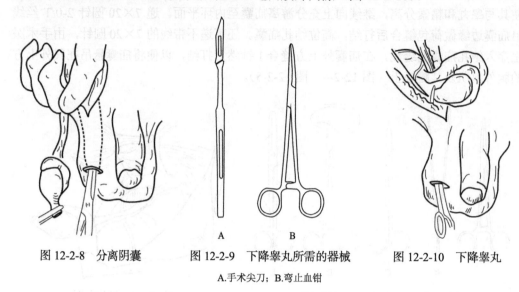

| 图 12-2-8　分离阴囊 | 图 12-2-9　下降睾丸所需的器械 | 图 12-2-10　下降睾丸 |

A.手术尖刀；B.弯止血钳

7. 固定睾丸　用 7×20 圆针 2-0/T 丝线将精索固定于肉膜处 3～4 针，注意不可缝合过松或过紧，以避免下降的睾丸退缩或者影响睾丸的血液供应。若睾丸张力较大，可用 7×20 圆针 3-0 丝线在腹股沟区将精索与两侧邻近的组织各行减张缝合 2～3 针，以减少睾丸的张力，避免睾丸发生退缩。用 7×20 圆针 2-0/T 丝线将睾丸系带或睾丸头端白膜缝合于阴囊底部的肉膜上以固定睾丸，将精索两侧与肉膜各缝合固定 2～3 针，以防止睾丸扭转（图 12-2-11，图 12-2-12）。根据手术情况决定是否安置引流。

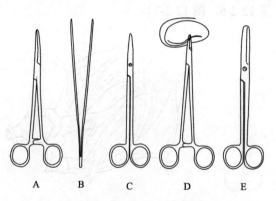

图 12-2-11　固定睾丸所需的器械

A.弯止血钳；B.敷料镊；C.解剖剪；D.持针器及针线；E.组织剪

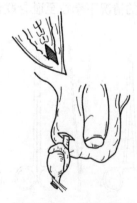

图 12-2-12　固定睾丸

8. 关闭切口　器械护士和巡回护士清点所有手术用物无误后，用 7×20 圆针 2-0/T 丝线间断缝合腹外斜肌腱膜，在外环处留约示指大小缝隙，以避免压迫精索。用 3-0 丝线缝合皮下组织，三角针 4-0 可吸收缝线行皮内缝合关闭腹股沟切口，三角针 4-0 可吸收缝线做垂直褥式缝合关闭阴囊皮肤切口，2 把组织镊对合皮缘（图 12-2-13，图 12-2-14）。碘伏纱球消毒切口，纱布覆盖切口，阴囊切口用宽胶布做十字交叉加压包扎后结束手术。

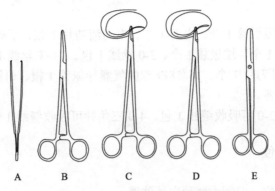

图 12-2-13　缝合切口所需的器械

A.组织镊；B.弯止血钳；C、D.持针器及针线；E.解剖剪

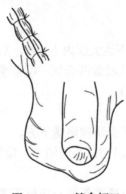

图 12-2-14　缝合切口

（侯　林　王　维　朱道珺）

第三节　睾丸切除术手术配合

睾丸切除术适用于睾丸肿瘤或阴囊内其他肿瘤、罹患前列腺癌需要做去势治疗者、睾丸严重损伤致使睾丸无法修复或者已经坏死者、成人高位隐睾无法下拉至阴囊且萎缩者、晚期附睾睾丸结核等。

睾丸病变因其不同的病理性质所采取的手术方法和手术路径亦有所不同。对睾丸肿瘤的患者应采用经腹股沟切口行睾丸肿瘤根治性切除术；对非肿瘤的患者则采用阴囊中份外侧切口行睾丸切除术；对去势的患者可经阴囊中缝处做纵行切口，再分别切除双侧睾丸。

一、经腹股沟路径睾丸切除术

（一）手术用物

1. 常规布类　剖腹盆、手术衣、剖口单、桌单。

2. 手术器械　手外器械包。

3. 一次性用物

（1）常规物品：吸引管 1 套、电刀 1 个、电刀清洁片 1 张、手外套针 1 包、纱布 10 张、无菌塑料灯柄罩 1 个、垃圾袋 1 个、3-0 丝线 1 包、2-0/T 丝线 1 包、0 号丝线 1 包、11 号刀片 1 个、20 号刀片 1 个、16/18Fr 双腔气囊导尿管 1 根、引流袋 1 个、医用润滑剂 1 支、手套按需准备。

（2）特殊物品：2-0 可吸收缝线 1 包、4-0 三角针可吸收缝线 1 包。

（二）手术体位

手术体位为仰卧位，双侧大腿稍向外伸展。

（三）消毒铺巾

1. 消毒液　碘伏。

2. 消毒范围　上起脐平面，下达大腿内上 1/3，后至会阴、肛门及其周围，两侧为腋中线。消毒顺序为：①腹股沟及耻骨联合区；②阴囊及大腿内上 1/3；③尿道外口、龟头和阴茎；④会阴、肛周和肛门。

3. 铺巾

（1）治疗巾 1 张卷成球状垫于会阴部阴囊下方。

（2）1/4 折的治疗巾 4 张分别沿切口四周铺盖，巾钳 4 把固定。

（3）铺剖口单 2 张。

（4）切口上缘横铺桌单 1 张以覆盖头架，切口下缘纵铺桌单 1 张，覆盖床尾及手术托盘。

（四）手术配合

1. 清点用物　巡回护士、器械护士仔细清点所有手术用物，包括纱球、纱布、器械、缝针、刀片等。准备并连接电刀及吸引管，套上无菌塑料灯柄罩，将电刀用一次性电刀清洁片粘贴在无菌单上，将吸引管用巾钳妥善固定。

2. 手术切口　从耻骨结节平面起，在腹股沟韧带上方一横指处做长约 4cm 的平行于腹股沟的切口，睾丸肿瘤体积较大者，切口可向阴囊侧适当延长（图 12-3-1）。

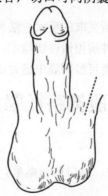

图 12-3-1　腹股沟斜切口

3. 切开皮肤及皮下组织　备 20 号圆刀、皮肤拉钩、弯止血钳、组织剪及纱布等（图 12-3-2）。第一把圆刀切皮后换下，第二把圆刀或电刀逐层切开皮下组织及腹外斜肌腱膜，皮肤拉钩牵拉腹内斜肌，分离显露精索（图 12-3-3）。

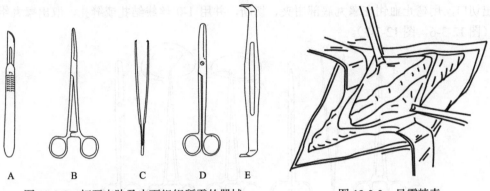

图 12-3-2　切开皮肤及皮下组织所需的器械

A.手术圆刀；B.弯止血钳；C.组织镊；D.组织剪；E.皮肤拉钩

图 12-3-3　显露精索

4. 游离并切断精索　用长敷料镊、直角钳、弯止血钳或解剖剪游离精索至腹股沟内环处，弯止血钳钳夹精索腹腔侧及阴囊侧后切断精索，分别递 2-0/T 丝线结扎及缝扎精索腹腔侧断端。在内环略下方钳夹、切断并用 2-0/T 丝线结扎输精管及其动脉（图 12-3-4，图 12-3-5）。

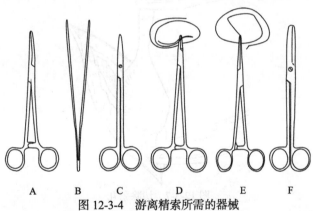

图 12-3-4　游离精索所需的器械

A.弯止血钳；B.敷料镊；C.解剖剪；D.持针器及针线；E.钳带线；F.组织剪

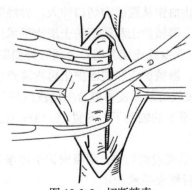

图 12-3-5　切断精索

5. 游离远端精索及输精管，切除睾丸 用弯止血钳将远端精索及输精管轻轻向上牵拉，锐性分离远端精索及输精管。主刀医生用手指伸于睾丸壁层鞘膜外进行钝性分离，用另外一只手在阴囊外托起并向上推挤阴囊内容物，两手合作将阴囊内容物充分游离后拉出切口，用弯止血钳在睾丸底部钳夹、切断，并用 1-0 丝线结扎或缝扎，取出睾丸组织（图 12-3-6，图 12-3-7）。

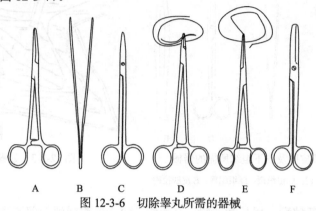

图 12-3-6　切除睾丸所需的器械

A.弯止血钳；B.敷料镊；C.解剖剪；D.持针器及针线；E.钳带线；F.组织剪

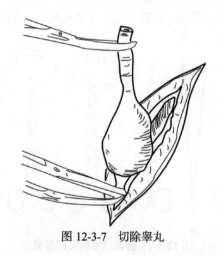

图 12-3-7　切除睾丸

6. 安置引流条，缝合切口 彻底止血后，碘伏纱球消毒患侧阴囊皮肤，11 号尖刀于阴囊底部做一小切口，递弯止血钳从腹股沟切口伸入，并经阴囊底部切口伸出，将准备好的橡皮引流条拉入阴囊内。器械护士和巡回护士清点手术用物无误后，用 7×20 圆针 2-0/T 丝线间断（或 1-0 可吸收缝线连续）缝合关闭腹外斜肌腱膜，3-0 丝线（或用 2-0 可吸收缝线）缝合皮下组织。器械护士和巡回护士再次清点手术用物无误后，递碘伏纱球消毒皮肤，三角针 4-0 可吸收缝线做皮内缝合关闭皮肤切口（图 12-3-8，图 12-3-9）。

7. 留置尿管 在医用润滑剂的辅助下，安置 16/18Fr 双腔气囊导尿管，向导尿管球囊注水 8～10ml，连接引流袋。

8. 包扎切口 递敷贴覆盖腹股沟切口，阴囊安置引流条处用纱布及小棉垫覆盖，并用宽胶布十字交叉加压固定后结束手术。

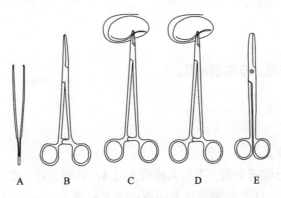

图 12-3-8　关闭切口所需的器械

A.组织镊；B.弯止血钳；C、D.持针器及针线；E.组织剪

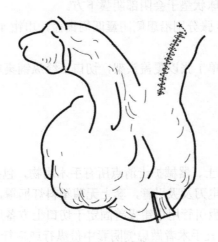

图 12-3-9　关闭切口

二、经阴囊路径睾丸切除术

（一）手术用物

1. 常规布类　剖腹盆、手术衣、剖口单、桌单。

2. 手术器械　手外器械包。

3. 一次性用物

（1）常规物品：吸引管 1 套、电刀 1 个、电刀清洁片 1 张、手外套针 1 包、纱布 10 张、无菌塑料灯柄罩 1 个、垃圾袋 1 个、3-0 丝线 1 包、2-0/T 丝线 1 包、0 号丝线 1 包、11 号刀片 1 个、20 号刀片 1 个、16/18Fr 双腔气囊导尿管各 1 根、引流袋 1 个、医用润滑剂 1 支、手套按需准备。

（2）特殊物品：4-0 可吸收缝线 2 包。

（二）手术体位

手术体位为仰卧位，双腿稍外展。

（三）消毒铺巾

1. 消毒液 碘伏。

2. 消毒范围 上起脐平面，下达大腿内上 1/3，后至会阴、肛门及其周围，两侧为腋中线。消毒顺序为：①耻骨联合区和阴囊；②大腿内上 1/3；③尿道外口、龟头和阴茎；④会阴、肛周和肛门。

3. 铺巾

（1）治疗巾 1 张卷成球状垫于会阴部阴囊下方。

（2）1/4 折的治疗巾 4 张分别沿患侧阴囊四周铺盖，巾钳 4 把固定。

（3）铺剖口单 2 张。

（4）切口上缘横铺桌单 1 张以覆盖头架，切口下缘纵铺桌单 1 张，覆盖床尾及手术托盘。

（四）手术配合

1. 清点用物 巡回护士、器械护士清点所有手术用物，包括纱球、纱布、器械、缝针、刀片等。准备并连接电刀及吸引管，套上无菌塑料灯柄罩，将电刀用一次性电刀清洁片固定在切口下侧，将吸引管用巾钳妥善固定于切口上方备用。

2. 手术切口 单侧睾丸手术者做患侧阴囊中份纵行或横行皮肤切口，长约 3cm；对双侧睾丸手术者可分别做双侧阴囊中份纵行或横行皮肤切口，也可于阴囊中缝处做纵行皮肤切口，长约 3cm（图 12-3-10）。

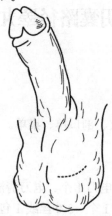

图 12-3-10　患侧阴囊中份横行切口

3. 切开皮肤及皮下组织 备 20 号圆刀、弯止血钳、组织钳及纱布（图 12-3-11）。用圆刀切开皮肤，电刀电凝止血后切开阴囊肉膜组织。递 2 把组织钳向两侧牵拉阴囊皮肤和肉膜，以充分暴露切口和手术区域。

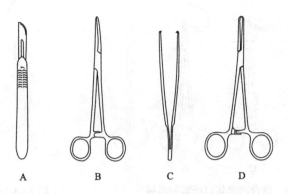

图 12-3-11　切开皮肤及皮下组织所需的器械

A.手术圆刀；B.弯止血钳；C.组织镊；D.组织钳

4. 切除睾丸　沿切口依次切开各层筋膜，并用手在患侧阴囊底部加压，将患侧睾丸挤出阴囊外。顿锐结合游离睾丸表面组织，并向近端适当游离精索后，用 2 把弯止血钳钳夹精索后切断，分别用 0 号丝线结扎和缝扎精索断端（图 12-3-12，图 12-3-13），将切除的睾丸送病理检查。仔细止血后，视手术情况决定是否放置引流。若需放置，则递碘伏纱球再次消毒阴囊皮肤，11 号尖刀于阴囊底部做一小切口，弯止血钳钳夹准备好的橡皮引流条，并将其留置在阴囊内恰当的位置。

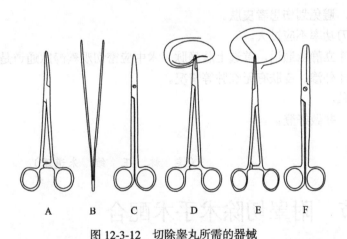

图 12-3-12　切除睾丸所需的器械

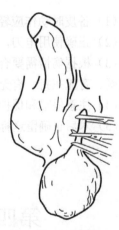

图 12-3-13　切除睾丸

A.弯止血钳；B.敷料镊；C.解剖剪；D.持针器及针线；E.钳带线；F.组织剪

5. 缝合切口　器械护士和巡回护士清点所有手术用物无误后，用 6×14 圆针 3-0 丝线间断缝合阴囊肉膜，以关闭阴囊内潜腔。器械护士和巡回护士再次清点所有手术用物，用碘伏纱球消毒阴囊皮肤，4-0 三角针可吸收缝线垂直褥式缝合阴囊皮肤切口（图 12-3-14，图 12-3-15）。

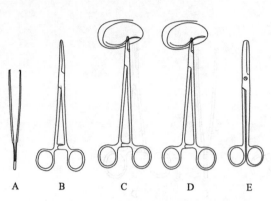

图 12-3-14　缝合阴囊切口所需的器械

A.组织镊；B.弯止血钳；C、D.持针器及针线；E.组织剪

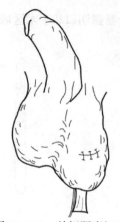

图 12-3-15　关闭阴囊切口

6. 留置尿管　在医用润滑剂的辅助下，安置 16/18Fr 双腔气囊导尿管，向导尿管球囊注水 8～10ml，连接引流袋。

7. 包扎切口　用碘伏纱球再次消毒皮肤后，递 2 把组织镊对合皮肤，纱布覆盖切口，宽胶布十字交叉加压固定后结束手术。

（五）特殊关注点

（1）备皮时动作应轻柔，避免划伤患者皮肤。

（2）正确使用电刀，电刀功率不应过大。

（3）根据病情需要合理建立静脉通道，首选上肢静脉。术中应密切观察静脉通道是否通畅、有无扭折、有无液体外渗、皮肤有无红肿等情况。

（4）注意保暖和保护隐私。

（5）术后正确留送标本，并做好登记。

（侯　林　王　维　朱道珺）

第四节　附睾切除术手术配合

附睾切除术适用于附睾良性肿瘤、附睾结核、附睾慢性炎症经长期保守治疗无效且无生育要求者。

（一）手术用物

1. 常规布类　剖腹盆、手术衣、剖口单、桌单。

2. 手术器械　手外器械包。

3. 一次性用物

（1）常规物品：吸引管 1 套、电刀 1 个、电刀清洁片 1 张、手外套针 1 包、纱布 10 张、无菌塑料灯柄罩 1 个、垃圾袋 1 个、3-0 丝线 1 包、2-0/T 丝线 1 包、11 号刀片 1 个、15 号刀片 2 个、16Fr 双腔气囊导尿管 1 根、引流袋 1 个、医用润滑剂 1 支、手套按需准备。

（2）特殊物品：4-0 可吸收缝线 1 包。

（二）手术体位

手术体位为仰卧位，两腿稍分开。

（三）消毒铺巾

1. 消毒液　碘伏。

2. 消毒范围　上起脐平面，下达大腿上 1/3，后至会阴、肛门及其周围，两侧为腋中线。

3. 铺巾

（1）治疗巾 1 张卷成球状垫于会阴部阴囊下方。

（2）1/4 折的治疗巾 4 张分别沿患侧阴囊四周铺盖，巾钳 4 把固定。

（3）铺剖口单 2 张。

（4）切口上缘横铺桌单 1 张以覆盖头架，切口下缘纵铺桌单 1 张，覆盖床尾及手术托盘。

（四）手术配合

1. 清点用物　巡回护士、器械护士清点所有手术用物，包括纱球、纱布、器械、缝针、刀片等。准备并连接电刀及吸引管，套上无菌塑料灯柄罩，将电刀用一次性电刀清洁片粘贴在无菌单上，将吸引管用巾钳妥善固定备用。

2. 手术切口　递 15 号刀片于患侧阴囊中份前外侧行纵切口（图 12-4-1，图 12-4-2），切开皮肤后，用电刀止血并逐层切开阴囊壁至睾丸鞘膜壁层。用弯蚊式止血钳分离睾丸鞘膜囊与周围的粘连，并用手在同侧阴囊底部加压，将睾丸鞘膜囊连同其内容物一并挤出阴囊切口外。

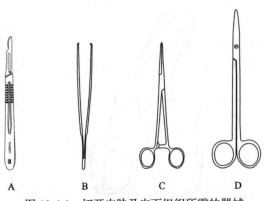

图 12-4-1　切开皮肤及皮下组织所需的器械

A.手术圆刀；B.组织镊；C.弯蚊式止血钳；D.解剖剪

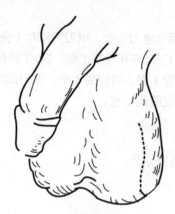

图 12-4-2　阴囊前外侧纵行切口

3. 显露睾丸及附睾　用电刀将睾丸鞘膜切开一个小口,递2把组织钳钳夹鞘膜两侧,用电刀继续纵行切开睾丸鞘膜壁层,暴露睾丸、附睾及精索。用弯蚊式止血钳将输精管从精索中游离出来（图 12-4-3,图 12-4-4）。

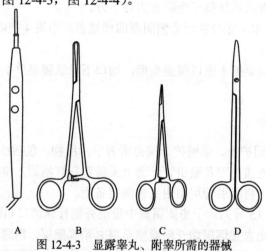

图 12-4-3　显露睾丸、附睾所需的器械
A.电刀；B.组织钳；C.弯蚊式止血钳；D.解剖剪

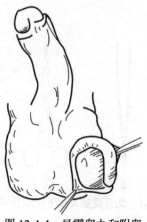

图 12-4-4　显露睾丸和附睾

4. 游离附睾　递组织钳将附睾体提起，用 15 号圆刀、解剖剪或弯蚊式止血钳将附睾头从睾丸处游离出来，向下逐步游离附睾体部及尾部（图 12-4-5，图 12-4-6）。也可用电刀沿着睾丸与附睾的分界处进行分离、切除。在切除过程中尽量不要使病变的附睾破损，以免其中的感染性物质，包括结核性脓液溢出，导致切口延迟愈合，甚至结核病变扩散。对于在游离、切除病变附睾的过程中导致的睾丸白膜的破损，可用 3-0 丝线或者 4-0 可吸收缝线缝合处理。

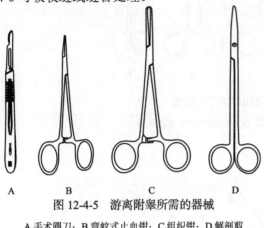
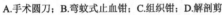

图 12-4-5　游离附睾所需的器械

A.手术圆刀；B.弯蚊式止血钳；C.组织钳；D.解剖剪

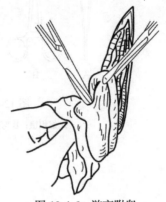

图 12-4-6　游离附睾

5. 切除附睾　递弯蚊式止血钳于高位钳夹输精管，用 15 号圆刀切断或解剖剪剪断，对残端可用电凝处理后再用 2-0/T 丝线结扎（图 12-4-7，图 12-4-8）。

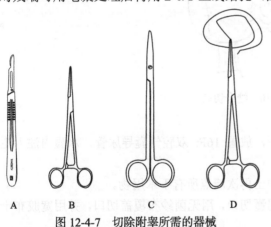

图 12-4-7　切除附睾所需的器械

A.手术圆刀；B.弯蚊式止血钳；C.解剖剪；D.钳带线

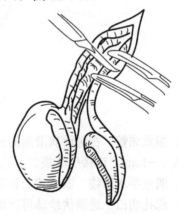

图 12-4-8　切除附睾

6. 缝合切口　切除多余的睾丸鞘膜并翻转缝合，或用电刀切除后对边缘充分进行电凝止血。将睾丸放回阴囊内，用 6×14 圆针 3-0 丝线缝合睾丸底部的白膜并将其固定于阴囊底部，再用 6×14 圆针 3-0 丝线将精索两侧各与邻近的阴囊肉膜缝合 2 针，以避免发生睾丸扭转。碘伏纱球消毒阴囊皮肤，11 号尖刀于阴囊底部另做一小切口，安放橡皮引流条。器械护士同巡回护士清点台上所有用物无误后，用 4-0 可吸收缝线垂直褥式缝合阴囊皮肤切口（图 12-4-9，图 12-4-10）。

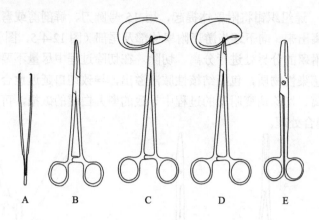

图 12-4-9　关闭切口所需的器械

A.组织镊；B.弯止血钳；C、D.持针器及针线；E.组织剪

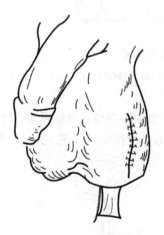

图 12-4-10　缝合切口

7. 留置尿管　在医用润滑剂的辅助下，放置 16Fr 双腔气囊导尿管，水囊内注入生理盐水 8～10ml，连接引流袋。

8. 清点手术用物　器械护士和巡回护士再次清点所有手术用物。

9. 包扎切口　递碘伏纱球再次消毒阴囊切口，用无菌纱布覆盖切口，并用宽胶布十字交叉加压固定后结束手术。

（侯　林　王　维　朱道珺）

第五节　显微精道重建术手术配合

　　睾丸产生的精子由精曲小管通过附睾、输精管、精囊、射精管、尿道射精而排出，当精子输出通道阻塞时，如输精管结扎、输精管损伤或附睾炎致附睾尾部梗阻等，导致精子排出障碍，称为精道梗阻性无精症。显微精道重建术是指精道因上述各种原因梗阻后，在手术显微镜下重建精道，以恢复精子排出通道的手术。显微精道重建术分为显微输精管附睾管吻合术和显微输精管吻合术两种方式，前者针对附睾尾部梗阻，而后者针对输精管梗阻。

（一）手术用物

1. 常规布类　剖腹盆、手术衣、剖口单、桌单。
2. 手术器械　输精管吻合器械、显微精道器械。
3. 一次性用物
（1）常规物品：吸引管 1 套、电刀 1 个、针状电极 1 个、电刀清洁片 1 张、手外套针 1 包、纱布 10 张、无菌塑料灯柄罩 1 个、3-0 丝线 1 包、11 号刀片 1 个、10 号刀片 1 个、20ml 注射器 1 副、10ml 注射器 1 副、24G 直型留置针 1 个、医用润滑剂 1 支、16Fr 双腔气囊导尿管 1 根、引流袋 1 个、无菌垃圾袋 1 个、手套按需准备。
（2）特殊物品：10-0 血管缝合线 2 包、8-0 血管缝合线 1 包、4-0 三角针可吸收缝线 1 包。

（二）手术体位

手术体位为仰卧位。
（1）患者仰卧于手术床上，头下置一软枕，臀部垫一泡沫垫，用束腿带于膝关节平面固定双下肢，双下肢稍分开。
（2）将输液一侧的上肢外展固定于托手架上，另一只手固定在患者身体同侧的手术床上。

（三）消毒铺巾

1. 消毒液　碘伏。
2. 消毒范围　上起脐平面，下达大腿上 1/3，后至会阴、肛门及其周围，两侧为腋中线。
3. 铺巾
（1）治疗巾 1 张卷成球状垫于会阴部阴囊下方。
（2）1/4 折的治疗巾 4 张沿切口四周铺盖，巾钳 4 把固定。
（3）铺剖口单 2 张。
（4）切口上缘横铺桌单 1 张以覆盖头架，切口下缘纵铺桌单 1 张，覆盖床尾及手术托盘。

（四）手术配合

1. 显微输精管附睾管吻合
（1）清点用物：巡回护士、器械护士共同清点所有手术用物，包括纱球、纱布、器械、缝针、刀片等。准备并连接电刀，套上无菌塑料灯柄罩，将电刀用一次性电刀清洁片粘贴在无菌单上，将吸引管用巾钳固定。

（2）导尿：备 16Fr 双腔气囊导尿管、10ml 注射器抽 10ml 无菌生理盐水、医用润滑剂，行保留导尿。

（3）切口：备圆刀、组织镊、弯蚊式止血钳、解剖剪，做阴囊中缝切口（图 12-5-1，图 12-5-2），圆刀纵行切开阴囊皮肤约 4cm，电刀电凝止血后切开肉膜组织，用弯蚊式止血钳分离鞘膜囊，将鞘膜囊连同内容物挤出切口外，切开睾丸鞘膜，显露附睾和睾丸。

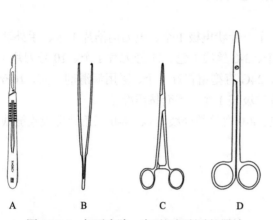

图 12-5-1　切开皮肤、皮下组织所需的器械

A.手术圆刀；B.组织镊；C.弯蚊式止血钳；D.解剖剪

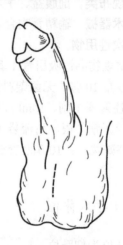

图 12-5-2　阴囊中缝切口

（4）游离输精管达附睾尾部：备输精管分离钳、输精管固定钳、20ml 注射器（将针帽前端剪去）（图 12-5-3），用输精管固定钳牵拉输精管，用输精管分离钳仔细游离输精管，到达附睾尾端。注射器抽吸生理盐水后冲洗手术创面，保持术野清晰。

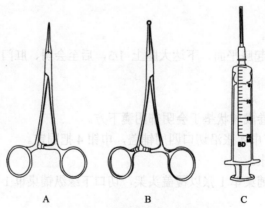

图 12-5-3　游离输精管所需的器械

A.输精管分离钳；B.输精管固定钳；C.20ml 注射器

（5）结扎、切断近睾端输精管：备弯蚊式止血钳、眼科剪、钳带 3-0 丝线、组织剪（图 12-5-4），弯蚊式止血钳钳夹近睾端输精管，眼科剪剪断，3-0 丝线结扎。

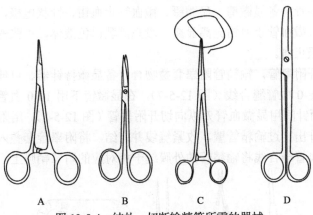

图 12-5-4　结扎、切断输精管所需的器械

A.弯蚊式止血钳；B.眼科剪；C.钳带线；D.组织剪

（6）修剪输精管断端，扩张远睾端输精管：备显微剪、显微镊、微血管止血钳、血管扩张器、20ml 注射器套上 24G 直型留置针软管（图 12-5-5），显微镊夹持输精管断端，在显微镜下用显微剪将输精管断端修剪整齐，微血管止血钳及血管扩张器扩张远睾端输精管，20ml 注射器抽吸生理盐水灌注通畅无阻力（图 12-5-6）。

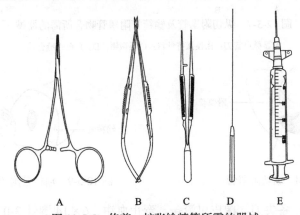

图 12-5-5　修剪、扩张输精管所需的器械

A.微血管止血钳；B.显微剪；C.显微镊；D.血管扩张器；E.20ml 注射器

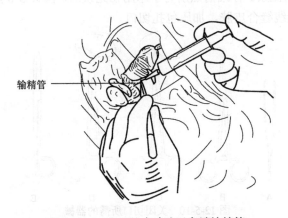

输精管

图 12-5-6　生理盐水冲洗远睾端输精管

　　（7）游离附睾管：备显微剪、显微镊、微血管止血钳、针状电极，在靠近附睾尾部处切开附睾鞘膜，微血管止血钳分离显露一段充满乳白色液体、扩张的附睾管，如有出血，可用针状电极止血。

　　（8）纵向切开附睾管，输精管附睾套叠吻合：备显微持针器、可伸缩显微血管刀、显微镊、10-0 及 8-0 血管缝合线（图 12-5-7），在显微镜下用 10-0 血管缝合线沿附睾管纵向缝两针，于两针间用显微血管刀纵向切开附睾管（图 12-5-8），用附睾管上两条 10-0 血管缝合线内进外出穿过输精管壁，收紧缝线并打结，将附睾管套叠入输精管腔内（图 12-5-9），用 8-0 血管缝合线将输精管的外膜缝于相对应的附睾鞘膜上。

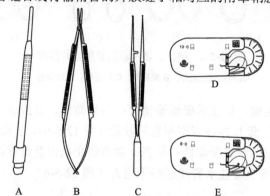

图 12-5-7　纵切附睾管及输精管附睾管吻合所需的器械

A.显微血管刀；B.显微持针器；C.显微镊；D、E.血管缝合线

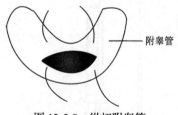

图 12-5-8　纵切附睾管

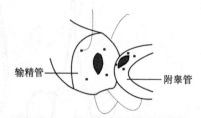

图 12-5-9　输精管附睾管套叠吻合

　　（9）关闭切口：备尖刀、橡皮引流条、弯止血钳、6×14 圆针 3-0 丝线、4-0 三角针可吸收缝线等（图 12-5-10），将睾丸还纳于阴囊内，视情况于阴囊底部用 11 号刀片做一小切口，留置橡皮引流条。仔细清点所有手术用物无误后，圆针 3-0 丝线间断缝合肉膜，4-0 三角针可吸收缝线缝合皮肤，加压包扎切口。

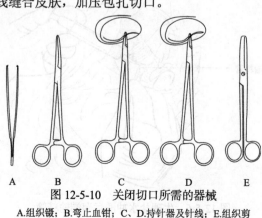

图 12-5-10　关闭切口所需的器械

A.组织镊；B.弯止血钳；C、D.持针器及针线；E.组织剪

2. 显微输精管吻合

（1）前三步同显微输精管附睾管吻合。

（2）游离输精管：备输精管分离钳、输精管固定钳、24G 直型留置针软管、20ml 注射器（将针帽前端剪去）（图 12-5-11），用输精管固定钳牵拉输精管，用输精管分离钳仔细游离梗阻部位上、下端输精管各 1cm，注射器抽吸生理盐水后冲洗手术创面，保持手术野清晰。

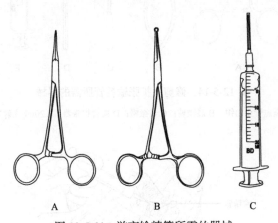

图 12-5-11　游离输精管所需的器械

A.输精管分离钳；B.输精管固定钳；C.20ml 注射器

（3）切除梗阻段：备弯蚊式止血钳、眼科剪（图 12-5-12），眼科剪于梗阻部两侧横断管壁，切除梗阻段（图 12-5-13）。注射器抽吸生理盐水后冲洗手术创面，保持术野清晰。

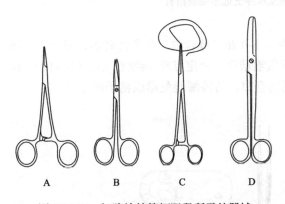

图 12-5-12　切除输精管梗阻段所需的器械

A.弯蚊式止血钳；B.眼科剪；C.钳带线；D.组织剪

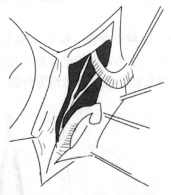

图 12-5-13　切除输精管梗阻段

（4）输精管断端修剪整齐：备显微剪、显微镊、微血管止血钳、血管扩张器、20ml 注射器接上 24G 留置针软管并抽吸生理盐水（图 12-5-14），显微镊夹持输精管断端，在显微镜下用显微剪将输精管断端修剪整齐。因远睾端输精管管腔一般较近睾端小，为便于吻合，可用微血管止血钳及血管扩张器扩张远睾端，使其管腔与近睾端近似，用生理盐水灌注通畅无阻力（图 12-5-15）。

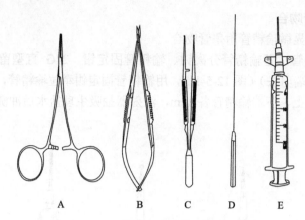

图 12-5-14　修剪、扩张输精管所需的器械

A.微血管止血钳；B.显微剪；C.显微镊；D.血管扩张器；E.20ml 注射器

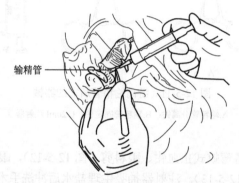

输精管 ——

图 12-5-15　生理盐水冲洗远睾端输精管

（5）输精管吻合：备 10-0 血管缝合线、8-0 血管缝合线、显微持针器、显微镊（图 12-5-16），用 10-0 血管缝合线在显微镜下做输精管 6 针定点端-端吻合（图 12-5-17），再用 8-0 血管缝合线缝合输精管外膜，加固吻合口，防渗漏避免形成精子肉芽肿。

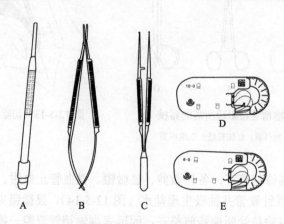

图 12-5-16　输精管吻合所需的器械

A.显微血管刀；B.显微持针器；C.显微镊；D、E.血管缝合线

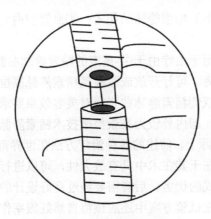

图 12-5-17 输精管吻合

（6）关闭切口：备尖刀、橡皮引流条、弯止血钳、6×14 圆针 3-0 丝线、4-0 三角针可吸收缝线等（图 12-5-18），将睾丸还纳于阴囊内，视情况于阴囊底部用 11 号刀片做一小切口，留置橡皮引流条。清点所有手术用物无误后，圆针 3-0 丝线间断缝合肉膜，4-0 三角针可吸收缝线缝合皮肤，加压包扎切口。

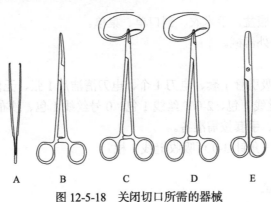

图 12-5-18 关闭切口所需的器械

A.组织镊；B.弯止血钳；C、D.持针器及针线；E.组织剪

（罗 媛 赖 力 巴学园）

第六节 精索静脉曲张结扎术手术配合

精索静脉曲张是由于精索静脉回流受阻或瓣膜发育及功能缺陷，导致血液回流不畅引起血液淤滞，进而导致蔓状静脉丛迂曲扩张所引起。精索静脉曲张的发病率为 10%～15%。由于曲张的精索静脉内淤滞的血液及长期睾丸温度增高造成的睾丸及附睾组织结构的病理、生理改变均可引起男性不育，据报道后者的发生率为 15%～41%。

精索静脉曲张的外科干预方法包括：①传统开放的经腹股沟途径、经腹膜后途径、经腹股沟下途径精索静脉结扎术；②腹腔镜精索静脉结扎术；③显微技术经腹股沟途径或腹股沟下途径（即外环下）精索静脉结扎术；④血管腔内介入技术（顺行或逆行）精索静脉栓堵术。

精索静脉结扎术主要用于治疗由于中-重度的精索静脉曲张所引起的不育、阴囊疼痛不适或患侧睾丸萎缩的患者。可行开放或腹腔镜精索静脉高位结扎术，所导致的创伤都较小。一般来说，如果是双侧精索静脉曲张或对美容效果要求较高的患者，可行腹腔镜精索静脉结扎术。近年来，国内外较为推崇显微技术精索静脉结扎术，甚至美国有学者将其封为"金标准"，但实际上，前述的各种治疗方法在世界范围内仍是并行不悖的。我们倾向于显微技术的原因在于其在术中具有放大性，可以进行精细操作的优势，而尚不能比较和讨论各种手术方式的优劣。后者需要经过良好设计的多中心、大样本、随机临床试验来进行评价，而且在试验方案中还应该将自然妊娠率作为评价指标之一。

一、精索静脉曲张高位结扎术

（一）手术用物

1. 常规布类 剖腹盆、手术衣、剖口单、桌单。
2. 手术器械 手外器械。
3. 一次性用物
（1）常规用物：吸引管 1 套、电刀 1 个、电刀清洁片 1 张、无菌塑料灯柄罩 1 个、手外套针 1 包、3-0 丝线 1 包、2-0/T 丝线 1 包、0 号丝线 1 包、纱布 10 张、20 号刀片 1 个、无菌垃圾袋 1 个、手套按需准备。
（2）特殊用物：三角针 3-0 可吸收缝线 1 根。

（二）手术体位

手术体位为仰卧位，双腿稍向外展。

（三）消毒铺巾

1. 消毒液 碘伏。
2. 消毒范围 上起脐平面，下达大腿上 1/3，后至会阴、肛门及其周围，两侧为腋中线。
3. 铺巾
（1）用反折 1/4 的治疗巾 4 张，分别覆盖切口下侧、对侧、上侧和近侧，巾钳 4 把或用小号手术薄膜固定。
（2）铺剖口单 2 张。
（3）切口上缘横铺桌单 1 张以覆盖头架，切口下缘纵铺桌单 1 张，覆盖床尾及手术托盘。

（四）手术配合

1. 清点用物　巡回护士、器械护士仔细清点所有手术物品，包括纱球、纱布、器械、缝针、刀片等台上用物。

2. 腹股沟途径

（1）切口：取腹股沟上方斜切口。在腹股沟韧带上方 1～2cm、耻骨结节平面上方 2～3cm 处做皮肤切口直至内环外侧，长 5～6cm（图 12-6-1）。

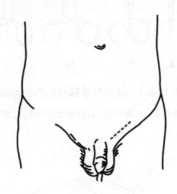

图 12-6-1　腹股沟途径切口

（2）切开皮肤、皮下组织，游离精索静脉：备圆刀、纱布、皮肤拉钩、弯止血钳、组织剪等（图 12-6-2）。第一把圆刀切皮后换下，第二把圆刀或电刀切开皮下组织及腹外斜肌腱膜并止血。切开提睾肌和精索内筋膜，钝性分离精索内静脉，注意保护输精管及其周围血管（图 12-6-3）。

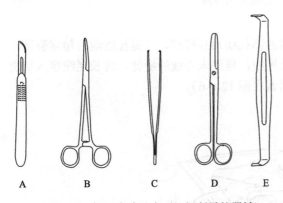

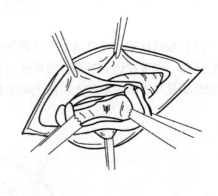

图 12-6-2　切开皮肤及皮下组织所需的器械　　　　图 12-6-3　显露、游离精索

A.手术圆刀；B.弯止血钳；C.组织镊；D.组织剪；E.皮肤拉钩

（3）结扎精索内静脉：备弯止血钳、敷料镊、解剖剪、7×20 圆针 2-0/T 丝线、钳带 0 号丝线（图 12-6-4）。向近心端游离，于腹股沟管内环或其上方精索内静脉汇合成 1～2 根处钳夹并切断精索内静脉，向远端游离并切除 3～5cm 曲张的静脉丛，将两端分别用 0

号丝线和 2-0/T 丝线结扎（图 12-6-5）。

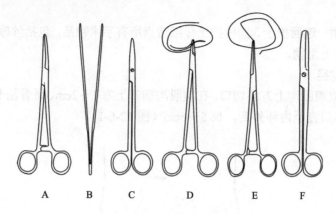

图 12-6-4 结扎精索静脉所需的器械

A.弯止血钳；B.敷料镊；C.解剖剪；D.持针器及针线；E.钳带线；F.组织剪

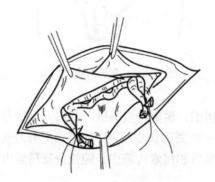

图 12-6-5 结扎精索静脉

（4）悬吊精索：可将精索静脉两断端的结扎线相互打结，以提拉远端的精索静脉，减轻迂曲。也可在远侧断端打结后遗留长尾线，再递未带线的缝针，将长尾线穿入后将远侧断端悬吊于腹内斜肌上，向上牵引精索（图 12-6-6）。

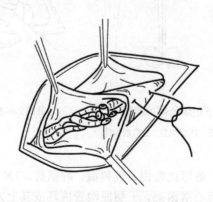

图 12-6-6 悬吊精索

（5）关闭切口：用 7×20 圆针 2-0/T 丝线横行缝合提睾肌筋膜，重建腹股沟管，外环口容示指尖即可。7×20 圆针 2-0/T 丝线间断（或用 1-0 可吸收缝线连续）缝合关闭腹外斜肌腱膜，3-0 丝线（或用 2-0 可吸收缝线）缝合皮下组织，三角针 4-0 可吸收缝线行皮内缝合（图 12-6-7，图 12-6-8）。碘伏纱球消毒切口区域，敷贴覆盖切口后结束手术。

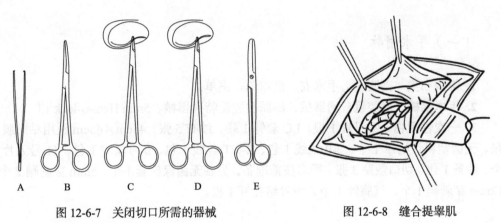

图 12-6-7　关闭切口所需的器械　　　　图 12-6-8　缝合提睾肌

A.组织镊；B.弯止血钳；C、D.持针器及针线；E.组织剪

3. 腹膜后途径

（1）切口：在内环平面向上做与腹股沟韧带平行的斜切口或横切口，长约 3cm（图 12-6-9）。圆刀切开皮肤、皮下组织，用电刀止血后，递 2 把皮肤拉钩牵拉切口，直视下横行切开腹外斜肌腱膜。

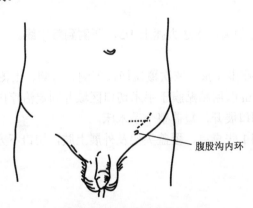

腹股沟内环

图 12-6-9　腹膜后途径切口

（2）显露精索内血管：递弯止血钳钝性分开腹内斜肌和腹横肌，进入腹膜后间隙。对腹膜后疏松的结缔组织稍加游离后，向内前方牵开腹膜，即可在靠近腹膜处显露出汇合成 1～2 支的精索静脉。

（3）结扎精索静脉：找到精索静脉后，用敷料镊、直角钳游离精索内静脉，弯止血钳将其钳夹后，组织剪切断，两断端用 2-0/T 丝线结扎。注意保留精索内动脉。

（4）关闭切口：仔细止血后，用 7×20 圆针 2-0/T 丝线间断（或用 1-0 可吸收缝线连续）缝合关闭肌层和腹外斜肌腱膜，3-0 丝线（或用 2-0 可吸收缝线）缝合皮下组织，三角针 4-0 可吸收缝线行皮内缝合。碘伏纱球消毒切口区域，敷贴覆盖切口后结束手术。

二、腹腔镜精索静脉曲张高位结扎术

（一）手术用物

1. 常规布类　剖腹盆、手术衣、剖口单、桌单。

2. 手术器械　腹腔镜普通器械、泌尿腹腔镜特殊器械、5mm Hem-o-lock 钳。

3. 一次性用物　吸引管 1 根、LC 套针 1 袋、纱布 5 张、45cm×45cm 医用粘贴膜 1 张、无菌塑料灯柄罩 1 个、3-0 丝线 1 包、2-0/T 丝线 1 包、0 号丝线 1 包、11 号刀片 1 个、纱条 1 包、切口敷贴 3 张、手套按需准备。另备无菌保护套 1 个、5mm 穿刺鞘 2 个、12mm 穿刺鞘 1 个、气腹针 1 个、中号结扎钉 1 板。

（二）手术体位

手术体位为仰卧位，详见第五章第三节。

（三）消毒铺巾

1. 消毒液　碘伏。

2. 消毒范围　上至剑突，下达大腿上 1/3，两侧到腋中线。

3. 铺巾

（1）反折 1/4 的治疗巾 4 张，依次覆盖切口下侧、对侧、上侧和近侧。

（2）贴 45cm×45cm 医用粘贴膜于手术切口区域并固定治疗巾。

（3）剖口单对准切口展开，覆盖整个手术床。

（4）切口上方横铺 1 张桌单，覆盖头架及外展上肢，切口下方纵铺 1 张桌单，覆盖手术托盘及床尾。

（四）手术配合

1. 清点用物　巡回护士、器械护士仔细清点所有手术物品，包括纱球、纱布、纱条、器械、缝针、刀片等台上用物。

2. 连接各路管道及成像设备　备纱布 2 张、巾钳 2 把、吸引管及腔镜保护套。将腹腔镜特殊器械中的气腹管、电凝线、导光束及套上保护套的摄像头电缆线整理归类后，用纱布分别捆扎后再用巾钳固定于切口上、下方的无菌单上，将摄像头与腹腔镜连接后调节白平衡，检查调试腔镜方向和清晰度后妥善放置备用。

3. 建立操作通道　用 11 号刀片于脐下缘（A 点）做 1.5～2cm 的弧形小孔。用组织钳 2 把提起腹壁插入气腹针，巡回护士打开气腹机，注入 CO_2 气体，建立手术空间，将气腹压设定在 12～15mmHg。拔出气腹针，递上 11mm 金属穿刺鞘或 12mm 一次性穿刺鞘放入腹腔，13×24 圆针 0 号丝线缝合肌肉，8×24 三角针 0 号丝线缝合皮肤，以固定穿刺鞘和避免切口漏气。也可不使用气腹针，直接置入穿刺鞘，建立气腹。用碘伏纱球擦拭腹腔镜镜头后放入穿刺鞘内，在腹腔镜直视的指示下依次在麦氏点（经脐孔与右髂前上棘连线外中 1/3 交点）及左侧对应的部位（B、C 点）做切口，分别放入 5mm 穿刺鞘（图 12-6-10，图 12-6-11）。

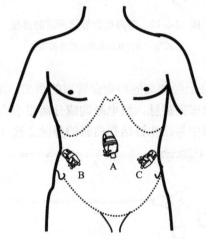

图 12-6-10　建立操作通道的解剖位置

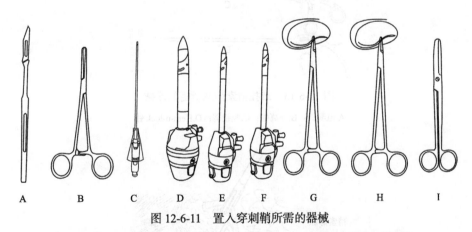

图 12-6-11　置入穿刺鞘所需的器械

A.手术尖刀；B.组织钳；C.气腹针；D～F.穿刺鞘；G、H.持针器及针线；I.组织剪

4. 游离精索血管　直视下观察内环口，辨认精索血管和输精管。必要时可由助手在台下牵拉同侧睾丸和精索，协助判断。确定精索血管的位置后，从 5mm 穿刺鞘内放入分离钳、电凝钩或腔镜手术剪，用电凝钩或腔镜手术剪在距内环口 2cm 处切开覆盖于精索血管表面的腹膜，用分离钳牵引腹膜切缘，顺精索血管束的走行方向用电凝钩向远、近两端剥离腹膜，游离精索血管束（图 12-6-12）。

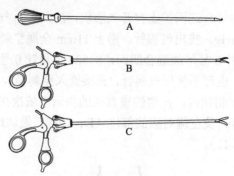

图 12-6-12　游离精索静脉所需的器械

A.电凝钩；B.分离钳；C.腔镜剪

5. 结扎精索内静脉　在已经游离的精索血管束的中部，用分离钳夹住精索的外膜，用电凝钩切开外膜，暴露曲张的静脉，用电凝钩或分离钳小心地游离静脉，注意保护血管束内后方的睾丸动脉，用中号结扎钉结扎曲张的静脉 2 次（图 12-6-13，图 12-6-14）。

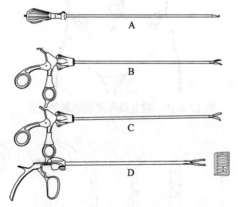

图 12-6-13　结扎精索静脉所需的器械

A.电凝钩；B.分离钳；C.腔镜剪；D.Hem-o-lock 钳

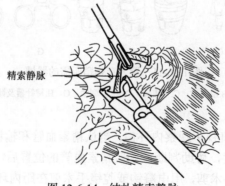

精索静脉

图 12-6-14　结扎精索静脉

6. 缝合切口　降低气腹压力，仔细检查手术区域无出血、渗血后，巡回护士关闭气腹机、光源，手术医生拔出穿刺鞘。器械护士和巡回护士清点所有手术用物无误后，用

13×24 圆针 0 号丝线缝合 A 穿刺点的肌层和腹直肌腱膜。肌层关闭后，器械护士和巡回护士再次清点所有手术用物无误后，用 13×24 圆针 3-0 丝线缝合 A 穿刺点的皮下脂肪组织层，8×24 三角针 3-0 丝线缝合 A、B、C 穿刺点处的皮肤（也可用 1-0 可吸收缝线关闭肌层、2-0 可吸收缝线缝合皮下脂肪组织层，皮肤用多抹棒黏合）。碘伏纱球消毒切口，2 把组织镊对合皮缘，贴切口敷贴后结束手术（图 12-6-15）。

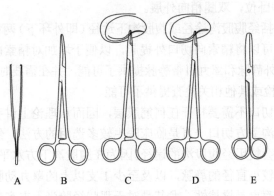

图 12-6-15　缝合切口所需的器械

A.组织镊；B.弯止血钳；C、D.持针器及针线；E.组织剪

（田蕾蕾　巴学园　高丽川）

三、显微技术精索静脉结扎术

精索静脉曲张手术最主要的并发症为阴囊及其内容物水肿、睾丸动脉损伤及相应的导致睾丸萎缩、精索静脉曲张持续存在或复发等。安全、有效的精索静脉曲张修复的手术方式需要符合以下几点要求：①保持输精管及其脉管系统的完整性；②游离并结扎所有的精索内静脉，如果采用经腹股沟切口，还要结扎精索外静脉的分支；③保持精索内淋巴管和动脉的完整性。采用显微技术施行精索静脉曲张结扎术的优势就在于，在显微镜下医生可以准确地辨认睾丸动脉、淋巴管和管径较小的静脉，在充分结扎静脉、最大限度地减少复发的基础上，避免误扎动脉和淋巴管，并且有助于对创面进行细致的止血，从而保证手术的安全性和减少术后局部水肿等并发症。因此，尽管显微技术具有一定的挑战性，但是仍然具有较高的临床推广价值。

（一）手术用物

1. 常规布类　剖腹盆、手术衣、剖口单、桌单。

2. 手术器械　手外器械、显微精道器械。

3. 一次性用物

（1）常规用物：吸引管 1 套、电刀 1 个、电刀清洁片 1 张、无菌塑料灯柄罩 1 个、手外套针 1 包、2-0/T 丝线 1 包、3-0 丝线 1 包、4-0 丝线 1 包、30cm×20cm 医用粘贴膜

1 张、纱布 10 张、15 号刀片 2 个、无菌垃圾袋 1 个、手套按需准备。

（2）特殊用物：4-0 三角针可吸收缝线 1 根。

（二）手术体位和切口

1. 手术体位 仰卧位，双腿稍向外展。

2. 皮肤切口 包括经腹股沟途径或腹股沟下途径（即外环下）两种选择（图 12-6-16）。这两种途径在术中均可以将精索向切口外提起，以便于增加对精索内部各种结构的辨识度，并且为结扎精索外静脉和睾丸引带静脉提供了可能，并在需要时可以暴露同侧睾丸，为在显微镜下进行活检或其他相关检查提供了可能。

由于腹股沟下方切口不需要打开任何筋膜层，因而从理论上讲手术更快和恢复期痛苦更少。因此，腹股沟下方切口一直是临床医生较多选用的方法。然而，出于某些解剖学方面的考虑也可能会使用经腹股沟的途径。因为在腹股沟下方水平做切口实施手术时，通常拥有更多数量的较小直径的静脉，以及至少 1 支以上的睾丸动脉的分支，使得术中结扎静脉和保护动脉都更具挑战性，尤其是对于那些经验尚不丰富的显微外科医生更是如此。在这种情况下，如果使用腹股沟切口则更靠近近端的精索，其中的血管结构相对较大，分支也相对较少。因此，对于那些腹外斜肌开放的患者、青少年患者及腹股沟外环较紧、位置较低的瘦弱体型的患者可考虑使用腹股沟切口。此外，对于曾经采用腹股沟下方切口手术治疗后复发的患者，当再次手术时采用腹股沟切口可以避开原有的瘢痕区域，因而更有利于手术的进行。最后，当显微精索静脉结扎术要与同侧的疝修补术同时进行时应该选择腹股沟切口。

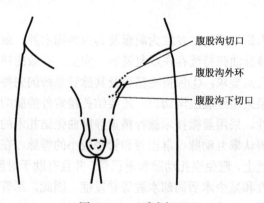

图 12-6-16 手术切口

（三）消毒铺巾

1. 消毒液 碘伏。

2. 消毒范围 上起脐平面，下达大腿上 1/3，后至会阴、肛门及其周围，两侧为腋中线。

3. 铺巾

（1）用反折 1/4 的治疗巾 4 张，分别覆盖切口下侧、对侧、上侧和近侧，巾钳 4 把或用小号手术薄膜固定。

（2）铺剖口单 2 张。

（3）切口上缘横铺桌单 1 张以覆盖头架，切口下缘纵铺桌单 1 张，覆盖床尾及手术托盘。

（四）手术配合

1. 清点用物　巡回护士、器械护士仔细清点所有手术物品，包括纱球、纱布、器械、缝针、刀片等台上用物。

2. 皮肤切口　若拟行经腹股沟途径手术，在外环平面或者紧靠外环上方沿皮肤张力线（Langer 线）向外上方做斜行皮肤切口；若拟行经腹股沟下方途径手术，则在外环口的正下方做横行切口或者沿皮肤张力线做斜行切口，长度均为 1.5～3cm（图 12-6-16），切口的大小一则取决于患者的体型；二则取决于术中是否需要暴露睾丸及睾丸体积的大小。

3. 切开皮肤、皮下组织，游离精索静脉　备圆刀、纱布、弯蚊式止血钳、组织钳、解剖剪、橡皮引流管等（图 12-6-17）。递 15 号手术刀切皮后换下，第二把圆刀或用电刀切开皮下组织。若经腹股沟途径手术，用电刀切开腹外斜肌腱膜及少许肌肉并止血，应注意识别和保留髂腹股沟神经。钝性分离精索，注意保护输精管及其周围血管。用组织钳抓住精索，将一根橡皮引流管环绕精索后，弯蚊式止血钳钳夹引流条末端后，再将精索提出切口之外。

若经腹股沟下方途径手术，切开皮下组织及腹壁浅、深筋膜后，即可见到向阴囊根部走行的精索。手术医生可用示指在深筋膜的深面钝性向远侧和近侧游离精索，直至精索可以很容易地被组织钳提起。采用与上述相同的方法将精索提出切口之外。

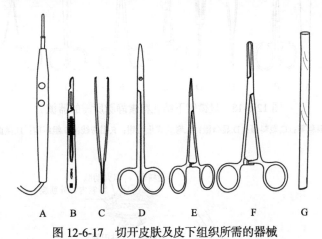

图 12-6-17　切开皮肤及皮下组织所需的器械

A.电刀；B.手术圆刀；C.组织镊；D.解剖剪；E.弯蚊式止血钳；F.组织钳；G.橡皮引流管

4. 显微手术操作　备电刀、眼科剪、弯蚊式止血钳、微血管止血钳、敷料镊、显微镊、钳带线、组织剪（图 12-6-18），巡回护士将手术显微镜摆放到位，手术医生在不超过 10 倍的显微镜下，依次切开精索外筋膜和精索内筋膜（图 12-6-19）。所有解剖和操作均使用无损伤显微镊来进行。将放大倍数调至 20～25 倍在显微镜下观察精索内可见的动脉。除了术中可以使用多普勒超声探针进行指引和鉴别外，也可在术中持续使用稀释后的酚妥拉明溶液喷洒创面，以最大限度地促使脉扩张，便于术中辨认。对于疑似动脉的血管也可以通过先将其逐渐上提直至其几乎被阻断，然后慢慢地放下直到重新观察到脉动的血流恢复过程来协助判断。

一旦发现并解剖游离周围的结构，可见动脉通常被小静脉血管网所包围。大约50%的情况下，睾丸动脉可能会黏附在一条较大直径静脉的底面。将静脉与相邻的淋巴管游离开后，用微型止血夹或4-0丝线双重结扎后切断。对小静脉也可使用双极电凝处理。注意保留动脉、淋巴管、神经、提睾肌纤维、输精管及其伴随的输精管血管等结构（图12-6-20）。如果输精管伴随静脉的直径≥3mm，应该同时结扎这些静脉，以防精索静脉曲张复发。由于输精管通常伴随着两套血管，因此，只要其中的一套血管保持完好无损，就能够保证其充分的静脉回流。

由于在精索内静脉被结扎以后，理论上睾丸静脉回流仍然有可能通过精索外静脉和引带静脉回流，因此，仍然存在精索静脉曲张复发的可能。尽管可以通过经腹股沟或腹股沟下方切口将睾丸暴露于切口处，以充分结扎所有此类侧支静脉，但是该步骤的必要性仍然被部分学者质疑。如果将睾丸暴露于切口处，术者可以很容易地确定侧支静脉，并使用微型止血夹夹闭后切断或用4-0丝线结扎。应注意保持睾丸引带完好，以方便将睾丸放回阴囊内。

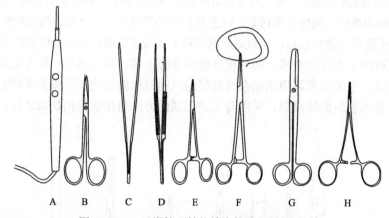

图 12-6-18　显微镜下结扎精索静脉所需的器械

A.电刀；B.眼科剪；C.敷料镊；D.显微镊；E.弯蚊式止血钳；F.钳带线；G.组织剪；H.微血管止血钳

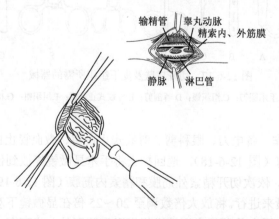

图 12-6-19　切开精索内、外筋膜，显露精索内容物

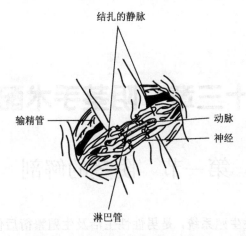

图 12-6-20　结扎所有精索静脉，保留动脉、输精管及其相应的血管、淋巴管和神经等

5. 关闭切口　巡回护士将手术显微镜从手术台上移开，并和器械护士仔细清点所有台上用物无误，如果是经腹股沟途径，用 7×20 圆针 2-0/T 丝线横行缝合提睾肌筋膜，重建腹股沟管，外环口能容纳示指尖即可。如果打开了腹外斜肌腱膜，则用 7×20 圆针 2-0/T 丝线间断缝合、关闭腹外斜肌腱膜，7×20 圆针 3-0 丝线缝合皮下组织，三角针 4-0 可吸收缝线行皮内缝合（图 12-6-21，图 12-6-22）。碘伏纱球消毒切口区域，敷贴覆盖切口后结束手术。

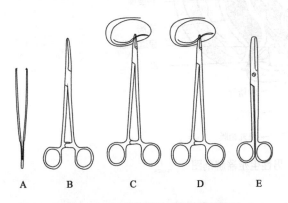

图 12-6-21　关闭切口所需的器械

A.组织镊；B.弯止血钳；C、D.持针器及针线；E.组织剪

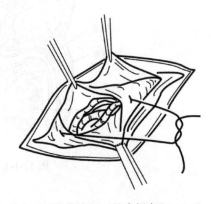

图 12-6-22　缝合提睾肌

（刘志洪　卢一平　莫　宏）

第十三章 阴茎手术配合

第一节 阴茎的解剖

男性生殖器即男性生殖系统，是男性性生活及生殖繁衍后代的器官，由内、外生殖器两部分组成。外生殖器包括阴囊和阴茎；内生殖器包括生殖腺体（睾丸）、排精管道（附睾、输精管、射精管和尿道，后者与泌尿系统共用）及附属腺体（精囊腺、前列腺和尿道球腺）。上述三部分分别起到产生精子、分泌男性激素，储存、输送、分泌和排泄精液的作用。男性生殖器到青春期时开始发育，发育成熟后即具有了生殖的功能（图 13-1-1）。

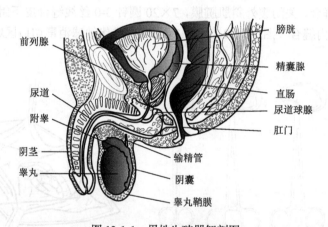

图 13-1-1　男性生殖器解剖图

阴茎（penis）由两个阴茎海绵体和一个尿道海绵体构成，外面覆以皮肤和筋膜，可分为头部（龟头）、体部（海绵体）和根部（阴茎脚）三部分。阴茎前端膨大似帽状者为阴茎头（龟头）。龟头有丰富的感觉神经末梢，对机械刺激较为敏感，其前下方为尿道外口；阴茎中段由背侧的两条阴茎海绵体和腹侧的一条尿道海绵体构成；在阴茎根部背侧的两条阴茎海绵体分别变细，向外侧逐渐移行为阴茎脚，附着于耻骨上。而尿道海绵体则离开阴茎海绵体，转向下后方构成尿道的耻骨下弯曲。阴茎海绵体是由平滑肌构成的海绵网状结构，网间的空隙为海绵窦，直接与血管相通，每一个海绵窦均有深动脉和输出静脉。当性兴奋时，入窦的血流增多，膨大的海绵窦压迫直至关闭输出静脉，导致出窦的血流减少，阴茎海绵体立即膨大，阴茎则变粗、变硬勃起。因阴茎海绵体外包有坚韧的白膜，故不至于无限膨大。当性兴奋消退后，入窦的血流明显减少，静脉血大量回流，阴茎逐渐变细变软。尿道海绵体围绕于尿道周围，位于阴茎海绵体的腹侧。尿道海绵体贯穿阴茎全长,前端在龟头处膨大的部分称为舟状窝,后端膨大的部分称为尿道球（图 13-1-2～图 13-1-5）。

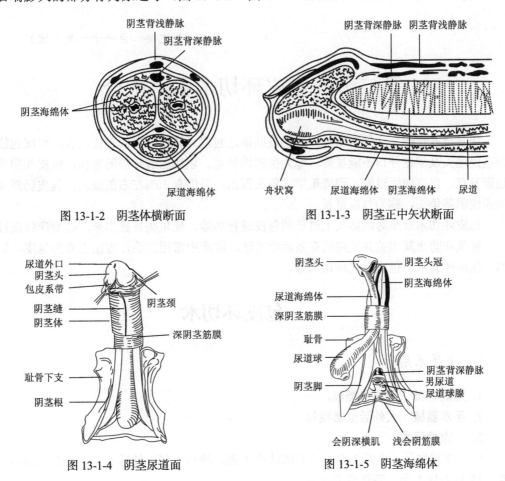

图 13-1-2 阴茎体横断面

图 13-1-3 阴茎正中矢状断面

图 13-1-4 阴茎尿道面

图 13-1-5 阴茎海绵体

阴茎皮肤薄而柔软,具有伸展性,皮下无脂肪组织,在阴茎颈处反折游离,形成包绕阴茎头的双层皮肤皱襞,称为阴茎包皮。其在阴茎头的腹侧,连于尿道外口下端与包皮之间的皮肤皱襞,称为包皮系带。

男性阴茎从 12～15 岁性发育期才开始变长,但周径增大的程度相对较小;15～18 岁后阴茎增大迅猛,发育更为充分,阴毛增多,直至成年型;至 20 岁左右阴茎的发育基本定型。正常成年人的阴茎在疲软状态下的长度为 8～12cm,勃起时可以增加 1 倍以上。但调查发现,阴茎 8cm 与 12cm 在勃起状态时的长度基本相同。因此,阴茎的长短与性交的关系主要涉及勃起时的大小和长短,当阴茎勃起时能够达到 11cm 及以上者就可以正常性交。

阴茎的主要功能是排尿、排泄精液和进行性交,是性行为的主要器官。阴茎海绵体的血窦可以注入血液,在无性冲动时,阴茎绵软;在性刺激时阴茎海绵体血窦内的血液、激素增多,阴茎则膨大、增粗、变硬而勃起;当阴茎海绵体血窦中流入的血液和回流的血液相等时,则阴茎持续勃起。阴茎头部的神经末梢十分丰富,性感极强。在性交达到高潮时,由于射精中枢的高度兴奋而引起射精。在性刺激下,阴茎不能勃起或勃起硬度不够，则无法进行性交活动，称为"勃起功能障碍"（ED），旧称"阳痿"。阴茎勃起异常或阴茎畸形均可能引起性交困难。

（刘志洪　卢一平　莫　宏）

第二节　包皮环切术手术配合

　　阴茎皮肤在阴茎头处皱褶成双层的皮肤谓之包皮。婴幼儿期的包皮较长，包皮包绕阴茎使龟头及尿道外口不能显露，称为生理性包茎。以后随着年龄的增长，包皮和阴茎逐渐发育，包皮向后退缩，到成年期时龟头露出，但仍有30%左右的成人，包皮仍然完全盖住阴茎龟头，称为包皮过长。

　　包皮环切术就是对阴茎头上过长的包皮进行切除，使龟头外露出来，是治疗包皮过长、包茎和防止其相关并发症的有效治疗方法。临床中常用的治疗方法主要为包皮环切术、包皮环套术、包皮激光环切术等。

一、包皮环切术

（一）手术用物

1. 常规布类　外科布类包。

2. 手术器械　大外活检器械包。

3. 一次性用物

（1）常规物品：电刀1个、电刀清洁片1张、纱布5张、纱球5个、5ml注射器1副、15号刀片1个、手套按需准备。

（2）特殊用品：5-0可吸收缝线1包、2%利多卡因（5ml/支）1支。

（二）手术体位

手术体位为仰卧位，双腿稍外展，臀部下垫一泡沫垫。

（三）消毒铺巾

1. 消毒液　碘伏。

2. 消毒范围　上起脐平面，下达大腿上1/3处，后至会阴、肛门及其周围，两侧为腋中线。

3. 铺巾

（1）治疗巾1张卷成球状垫于会阴部阴囊下方。

（2）1/4折的治疗巾4张沿阴茎根部四周铺盖，4把巾钳钳夹固定。

（3）铺有孔巾及剖口单。

（四）手术配合

1. 局部阻滞麻醉 用 5ml 注射器抽吸 1%利多卡因溶液，先在阴茎根部背侧正中做皮丘，然后垂直刺入，至阴茎白膜时感有阻力，回抽无血液时注药；再分别从阴茎根部左、右两侧进针，垂直刺入，至阴茎白膜时感有阻力，回抽无血液时半环形注药；再在阴茎根部腹侧进针，垂直刺入，至阴茎白膜时感有阻力，回抽无血液时注药。也可分别从阴茎根部的背侧和腹侧正中刺入，分别注药后，再在白膜表面向阴茎左、右两侧注药。

2. 设计切口 用弯蚊式止血钳分别在包皮 3 点钟、6 点钟和 9 点钟处钳夹并提起包皮，用刀尖在包皮外板距冠状沟约 1cm 处划一切痕，以此作为环切的切口（图 13-2-1），外板环形切口位置应根据包皮的具体长度而定。也可在消毒铺巾前，先用记号笔设计环形皮肤切口，翻起包皮后，外板切口位于冠状沟下约 1cm 处。

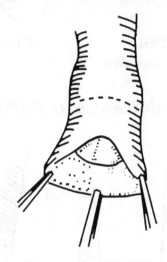

图 13-2-1　包皮环切切口

3. 切除包皮 用眼科剪沿包皮背侧 12 点钟处纵行剪开包皮，在包皮内板距冠状沟0.5cm 处环形切除包皮。用弯止血钳夹住包皮系带处，以提起包皮（图 13-2-2，图 13-2-3）。

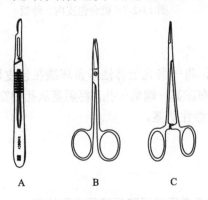

图 13-2-2　切除包皮所需的器械

A.15 号圆刀；B.眼科剪；C.弯蚊式止血钳

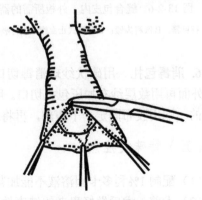

图 13-2-3　切除包皮

4. 止血 对包皮下出血点用眼科镊仔细夹住并电凝止血，如有较粗大的阴茎背浅静脉出血，可用弯蚊式止血钳钳夹后用 5-0 可吸收缝线结扎。观察有无遗漏的出血点，及时、确切地电凝止血（图 13-2-4，图 13-2-5）。

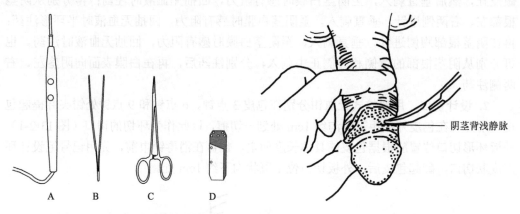

图 13-2-4 皮下止血所需的器械

A.电刀；B.眼科尖镊；C.弯蚊式止血钳；D.可吸收缝线

图 13-2-5 结扎阴茎背浅静脉

阴茎背浅静脉

5. 缝合 用 5-0 可吸收缝线间断缝合包皮内、外板的残端（图 13-2-6，图 13-2-7）。

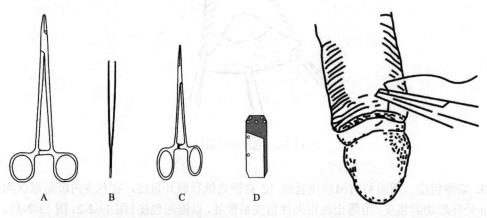

图 13-2-6 缝合包皮内、外板所需的器械

A.持针器；B.眼科齿镊；C.弯蚊式止血钳；D.可吸收缝线

图 13-2-7 缝合包皮内、外板

6. 消毒包扎 用碘伏纱球消毒切口后擦干，将一条凡士林油纱条环绕在包皮切口处，外面再用数层纱布加压包扎切口。用 1 张纱布在其一端剪一孔，将阴茎从孔中穿出，纱布的一端用胶布固定于下腹部，再将纱布反折盖住阴茎。

（五）特殊关注点

（1）配制 1% 利多卡因溶液不能加肾上腺素。

（2）术前、术后做好患者的健康教育，便于患者离开医院后进行自我护理。

二、包皮环套术

（一）手术用物

1. 常规布类 外科布类包。

2. 手术器械 大外活器械包。

3. 一次性用物

（1）常规物品：纱布 5 张、纱球 5 个、5ml 注射器 1 副、11 号刀片 1 个、手套按需准备。

（2）特殊用品：包皮环扎器内、外环各 1 个，专用取环器 1 个，专用测量尺 1 个，2%利多卡因（5ml/支）1 支。

（二）手术体位

手术体位为仰卧位，双腿稍外展，臀部下垫一泡沫垫。

（三）消毒铺巾

1. 消毒液 碘伏。

2. 消毒范围 上起脐平面，下达大腿上 1/3 处，后至会阴、肛门及其周围，两侧为腋中线。

3. 铺巾

（1）治疗巾 1 张卷成球状垫于会阴部阴囊下方。

（2）1/4 折的治疗巾 4 张沿阴茎根部四周铺盖，4 把巾钳分别钳夹固定。

（3）铺有孔巾及剖口单。

（四）手术配合

1. 局部阻滞麻醉

（1）用 5ml 注射器抽吸 1%利多卡因溶液，先在阴茎根部背侧皮下做一个约 1cm 的浅表皮丘，用针头在阴茎根部背侧 11 点钟处与 1 点钟处垂直进针，刺抵阴茎背部神经，回抽无血液反流，确认针头未伤及血管后，缓慢注射 1%利多卡因溶液 5ml 行阻滞麻醉。

（2）上提注射器，使针尖位于阴茎浅筋膜和阴茎筋膜之间，再绕阴茎根部注射 1 周，左、右两侧均匀缓慢注射 1%利多卡因各 2~3ml。

2. 选择环套器型号 在阴茎呈非勃起状态下，递专用测量尺测量阴茎的周径。测量时，测量尺应环绕阴茎体中部（阴茎冠状沟正下方）1 圈，并穿过测量尺的椭圆形窗口，通过观察窗口确定所对应的字母，据此选定相应的环套器内环、外环型号（图13-2-8）。

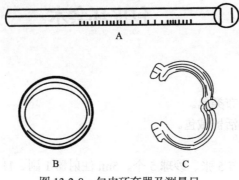

图 13-2-8　包皮环套器及测量尺

A.测量尺；B.内环；C.外环

3. 外翻包皮　用弯蚊式止血钳分别于包皮内、外板交界处的 2 点钟、6 点钟、10 点钟处钳夹并提起包皮（图 13-2-9，图 13-2-10）。

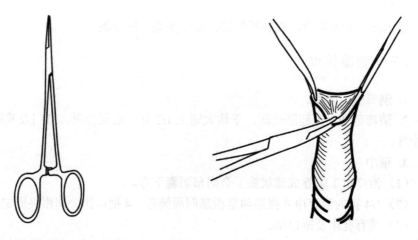

图 13-2-9　外翻包皮所需的器械　　　　　　图 13-2-10　外翻包皮

4. 放置内环　提起弯蚊式止血钳，用弯止血钳将已经选择的合适型号的内环从包皮里面置入，倾斜 30°～45°角，置于距离冠状沟约 2cm 的位置，注意保留足够的系带长度（图 13-2-11）。

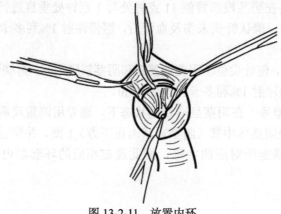

图 13-2-11　放置内环

5. 放置外环　术者一手用弯止血钳固定内环位置，一手将外环在包皮外部与内环扣合，使包皮组织夹于内、外环之间，上第一齿调整扣（注意避免齿扣夹住包皮内板），将示指置于翻转的包皮下，配合拇指适当调整所保留的包皮长度，注意保持内、外板的匀称，保留内板 0.8～1cm，完整保留系带，使系带在阴茎头无张力直立状态下位于正中。调整满意后扣上第二齿固定扣（图 13-2-12）。

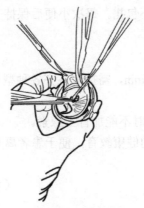

图 13-2-12　放置外环

6. 切除多余包皮　牵拉包皮，用解剖剪沿内环与外环的联合处环形剪除多余包皮，再递 11 号手术刀，刀尖向上于包皮切缘处做 3～5 个减张切口（图 13-2-13，图 13-2-14）。

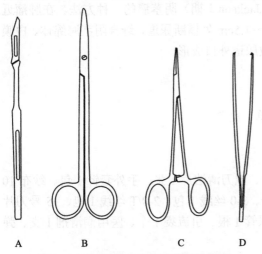

A　　B　　　　C　　　D

图 13-2-13　切除多余包皮所需的器械

A.手术尖刀；B.解剖剪；C.弯蚊式止血钳；D.组织镊

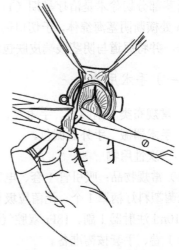

图 13-2-14　切除多余包皮

7. 消毒包扎

（1）用碘伏消毒切口后擦干。

（2）取 1 张纱布在其一端剪一孔，将阴茎从孔中穿出，纱布的一端用胶布固定于下腹部，再将纱布反折盖住阴茎。

8. 拆除环套器

（1）术后 7～10 日可去除环套器。

（2）使用专用的去环工具。

（3）拆环时左手固定好外环，避免晃动，以减少拆环时的疼痛感。将专用撬柄插入外环的方形凹槽中，向外环内侧撬动，并轻柔地向一侧移动，即可拆除外环。

（4）用手指固定内环，用专用凹槽剪垂直于内环方向，分两次剪断内环，呈两个半环样拆除内环。

（5）用碘伏消毒切口，可不包扎。每次小便后保持干燥，可局部喷消毒药液。

（五）特殊关注点

（1）因手术时间短，大约 5min，需提前备齐各种型号的环套器，以便根据患者情况选用。

（2）配制 1%利多卡因溶液时不能加肾上腺素。

（3）术前、术后做好患者的健康教育，便于患者离开医院后进行自我护理。

（刘华英　朱育春　岳　轩）

第三节　阴茎部分切除术手术配合

阴茎部分切除术是治疗早期（T_1 期或 Jackson Ⅰ期）阴茎癌的一种方法。在肿瘤近端 2cm 处横断阴茎海绵体，于切口远端 1.0～1.5cm 处横断尿道，缝合阴茎海绵体、白膜及皮肤，并将尿道与阴茎残端皮肤包埋处做尿道外口成形。

（一）手术用物

1. 常规布类　剖腹盆、手术衣、剖口单、桌单。

2. 手术器械　手外器械包。

3. 一次性用物

（1）常规物品：吸引管 1 套、电刀 1 个、电刀清洁片 1 张、手外套针 1 包、纱布 10 张、无菌塑料灯柄罩 1 个、无菌垃圾袋 1 个、3-0 丝线 1 包、2-0/T 丝线 1 包、15 号刀片 2 个、10ml 注射器 1 副、18Fr 双腔气囊导尿管 1 根、引流袋 1 个、医用润滑剂 1 支、弹力绷带 1 卷、手套按需准备。

（2）特殊物品：2-0 可吸收缝线 1 根、4-0 可吸收缝线 1 根。

（二）手术体位

手术体位为仰卧位，两腿稍分开，臀部下垫一泡沫垫。

（三）消毒铺巾

1. 消毒液　碘伏。

2. 消毒范围　上起脐平面，下达大腿上 1/3 处，后至会阴、肛门及其周围，两侧为腋中线。

3. 铺巾

（1）治疗巾1张卷成球状垫于会阴部阴囊下方。

（2）1/4折的治疗巾4张沿阴茎根部四周铺盖，巾钳4把固定。

（3）铺剖口单2张。

（4）桌单1张齐切口下缘纵铺，覆盖床尾及手术托盘。

（四）手术配合

1. 清点用物　巡回护士、器械护士仔细清点所有手术用物，包括纱球、纱布、器械、缝针、刀片等。准备并连接电刀及吸引管，套上无菌塑料灯柄罩，将电刀用一次性电刀清洁片固定在切口下侧，将吸引管用组织钳固定于切口上方。

2. 套扎阴茎头部　消毒后即用一只无菌手套套扎阴茎头部至肿瘤近端1cm处，并用无菌橡皮筋捆扎固定，将肿瘤完全置于手套内，防止污染手术野。需要时还可以在此时留置尿管以便术中确认尿道，避免误切。

3. 环形切开阴茎皮肤　用15号圆刀在距肿瘤近侧缘2cm处环形切开阴茎皮肤，到达阴茎筋膜。递组织钳牵拉阴茎皮肤以暴露术野，弯蚊式止血钳或解剖剪分离阴茎筋膜，遇有出血用电刀行电凝止血。暴露阴茎背侧的血管和神经束，分离后用2-0/T丝线结扎，切断阴茎背浅静脉、背深静脉、背动脉和背神经（图13-3-1，图13-3-2）。

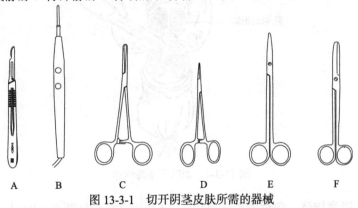

图 13-3-1　切开阴茎皮肤所需的器械

A.15 号圆刀；B.电刀；C.组织钳；D.弯蚊式止血钳；E.解剖剪；F.组织剪

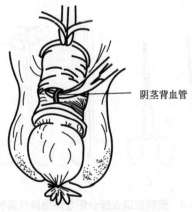

阴茎背血管

图 13-3-2　环形切开阴茎

4. 切断阴茎海绵体 15 号圆刀横行切断双侧阴茎海绵体,保留与尿道相邻处的阴茎白膜,用 2-0/T 丝线结扎阴茎海绵体内的阴茎背深动脉(图 13-3-3,图 13-3-4)。

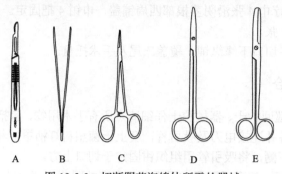

图 13-3-3 切断阴茎海绵体所需的器械

A.15 号圆刀;B.敷料镊;C.弯蚊式止血钳;D.解剖剪;E.组织剪

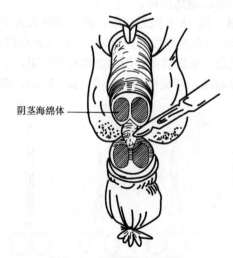

阴茎海绵体

图 13-3-4 切断阴茎海绵体

5. 横断尿道海绵体 向远侧端分离尿道,在距阴茎海绵体断面 1.0～1.5cm 处横断尿道海绵体。用 2-0 可吸收缝线或 7×20 圆针 2-0/T 丝线"8"字贯穿缝合阴茎海绵体残端(图 13-3-5,图 13-3-6)。

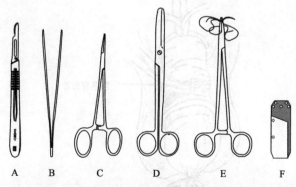

图 13-3-5 横断尿道及缝合阴茎海绵体所需的器械

A.15 号圆刀;B.敷料镊;C.弯蚊式止血钳;D.组织剪;E.持针器及针线;F.可吸收缝线

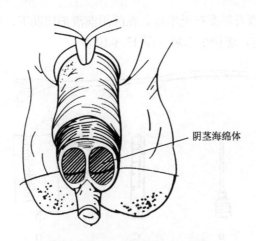

图 13-3-6 缝合阴茎海绵体断端

6. 缝合阴茎残端皮肤及尿道外口成形 从阴茎背侧开始用 3-0 丝线或 4-0 可吸收缝线间断缝合皮肤，以遮盖阴茎残端的上 3/4。用解剖剪在尿道残端 2 点钟和 10 点钟处纵行剪开 0.8～1cm，递 4-0 可吸收缝线将尿道残端与皮肤行间断外翻缝合，做尿道外口成形（图 13-3-7～图 13-3-9）。

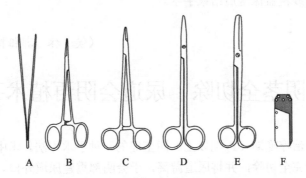

图 13-3-7 尿道外口成形所需的器械

A.敷料镊；B.弯蚊式止血钳；C.持针器；D.解剖剪；E.组织剪；F.可吸收缝线

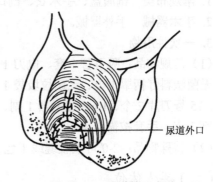

图 13-3-8 缝合阴茎残端皮肤　　　图 13-3-9 尿道外口成形

7. 留置导尿管 检查创面有无出血。在医用润滑剂辅助下，安置 18Fr 双腔气囊导尿管并向水囊注水固定，连接引流袋（图 13-3-10）。

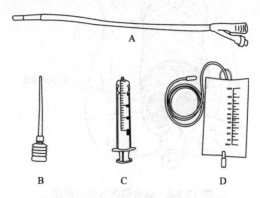

图 13-3-10 留置导尿管所需的用物

A.双腔气囊导尿管；B.医用润滑剂；C.注射器；D.引流袋

8. 清点手术用物，包扎切口 器械护士和巡回护士仔细清点所有手术用物无误后，递碘伏纱球消毒阴茎切口及重建的尿道口,用无菌纱布覆盖并用弹力绷带加压包扎切口,尿道外口用消毒油纱覆盖保湿后结束手术。

（侯 林 郭祖艳 刘 莲）

第四节 阴茎全切除、尿道会阴再植术手术配合

阴茎全切术是治疗晚期（T_2 期以上）阴茎癌的一种手术方法。术中将阴茎海绵体于阴茎根部处切断后完全切除，并将尿道游离，于会阴部重建尿道外口。

（一）手术用物

1. 常规布类 剖腹盆、手术衣、剖口单、桌单。

2. 手术器械 手外器械。

3. 一次性用物

（1）常规物品：吸引管 1 套、电刀 1 个、电刀清洁片 1 张、手外套针 1 包、纱布 10 张、无菌塑料灯柄罩 1 个、无菌垃圾袋 1 个、3-0 丝线 1 包、2-0/T 丝线 1 包、11 号刀片 1 个、15 号刀片 2 个、10ml 注射器 1 副、18Fr 双腔气囊导尿管 1 根、引流袋 1 个、医用润滑剂 1 支、手套按需准备。

（2）特殊物品：2-0 可吸收缝线 1 包、4-0 可吸收缝线 1 包。

（二）手术体位

手术体位为膀胱截石位（图 13-4-1），详见第五章第五节。

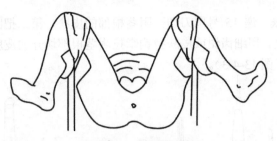

图 13-4-1　膀胱截石位

（三）消毒铺巾

1. 消毒液　碘伏。

2. 消毒范围　上至脐部，下至大腿上 1/3，后面到会阴和肛门，两侧至腋中线。

3. 铺巾

（1）臀下垫桌单 1 张，平脐平面横铺治疗巾 1 张。

（2）双腿各铺盖桌单 1 张。

（3）铺剖口单 2 张。

（4）桌单 1 张横铺，遮盖头架及外展的上肢。

（四）手术配合

1. 清点用物　巡回护士、器械护士仔细清点所有手术用物，包括纱球、纱布、器械、缝针、刀片等。准备并连接电刀及吸引管，套上无菌塑料灯柄罩，将电刀用电刀清洁片固定在切口上方，将吸引管用巾钳固定于切口上方。

2. 套扎阴茎头部　消毒后用一只无菌手套套扎阴茎至肿瘤近端 1～2cm 处，并用无菌橡皮筋捆扎固定，将肿瘤完全置于手套内，以防止污染手术野。

3. 切口　在阴茎根部耻骨联合上做 2cm 纵切口，再沿着阴茎根部做一梭形切口，下端沿正中线向阴囊延长 2cm（图 13-4-2）。

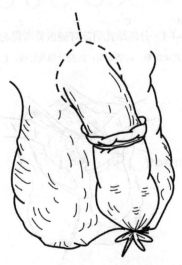

图 13-4-2　切口

4. 切开阴茎皮肤 递 15 号圆刀切开阴茎根部的皮肤，第二把圆刀或用电刀切开浅筋膜，到达阴茎筋膜。用细齿钳或皮肤拉钩牵拉阴茎根部切开的皮肤以暴露术野，遇有出血时用电凝止血（图 13-4-3）。

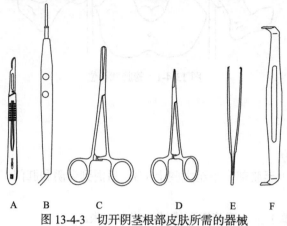

图 13-4-3　切开阴茎根部皮肤所需的器械

A.15 号圆刀；B.电刀；C.组织钳；D.弯蚊式止血钳；E.组织镊；F.皮肤拉钩

5. 分离结扎阴茎背侧的血管和神经 于阴茎根部背侧用弯蚊式止血钳分离并用电刀切断阴茎悬韧带，切开阴茎白膜，分离阴茎背深动脉、静脉和神经束，用 2-0/T 丝线结扎或 6×14 圆针 2-0/T 丝线缝扎，于其根部切断（图 13-4-4，图 13-4-5）。游离阴茎根部两侧和耻骨上方皮瓣，清扫淋巴脂肪组织。

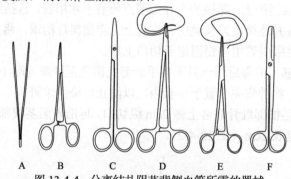

图 13-4-4　分离结扎阴茎背侧血管所需的器械

A.敷料镊；B.弯蚊式止血钳；C.解剖剪；D.持针器及针线；E.钳带线；F.组织剪

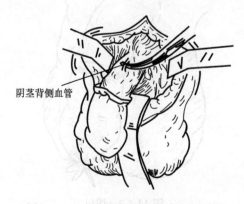

阴茎背侧血管

图 13-4-5　分离阴茎背侧的神经和血管

6. 切断尿道海绵体　上翻阴茎，于阴茎腹侧游离并显露尿道海绵体。分离尿道海绵体，在距离肿瘤 2.5～3.0cm 处切断尿道海绵体，注意近端尿道须保留足够长度，以便行会阴部造口。将尿道海绵体近端止血，远端用 2-0/T 丝线结扎，从阴茎白膜表面用解剖剪游离尿道海绵体至尿道球部（图 13-4-6，图 13-4-7）。

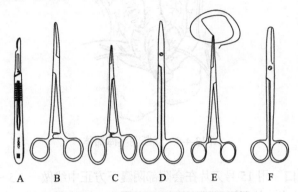

图 13-4-6　切断尿道海绵体所需的器械

A.15 号圆刀；B.弯止血钳；C.弯蚊式止血钳；D.解剖剪；E.钳带线；F.组织剪

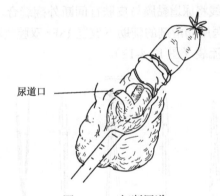

尿道口

图 13-4-7　切断尿道

7. 切断阴茎海绵体　将阴茎下翻，游离两侧阴茎海绵体至其附着于耻骨支处。递弯止血钳分离两侧阴茎海绵体脚，在靠近耻骨支处钳夹，15 号刀片切断后将阴茎海绵体连同肿瘤一起完整切除并送病理检查。用 7×20 圆针 2-0/T 丝线分别切实缝扎处理双侧阴茎海绵脚的残端（图 13-4-8，图 13-4-9）。

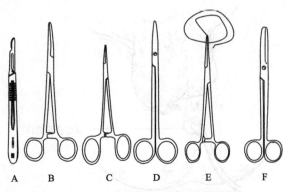

图 13-4-8　切断阴茎海绵体所需的器械

A.15 号圆刀；B.弯止血钳；C.弯蚊式止血钳；D.解剖剪；E.持针器及针线；F.组织剪

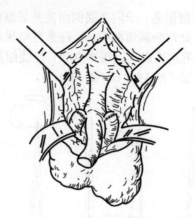

图 13-4-9 切断阴茎海绵体

8. 尿道会阴造口　用 15 号刀片在会阴部阴囊下方正中线做一 1.5～2cm 的纵切口，将尿道残端经该切口拉出，使尿道残端突出切口表面约 1cm。检查尿道有无扭曲，递 6×14 圆针 3-0 丝线将尿道海绵体残端的外层与切口处的筋膜做间断缝合。将尿道残端横行剖成上下两瓣，用 4-0 可吸收缝线将尿道黏膜与皮肤行间断外翻缝合，形成外突的尿道口（图 13-4-10，图 13-4-11）。在医用润滑剂的辅助下放置 18Fr 双腔气囊导尿管，并向气囊内注水固定，将流出口连接引流袋（图 13-4-12）。

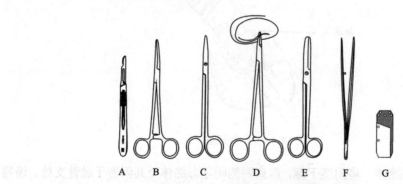

图 13-4-10 尿道会阴移植所需的器械

A.15 号圆刀；B.弯止血钳；C.解剖剪；D.持针器及针线；E.组织剪；F.解剖镊；G.可吸收缝线

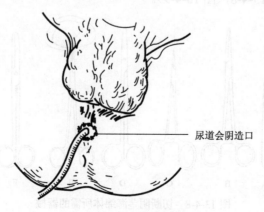

尿道会阴造口

图 13-4-11 尿道会阴造口

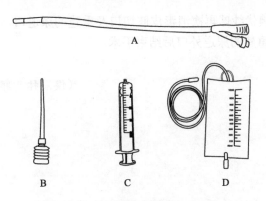

图 13-4-12　留置导尿管所需用物

A.双腔气囊导尿管；B.医用润滑油；C.注射器；D.引流袋

9. 缝合切口　仔细检查创面无出血后，于切口两角留置橡皮或香烟引流条各 1 根。器械护士和巡回护士仔细清点台上所有用物无误后，用 2-0 可吸收缝线缝合筋膜及皮下组织。碘伏纱球消毒皮肤，4-0 可吸收缝线间断缝合切口皮肤（图 13-4-13，图 13-4-14）。

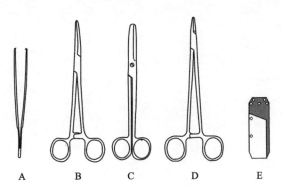

图 13-4-13　缝合切口所需的器械

A.组织镊；B.弯止血钳；C.组织剪；D.持针器；E.可吸收缝线

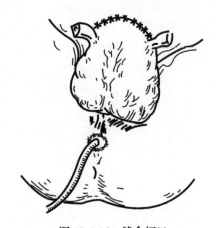

图 13-4-14　缝合切口

10. 包扎切口 碘伏纱球再次消毒皮肤切口及重建的尿道口，无菌纱布和棉垫覆盖切口，无菌油纱覆盖重建的尿道外口后结束手术。

（侯　林　郭祖艳　刘　莲）

第十四章　经尿道腔内手术配合

第一节　经尿道膀胱肿瘤电切术手术配合

膀胱是位于骨盆内的肌性储尿器官，用于存储由肾脏产生并由输尿管引流进入的尿液。膀胱是一个中空性肌囊，由外向内由纤维结缔组织、平滑肌和尿路移行上皮共同构成。膀胱壁布满皱褶并富有弹性，它能存储超过 500ml 以上的尿液。膀胱可分为底、体、颈三部分。膀胱颈为膀胱底部前下端与尿道的连接处，男性的膀胱颈与前列腺段尿道相连。双侧输尿管末端汇入膀胱后，其纵行肌纤维继续呈扇形散开，构成膀胱三角。三角区内有 3 个开口，分别为位于底边两侧的输尿管开口和位于尖部的尿道内口（图 14-1-1）。膀胱三角区是炎症、结核及肿瘤的好发部位。膀胱肿瘤的典型症状是间断无痛性全程肉眼血尿，发生于膀胱颈和三角区的肿瘤可有终末血尿，广泛的原位癌可有尿路刺激症状。

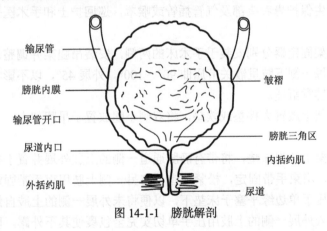

图 14-1-1　膀胱解剖

（一）手术用物

1. **常规布类**　TUR 盆、桌单、手术衣。
2. **手术器械**　4mm 单极或等离子盐水电切器械。
3. **一次性用物**　医用润滑剂 2 支、45cm×45cm 泌尿专用粘贴膜 1 张、无菌保护套 1 个、20Fr 或 22Fr 三腔气囊导尿管 1 根、20ml 注射器 1 副、一次性引流袋 1 个、手套 2～3 双。
4. **电切镜设备系统**　摄像系统、监视器、光源系统和高频电刀发生器。
5. **冲洗液**
（1）单极电切：5% 葡萄糖注射液或 5% 甘露醇注射液（3000ml/袋）按需准备，另备

10%氯化钠注射液（10ml/支）10 支，供单极电切时术中应用，以对抗稀释性低钠血症，预防经尿道电切综合征的发生。

（2）等离子电切：0.9%氯化钠注射液（3000ml/袋）按需准备。

（二）手术体位

手术体位为膀胱截石位（图 14-1-2）。

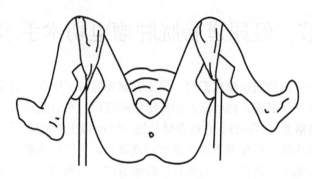

图 14-1-2　膀胱截石位

（1）患者仰卧于手术床上，头下置一软枕。

（2）麻醉医生保护患者头部及气管插管或喉罩，巡回护士和手术医生将患者臀部移到手术床脚节处。

（3）将吊腿架固定器分别安装于手术床的两侧，安装吊腿架并调整吊腿架至合适的高度和斜度，使每一侧下肢呈髋关节屈曲 90°～100°，外展 45°，以不影响手术操作为前提，尽量让患者感觉舒适。

（4）在吊腿架上放置大棉垫或软垫，将双侧小腿放置于吊腿架上，分别用束脚带固定，松紧适宜。

（5）在托手架上垫泡沫垫，将带有静脉通道一侧的上肢外展并置于托手架上，注意外展不超过 90°，用束手带固定，松紧适宜；将另一侧上肢用束手带固定于床边并置于压手单下，再将压手单边缘平塞于床垫下，以便将未外展一侧的上肢自然地固定于身体一侧。注意应将未外展一侧的上肢用压手单切实完全包裹使其不外露，以避免术中暴露接触金属物件引起电灼伤。

（6）取下手术床的末节，固定床垫尾部并铺防水塑料单。

（三）消毒铺巾

1. 消毒液　碘伏。

2. 消毒范围、顺序　前起耻骨联合至脐 1/2 处，后至会阴、肛门及其周围，两侧为大腿内上 1/3。消毒顺序为：①尿道外口、龟头、阴茎或大、小阴唇、尿道外口；②耻骨联合区和阴囊或阴阜；③大腿内上 1/3；④会阴、肛周和肛门。

3. 铺巾

（1）臀下垫桌单 1 张，铺巾者应注意保护双手不被污染。

（2）耻骨联合平面横铺治疗巾 1 张。

（3）双腿各铺桌单 1 张。

（4）耻骨联合平面横铺桌单 1 张。

（5）外生殖器区域纵铺有孔治疗巾 1 张。

（6）贴泌尿专用粘贴膜覆盖切口区域并固定无菌巾，将粘贴膜的排水管道置于污水桶内。

（四）手术配合

1. 清点手术器械 巡回护士、器械护士清点所有术中用物和手术器械，检查电切镜工作把手、外管鞘、内管鞘（陶瓷管鞘）、12°光学视管、双极高频电缆线、电切环等是否处于功能状态，仔细检查器械配件是否有损坏和缺失（图 14-1-3）。

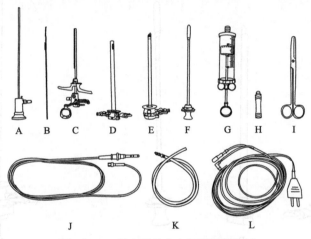

图 14-1-3 等离子盐水电切所用的器械

A.12°光学视管；B.电切环；C.盐水电切工作把手；D.外管鞘；E.内管鞘；F.镜芯；G.冲洗器；H.冲洗器接头；I.组织剪；

J.导光束；K.冲水管；L.双极高频电缆线

2. 连接导光束及摄像头 巡回护士将导光束连接端插入冷光源发生器的相应插口上，调节亮度至适中。将摄像头通过无菌保护套与台上 12°光学视管的目镜相连接，调节白平衡，检查并调试摄像头的方向和清晰度。

3. 设置电刀参数 巡回护士将单极或双极高频电缆线连接于高频电刀发生器上，选择混切模式。通常将单极电切的输出功率设置为 120W、电凝为 80W；如使用等离子盐水电切，则将电切的输出功率设置为 280～320W、电凝为 80～120W。

4. 准备冲洗液 应注意根据不同的电切工作模式选择相应的冲洗液，并且将相应的冲洗液预先在保温箱内加热至 35～37℃，以避免患者术中低温。连接冲水管，为了保持术中持续有效的低压冲洗，对连续冲洗型电切镜应保持冲洗液与膀胱平面的高度在 40～50cm 为宜；对间断冲洗型电切镜则应保持冲洗液与膀胱平面的高度在 80～100cm 为宜。由手术医生根据术中情况实时自行调控进水开关和及时放水来保持膀胱内的低压状态。

5. 膀胱窥察 手术医生先用医用润滑剂充分润滑电切镜的镜鞘，并向尿道内注入润滑剂后，用左手向上牵拉阴茎，再将连接好的外管鞘及其内管鞘、镜芯的镜鞘顺着尿道的弧度轻柔地插入膀胱（图 14-1-4，图 14-1-5）。拔除镜芯后，观察尿液的性状和色泽。将冲水管连接于外管鞘的进水通道，打开进水开关，向膀胱内灌注冲洗液，可在外管鞘的出水通道上连接一根血浆引流管，以便于将膀胱内流出的冲洗液通过血浆引流管直接排放于手术粘贴膜的排水管道里，避免因流出的冲洗液外溅而污染术野。置入手术操作镜后，先仔细窥察膀胱、后尿道，对整个膀胱的各壁，双侧输尿管开口的位置、形态、喷尿情况，膀胱颈部、三角区、后尿道、前列腺、精阜和外括约肌等区域做全面的窥察，以便就膀胱肿瘤的位置、大小、数目、有无蒂及蒂的类型、有无浸润及其深度、肿瘤与输尿管开口的关系和肿瘤周围膀胱黏膜等情况进行详尽的了解（图14-1-6，图 14-1-7）。

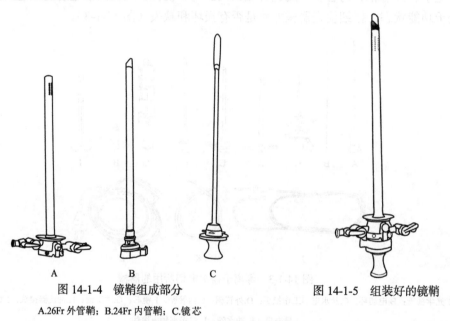

图 14-1-4　镜鞘组成部分

图 14-1-5　组装好的镜鞘

A.26Fr 外管鞘；B.24Fr 内管鞘；C.镜芯

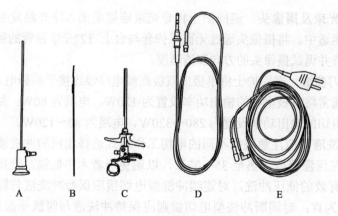

图 14-1-6　手术操作镜的组成部分

A.12°光学视管；B.电切环；C.等离子电切工作把手；D.导光束；E.双极高频电缆线

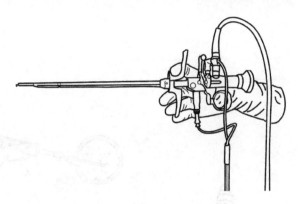

图 14-1-7　连接好的手术操作镜

6. 电切膀胱肿瘤组织　用电切环将肿瘤连同其基底部的相应组织一并切除（图 14-1-8）。应注意电切环的方向应与膀胱壁的弧度相一致；切除范围应包括全部肿瘤及其周边约 1cm 范围的正常膀胱黏膜组织；切除的深度应根据肿瘤有无肌层浸润及浸润的深度来决定，无肌层浸润者一般需要达到浅肌层，有肌层浸润者通常需达到深肌层甚至全层。对于小肿瘤，可在直视下从其基底处一并切除；对于体积较大、无法窥见基底的肿瘤则应从肿瘤表面开始电切，直至到达基底；对于虽然体积较大，但是可以窥见其蒂的肿瘤，也可顺着膀胱的弧度，用电刀或电凝在肿瘤的蒂部由近侧向远侧推切，将其从基底处一并切除。

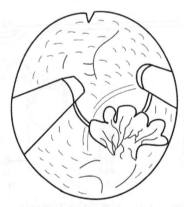

图 14-1-8　电切膀胱肿瘤

7. 止血　仔细窥察膀胱肿瘤的切除创面，对整个切除的创面及出血区域充分进行电凝止血。止血时应适当关小进水开关，减少冲洗液的入量，以便更为充分地显示出血点，并予以切实、充分的电凝止血。

8. 冲洗膀胱、收集标本　取出电切镜的操作件，将冲洗器与镜鞘连接（图 14-1-9，图 14-1-10），低压冲洗膀胱，以便将膀胱内的血块和组织块充分冲出，将冲出的肿瘤组织收集后送病理检查。再次插入手术操作镜仔细窥察膀胱肿瘤的切除创面，充分进行电凝止血后，取出手术操作镜，插入镜芯后顺着尿道的弧度轻柔地取出镜鞘。

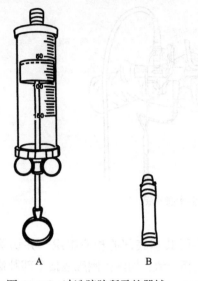

图 14-1-9　冲洗膀胱所需的器械

A.150ml 冲洗器；B.冲洗器接头

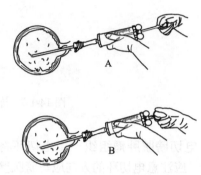

图 14-1-10　冲洗膀胱

A.冲洗膀胱；B.抽出膀胱内的血块和组织

9. 留置导尿管　在医用润滑剂的辅助下，经尿道插入 20Fr 或 22Fr 的三腔气囊导尿管，球囊内注入生理盐水 15～20ml 以避免尿管滑脱。将三腔气囊导尿管的进水口连接生理盐水以持续低压冲洗膀胱，将出水口接引流袋以引流冲出液（图 14-1-11）。

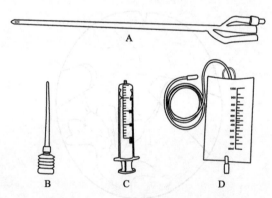

图 14-1-11　留置导尿管所需的用物

A.三腔气囊导尿管；B.医用润滑剂；C.20ml 注射器；D.引流袋

10. 结束手术　仔细清点所有手术器械和物品，确认无损坏和配件缺失后结束手术。

（五）特殊关注点

1. 术前准备关注点

（1）电切器械应与相应的电切镜设备系统配套使用。

（2）正确选择冲洗液，对单极电切，一般使用 5%葡萄糖注射液。如果患者有血糖升高或患有糖尿病，则应使用 5%甘露醇注射液。如使用等离子电切，则使用 0.9%氯化钠注射液。

（3）认真检查电切镜设备系统的功能状态，合理设置电刀高频发生器的输出功率。

（4）妥善约束患者，使用单极电切时，应正确粘贴负极板，避免患者的皮肤与金属部件接触，防止患者电灼伤。由于等离子电切的工作模式为双极，因此不需要粘贴负极板。

2. 术中护理关注点

（1）注意患者保暖，使用经过加温的冲洗液，调节室温至 22～25℃，覆盖患者非手术部位，必要时使用暖风机。

（2）在术中应随时观察冲洗液的出入量，并保持出入量的基本平衡。当出量明显少于入量时，应及时提醒医生以便及时寻找原因。术中应注意及时排空膀胱，防止因膀胱过度充盈而加快冲洗液的吸收。

（3）术中、术毕均应严密观察患者生命体征。因患者多为老年人，常伴有多种老年性疾病，如高血压、糖尿病、冠状动脉粥样硬化性心脏病、慢性支气管炎等，且代偿功能差，病情变化快。因此，在术中应严密监测心电图、血压、呼吸、心率、血氧饱和度等指标的变化，以便及时发现病情变化，并采取及时有效的处理措施。

（李　蓉　岳　轩　廖邦华）

第二节　经尿道膀胱颈电切术手术配合

膀胱颈梗阻系因尿道受到长期慢性炎症的刺激，导致膀胱颈部括约肌及其附近的纤维组织增生、硬化而引起膀胱出口梗阻。膀胱颈增生导致梗阻多见于中老年女性；部分老年男性虽然前列腺体积不大，但是由于纤维组织增生、硬化，进而收缩、压迫前列腺段尿道，导致膀胱出口梗阻；在部分接受耻骨上经膀胱前列腺切除术，尤其是采用膀胱颈连续扣锁缝合止血的患者及少数接受经尿道前列腺电切术（TURP）的男性患者中，术后可能因为膀胱颈挛缩、纤维瘢痕生长而导致膀胱颈梗阻。患者大多以不同程度的膀胱梗阻和刺激症状，包括排尿不畅、排尿费力、尿线变细、排尿不尽感及下腹不适为主要症状，少数患者可因膀胱颈梗阻病变严重导致排尿困难甚至尿潴留。长期尿潴留还可能引起肾积水甚至肾功能不全。采用经尿道膀胱颈电切术来治疗膀胱颈梗阻性病变具有疗效确切、安全、损伤小、痛苦小、恢复快等优点。

（一）手术用物

1. 常规布类　TUR 盆、桌单、手术衣。

2. 手术器械　3mm 或 4mm 电切器械（含 3mm 或 4mm 电切环）。

3. 一次性用物　医用润滑剂 2 支、45cm×45cm 泌尿专用粘贴膜 1 张、无菌保护套 1 个、18Fr 或 20Fr 三腔气囊导尿管 1 根、20ml 注射器 1 副、一次性引流袋 1 个、手套 2～3 双。

4. 特殊物品　电切镜设备系统、5%葡萄糖注射液/5%甘露醇注射液或 0.9%氯化钠注射液（3000ml/袋）按需提供。

（二）手术体位

手术体位为膀胱截石位，详见本章第一节。

（三）消毒铺巾

1. 消毒液　碘伏。

2. 消毒铺巾　详见本章第一节。

（四）手术配合

1. 清点手术器械　进行电切术之前，巡回护士需仔细检查电切镜系统是否处于备用状态，检查器械有无损坏和配件缺失（图14-2-1）。

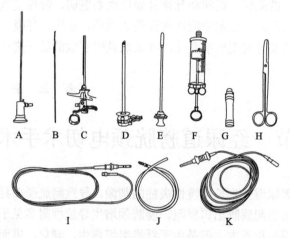

图 14-2-1　单极电切器械

A.12°光学视管；B.电切环；C.工作把手；D.内管鞘；E.镜芯；F.冲洗器；G.冲洗器接头；H.组织剪；I.导光束；J.冲水管；
K.单极高频电缆线

2. 连接导光束及摄像头　连接导光束于冷光源口，调节亮度适中。同时将摄像头通过无菌保护套与台上 12°光学视管的目镜相连，调节白平衡，检查调试摄像头的方向、对比度和焦距。

3. 设置电刀参数　将高频电缆线连接于高频电刀发生器上，选择混切模式。通常将单极电切的输出功率设定为 120 W、电凝功率为 80W；如使用等离子盐水电切，则将电切的输出功率设置为 280~320W、电凝为 80~120W。

4. 准备冲洗液　若使用单极电切，准备 5%葡萄糖注射液或 5%甘露醇注射液；若使用等离子电切，则准备 0.9%氯化钠注射液。将冲洗液预先在保温箱内加热至 35~37℃，以避免患者术中低温。连接冲水管，为了保持术中持续、有效的低压冲洗，对连续冲洗型电切镜应保持灌洗液与膀胱平面的高度在 40~50cm 为宜；对间断冲洗型电切镜则应保持灌洗液与膀胱平面的高度在 80~100cm 为宜，并由手术医生根据术中情况自行调控进水开关和及时放水来保持膀胱内的低压状态。

5. 窥察膀胱及膀胱颈 手术医生先用医用润滑剂充分润滑电切镜镜鞘，并向尿道内注入润滑剂后，用左手将阴茎向上牵拉，再将连接好的内管鞘、镜芯的镜鞘顺着尿道的弧度轻柔地插入膀胱。如果患者尿道较细或者膀胱颈狭窄明显，则可不用外鞘，仅用内鞘连接灌流环后进行操作（图 14-2-2，图 14-2-3）。拔除镜芯后，观察尿液的性状和色泽，将冲水管连接于内管鞘的进水通道，打开进水开关，向膀胱内灌注冲洗液。置入手术操作镜后（图 14-2-4，图 14-2-5），仔细观察膀胱及膀胱颈的情况。若仅用内鞘进行操作时，由于内鞘只有进水通道，没有出水通道，进入膀胱的冲洗液需要通过镜鞘通道才能将水排出，故手术医生在操作时，需要实时将手术操作镜从镜鞘中取出，以便排出膀胱内的冲洗液，保持膀胱内的低压状态。

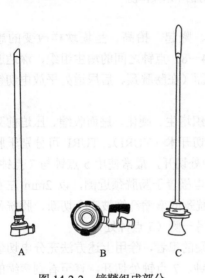

图 14-2-2 镜鞘组成部分

A.21Fr 内管鞘；B.灌流环；C.镜芯

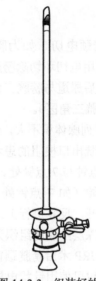

图 14-2-3 组装好的镜鞘

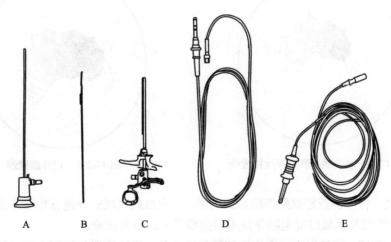

图 14-2-4 手术操作镜的组成部分

A.12°光学视管；B.电切环；C.单极工作把手；D.导光束；E.高频电缆线

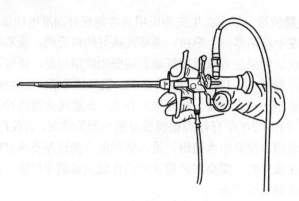

图 14-2-5　连接好的手术操作镜

6. 膀胱颈电切　如为膀胱颈后唇增生、隆起、抬高、呈堤坎样改变的患者（图 14-2-6），使用电切环切除膀胱颈 5~7（或 4~8）点钟之间的增生组织，深达肌层（图 14-2-7），使后尿道与膀胱三角区接近同一平面（在膀胱颈、后尿道处平放电切镜能够较好地看见膀胱三角区）。

　　对于前列腺体积不大，但是由于纤维组织增生、硬化，进而收缩、压迫前列腺段尿道，导致膀胱出口梗阻的患者，可行膀胱颈切开术（TURI）。TURI 可分别于膀胱颈 6 点钟处、5 点钟与 7 点钟处、3 点钟与 9 点钟处切开，最常使用 5 点钟与 7 点钟处切开。先从一侧开始（如 7 点钟处）切开，将针状电极置于膀胱颈近侧，以 2mm 左右的深度由内向外切开，反复进行上述操作，直至膀胱颈的挛缩纤维被完全切断、膀胱颈舒展开来，并见到深层的脂肪组织为止；同法切开另一侧（5 点钟处）。

　　对于 TURP 术后膀胱颈口瘢痕挛缩且僵硬的患者，除用上述方法充分电切挛缩的瘢痕组织外，也可使用针状电极将膀胱颈 5 点钟、7 点钟处切开，直至看到挛缩的纤维环被切开，并看到发亮的外层脂肪组织。

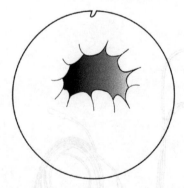

图 14-2-6　膀胱颈后唇呈堤坎样改变

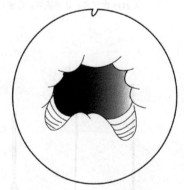

图 14-2-7　切开膀胱颈

　　7. 止血　仔细检查膀胱颈切除后的创面，对出血的区域充分进行电凝止血。但应注意避免因在膀胱颈区域过度电凝导致术后瘢痕形成，继发狭窄。

　　8. 结束电切、收集标本　取出电切镜的操作件，将冲洗器与镜鞘连接，低压冲洗膀胱，以便将膀胱内的血块和组织块充分冲出（图 14-2-8，图 14-2-9）。收集切除标本并送病理检查。

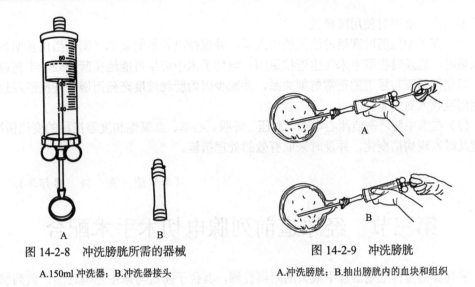

图 14-2-8　冲洗膀胱所需的器械

A.150ml 冲洗器；B.冲洗器接头

图 14-2-9　冲洗膀胱

A.冲洗膀胱；B.抽出膀胱内的血块和组织

9. 留置导尿管　在医用润滑剂的辅助下，经尿道插入 18Fr 或 20Fr 的三腔气囊导尿管。球囊内注入生理盐水 15~20ml，以避免尿管滑脱。将三腔气囊导尿管的进水口连接生理盐水以持续低压冲洗膀胱，将出水口接引流袋引流冲出液（图 14-2-10）。

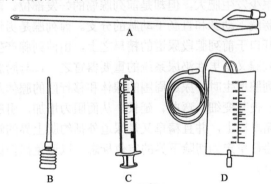

图 14-2-10　留置导尿管所需的用物

A.三腔气囊导尿管；B.医用润滑剂；C.20ml 注射器；D.引流袋

10. 结束手术　仔细清点手术器械和物品，确定无损坏和配件缺失后结束手术。

（五）特殊关注点

1. 术前准备关注点

（1）膀胱颈电切最好准备 3mm 的电切器械，准备针状电极。

（2）3mm 电切器械的工作模式为单极电切，因此，冲洗液应准备 5% 葡萄糖注射液。如果患者有血糖升高或患有糖尿病，则应使用 5% 甘露醇注射液。

（3）摆放膀胱截石位时应注意保护腘窝，防止神经受压损伤。

（4）妥善约束患者，正确放置负极板，避免患者的皮肤与金属部件接触，防止患者电灼伤。

2. 术中护理关注点

（1）注意患者保暖，使用经过加温后的冲洗液，调节室温至 22~25℃，覆盖患者的非手术部位，必要时使用暖风机。

（2）在术中应随时观察冲洗液的出入量，并保持出入量的基本平衡。当出量明显少于入量时，应及时提醒手术医生查找原因。电切手术中应尽可能地使膀胱处于半充盈状态，以保持膀胱与尿道的正常解剖关系，并减少因为膀胱过度充盈而增加冲洗液经过手术创面吸收入血的量。

（3）在术中要严密监测心电图、血压、呼吸、心率、血氧饱和度等指标的变化情况，以便及时发现病情变化，并及时采取有效的处理措施。

（李　蓉　岳　轩　廖邦华）

第三节　经尿道前列腺电切术手术配合

前列腺是男性生殖器官中最大的附属性腺，其位于膀胱与尿生殖膈之间。前列腺呈前后稍高的栗子形，上端宽大称为前列腺底部，紧邻膀胱颈；下端尖细，位于尿生殖膈上，称为前列腺尖部，底部与尖部之间的部分称为前列腺体部。

正常前列腺大小约为 4cm×3cm×2cm，重 20g 左右。一般分为 5 叶：前叶、中叶、后叶和两侧叶。后叶很少发生肥大，但却是前列腺癌的好发部位。前列腺的血液供应主要来自阴部内动脉、膀胱下动脉和直肠下动脉的分支。前列腺是男性生殖系统的重要组成部分，不仅射精管开口于前列腺段尿道的精阜之上，由前列腺产生的分泌物还是精液的主要组成部分；前列腺又是男性泌尿系统的重要器官之一，与膀胱颈相连的初段尿道即穿行于其中。当前列腺增生时，尿道周围的腺体和移行区的腺体及平滑肌组织明显增生，压迫、堵塞尿道，使其变细、弯曲、延长，从而阻力增加，引起排尿梗阻。由于前列腺增生大多发生在精阜以上，并且精阜又是尿道外括约肌上界的解剖标志，因此，在前列腺电切术中，可将精阜定为切除下界的定位标志，以避免损伤尿道外括约肌造成永久性尿失禁（图 14-3-1）。

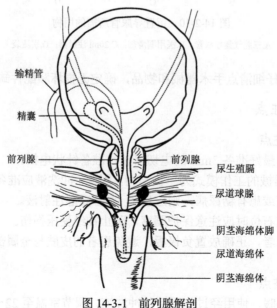

图 14-3-1　前列腺解剖

（一）手术用物

1. 常规布类 TUR 盆、桌单、手术衣。

2. 手术器械 单级或等离子电切镜器械（含 4mm 电切环）。

3. 一次性用物 医用润滑剂 2 支、45cm×45cm 泌尿专用粘贴膜 1 张、无菌保护套 1 个、20Fr 或 22Fr 三腔气囊导尿管 1 根、20ml 注射器 1 副、一次性引流袋 1 个、手套 2～3 双。

4. 电切镜设备系统 高频电刀发生器、光源系统、监视器和摄像系统。

5. 药物

（1）单极电切：5%葡萄糖注射液或 5%甘露醇注射液（3000ml/袋）按需准备，另备 10%氯化钠注射液（10ml/支）10 支，供单极电切时术中应用，以对抗稀释性低钠血症，预防经尿道电切综合征的发生。

（2）等离子电切：0.9%氯化钠注射液（3000ml/袋）按需准备。

（二）手术体位

手术体位为膀胱截石位，详见本章第一节。

（三）消毒铺巾

1. 消毒液 碘伏。

2. 消毒铺巾 详见本章第一节。

（四）手术配合

1. 清点手术器械 仔细清点所有手术器械和物品，注意检查有无器械损坏和配件缺失（图 14-3-2）。

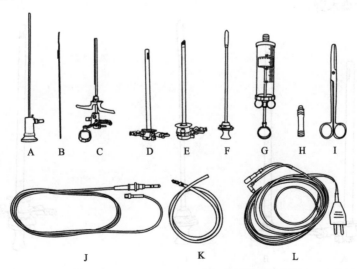

图 14-3-2 等离子盐水电切器械

A.12°光学视管；B.电切环；C.盐水电切工作把手；D.外管鞘；E.内管鞘；F.镜芯；G.冲洗器；H.冲洗器接头；I.组织剪；

J.导光束；K.冲水管；L.双极高频电缆线

2. 连接导光束及摄像头　巡回护士将导光束连接冷光源口，调节亮度适中。将摄像头通过无菌保护套与台上电切镜的光学视管相连接，调节白平衡，检查调试摄像头的方向、对比度和焦距。

3. 设置电刀参数　将高频电缆线连接高频电刀发生器，选择混切模式。通常将电刀的输出功率设置为 120W、电凝为 80W；如为等离子电切，则将电刀的输出功率设置为 280～320W、电凝为 80～120W。

4. 准备冲洗液　根据不同电切工作模式的种类选择相应的冲洗液，并将冲洗液预先在保温箱内加热至 35～37℃，以避免患者术中低温。连接冲水管，为了保证术中持续有效的低压冲洗，对连续冲洗型电切镜应保持灌洗液与膀胱平面的高度在 40～50cm 为宜；对间断冲洗型电切镜则应保持灌洗液与膀胱平面的高度在 80～100cm 为宜，并由手术医生自行根据术中情况调控进水开关和及时放水来保持膀胱内的低压状态。

5. 放置电切镜　手术医生先用医用润滑剂充分润滑电切镜镜鞘，并向尿道内注入润滑剂后，用左手向上牵拉阴茎，再将连接好的外管鞘及内管鞘、镜芯的镜鞘顺着尿道的弧度轻柔地插入膀胱（图 14-3-3，图 14-3-4）。当进镜有困难时，可取出镜芯，放入手术操作镜，在直视下将电切镜放入膀胱。如有尿道狭窄，可先使用尿道扩张器扩张尿道后再置镜；或者先放入 Otis 刀，调节至 28Fr 行尿道 12 点钟处切开后再置镜；也可直接使用较细（24Fr）的内管鞘（陶瓷管鞘）套上灌流环进行操作，不使用较粗（26Fr）的外管鞘（图 14-3-5，图 14-3-6）。由于内管鞘只有进水通道，没有出水通道，进入膀胱的冲洗液需要通过镜鞘通道才能将水排出，故手术医生在操作时，需要适时将手术操作镜从镜鞘中取出，以排出膀胱内的冲洗液，保持膀胱内低压状态。进镜完成后，拔除镜芯，观察尿液的性状和色泽。将冲水管连接外管鞘的进水通道，打开进水开关，向膀胱内灌注冲洗液。可在外管鞘的出水通道处连接一根血浆引流管，以便将膀胱内流出的冲洗液通过血浆引流管直接排放于手术粘贴膜的排水管道里，避免因冲洗液外溢污染术野。

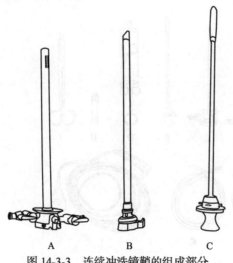

图 14-3-3　连续冲洗镜鞘的组成部分

A.26Fr 外管鞘；B.24Fr 内管鞘；C.镜芯

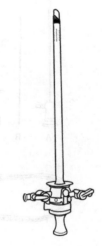

图 14-3-4　组装好的镜鞘

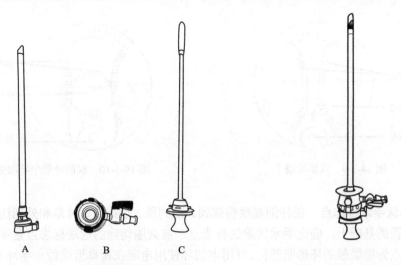

图 14-3-5　间断冲洗镜鞘组成部分　　　　　图 14-3-6　组装好的镜鞘

A.24Fr 内管鞘；B.灌流环；C.镜芯

6. 窥察膀胱及后尿道　置入手术操作镜后（图 14-3-7，图 14-3-8），先对膀胱各壁、两侧输尿管开口、膀胱三角区、膀胱颈部、后尿道、前列腺、精阜和外括约肌等区域做全面仔细的了解。重点观察有无膀胱结石、肿瘤、憩室等伴发病变，以及前列腺各叶增生的情况，尤其是中叶突入膀胱的情况，突入的中叶与膀胱三角区、双侧输尿管开口的关系及增生前列腺的远端与精阜的位置关系等（图 14-3-9，图 14-3-10）。

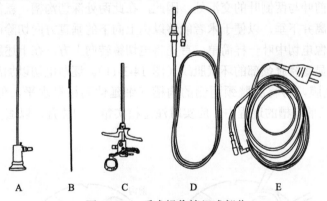

图 14-3-7　手术操作镜组成部分

A.12°光学视管；B.电切环；C.等离子工作把手；D.导光束；E.双极高频电缆线

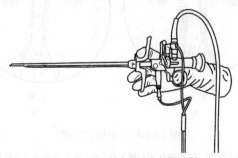

图 14-3-8　连接好的手术操作镜

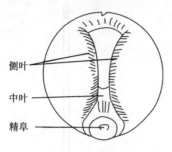

图14-3-9　双侧叶增生

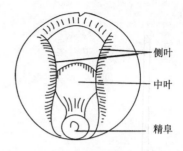

图 14-3-10　双侧叶和中叶增生

7. 确认手术标志点　在仔细观察膀胱颈、前列腺、后尿道、精阜和外括约肌的形态和解剖位置的基础上，确定手术切除的标志点。前列腺切除的远端标志点是精阜近端，近端标志点为膀胱颈的环形肌部位。可用电切环使用电凝在精阜近端做一半环形的标记，以便于术中了解和判断切除范围。

8. 切除增生的前列腺腺体　术中应根据患者的身体情况及前列腺各叶的增生情况尽可能充分地切除增生的前列腺腺体，包括中叶、左右两侧叶和前叶。对于中、小体积的增生前列腺，通常首先切除中叶，范围从膀胱颈部直至精阜近端，便于手术切除的创面能够与膀胱相通，以保证术中视野的清晰，避免不必要的损伤。对于显著增生的前列腺腺体，通常采用 Nesbit 切除法。该切除法具体步骤如下所述。

（1）电切前沟槽：首先分别在膀胱颈部的 10～11 点钟及 1～2 点钟处切出前沟槽。由于上述两处是前叶与两侧叶的交汇处，因此，在此两处深切沟槽，就能使显著增生的双侧叶与前叶分离并下垂，以便于术者能够由上向下的垂直方向切除两侧叶，使得对两侧叶的切除就像电切中叶一样简单。首先将电切镜转向上方，在上述膀胱颈的相应处电切沟槽，直至显露膀胱颈部的环状肌纹（图 14-3-11）。逐渐电切以加深沟槽的深度直至到达前列腺包膜，再将膀胱颈两侧的沟槽仔细延伸到精阜水平，但不得越过（图14-3-12）。在伸延前沟槽的过程中，应实时注意核实精阜的位置，以避免电切时超过和损伤精阜。

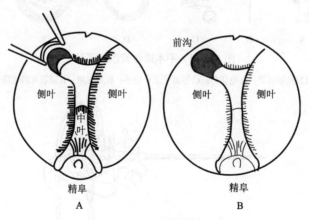

图 14-3-11　电切前沟槽

A.在膀胱颈 10～11 点钟处切右侧的前沟槽；B.延长前沟槽至精阜水平

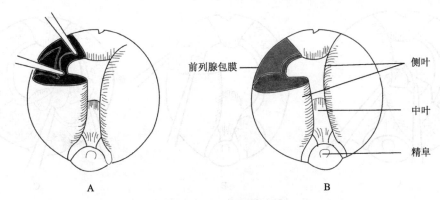

图 14-3-12 加深前沟槽

A.切除前沟槽区域的腺体组织；B.显露前沟槽底部的前列腺包膜

（2）切割侧沟槽：目的是要确定电切的外侧范围。按照这种方法电切增生的腺体组织时，可以切断其大部分血供，使侧叶的腺体可以很快地被切除而无过多的出血。将电切镜逐渐转向，使之面对侧下方。首先从前沟槽背侧腺组织的外侧缘开始切割，然后逐渐加深沟槽，直到包膜。重复电切加深双侧的侧沟槽分别达 7 点钟和 5 点钟处（图 14-3-13）。当前列腺包膜区域有较大血管出血时，在继续电切之前，应该先很好地进行止血。大多数的出血点都位于膀胱颈下方，前列腺动脉多位于 7～8 点钟及 4～5 点钟处。初学者最好应将电切镜的深度保持固定不动，仅用伸缩电切环来电切增生的腺体，以便于控制电切的长度，避免损伤精阜和外括约肌。随着经验的积累，在电切时除了伸缩电切环外，还可沿着前后方向移动电切镜，以便切出较长的组织条片，加快手术进度。

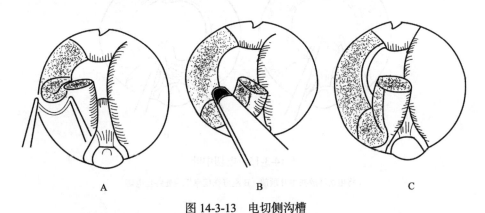

图 14-3-13 电切侧沟槽

A.开始电切侧沟槽；B.用电切镜鞘将侧叶向内推移切侧沟槽；C.电切侧沟槽完成

（3）电切双侧叶：使用电切环全深度、连续对双侧叶进行电切，直到覆盖侧叶下部的黏膜能被看到。在电切对侧叶之前，应先将较大的出血点电凝止血（图 14-3-14）。

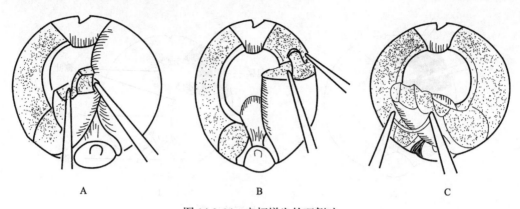

图 14-3-14　电切增生的双侧叶

A.电切增生的右侧叶；B、C.电切增生的左侧叶

（4）电切中叶：有些泌尿外科医师更愿意在电切侧叶之前先切除中叶。电切中叶前，应首先看到中叶两旁的环状肌纤维，中叶突入膀胱颈环的 5 点钟和 7 点钟之间。再次仔细辨别膀胱三角区及两侧的输尿管开口以避免损伤，尤其是对于中叶明显突入膀胱者更应加以重视。将电切环放在中叶最前方（即放在膀胱颈或膀胱内），按全深度行长条状电切，并在突出的精阜之前停止，直到膀胱颈部的环状纤维全部显露。最后需在膀胱颈环的后方进行电切，直到后壁形成一平坡创面为止，也可在直肠指检协助下进行切除。当中叶增大不明显时，则应在膀胱颈的后方开始电切，直到此水平显示环形纤维，形成一完整的膀胱颈环（图 14-3-15）。

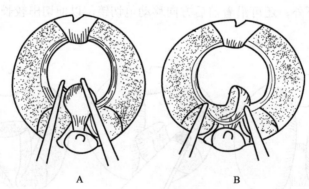

图 14-3-15　电切中叶

A.将电切环放在中叶顶部；B.刚好在精阜近端处终止电切

（5）切除前叶：将电切镜转向上方，保持摄像头方向不变。将电切环放在前叶最前方（即放在膀胱颈或膀胱内），按全深度长条状电切前叶的增生组织，直到膀胱颈部的环状纤维全部显露，并在突出的精阜平面之前停止（图 14-3-16）。在切除前叶时由于角度的限制，故止血不如电切前列腺其他叶时容易，因此，在电切前叶时应注意控制切除组织的深度，避免因切除过深导致包膜外静脉窦被切开引起大出血和冲洗液的大量吸收。此外，电切前叶时回拖电切环的动作可较电切其他部位适当延长，以便于更为充分地止血。

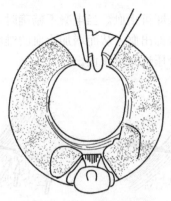

图 14-3-16　电切前叶

（6）切除前列腺尖部：在切除前列腺尖部的增生组织时应仔细，以避免损伤精阜和尿道外括约肌。对于明显超过精阜的侧叶增生组织，可仔细地呈漏斗状地予以薄层切除，以避免因该处残留过多增生组织而引起梗阻。在电切邻近精阜时，应将电切环顺着尿道和精阜的弧度向上提起，以便于充分切除精阜近端的增生组织和避免损伤精阜，也可在伸入直肠的手指的协助下进行切除（图 14-3-17）。此处，还应避免在靠近精阜的区域过多地使用电凝，以避免因热损伤导致尿道括约肌功能受损而引起尿失禁。当电切完成后，从精阜远端平面观察膀胱颈，可看到精阜近端的前列腺段尿道宽敞，并呈一个广为开放的圆形。将电切镜从尿道膜部退入尿道球部时，可见尿道外括约肌呈环状收缩；而当电切镜由球部进入膜部时，可见尿道外括约肌呈环状张开，由此可以检查尿道外括约肌的功能。

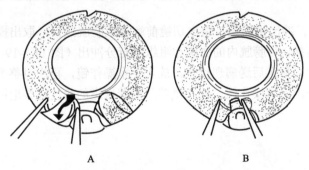

图 14-3-17　电切前列腺尖部

A.电切侧叶的残端，避免损伤精阜；B.电切中叶的残端

9. 止血　仔细检查前列腺切除后的创面，继续切除残存的增生腺体，使整个创面较为平坦。应注意一些已经切除的部位，可因前列腺包膜收缩又使残存的腺体显现并突入腔内，应再次予以充分切除。

对切除的创面进行充分的电凝止血。应仔细检查前列腺创腔的每个部分，并电凝每一处喷血的血管（图 14-3-18）。对于动脉性出血，可用电切环压迫出血动脉的断端、其基底或其营养动脉所在处进行电凝。对于切穿前列腺包膜引起的静脉窦破裂，电凝止血常常效果不佳，此时若局部止血无效，应在其他活跃出血处理完毕后尽快终止手术，放置三腔气囊导尿管，气囊中注水后向静脉窦破裂侧牵拉尿管以加压止血，应避免继续盲目无效止血造成失血过多或者因冲洗液大量吸收导致前列腺电切综合征。在行电凝止血时须精确操作，一般轻轻一触即可止血。当电凝不精确时，反而可因血管突出部分被破坏而仍从底部甚至从包膜内深部出血，从而增加止血的难度。对轻微的渗血可以不予处理，术后利用三腔气囊导尿管压迫即可止血。

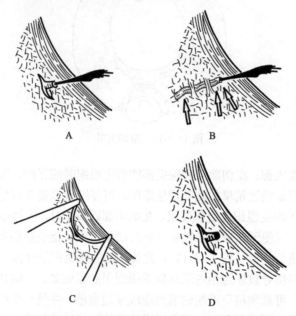

图 14-3-18　电凝止血

A.喷血的动脉；B.电凝的部位；C.调节电切环的部位和角度进行电凝止血直至出血停止；D.电凝后的动脉

10. 结束电切，冲出组织条　将电切镜前端退至膀胱颈口，取出操作件。将冲洗器注满水后与镜鞘连接，将膀胱内的血块和组织条充分冲出（图 14-3-19，图 14-3-20）。收集所有的组织条片，称重后送病理检查。放入手术操作镜，再次对整个手术创面进行窥察和充分止血。拔出手术操作镜，放入镜芯后顺着尿道的角度轻柔地拔出镜鞘。

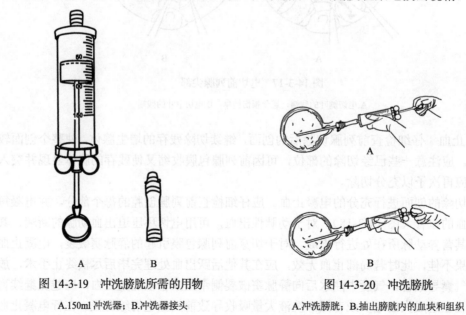

图 14-3-19　冲洗膀胱所需的用物　　　　　图 14-3-20　冲洗膀胱

A.150ml 冲洗器；B.冲洗器接头　　　　　A.冲洗膀胱；B.抽出膀胱内的血块和组织

11. 测试尿流　当完成对全部增生组织的电切后，可将冲洗液充满膀胱，然后插入镜芯后拔出电切镜鞘。当手术医生用手在患者的耻骨上方挤压膀胱时尿流喷出良好，停止按压时尿流停止，则可证明电切已充分，外括约肌功能良好；如停止按压后尿流仍不断流出，提示尿道外括约肌有可能受到损伤（图 14-3-21）。

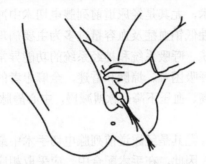

图 14-3-21　耻骨上加压行排尿试验

12. 留置导尿管　在医用润滑剂的帮助下，放置 20Fr 或 22Fr 的三腔气囊导尿管进入膀胱，球囊内注入生理盐水 30～40ml 使其充盈（图 14-3-22）。将尿管轻柔地牵拉至膀胱颈处，以便压迫前列腺窝止血。将三腔气囊导尿管的进水口和出水口分别连接生理盐水和引流袋，以持续冲洗和引流冲洗液。如果冲洗液色泽较红，可做适当牵引来加强水囊对前列腺窝的压迫和避免出血反流进入膀胱堵塞尿管。前列腺窝创面的静脉渗血可因前列腺窝内压力升高而很快停止。

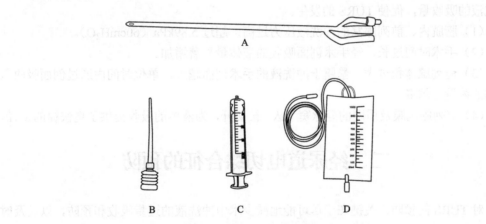

图 14-3-22　留置导尿管所需的用物

A.三腔气囊导尿管；B.医用润滑剂；C.20ml 注射器；D.引流袋

13. 结束手术　仔细清点所有手术器械和用物，检查器械无损坏、配件无缺失后结束手术。

（李　蓉　岳　轩　廖邦华）

第四节　经尿道电切综合征的预防和处理

经尿道电切综合征（transurethral resection syndrom，TURS）亦称稀释性低钠血症、水中毒，是所有经尿道手术，尤其是经尿道前列腺电切术中冲洗液经过手术创面快速、大量吸收所引起的以稀释性低钠血症及血容量过多为主要病理生理特征的临床综合征。临床上主要表现为循环系统、呼吸系统和神经系统的功能异常，患者可出现烦躁、打哈欠、表情淡漠、低血压、呼吸困难、惊厥和昏迷，全麻患者的上述表现易被掩盖，可以表现为不明原因的血压升高、血压下降，脉搏减慢，中心静脉压升高，嘴唇、面色青紫，严重者可引起死亡。

TURS 是经尿道手术，尤其是经尿道前列腺电切手术中最为严重的并发症，一旦发生即可能危及患者的生命。因此，在手术配合中，应采取相应的预防和干预措施，及时有效地防治 TURS 的发生。

一、经尿道电切综合征发生的原因

引起 TURS 的因素很多，最主要的原因是手术中冲洗液被快速、大量吸收所致。当吸收的液体量不多时，经过机体的自身调节，可以不出现临床症状；如液体吸收量过大、过快，超过患者身体的代偿能力，则可引起 TURS 的发生。下列几种因素可以显著增加冲洗液的吸收量，促使 TURS 的发生。

（1）膀胱内、前列腺窝的冲洗液压力过高，超过 5.89kPa（60cmH$_2$O）。

（2）手术时间过长，经手术创面吸收的液体量显著增加。

（3）前列腺体积过大，暴露于冲洗液的手术创面越大，单位时间内通过创面吸收入血的液体量也越多。

（4）前列腺包膜及周围的静脉窦（丛）被切开，为液体的吸收提供了更快捷的途径。

二、经尿道电切综合征的预防

对 TURS 的预防，关键在于尽可能地减少术中冲洗液的过量吸收和预防，以及及时纠正低钠血症。

1. 静脉滴注 3.3%高渗氯化钠注射液　单极电切手术在手术开始后 20～30min，即可遵医嘱给予 3.3%高渗氯化钠注射液 300ml（10%氯化钠 100ml＋乳酸钠林格注射液 200ml）静脉滴注，以预防和纠正低钠血症。若手术时间超过 1h，可追加 1～2 剂。

2. 使用等离子盐水电切镜系统　等离子盐水电切手术使用的冲洗液为 0.9%氯化钠注射液，可以较为有效地预防稀释性低钠血症的发生，因此一般不需要静脉滴注 3.3%高渗氯化钠注射液。如果前列腺体积过大，手术时间过长，也可遵医嘱静脉滴注 3.3%高渗氯化钠注射液。

3. 注意保持持续低压的有效冲洗 调整冲洗液与膀胱平面的距离为 40～50cm，如使用压力灌注泵，应将冲洗液压力控制在 30 kPa 以下，流量控制在 300ml/min 以下。尤其是在非连续冲洗的电切手术中，手术医生应实时调控进水开关，在保证视野清晰的前提下，减少单位时间内进入膀胱的冲洗液，以利于延长有效切除时间；并应在视野欠清晰提示膀胱内压升高时，及时排空膀胱内的冲洗液，以避免在膀胱高压情况下继续操作，引起冲洗液短时大量吸收和因为视野不清导致损伤、误切。

4. 严格控制手术时间，改进手术操作 如前所述，在其他条件一致的情况下，前列腺电切术中冲洗液的吸收量与手术时间成正比。因此，严格控制手术时间是预防冲洗液过量吸收超过机体代偿能力，继而引起 TURS 的重要措施。一般应将手术时间控制在 60～90min，最长不要超过 2h。手术医生还应不断地熟练和改进操作技巧，减少无效操作，以最大限度地缩短手术时间，减少冲洗液的吸收量。在手术过程中，应及时对手术创面中明显的出血处进行止血，应注意控制切除的深度和观察相应的解剖标志，尽量避免切穿前列腺包膜和包膜外的静脉窦/丛，以减少冲洗液经创面的吸收。对于体积较大的前列腺，可分 2 次进行手术，既保证充分切除增生的腺体组织，最大限度地保证手术效果，又可将每次的手术时间缩短，从而避免因为手术时间过长导致冲洗液吸收超过机体代偿能力引起 TURS 的风险。

5. 保持冲洗液出入量的基本平衡 在术前准备时，巡回护士应对拟使用的冲洗液进行计量，在手术过程中应经常观察冲洗量的出入量，注意保持出入量的基本平衡。当冲洗液的出量明显少于入量时，应及时提醒手术医生寻找可能的原因，包括观察有无前列腺包膜穿孔、静脉窦切开或膀胱穿孔等情况，并及时排空膀胱，防止因膀胱过度充盈而加快冲洗液的吸收。

6. 使用等渗冲洗液 尤其是在高压冲洗时避免使用低渗冲洗液。

7. 酌情使用速尿（呋塞米） 术中密切观察患者生命体征，根据情况可静脉注射速尿 10～20mg，以利尿和减少水负荷。

三、经尿道电切综合征的治疗

及时发现经尿道电切综合征的早期症状，积极采取有效的治疗措施，促使患者转危为安是非常重要的。一旦发生 TURS 应立即采取下列治疗措施。

（1）立即暂停或终止手术，避免冲洗液进一步进入体内，已经失代偿的电解质、酸碱平衡、心肺功能异常会由于继续手术而进行性加重。根据抢救的需要迅速建立两条以上的静脉通道。

（2）补充高渗氯化钠溶液以迅速纠正低血钠：静脉滴注 3.3%高渗氯化钠溶液 300ml，缓慢输入，同时应密切监测肺水肿、脑水肿及心功能不全的症状与体征，急查血清电解质，根据血清钠含量和肺水肿的改善情况再调整剂量。可酌情静脉补充葡萄糖酸钙。

（3）脱水、利尿：可静脉快速滴注 20%甘露醇 250ml；如使用速尿，剂量宜小。因此时常常合并低血压，故应避免大剂量使用强力利尿剂，否则极易导致顽固性低血压，从而危及生命。

（4）纠正低血压与酸中毒：可使用血管活性药与强心药升压、纠正心功能不全。静脉滴注 5%碳酸氢钠以纠正酸中毒，静脉给予氢化可的松或甲泼尼龙对抗炎性因子和应激反应。加大氧流量，可采用面罩给氧，必要时应行气管插管，呼吸机正压通气。通常在低血钠、酸中毒纠正后，低血压也能较快地得以纠正。

（5）手术区域外局部渗液的处理：如果患者下腹部异常膨隆或者 B 超提示有尿液和（或）冲洗液外渗，可在膀胱前间隙或腹腔行多点穿刺抽液，以尽快引流渗液，避免或减少其吸收进入血液而加重病情，必要时可行切开引流。

（6）有脑水肿征象时，应进行脱水治疗并静脉滴注地塞米松。在头部及颈部大动脉处放置冰袋降温有助于降低颅内压、减轻脑水肿、降低脑组织的耗氧量。

（赖　力　李　蓉　刘晓曦）

第五节　尿道狭窄冷刀切开术手术配合

尿道狭窄是泌尿外科的常见疾病，多由外伤如骨盆骨折或骑跨伤及各种炎症引起。此外，随着腔内技术的发展及各种经尿道器械操作的增多，医源性尿道狭窄有增加的趋势。对于局限性的尿道狭窄，采用经尿道冷刀内切开狭窄段，恢复尿道的连续性和通畅性，是局限性尿道狭窄的微创、有效的治疗手段。

（一）手术用物

1. 常规布类　TUR 盆、桌单、手术衣。

2. 手术器械　尿道冷切器械，必要时准备电切器械。

3. 一次性用物　医用润滑剂 2 支、45cm×45cm 泌尿专用粘贴膜 1 张、无菌保护套1 个、18Fr 或 20Fr 双腔气囊导尿管 1 根、20ml 注射器 1 副、引流袋 1 个、手套 2～3 双。

4. 特殊物品　导丝 1 根、3Fr 输尿管插管 1 根、0.9%氯化钠注射液按需准备。

（二）手术体位

手术体位为膀胱截石位，详见本章第一节。

（三）消毒铺巾

1. 消毒液　碘伏。

2. 消毒铺巾　详见本章第一节。

（四）手术配合

1. 清点手术物品　仔细检查所有手术器械和物品，注意有无器械损坏和配件缺失（图 14-5-1）。

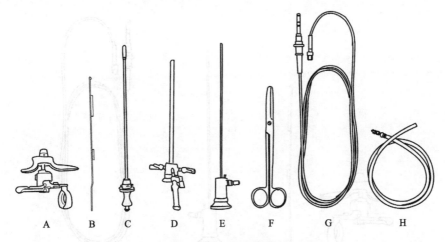

图 14-5-1　冷切镜器械

A.工作把手；B.冷刀；C.镜芯；D.外管鞘；E.12°光学视管；F.组织剪；G.导光束；H.冲水管

2. 连接导光束及摄像头　巡回护士将导光束连接冷光源口，调节亮度适中。同时将摄像头通过无菌保护套与台上尿道冷切镜的目镜相连，调节白平衡，检查调试摄像头的方向、对比度和焦距。

3. 备好冲洗液、连接冲水管　尿道冷切术术中采用 0.9%氯化钠注射液作为冲洗液，术中需要加用等离子电切时不用更换冲洗液；但是如果术中需要使用单极电切时，应注意将冲洗液更换为 5%葡萄糖注射液或 5%甘露醇注射液。注意保持术中有效的持续低压冲洗，调节冲洗液与膀胱平面的高度为 40～50cm。

4. 尿道窥察　使用医用润滑剂涂抹镜鞘并注入尿道腔内，轻柔地将镜鞘置入尿道前段（图 14-5-2，图 14-5-3），拔出镜芯后换置冷切镜（图 14-5-4，图 14-5-5）。将冲水管连接外管鞘的进水通道，打开进水开关，保持视野的清晰。直视下前进至尿道狭窄处，仔细窥察尿道狭窄的具体部位、程度。直视下通过冷切镜上的插管通道向尿道狭窄的近端插入超滑导丝或 3Fr 输尿管插管，使其通过狭窄段并力争进入膀胱。

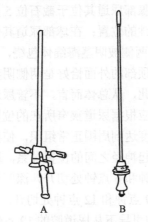

图 14-5-2　冷切镜鞘组成部分

A.25Fr 外管鞘；B.镜芯

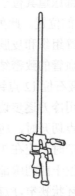

图 14-5-3　组装好的冷切镜鞘

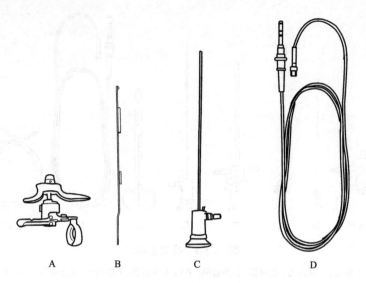

图 14-5-4 冷切操作镜的组成部分

A.工作把手；B.冷刀；C.12°光学视管；D.导光束

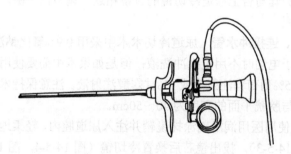

图 14-5-5 连接好的冷切操作镜

5. 狭窄段切开、瘢痕切除 阴茎的勃起神经在尿道的不同部位其走行位置各不相同，其在各部位尿道走行的相对位置如下：在前列腺部尿道其位于截石位 5 点钟和 7 点钟的位置；在膜部尿道其位于截石位 3 点钟和 9 点钟的位置；在球部尿道其位于截石位 11 点钟和 1 点钟的位置。此外，尿道海绵体顶部和两侧被阴茎海绵体包绕，下份暴露，其外仅有疏松结缔组织和皮肤包绕。而尿道海绵体顶部的外面恰好是两侧阴茎海绵体的连接部，由不含血管的致密结缔组织包膜构成，因此，从总体而言，不管尿道狭窄位于何部位，只要从截石位 12 点钟处切开都是安全的。应根据尿道狭窄所在的位置选择相应的切开部位，并用冷刀逐步切开狭窄处的瘢痕，深度达到周围正常组织，使狭窄环充分松解。如需行多点切开时，应注意各部位尿道与勃起神经之间的位置关系，避免伤及神经。当前尿道狭窄时，应在 3 点钟、9 点钟、12 点钟和 6 点钟处切开，深度达到周围正常组织；当狭窄位于前列腺部时，则应在 3 点钟、9 点钟和 12 点钟处切开。

对于尿道的环状狭窄，应在插入狭窄近端导丝的引导下从尿道腔的 12 点钟处伸入冷刀，再调整冷切镜的尾端向下以使冷刀与尿道狭窄环的 12 点钟处充分紧贴，再前后伸缩冷刀，以保证充分切开狭窄环。反复如此操作，直至充分切开狭窄环至周围正常组织，使冷切镜外鞘能够顺利进入膀胱。对于非环状的尿道狭窄，则应沿导丝的引导按照上述尿道狭窄的切开部位呈放射状地切开狭窄段。当尿道镜能够通过狭窄段尿道进入其近端后，前后移动冷切镜，仔细观察狭窄段的长度和瘢痕范围，用冷刀在瘢痕组织丰富的部位纵行切开，直至冷切镜外鞘能够顺利进入膀胱。此时可更换为电切镜，直视下对狭窄段的瘢痕组织进行薄层电切，以保证尿道的通畅程度，并降低狭窄复发的危险。

6. 留置导尿管　在充分切开狭窄环或在冷切、电切的配合下充分切除狭窄处的瘢痕并切实止血后，退出冷切镜或电切镜。在医用润滑剂的辅助下，置入 18～20Fr 的双腔气囊导尿管（图 14-5-6）。对于电切瘢痕后有少许出血的患者，可选用 18～20Fr 的三腔气囊导尿管，并接持续膀胱冲洗。

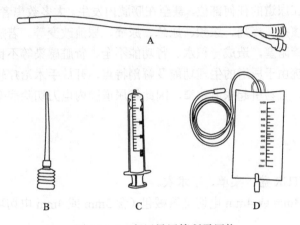

图 14-5-6　留置导尿管所需用物

A.双腔气囊导尿管；B.医用润滑剂；C.20ml 注射器；D.引流袋

7. 结束手术　器械护士和巡回护士仔细清点所有手术器械、物品无误后，关闭光源、摄像头和高频发生器，结束手术。

（五）特殊关注点

（1）应严格执行无菌操作技术，术前合理使用预防性抗生素。注意患者保暖，覆盖患者非手术区。

（2）摆放膀胱截石位时应注意保护腘窝，以防神经受压损伤。

（3）导丝可以选用 3Fr 输尿管插管、斑马导丝或超滑导丝。操作时应注意导丝的软头在前，轻柔地进行试插，直到导丝可以顺畅地前进为止。避免勉强、暴力置入导丝，以预防穿孔、假道、尿外渗等并发症的发生。

（4）对于逆行插入导丝遇到困难者，还可以试行运用纤维软性膀胱镜或软性输尿管镜经耻骨上膀胱造瘘途径试行顺行放置导丝。如果没有软镜，对于后尿道狭窄也可经耻骨上膀胱造瘘途径试行在尿道探条引导下电切狭窄处。

（李　蓉　廖邦华　岳　轩）

第六节　经尿道尖锐湿疣电切术手术配合

尖锐湿疣，又称尖圭湿疣、生殖器疣或性病疣，是由人类乳头瘤病毒（HPV）感染引起的一种性传播疾病。尖锐湿疣主要通过性接触传染，少数也可通过污染物品间接接触传染。尖锐湿疣较常发生于 20～40 岁年龄组，好发于潮湿温暖的黏膜和皮肤交界的部位。男性常见于冠状沟、龟头、系带、尿道口或肛门附近。女性多见于阴蒂、阴唇、会阴部及肛周，也可发生于身体的其他部位，如腋窝等。口交的患者可以发生在口腔和咽部。

尿道内尖锐湿疣，是指尖锐湿疣的疣体生长在尿道里，临床常见的病变在距尿道口 1～1.5cm 处，也可在尿道的任何部位，甚至在膀胱内发生。大多数患者早期无任何不适，少部分患者可出现瘙痒、疼痛、尿频、尿急、尿痛、尿流改变等。若病变严重累及膀胱者可发生双侧输尿管阻塞，造成肾积水、肾功能不全、肾脏感染等不良后果。

尿道内尖锐湿疣由于尿道的生理功能及解剖特点，开放手术治疗较为困难，而使用药物涂擦容易复发，且易引起尿道狭窄，因此经尿道腔内电刀切除病变治疗是一种行之有效的治疗方法。

（一）手术用物

1. 常规布类　TUR 盆、桌单、手术衣。

2. 手术器械　3mm 或 4mm 电切镜器械包（含 3mm 或 4mm 电切环），以 3mm 电切镜为首选。

3. 一次性用物　医用润滑剂 2 支、45cm×45cm 泌尿专用粘贴膜 1 张、无菌保护套 1 个、20Fr 或 22Fr 三腔气囊导尿管 1 根、20ml 注射器 1 副、一次性引流袋 1 个、手套 2～3 双。

4. 电切镜设备系统　摄像系统、监视器、光源系统、高频电刀发生器。

5. 药物

（1）单极电切：5%葡萄糖注射液或 5%甘露醇注射液（3000ml/袋）按需准备。

（2）等离子电切：0.9%氯化钠注射液（3000ml/袋）按需准备。

（二）手术体位

手术体位为膀胱截石位，详见本章第一节。

（三）消毒铺巾

1. 消毒液　碘伏。

2. 消毒铺巾　详见本章第一节。

（四）手术配合

1. 清点手术器械　巡回护士、器械护士共同仔细清点所有术中用物和手术器械（图 14-6-1）。需仔细检查电切镜是否处于备用状态，应依次仔细检查是否有损坏和配件缺失。

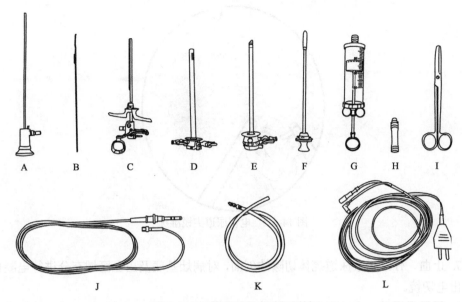

图 14-6-1　等离子盐水电切器械

A.12°光学视管；B.电切环；C.盐水电切工作把手；D.外管鞘；E.内管鞘；F.镜芯；G.冲洗器；H.冲洗器接头；I.组织剪；

J.导光束；K.冲水管；L.双极高频电缆线

2. 连接导光束及摄像头　巡回护士将导光束连接端插入冷光源发生器的相应插口，调节亮度适中。将摄像头通过无菌保护套与台上电切镜的目镜相连，调节白平衡，检查调试摄像头的方向和清晰度。

3. 设置电刀参数　巡回护士连接电凝线于高频发生器上，选择混切模式。通常将电切的输出功率设置为 120W、电凝为 80W；如使用等离子电切，则将电切输出功率设置为 280～320W、电凝为 80～120W。

4. 准备冲洗液　根据电切镜的种类选择相应的冲洗液，并将相应冲洗液预先在保温箱内加热至 35～37℃，以避免患者术中低温。连接冲水管，为了保持术中持续有效的低压冲洗，对连续冲洗型电切镜应保持灌洗液与膀胱平面的高度在 40～50cm 为宜；对间断冲洗型电切镜则应保持灌洗液与膀胱平面的高度在 80～100cm 为宜，并由手术医生自行根据术中情况调控进水开关和及时放水来保持膀胱内的低压状态。

5. 窥察尿道　用医用润滑剂充分润滑电切镜外鞘，并向尿道内注入润滑剂后，插入外鞘至前尿道。退出镜芯后，插入手术操作镜，并在直视下进镜，观察可见尿道内尖锐湿疣呈菜花或水草状。

6. 电切疣体　用电切环将疣体连同其基底部组织一并做薄层切除（图 14-6-2）。应注意电切环与疣体根部及尿道黏膜的角度，以避免切除过深引起尿道海绵体严重出血、穿孔和继发狭窄。通常先电切靠近尿道外口处的病灶，再在直视下逐渐向内深入，仔细窥察并切除所有的病灶，尽量减少尖锐湿疣蔓延、播散的机会。也可先将电切镜放入膀胱，仔细窥察膀胱后，再向外逐渐退镜，仔细窥察并切除所有的病灶。将切除的疣体组织冲出后收集并送病理检查。

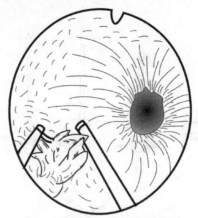

图 14-6-2　电切尿道尖锐湿疣

7. 止血　仔细窥察尿道疣体切除的创面，对病灶基底及出血区域充分进行电凝止血后取出电切镜。

8. 留置导尿管　在医用润滑剂的辅助下，经尿道插入 20Fr 或 22Fr 的三腔气囊导尿管，球囊内注入生理盐水 15～20ml 以避免尿管滑脱。将三腔气囊导尿管的进水口连接生理盐水以持续低压冲洗膀胱，将出水口接引流袋引流冲出液（图 14-6-3）。

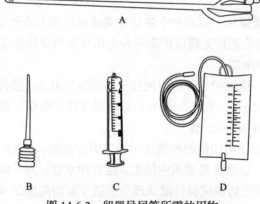

图 14-6-3　留置导尿管所需的用物

A.三腔气囊导尿管；B.医用润滑剂；C.20ml 注射器；D.引流袋

9. 结束手术　仔细清点所有手术器械和物品，注意检查器械无损坏和无配件缺失后结束手术。

（五）特殊关注点

1. 做好职业防护　医护人员戴好防护面罩及双层手套，防止血液、体液、冲洗液暴露及锐器伤的发生。

2. 术后器械及用物处理

（1）遵循先消毒，再清洗、灭菌的原则。

（2）对使用过的手术器械先用 2000mg/L 的含氯消毒液浸泡 30min 后，再彻底清洗及灭菌。

（3）尽量使用一次性铺巾和敷料。待手术完毕后，用双层黄色医用垃圾袋盛装并切实捆扎，注明为尖锐湿疣手术物品，送医院医疗垃圾场处理。

（4）污染的布类用双层黄色医用垃圾袋装好，扎紧袋口，注明为尖锐湿疣手术布类，送洗浆房按照相关要求处理。

（郭　晖　李　蓉）

第七节　经尿道输尿管镜钬激光尿道、膀胱、输尿管碎石术手术配合

泌尿外科腔内手术以其切口小或无切口、出血少、创伤小、患者痛苦少、术后恢复快等特点在临床治疗中被广泛运用，而泌尿系统结石的腔内手术治疗方式更是一种发展趋势。经尿道尿路结石腔内碎石根据其碎石能量方式的不同可以分为以下几种形式：机械碎石（如大力碎石钳碎石）、液电碎石、超声碎石、弹道碎石及激光碎石等。

激光碎石是利用结石表面和激光之间形成的气态等离子区膨胀而产生的声学冲击波，从而达到粉碎结石的目的。激光的种类包括钬激光、脉冲染料激光和双波长激光（U100激光）等。钬激光（YAG laser）是利用氙闪烁光源激活嵌在钇-铝-石榴石晶体上的稀有元素钬（Ho）而产生的高能量脉冲式固体激光，波长为2140nm，产生峰值功率高达10kW。钬激光具有切割和止血的效应，且能在液体中工作。钬激光通过光纤传输，其组织穿透深度<0.5mm，确保了操作的准确性和安全性。钬激光可以方便地经过内镜做精确的治疗，能够粉碎所有类型的泌尿系统结石，同时对直径>1.0mm的小血管出血也能够充分地止血，可以减少或避免术中出血，保证了术中视野的清晰。钬激光能粉碎尿道、膀胱、输尿管及肾内各种成分的结石，操作者可选择将激光光纤对准结石的不同部位和角度粉碎结石，因此结石大小不会直接导致激光碎石失败，只是影响手术时间和损耗光纤，故对于较大结石，可通过联合运用气压弹道、超声等能量方式来提高碎石的效率和避免光纤的过度损耗。

（一）手术用物

1. 常规布类　TUR盆、桌单、手术衣。

2. 手术器械　输尿管硬镜、550μm直射式钬激光光纤、光纤切割器、光纤剥皮器。

3. 一次性用物　医用润滑剂2支、45cm×45cm泌尿专用粘贴膜1张、无菌保护套1个、3Fr或4Fr输尿管插管1根、超滑导丝1根、输尿管内支架管1根（型号按需准备）、16Fr或18Fr双腔气囊导尿管1根、引流袋1个、20ml注射器1副、0.9%氯化钠注射液按需提供、无菌手套2~3双。

4. 特殊用物　腔镜显示系统、钬激光发生器和腔镜灌注泵。

（二）手术体位

手术体位为膀胱截石位，详见本章第一节。

（三）消毒铺巾

1. 消毒液 碘伏。

2. 消毒铺巾 详见本章第一节。

（四）手术配合

1. 清点手术器械 器械护士和巡回护士清点、检查所有手术器械和用物，尤其注意器械有无有损坏或配件有无缺失（图 14-7-1）。

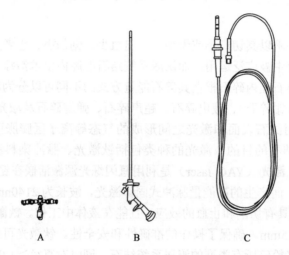

图 14-7-1 输尿管镜器械

A.连接桥；B.7°输尿管镜；C.导光束

2. 连接导光束及摄像头 巡回护士将导光束连接至冷光源发生器的相应插口上，调节亮度适中。同时将摄像头通过无菌保护套与台上输尿管镜的目镜相连，调节白平衡，检查调试摄像头的方向、对比度和焦距。

3. 设置灌注泵参数 连接灌注泵冲水管，并将灌注压力设置为 180～220mmHg（25～30kPa），流量设置为 200～250ml/min。

4. 置入输尿管镜 在医用润滑剂的辅助下，直视下将输尿管镜经尿道置入膀胱。抬高输尿管镜的镜尾，在患侧找到相应的输尿管开口，插入超滑导丝（图 14-7-2）。打开灌注泵，在超滑导丝的引导下将输尿管镜旋转 90°～180°以使输尿管镜尖端的斜面与输尿管开口相适应，直视下缓慢将输尿管镜进入输尿管口，然后将输尿管镜转回正常方向，并在导丝的指引下通过输尿管壁段（图 14-7-3）。通过输尿管壁段后，应在保证视野清晰的前提下尽可能地降低冲洗液灌注泵的压力及流量，以避免因水流压力过大使结石退回肾盂或因过多的冲洗液潴留在肾盂和（或）膀胱内，影响视野的清晰度。对于女性患者，可经尿道同时安置 8～10Fr 导尿管持续引流膀胱尿液。继续在直视下向输尿管近端进镜，直至窥见结石。

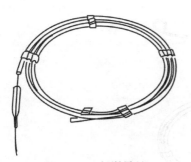

图 14-7-2　超滑导丝

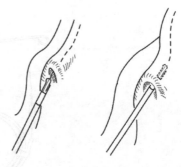

图 14-7-3　导丝引导下置入输尿管镜

5. 设置钬激光参数及碎石　打开钬激光发生器，调节参数。一般将脉冲能量设置在 0.6～1.0J，频率为 6～15Hz。经输尿管镜的操作孔仔细插入钬激光光纤，直视下将结石击碎至 3mm 以下（图 14-7-4，图 14-7-5）。在激光碎石期间，应尽量减少冲洗液的流量，以防止结石上移。也可向结石近端插入气囊扩张管或套石篮，在适当充盈气囊或用套石篮固定结石后再行碎石。对于较大的结石碎片可用输尿管镜异物钳取石，女性患者可将结石取出体外，男性可将结石放置于膀胱内由其自行解出，以减少对尿道的创伤。

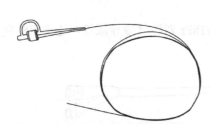

图 14-7-4　550μm 直射钬激光光纤

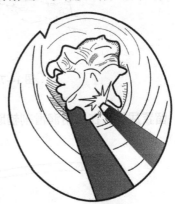

图 14-7-5　钬激光碎石

6. 安置输尿管内支架管　如果安置 4.7Fr 输尿管内支架管，可直接通过输尿管镜的操作孔放置。将 4.7Fr 的输尿管内支架管沿超滑导丝送入，当内支架管末端进入输尿管镜操作孔后，用推管沿导丝继续向上推送内支架管（图 14-7-6，图 14-7-7），直视下观察输尿管内支架管安置到位后，用推管固定内支架管的末端退出导丝，再次观察内支架管末端的位置正常后依次取出推管和输尿管镜。如果安置 6Fr 的输尿管内支架管，因内支架管不能通过输尿管镜的操作通道，故需在导丝安置到位后先退出输尿管镜；将输尿管内支架管插入导丝，妥善固定导丝尾端，将输尿管内支架管沿导丝向上推送；当内支架管末端进入尿道外口后，用推管沿导丝继续向上推送内支架管；重新置入输尿管镜至膀胱，直视下观察输尿管内支架管末端的位置到位（距输尿管口 2～3cm 后），用推管固定内支架管的末端退出导丝，再退出推管。输尿管镜窥察输尿管内支架管末端的盘曲情况（1 个圈）。

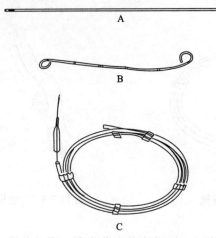

图 14-7-6　安置输尿管内支架管所需的用物

A.推管；B.输尿管内支架管（26cm）；C.超滑导丝

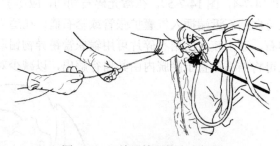

图 14-7-7　放置输尿管内支架管

7. 留置尿管　在医用润滑剂辅助下留置 16/18Fr 双腔气囊导尿管，连接引流袋（图 14-7-8）。

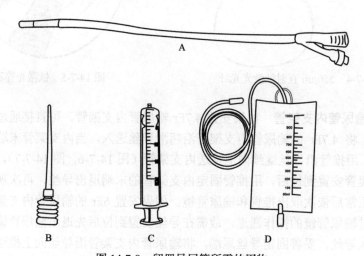

图 14-7-8　留置导尿管所需的用物

A.双腔气囊导尿管；B.医用润滑剂；C.20ml 注射器；D.引流袋

8. 结束手术　再次认真清点所有手术器械和用物，确定数目准确、器械无损坏和无配件缺失后结束手术。

（五）特殊关注点

1. 正确检测及切剥激光光纤

（1）光纤使用前应进行检测，在用光纤检测显微镜检测光纤时，应将光纤的头端对着明亮的光源，如能够看到圆形的白光、没有黑点，表示光纤完好，可以正常使用；如光纤显示有黑点，则应切剥光纤，必要时可更换新光纤。如果不做光纤检测，有可能会损坏光纤和光纤保护镜。

（2）切剥光纤时，要使用配套的光纤剥离器（一种型号的光纤对应一种型号的光纤剥离器），将光纤尾端外层包裹的一层护套剥离掉后，再用光纤切割刀切割裸露部分光纤，留 2~3mm，可通过连接光纤与主机，并在使用界面上将光纤指示光调到最亮后，观察见光纤尾端射出的光斑为无缺损或拖尾的同心圆，表示光纤端面平整；反之则需重新切割处理端面。

2. 钬激光碎石注意事项

（1）钬激光不能打折，使用时最好两人协作，恰当控制外置光纤，避免光纤过度弯曲或打折，尤其应注意激发钬激光时光纤与内镜操作孔尽量不要有角度，以防光纤断裂。

（2）操作中，保持 Aim beam 亮度（光纤瞄准光）是打开的，光纤应伸出镜鞘，露出光纤的包裹层，且不要接触到金属物品，而钬激光具有切割金属的性能，所以使用时应注意避免损坏镜头和光纤。此外，还应尽可能地避免用眼在体外直接观察处于工作状态的光纤头端，以避免激光对眼睛的损伤。

（3）钬激光被广泛应用于输尿管镜下输尿管结石碎石术。在行输尿管硬镜钬激光碎石术时，为了减少输尿管镜通过输尿管时对黏膜的损伤，减轻患者的痛苦，可以将患侧大腿放置较健侧大腿稍低些，以使输尿管硬镜更容易进入输尿管和肾盂。对输尿管结石合并输尿管近端扭曲者，可将患者身体向健侧稍倾斜，并将患者的头部和上身调为头低臀高位，以拉伸输尿管，解除或减轻输尿管近端的扭曲。应注意固定好患者，以避免在体位移动时造成患者移位或跌落摔伤。

（4）应尽量避免在钬激光碎石的过程中造成输尿管上段结石向上移动进入肾盂。可以在全麻下，调整患者体位为头高脚低位，并在碎石过程中尽量减小灌注泵的注水量，以防止结石上移。也可向结石近端插入气囊扩张管或结石阻挡器，再适当充盈气囊或用阻挡器固定结石后再行碎石。

（罗　媛　莫　宏　刘晓曦）

第八节　经尿道膀胱镜输尿管内支架管置入术
手术配合

随着腔道泌尿外科的发展，输尿管内支架管引流逐渐取代了外引流。由于其微创、操作易行、对生活影响较少等优点，输尿管内支架管的应用也越来越广泛，并成为泌尿外科临床最常见的上尿路引流方式和不可缺少的治疗工具。

输尿管内支架管又称双 J 管或双猪尾管，因其两端卷曲，每端形似英文字母"J"或猪尾而得名。其具有支架和内引流作用，因此能够有效地解除由于输尿管炎症、水肿、瘢痕、肿瘤压迫等原因造成的暂时性和永久性梗阻，可以预防术后切口漏尿和输尿管狭窄，保护肾功能，帮助排石。同时，由于输尿管内支架管不与外界直接相通，可以减少和避免因肾造瘘所引起的出血、感染及对生活的限制和不适感，患者可以早期下床活动，有利于术后康复。

（一）手术用物

1. 常规布类 TUR 盆、桌单、手术衣。

2. 手术器械 70°膀胱镜器械。

3. 一次性用物 医用润滑剂 2 支、无菌保护套 1 个、45cm×45cm 泌尿专用粘贴膜 1 张、超滑导丝 1 根、输尿管内支架管 1 根（型号按需准备）、无菌手套 2~3 双。

4. 特殊物品及药品 腔镜显示系统、冲洗液备 0.9%氯化钠注射液。

（二）手术体位

手术体位为膀胱截石位，详见本章第一节。

（三）消毒铺巾

1. 消毒液 碘伏。

2. 消毒铺巾 详见本章第一节。

（四）手术配合

1. 清点手术器械 仔细清点所有手术物品，检查手术器械有无损坏或配件缺失（图 14-8-1）。

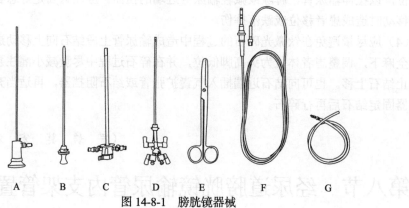

图 14-8-1 膀胱镜器械

A.70°光学视管；B.镜芯；C.22.5Fr 外管鞘；D.工作件；E.组织剪；F.导光束；G.冲水管

2. 连接导光束及摄像头 巡回护士将导光束连接于冷光源插口上，调节亮度适中。将摄像头通过无菌保护套与台上膀胱镜的目镜相连接，调节白平衡，检查调试摄像头的方向、对比度和焦距。

3. 持续低压冲洗　连接冲水管，注意保持有效的持续低压冲洗。一般将灌洗液与膀胱平面的高度调整为40～50cm。

4. 插入膀胱镜，置入输尿管内支架管　将医用润滑剂注入尿道内，并用医用润滑剂充分涂抹膀胱镜镜鞘，用左手向上牵拉阴茎以解除尿道的耻骨前弯曲，顺着尿道的弧度轻柔地置入膀胱镜鞘（图14-8-2，图14-8-3），或使用0°～30°的尿道镜在直视下将膀胱镜置入膀胱。取出镜芯，置入70°膀胱镜（图14-8-4，图14-8-5），仔细窥察膀胱各壁及前列腺、后尿道的情况后，确定患侧输尿管开口的位置。

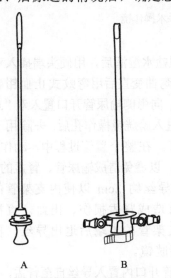

图14-8-2　膀胱镜鞘组成部分
A.镜芯；B.22.5Fr外管鞘

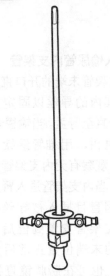

图14-8-3　组装好的镜鞘

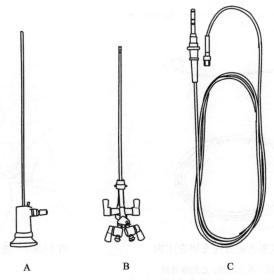

图14-8-4　手术操作镜组成部分
A.70°光学视管；B.工作件；C.导光束

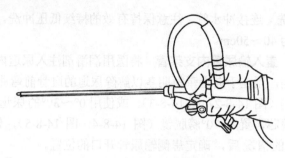

图 14-8-5　组装好的手术操作镜

5. 置入输尿管内支架管　将超滑导丝用生理盐水湿润后，用硬头端插入双 "J" 型输尿管内支架管末端的开口直至头端，将 "J" 型弯曲变直后用弯蚊式止血钳钳夹支架管末端和其内的导丝以固定。在膀胱镜直视下，向患侧输尿管开口置入双 "J" 型输尿管内支架管直至肾盂。当输尿管内支架管的末端进入膀胱镜操作孔后，去除用于固定的弯蚊式止血钳，用推管继续固定和上推支架管。在整个置管过程中，动作应轻柔并注意手感，观察有无内支架管受阻或弯曲的情况，以避免造成输尿管、肾盂的损伤、出血或穿孔。当内支架管进入肾盂后，可向外退出导丝约 2cm 以使内支架管的头端变软，避免因盲目插入被导丝硬头支撑的支架管造成肾盂损伤、出血。直视下观察输尿管内支架管安置到位后，用推管固定内支架管的末端后退出导丝，再次观察内支架管的末端位置正常后依次取出推管和膀胱镜。

此外，也可在膀胱镜直视下，向患侧输尿管开口内置入导丝直至肾盂，再将输尿管内支架管插入超滑导丝，用推管沿超滑导丝向上推入内支架管（图 14-8-6，图 14-8-7）。在膀胱镜直视下用推管将内支架管安置到位，用推管固定内支架管末端后退出导丝，再次窥察输尿管内支架管末端位置正常后依次退出推管和膀胱镜。

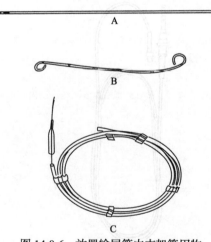

A

B

C

图 14-8-6　放置输尿管内支架管用物

A.推管；B.输尿管内支架管；C.超滑导丝

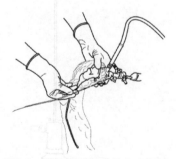

图 14-8-7　放置输尿管内支架管

6. 留置导尿管　在医用润滑剂的辅助下留置 16/18Fr 的双腔气囊导尿管，并连接引流袋（图 14-8-8）。

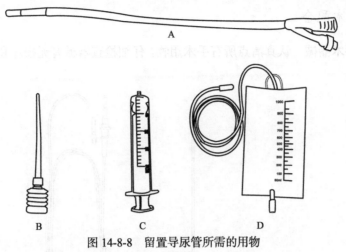

图 14-8-8　留置导尿管所需的用物

A.双腔气囊导尿管；B.医用润滑剂；C.20ml 注射器；D.引流袋

7. 结束手术　再次仔细清点所有手术器械和物品，确定器械无损坏和无配件缺失后结束手术。

（李　蓉　敬凤君　廖邦华）

第九节　经尿道输尿管镜输尿管内支架管置入术手术配合

（一）手术用物

1. 常规布类　TUR 盆、桌单、手术衣。

2. 手术器械　输尿管镜器械。

3. 一次性用物　医用润滑剂 2 支、无菌保护套 1 个、45cm×45cm 泌尿专用粘贴膜 1 张、16/18Fr 双腔气囊导尿管 1 根、超滑导丝 1 根、双"J"型输尿管内支架管 1 根（型号按需准备）、推管 1 根、无菌手套 2 双。

4. 特殊物品及药品　腔镜灌注泵、灌注泵冲水管、冲洗液备 0.9%氯化钠注射液。

（二）手术体位

为手术体位膀胱截石位，详见本章第一节。

（三）消毒铺巾

1. 消毒液　碘伏。

2. 消毒铺巾　详见本章第一节。

（四）手术配合

1. 清点手术器械 认真清点所有手术用物，仔细检查器械有无损坏和配件有无缺失（图 14-9-1）。

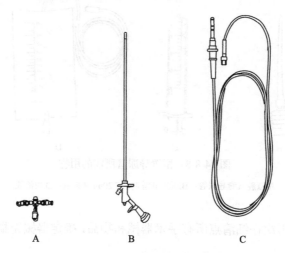

图 14-9-1 输尿管镜器械

A.连接桥；B.7°输尿管镜；C.导光束

2. 连接导光束及摄像头 巡回护士将导光束连接于冷光源插口上，调节亮度适中。同时将摄像头通过无菌保护套与台上输尿管镜的目镜相连接，调节白平衡，检查、调试摄像头的方向、对比度和焦距。

3. 设置灌注泵参数 连接灌注泵的冲水管，并将压力设置为 180～220mmHg（25～30kPa），流量设置为 200～250ml/min。

4. 插入输尿管镜 在医用润滑剂的辅助下，直视下经尿道将输尿管镜置入膀胱。仔细窥察膀胱的情况，并抬高输尿管镜的尾端，在患侧找到相应的输尿管开口。经输尿管镜的操作孔向患侧输尿管开口置入超滑导丝，打开灌注泵，在超滑导丝的引导下将输尿管镜旋转 90°～180°以使输尿管镜尖端的斜面与输尿管开口相适应，直视下缓慢将输尿管镜进入输尿管口，然后将输尿管镜转回正常方向，并在导丝的指引下通过输尿管壁段（见图 14-7-3）。通过输尿管壁段后，应在保证视野清晰的前提下尽可能地降低冲洗液灌注泵的压力及流量，以避免因水流压力过大使结石退回肾盂或因过多的冲洗液潴留在肾盂和（或）膀胱内，影响视野的清晰度。继续在直视下沿导丝向输尿管近端进镜，并注意观察输尿管的病变直至进入肾盂。如安置 4.7Fr 输尿管内支架管，可直接通过输尿管镜操作孔放置，将 4.7Fr 输尿管内支架管沿超滑导丝送入，当内支架管末端进入输尿管镜操作孔后，用推管继续向上推内支架管（图 14-9-2～图 14-9-4），直视下观察输尿管内支架管安置到位后，用推管固定支架管的末端后退出导丝，再次观察内支架管的末端位置正常后依次取出推管和输尿管镜。如需安置 6～7Fr 输尿管内支架管，因内支架管不能通过输尿管镜的操作通道，故需在导丝安放到位后，先退出输尿管镜，将输尿管内支架管插入导丝，将导丝末端妥善固定后，沿导丝向上推送内支架管；当内支架管末端进入尿道后，用推管沿超滑导丝继续向上推送内支架管；重新置入输尿管镜至膀胱，直视下推送输尿管内支架管到达合适的位置（内支架管的末端距输尿管口 2～3cm）后，用推管固定支架管的末端退出超滑导丝；用输尿管镜再次确定输尿管内支架管末端盘曲情况满意（1 个圈）（图 14-9-2，图 14-9-3）后，依次退出推管和输尿管镜。

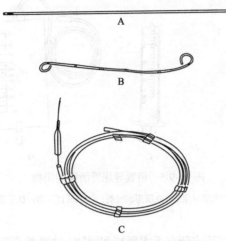

图 14-9-2 放置输尿管内支架管用物

A 推管；B.输尿管内支架管；C.超滑导丝

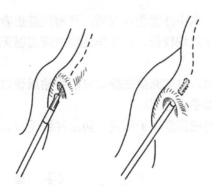

图 14-9-3 放置超滑导丝和进镜

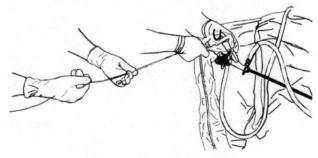

图 14-9-4 放置输尿管内支架管

5. 留置导尿管 在医用润滑剂的辅助下留置 16/18Fr 双腔气囊导尿管，并连接引流袋（图 14-9-5）。

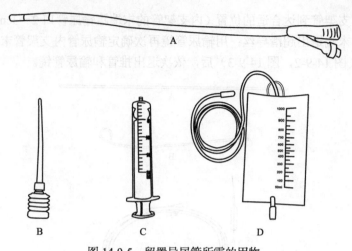

图 14-9-5　留置导尿管所需的用物

A.双腔气囊导尿管；B.医用润滑剂；C.20ml 注射器；D.引流袋

6. 结束手术　再次仔细清点所有手术器械和用物，注意检查有无器械损坏和配件缺失。

（五）特殊关注点

（1）合理使用抗生素。术中注意患者保暖，严密覆盖患者非手术区。

（2）输尿管镜和各种导丝均较长，在操作过程中应遵循无菌原则，在器械传递过程中应避免触及非无菌区。

（3）膀胱不宜过度充盈，过度充盈的膀胱可能将输尿管口压闭，导致难以窥及输尿管口和进镜困难，从而增加手术时间。

（4）摆放膀胱截石位时应注意保护腘窝，防止神经受压。

（李　蓉　敬凤君　廖邦华）

第十五章　压力性尿失禁手术配合

第一节　女性尿道的解剖

女性尿道甚短，长度仅为 2.5~5cm，平均为 3.5cm，直径为 6~8mm。女性尿道质软，易于扩张，扩张后的口径可达 10~13mm。女性尿道没有弯曲，上端起自膀胱颈部，即尿道内口，向下前方穿行于阴道之前与耻骨联合之后的间隙中，并包埋于阴道前壁，穿过尿生殖膈，最后止于位于阴道前庭内的尿道外口。

女性尿道可分为上、中、下三段。上段尿道的组织结构和膀胱颈部一致，膀胱颈部的环状肌与尿道上段的环状肌互相连贯，并在膀胱颈部特别肥厚，构成尿道内括约肌，后者在女性膀胱尿液的控制中发挥主要作用。但是，女性尿道内括约肌完全是由环状的平滑肌纤维围绕着整个膀胱颈部和尿道上段所构成，与男性膀胱颈部由左、右中外层肌纤维交叉所组成的括约肌有所不同。中段尿道穿行于尿生殖膈，在尿道平滑肌层之外还有由骨骼肌构成的环形肌围绕，称为尿道阴道括约肌。这一肌层虽然并不十分明显，但也具有一些外括约肌的作用。此外，肛提肌、会阴深层肌肉和三角韧带对女性膀胱尿液的控制也有辅助作用。下段尿道即尿道外口的开口部，此段尿道无肌层，仅由两层三角韧带的纤维组织构成（图 15-1-1，图 15-1-2）。

尿道的内层为黏膜，尿道黏膜及黏膜下层形成多数皱襞及陷窝。女性的中段和下段尿道内面所覆盖的黏膜上皮均是与阴道黏膜相似的立方形上皮，而上段尿道则转变为与膀胱颈部相同的移行上皮。在黏膜下层和肌层之间有疏松结缔组织，在肌层之外有丰富的静脉网状组织，即尿道海绵体组织。

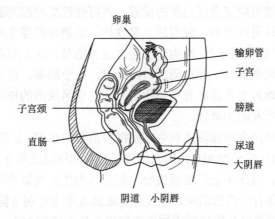

图 15-1-1　女性尿道的毗邻关系

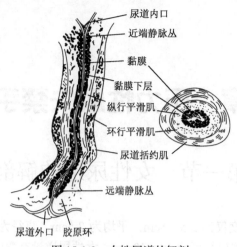

图 15-1-2　女性尿道的解剖

在女性尿道中尿道腺十分丰富，腺管发育大小不等，腺体均含有能够分泌黏液的柱状上皮。其中最大的腺体为尿道旁腺，其位于尿道口 5 点钟及 7 点钟的位置，它的腺泡向膀胱颈延伸，进入尿道阴道隔。

尿道的血液供应：女性尿道的血液供应十分丰富，尿道周围的血管丛还与子宫动脉、阴道动脉相互形成吻合。膀胱下动脉供应上段尿道，阴道动脉供应中段尿道，阴部内动脉供应下段尿道，这些血管之间彼此形成吻合。尿道的静脉是向膀胱、阴道及阴部内静脉丛回流，最后汇入髂内静脉。

尿道的淋巴：在尿道黏膜下有许多淋巴管和淋巴腺，可将尿道的淋巴引流至两侧腹股沟及腹下淋巴结。

尿道的神经分布：尿道与膀胱颈部的神经分布十分丰富。在自主神经和躯干神经的共同支配及共济协调下，完成复杂的储尿和排尿功能。支配膀胱颈、尿道的自主神经包括交感神经和副交感神经；支配尿道外括约肌（男性）或尿道旁横纹肌的躯干神经为阴部神经；上述周围神经的活动均受到位于骶髓和位于大脑的各级排尿中枢的控制。

尿道的生理：女性尿道的主要功能是排尿和分泌黏液。尿道腺也是一种附属性腺，当性兴奋时能够分泌透明而富含蛋白质的黏液，其可在性交时起到润滑的作用。

女性的尿生殖膈较男性薄弱，除有尿道穿过外，阴道亦经尿生殖膈穿过，尿生殖膈下面的游离缘为会阴浅横肌。坐骨海绵体肌起自坐骨结节，止于阴蒂；球海绵体肌起于中心腱，肌肉于阴道两侧分开，经过阴道口及尿道，止于阴蒂；耻骨尾骨肌走行于尿道及阴道壁。上述肌肉均对女性盆底有支持作用，亦有悬吊尿道的作用。这些肌肉的损伤均可导致尿道长度缩短及阻力降低。

腹压在女性尿道的闭合和尿液控制中亦发挥着重要的作用。正常妇女的尿道-膀胱后角为 90°～100°，当腹压突然增加时，压力传递至膀胱和尿道近端 2/3 处，所承受的压力与尿道阻力相互抵消，因此不会产生尿失禁；而在压力性尿失禁的妇女中，由于盆底肌肉的薄弱，伴有或不伴有子宫的后倾，导致膀胱底部及尿道近端下降，使尿道-膀胱后角消失，严重时还可使尿道轴与纵轴形成的尿道倾斜角从正常的 10°～30° 增加至 90° 以上，因此一旦腹压增加即可诱发不自主的排尿。正常情况下，膀胱和尿道的托举支撑结构包括耻骨尿道韧带、耻骨尾骨肌及由结缔组织构成的盆筋膜、弓状腱、肛提肌腱弓和部分阴道筋膜，当腹压增加时，托举支撑结构的肌肉收缩，加上耻骨肌收缩向前牵拉阴道共同形成"吊床"作用，使得近端尿道及膀胱颈闭合，从而达到尿液控制的效应。当阴道松弛、盆腔组织损伤时，耻骨肌收缩起不到应有的"吊床"作用，致使近端尿道、膀胱颈不能闭合，因而发生尿失禁。

女性尿道存在雌激素受体，因此，雌激素能够选择性地作用于尿道上皮，增强女性尿道肾上腺素能神经的尿液控制作用。当女性绝经后，因雌激素缺乏，可使尿道上皮萎缩，黏膜变薄、黏膜下血管减少，从而可引起尿道闭合功能障碍；此外，尿道平滑肌对肾上腺素能神经刺激的敏感性降低，也会影响尿道的收缩；最后，绝经还可导致盆底组织结构改变，引起下尿道的生物、物理性状发生改变，因而绝经期后的妇女更容易发生尿失禁。

（刘志洪　卢一平）

第二节　经耻骨后阴道无张力吊带尿道中段悬吊术手术配合

压力性尿失禁（stress urinary incontinence，SUI）是指因各种原因所引起的盆底肌肉、筋膜组织松弛，导致膀胱尿道解剖改变及尿道阻力降低，当腹压突然增加时膀胱内压瞬间高于尿道压力，尿液不自主地从尿道外口流出的情况。SUI 是中老年妇女的常见疾病之一，新近的流行病学调查结果显示，SUI 在绝经后妇女中的发病率为 17.1%。

20 世纪 90 年代中期以前，治疗 SUI 的主要传统手术有 MMK、Raz 及 Burch 手术，但其不是治疗效果不理想，就是创伤较大。阴道无张力吊带尿道中段悬吊术（mid-urethral sling，MUS）是 1996 年由瑞典学者 Ulmsten 等根据中段尿道理论提出的治疗压力性尿失禁的手术方法，其是通过加强女性中段尿道的支撑和托举能力从而达到控制尿液的目的。

MUS 根据置入阴道无张力吊带（tension-free vaginal Tape，TVT）途径的不同可以分为经耻骨后、经闭孔及单切口手术。TVT 手术实际是早期的经耻骨后阴道无张力吊带尿道中段悬吊术的称呼，目前习惯上将其等同于 MUS。随着各型阴道无张力吊带产品的不断开发和应用，因而根据不同的产品，会有不同的手术称呼，但基本的手术方式不会有明显的改变。

经耻骨后阴道无张力尿道中段悬吊术是通过加强尿道中段的支撑和托举能力而达到控制尿液目的的术式，因此，TVT 手术不仅可以提高患者尿道括约肌的压力及尿道阻力，而且还不会改变近端尿道的活动度。此术式适用于女性因盆底肌支撑和托举功能障碍而导致的真性压力性尿失禁，而因逼尿肌及外括约肌不协调性尿失禁、急迫性尿失禁及膀胱容量＞800ml 或＜300ml 者不适于此术式。

（一）手术用物

1. 常规布类 剖腹盆、手术衣、桌单。

2. 手术器械 阴道器械、膀胱镜器械、专用尿道推移杆、TVT 吊带推进器（目前的最新产品已无需此器械）。

3. 一次性用物

（1）常规物品：11 号刀片 1 个、15 号刀片 1 个、纱布 10 张、吸引管 1 套、16Fr 双腔气囊导尿管 1 根、医用润滑剂 1 支、10ml 注射器 1 副、60ml 注射器 1 副、引流袋 1 个。

（2）特殊物品：TVT 吊带系统 1 套、2-0 或 3-0 可吸收缝线 1 根、输液薄膜 2 张。

4. 其他 截石位脚架 1 套（髋关节功能障碍的患者使用可调节脚架）、膀胱摄像系统。

（二）手术体位

截石位（图 15-2-1）：将可调节吊腿架固定于手术床尾端边缘。调整患者位置，使其臀部位于床尾边缘外 5～10cm，将患者的膝关节弯曲后放置于吊腿架上，足底紧贴腿架垫足垫处。两腿外展＜120°，且让患者大腿尽量外展；对于因下肢功能障碍不能弯曲者，可调节吊腿架腿垫的位置，以保持下肢伸直。

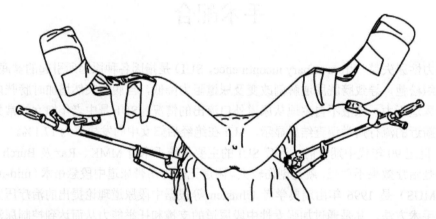

图 15-2-1 截石位

（三）消毒铺巾

1. 消毒液 碘伏。

2. 消毒范围 上方起于脐平面，下方至大腿上 1/3，后方至会阴肛门及其周围，两侧为腋前线及大腿内 1/3。

3. 铺巾 臀下、双腿各铺盖 1 张桌单，于切口上缘横铺桌单 1 张，覆盖手术床头架及患者外展的上肢。

（四）手术配合

1. 清点用物 巡回护士、器械护士仔细清点所有手术用物。

2. 安置导尿管与局部麻醉

（1）安置导尿管：消毒铺巾后，器械护士协助手术医生将手术粘贴膜贴于会阴部，应注意完全覆盖肛门区域，以便于引流尿液及冲洗液。器械护士用注射器向导尿管及球囊内注入生理盐水以测试导尿管是否通畅及球囊是否完好。递医用润滑剂润滑导尿管前段，安置导尿管，向球囊内注水 10～15ml。经导尿管排空膀胱内尿液，以便于准确了解膀胱颈的位置和尿道的长度。

（2）阴道壁注水或注射局部麻醉药物：备组织钳两把，一把组织钳夹持尿道下沟，并向上牵拉；另一把组织钳夹持尿道阴道横沟（相当于膀胱颈口处），以充分暴露尿道段阴道前壁。递充满生理盐水的 10ml 注射器于阴道前壁中线处向耻骨联合下缘方向注入生理盐水约 20ml，以便于后续切开阴道前壁；如为局部麻醉，则同法注入 1% 利多卡因约 20ml（图 15-2-2）。

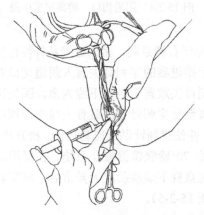

图 15-2-2　阴道壁注入生理盐水或局部麻醉药物

3. 阴道切口、游离尿道中段，耻骨上皮肤切口　递 15 号刀片于阴道前壁距尿道外口 1～1.5cm 处做一纵行切口，切开阴道黏膜层，于阴道黏膜下用解剖剪由中线向两侧锐性分离尿道至耻骨下缘处。用尖刀于耻骨上缘中线外侧 2cm 处左、右各做一长约 0.5cm 的皮肤切口（图 15-2-3，图 15-2-4）。

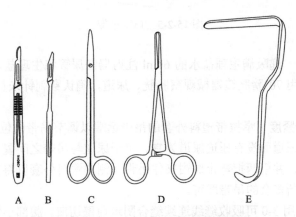

图 15-2-3　切口及游离组织所需的器械

A.15 号圆刀；B.11 号尖刀；C.解剖剪；D.组织钳；E.阴道拉钩

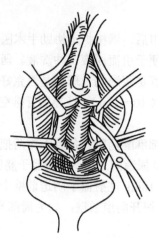

图 15-2-4 阴道切口、游离尿道中段

4. 穿刺，安置吊带 先行右侧穿刺，将尿道推移杆经过尿管后方放入尿道，并固定于右侧大腿内侧。将固定于推进器的穿刺针尖置入阴道切口并向右上偏移，医生用左手示指置入阴道以引导将穿刺针尖放置于耻骨下缘内面，医生再用右手将穿刺针向耻骨上缘右侧的切口方向推进，直至将穿刺针穿出耻骨上缘右侧切口。在推进时，应注意始终在左手示指的引导下推进，并使穿刺针贴近耻骨内侧。松开推进器并固定另一支穿刺针，理顺吊带，使其不扭转。备 70°膀胱镜器械及系统。在医用润滑剂辅助下，经尿道外口轻柔地置入膀胱，在膀胱镜直视下窥察膀胱无异常后，将穿刺针拔出体表。再以上述同样的方法完成左侧穿刺（图 15-2-5）。

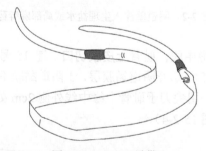

图 15-2-5 TVT 吊带

5. 膀胱镜检查 递吸满生理盐水的 60ml 注射器经尿管将生理盐水约 200ml 注入膀胱后退出导尿管。用 70°膀胱镜器械观察膀胱、尿道，确认穿刺针未贯穿膀胱、尿道后，退出膀胱镜。

6. 调整吊带松紧度 牵拉带塑料外套的吊带远端以调节吊带的位置和松紧度，以观察到吊带刚好贴近尿道而没有压迫尿道为宜。可于尿道与吊带之间置入解剖剪以控制吊带的位置和松紧度，并用两把弯止血钳夹住吊带两侧的塑料外套以将其取出。在紧贴腹壁的皮肤表面处剪断多余的吊带即可。

7. 关闭切口 用 3-0 可吸收缝线连续缝合阴道前壁切口。腹部小切口可根据具体情况决定缝合或不予缝合。将碘伏浸湿的纱布填塞于阴道内，以压迫止血、抗炎、抗感染和促进切口愈合。留置导尿管并连接引流袋。剪纱布块遮盖双侧耻骨上皮肤切口，用输液薄膜粘贴后结束手术。

（罗　娜　莫　宏　许　娟）

第三节　经闭孔无张力阴道吊带尿道中段悬吊术手术配合

随着 TVT 的不断发展和改良，又形成了治疗压力性尿失禁的新术式，即经闭孔无张力阴道吊带尿道中段悬吊术（TVTO）。该术式具有置入方法更简单、操作中可以跨过耻骨下生理弯曲、可以更有效地避免对盆腔脏器如膀胱及其周围组织的损伤、减少术中出血等优点（图 15-3-1，图 15-3-2）。

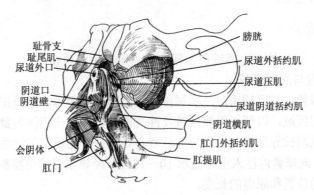

图 15-3-1　女性盆底解剖图

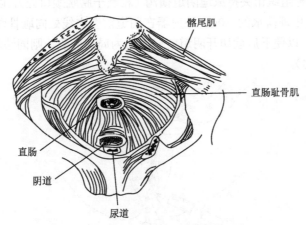

图 15-3-2　女性盆底肌肉与器官的关系图（后面观）

（一）手术用物

1. 常规布类　剖腹盆、手术衣、桌单。

2. 手术器械　阴道器械。

3. 一次性用物

（1）常规物品：11 号刀片 1 个、15 号刀片 1 个、纱布 10 张、吸引管 1 套、16Fr 双腔气囊导尿管 1 根、医用润滑剂 1 支、10ml 注射器 1 副、60ml 注射器 1 副、引流袋 1 个、手术粘贴膜 1 张。

（2）特殊物品：TVT-O 吊带系统 1 套、3-0 可吸收缝线 1 根、输液薄膜 2 张。

4. 其他 截石位脚架 1 套（髋关节功能障碍的患者使用可调节脚架）。

（二）手术体位

手术体位为截石位，详见第本章第二节。应注意该术式截石位摆放时患者的大腿和腹部应尽量保持垂直。

（三）消毒铺巾

详见第本章第二节。

（四）手术配合

1. 清点用物 巡回护士、器械护士仔细清点所有手术用物。

2. 安置导尿管与局部麻醉

（1）安置导尿管：消毒铺巾后，器械护士协助医生将手术粘贴膜铺贴于会阴部，应注意覆盖整个肛门区域，以便于引流尿液及冲洗液。器械护士用注射器向导尿管及球囊内注入生理盐水以测试导尿管是否通畅及球囊是否完好。递用医用润滑剂润滑后的导尿管，安置导尿管，向球囊内注入生理盐水 10～15ml。经导尿管排空膀胱内尿液，以便于准确了解膀胱颈的位置和尿道的长度。

（2）阴道壁注水或注射局部麻醉药液：备组织钳两把，一把组织钳夹持尿道下沟，并向上牵拉；另一把组织钳夹持尿道阴道横沟（相当于膀胱颈口处），以充分暴露尿道段阴道前壁。用充满生理盐水的 10ml 注射器在阴道前壁中线处向耻骨联合下缘方向注入生理盐水约 20ml，以便于后续切开阴道前壁；如为局部麻醉，则同法注入 1% 利多卡因约 20ml（图 15-3-3）。

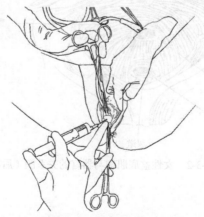

图 15-3-3 阴道壁注入生理盐水或局部麻醉药物

3. 做皮肤和阴道切口 大腿根部与大阴唇皱褶位置实为闭孔耻骨支内缘,其与阴蒂水平的交点附近即为穿刺的皮肤出口，用 11 号尖刀切开该处皮肤 0.3～0.5cm，组织钳两把于中线两侧钳夹、牵引阴道前壁，15 号圆刀以阴道前壁尿道下沟和阴道横沟的中点为起点，纵向切开阴道前壁约 1.5cm；如遇阴道横沟不明显者，则可以尿道下沟下方 1.5cm 处为起点，向下切开阴道前壁约 1.5cm。用组织钳夹持、牵引阴道切口边缘，递解剖剪由阴道切口外上斜 45°方向继续分离阴道黏膜下间隙直至到达闭孔膜处（图 15-3-4）。

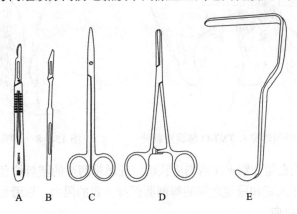

图 15-3-4 切口及游离组织所需的器械

A.15 号圆刀；B.11 号尖刀；C.解剖剪；D.组织钳；E.阴道拉钩

4. 穿刺，安置吊带

（1）备阴道拉钩充分显露阴道前壁，将蝶形导引器沿着之前用解剖剪分离的路径插入（图 15-3-5，图 15-3-6）。

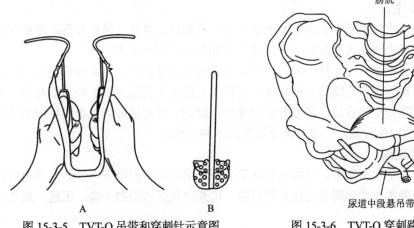

图 15-3-5 TVT-O 吊带和穿刺针示意图   图 15-3-6 TVT-O 穿刺路径示意图

A.TVT-O 吊带；B.蝶形导引器

（2）安置吊带：递 TVT-O 螺旋穿刺针沿蝶形导引器穿入，旋转穿刺针的手柄，使穿刺针紧贴耻骨降支穿出皮肤切口。此时，器械护士应协助手术医生抓住塑料管顶端并使其稳定。退出推针器，从皮肤切口处拉出塑料管和网带。按照与上述相同的方法穿刺对侧，并从另一个皮肤切口处拉出塑料管和网带。在抽出塑料外套时，可将解剖剪的尖端置于尿道与吊带之间，以便准确地调整吊带的松紧度。根据相应的要求拉紧吊带后，用线剪剪去两侧的穿刺针，展平吊带（图 15-3-7，图 15-3-8）。

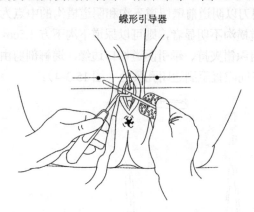

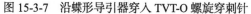

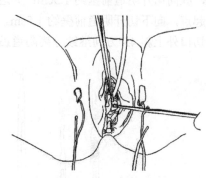

图 15-3-7　沿蝶形导引器穿入 TVT-O 螺旋穿刺针　　　　图 15-3-8　调整吊带的松紧度

（3）递两把弯止血钳分别夹住两侧皮肤切口处吊带两端的塑料护套，然后抽出塑料护套。此时，应将置于吊带和尿道之间的解剖剪保持一定的阻力，以避免把吊带过度抽紧。

5. 缝合切口与止血

（1）用剪刀在紧贴皮肤切口处剪去多余的吊带，皮肤切口无需缝合。用 3-0 可吸收缝线连续缝合阴道前壁切口。

（2）将碘伏浸湿的纱布填塞于阴道内，以压迫止血、抗炎、抗感染和促进切口愈合。留置保留尿管并连接引流袋。剪纱布块遮盖双侧的皮肤切口后，用输液薄膜粘贴后结束手术。

（五）特殊关注点

1. 手术前关注点

（1）压力性尿失禁患者多为围绝经期的妇女，易烦躁、多虑，故应加强心理护理，耐心、细致地为患者做好各项解释工作，使患者能更好地配合手术。

（2）正确摆放手术体位。使用可调节吊腿架摆放交错截石位，可根据评估患者双腿的曲伸情况来合理地调节双腿的弯曲程度。可调节吊腿架尤其适合于下肢不能弯曲的患者，其可保持下肢处于伸直位，使患者更加安全、舒适。同时最好将患者的臀部置于超过手术床尾边缘约 10cm 处，以更方便于医生的术中操作。

2. 手术中关注点

（1）正确使用手术粘贴膜，应将其粘贴于会阴部阴道水平面以下，既达到隔离肛门污染区域，又起到术中冲洗阴道时接水的目的，以充分保证术野的干燥、无菌，避免术后感染。

（2）预防膀胱损伤：膀胱损伤的发生率为 0～25%，均为在使用弧形针穿刺时损伤膀胱，多见于既往有过压力性尿失禁手术史的患者。预防措施详见相关手术步骤，即推移杆应控制膀胱颈方向，弧形针应尽量贴近耻骨后上行。术中应及时使用膀胱镜帮助判断有无膀胱损伤，如有损伤时可退出穿刺针重新穿刺，术后留置保留尿管 5 日以上。

3. 手术后关注点　手术结束时阴道内应填塞碘伏纱布以压迫止血、抗感染，促进切口愈合。器械护士和巡回护士应与手术医生共同确认填塞纱布的数量，做好记录和交接。

（罗　娜　莫　宏　许　娟）

第十六章 淋巴结清扫术手术配合

第一节 开放式腹膜后淋巴结清扫术手术配合

睾丸肿瘤可以分为生殖细胞肿瘤和非生殖细胞肿瘤两大类。其中尤以生殖细胞肿瘤多见，占睾丸肿瘤的95%，非生殖细胞肿瘤较少见。根据其组织发生学的特点，原发性生殖细胞肿瘤又可分为精原细胞瘤、胚胎癌、畸胎瘤（癌）、绒毛膜上皮瘤等类型，临床上以精原细胞瘤最为多见。

睾丸肿瘤多经淋巴转移，一旦明确诊断应该尽快手术治疗。最基本的手术方式为睾丸肿瘤根治性切除术。如果为临床Ⅰ、Ⅱ期睾丸胚胎癌、畸胎癌等非精原细胞肿瘤，在施行睾丸根治性切除术后，还应尽快择期施行腹膜后淋巴结清扫术。由于两侧睾丸肿瘤淋巴回流和转移的部位有所不同，因此，因右侧睾丸肿瘤而施行腹膜后淋巴结清扫术的范围为：上达右肾静脉的上缘，下至同侧髂血管分叉平面，内侧为肠系膜下动脉以上的腹主动脉的左侧，外侧为右侧输尿管和同侧髂血管的外缘；因左侧睾丸肿瘤而施行腹膜后淋巴结清扫术的范围为：上达左肾静脉的上缘，下至同侧髂血管分叉处，内侧为腹主动脉和腔静脉之间，外侧为左输尿管和精索血管的外缘。完整地清除上述区域内所有的淋巴、脂肪和结缔组织（图16-1-1）。

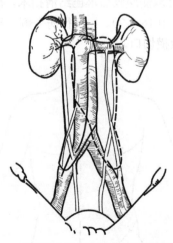

图 16-1-1 两侧睾丸肿瘤腹膜后淋巴结清扫的范围

（一）手术用物

1. 常规布类 剖腹盆、手术衣、剖口单、桌单。

2. 手术器械 肾切除器械、腹腔牵开器或框架拉钩、超声刀、结扎速。

3. 一次性用物 吸引管1套、电刀1个、电刀加长柄1个、电刀清洁片1张、剖腹套针1包、纱布10～20张、方纱3张、45cm×45cm医用粘贴膜1张、血浆引流管1根、无菌塑料灯柄罩1个、3-0丝线2包、2-0/T丝线1包、0号丝线2包、11号刀片1个、20号刀片2个、便携式引流瓶1个、切口敷贴1张、有孔敷贴1张、冲洗器1个、手套按需准备。

（二）手术体位

手术体位为仰卧位，腰部垫一软垫。

（三）消毒铺巾

1. 消毒液 碘伏。

2. 消毒范围 双侧方均到腋中线，上方至锁骨平面，下方达大腿上1/3。

3. 铺巾

（1）反折1/4的治疗巾4张，依次分别覆盖切口的下侧、对侧、上侧及近侧。

（2）1张纱布或治疗巾擦干切口区域的碘伏后，贴医用粘贴膜以覆盖手术区域并固定治疗巾。

（3）铺剖口单2张。

（4）切口上缘横铺桌单1张以覆盖头架，切口下缘纵铺桌单1张以覆盖床尾及手术托盘。

（四）手术配合

1. 手术切口 如需要施行双侧腹膜后淋巴结清扫术，行腹部正中直切口，由剑突向下绕脐左侧至耻骨联合上缘（图16-1-2）。如仅行病变侧腹膜后淋巴结清扫术，则可取腹直肌旁直切口，必要时可加做横切口。

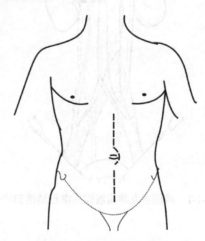

图16-1-2　腹部正中直切口

2. 切开皮肤及皮下组织　器械护士、巡回护士仔细清点所有手术用物无误后，连接并固定电刀、吸引管。备圆刀、组织镊、纱布、皮肤拉钩、13×24圆针0号丝线等（图16-1-3），第一把圆刀切皮后换下，第二把圆刀或用电刀切开皮下组织、腹白线及腹直肌前鞘。

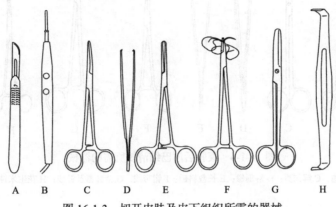

A　　B　　C　　D　　E　　F　　G　　H

图16-1-3　切开皮肤及皮下组织所需的器械

A.手术圆刀；B.电刀；C.弯止血钳；D.组织镊；E.组织钳；F.持针器及针线；G.组织剪；H.皮肤拉钩

3. 切开腹膜、探查腹腔　递刀柄钝性分离中线两侧的腹直肌，用电刀向上、下两侧切开腹膜、锥状肌。进入腹腔后，首先探查肝、胰、脾及双肾的情况，注意有无肿瘤转移；然后再检查脊柱两旁及肠系膜根部腹膜后淋巴结的情况，以决定施行腹膜后淋巴结清扫术的可能性。

4. 显露手术野　用湿方纱两张分别覆盖切口两侧，以保护各层组织，置入框架拉钩或自持式腹腔牵开器以充分暴露术野（图16-1-4，图16-1-5）。

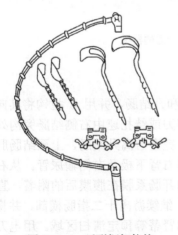

图16-1-4　弧形框架拉钩

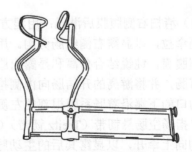

图16-1-5　自持式腹腔牵开器

5. 腹膜后淋巴结清扫　备长敷料镊、长解剖剪、直角钳、花生米钝性剥离器、S拉钩、6×14圆针3-0丝线、7×20圆针2-0/T线、3-0钳带线、2-0/T钳带线、0号钳带线、超声刀、结扎速等（图16-1-6，图16-1-7）。

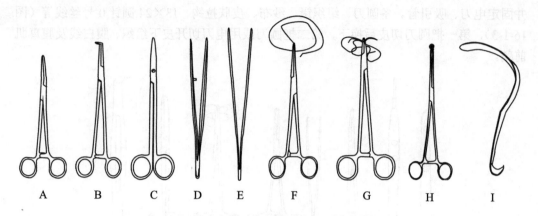

图 16-1-6 腹膜后淋巴结清扫所需的器械

A.弯止血钳；B.直角钳；C.解剖剪；D.解剖镊；E.长敷料镊；F.钳带线；G.持针器及针线；H.花生米钝性剥离器；I.S 拉钩

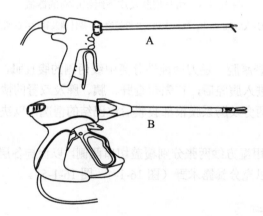

图 16-1-7 腹膜后淋巴结清扫所需的器械

A.超声刀；B.结扎速

（1）清扫右侧腹膜后淋巴：用湿方纱保护小肠和升结肠，并用 S 拉钩将其向中线及左侧牵拉，以显露右侧结肠旁沟。用电刀、超声刀或结扎速由右侧结肠旁沟处纵行剪开侧腹膜，钝锐结合分离和显露出腹膜后间隙。完全游离升结肠，上至结肠肝曲，下达盲肠，并将游离的升结肠向内侧推移，以暴露右肾下极及右侧输尿管。从右侧后腹膜切口的下端沿着肠系膜根部的左侧向内上方切开肠系膜在腹膜后的附着，直至到达十二指肠空肠悬韧带（Treitz 韧带）（图 16-1-8）。继续游离十二指肠横部，并将其用 S 拉钩向上牵开，以显露其后的主动脉、腔静脉和肾蒂等预定清扫区域。用电刀、超声刀或结扎速切开胃结肠韧带，游离横结肠和十二指肠降部，以便更好地显露腔静脉、肾蒂、肾脏及肾上腺（图 16-1-9）。为了更为充分地显露拟行淋巴结清扫的区域，可用湿盐水纱布保护已经被游离的右半结肠及小肠，先将其置于无菌塑料袋中，再将其拉出腹壁切口外妥善放置。

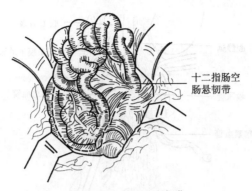

图 16-1-8 切开后腹膜

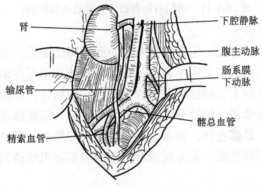

图 16-1-9 显露右肾、肾蒂、下腔静脉和腹主动脉

当右侧腹膜后间隙被良好显露后，即可进行右侧腹膜后淋巴结清扫。递弯止血钳两把钳夹右侧精索静脉并切断，钳带 2-0/T 丝线结扎止血。仔细将右侧输尿管游离出来，并用 8 号尿管向外方牵开，游离时应注意保护输尿管的血供。采取自上而下的顺序，以锐性加钝性剥离的方式清扫右侧肾动静脉周围、下腔静脉及腹主动脉前方、左侧与腔静脉之间所有的淋巴、脂肪和结缔组织（图 16-1-10）。对较大的淋巴管和血管应予钳夹切断或用钛夹夹闭处理，对较小的淋巴管和血管则可采用电凝或者超声刀处理。继续向下清扫右侧髂总血管、髂外血管上 1/3 及左侧髂血管分叉处的淋巴、脂肪和结缔组织（图 16-1-11），并沿着精索血管向下至腹股沟内环，将精索残端拉出结扎。至此，右侧腹膜后淋巴结清除完毕。

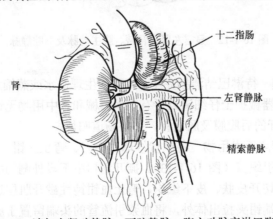

图 16-1-10 清扫右肾动静脉、下腔静脉、腹主动脉旁淋巴脂肪组织

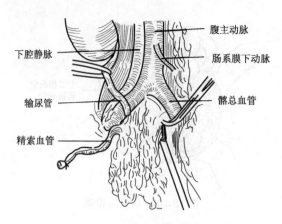

图 16-1-11　清扫右侧髂血管旁淋巴和脂肪组织

（2）清扫左侧腹膜后淋巴：用湿方纱保护小肠和降结肠后，递 S 拉钩将其向右侧牵拉，以便于显露左侧结肠旁沟。用电刀、超声刀或结扎速沿着左侧结肠旁沟切开降结肠外侧的腹膜反折部，并向上在横结肠左侧缘切开胃结肠韧带，以游离左半结肠。用 S 拉钩将左半结肠向下内方牵开，钝性分离胰腺的体、尾部。切断脾胃韧带，用 S 拉钩向上内方牵开胰腺和脾脏，显露左肾、肾蒂、腹主动脉及腔静脉（图 16-1-12）。按照与右侧腹膜后淋巴结清扫术同样的顺序和方式施行左侧腹膜后淋巴结清扫术。

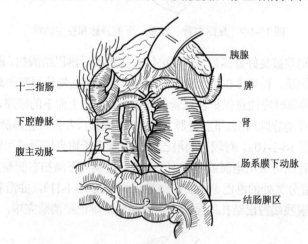

图 16-1-12　显露左肾、肾蒂、腹主动脉及下腔静脉

6. 关闭侧后腹膜　待淋巴结清扫完毕后，可用生理盐水或蒸馏水冲洗手术区域，彻底止血。巡回护士、器械护士仔细清点所有手术器械和术中用物无误后，递 7×20 圆针 3-0 丝线间断缝合切开的后腹膜及肠系膜，并将肠道归位。

7. 放置引流、清点手术用物　备碘伏纱球、尖刀、弯止血钳、血浆引流管、8×24 三角针 2-0/T 丝线、组织剪（图 16-1-13）。撕开切口中下段外侧的手术粘贴膜少许，碘伏纱球消毒后，尖刀切开皮肤、皮下组织，弯止血钳钝性戳开肌层进入创腔，稍加扩张后将血浆引流管的尾端钳夹拉出体外，将血浆引流管的头端留置于腹膜后间隙。用三角针 2-0/T 丝线将引流管固定于皮肤处，并连接引流瓶。

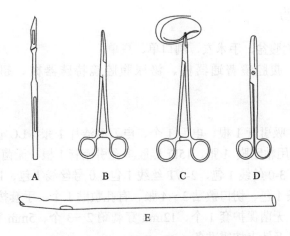

图 16-1-13　安置血浆引流管所需的器械

A.手术尖刀；B.弯止血钳；C.持针器及针线；D.组织剪；E.血浆引流管

8. 缝合切口　用 13×24 圆针 0 号丝线（或 1-0 可吸收缝线）分层缝合腹膜和肌层。待完全关闭腹腔后，器械护士和巡回护士再次清点所有手术用物无误后，用 13×24 圆针 3-0 丝线（或 2-0 可吸收缝线）缝合皮下脂肪组织层，8×24 三角针 3-0 丝线缝合皮肤。两把组织镊对齐皮缘，碘伏纱球消毒切口，切口敷贴和有孔敷贴覆盖切口后结束手术（图 16-1-14）。

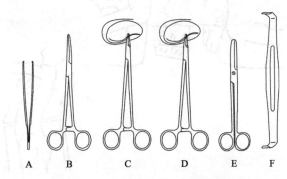

图 16-1-14　缝合切口所需的器械

A.组织镊；B.弯止血钳；C、D.持针器及针线；E.组织剪；F.皮肤拉钩

（张　燕　朱育春　刘嘉铭）

第二节　腹腔镜腹膜后淋巴结清扫术手术配合

腹腔镜腹膜后淋巴结清扫术与传统的开放手术相比，具有损伤小、术后恢复快、住院时间短等优点，已逐渐成为 I 期睾丸非精原细胞肿瘤外科治疗的首选方法。其手术入路方式有两种，即经腹腔途径和经腹膜后途径。本节仅介绍经腹腔入路腹腔镜腹膜后淋

巴结清扫术的手术配合。

（一）手术用物

1. 常规布类　剖腹盆、手术衣、剖口单、桌单。

2. 手术器械　腹腔镜普通器械、泌尿腹腔镜特殊器械、超声刀、结扎速、Hem-o-lock 钳。

3. 一次性用物

（1）常规物品：吸引管 1 根、电刀 1 个、电刀清洁片 1 张、LC 套针 1 包、纱布 10 张、45cm×45cm 医用粘贴膜 1 张、15Fr 硅胶多孔引流管 1 根、无菌塑料灯柄罩 1 个、便携式引流瓶 1 个、3-0 丝线 1 包、2-0/T 丝线 1 包、0 号丝线 1 包、11 号刀片 1 个、20 号圆刀片 1 个、纱条 1 包、切口敷贴 3～4 张、有孔敷贴 1 个、手套按需准备。

（2）特殊物品：无菌保护套 1 个、12mm 穿刺鞘 2～3 个、5mm 穿刺鞘 1 个、标本取物袋 1 个、结扎钉及钛夹按需准备。

（二）手术体位

手术体位为患侧在上的半侧卧位，腰部垫高 45°，详见第五章第三节（图 16-2-1）。

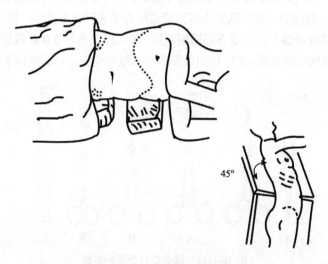

图 16-2-1　患侧在上的半侧卧位

（三）消毒铺巾

1. 消毒液　碘伏。

2. 消毒范围　两侧均到腋中线，上方至乳头平面，下达大腿上份。

3. 铺巾

（1）反折 1/4 的治疗巾 4 张，依次覆盖手术区域的下侧、对侧、上侧及近侧。

（2）1 张纱布或治疗巾擦干手术区域的碘伏后，贴医用粘贴膜以覆盖手术区域并固定治疗巾。

（3）铺剖口单 2 张。

（4）切口上缘横铺桌单1张以覆盖头架，切口下缘纵铺桌单1张，覆盖床尾及手术托盘。

（四）手术配合

1. 清点用物　巡回护士、器械护士清点所有手术用物，包括纱球、纱布、纱条、器械、缝针、刀片等。

2. 连接各路管道及成像设备　备纱布2张、巾钳2把、吸引管及摄像头无菌保护套。将腹腔镜特殊器械中的气腹管、电凝线、导光束及套上无菌保护套的摄像头电缆线分别整理归类，用纱布捆扎后再用巾钳分别固定于手术区域上、下方的无菌单上。将摄像头与腹腔镜目镜连接后，巡回护士打开腹腔镜光源、摄像系统，调节白平衡，检查、调试腔镜方向、亮度和清晰度后妥善放置备用。

3. 建立操作通道　备尖刀、纱布、弯止血钳、组织剪、12mm一次性穿刺鞘2个、5mm一次性穿刺鞘1个（图16-2-2）。通常建立3~4个通道进行相关的手术操作，4个通道的解剖位置分别为脐缘（A孔）、脐与剑突的中点（B孔）、脐与耻骨联合的中点（C孔）、腹直肌外缘平脐处（D孔）（图16-2-3）。

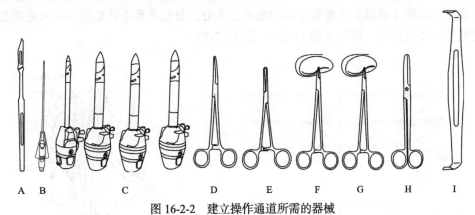

图 16-2-2　建立操作通道所需的器械

A.手术尖刀；B.气腹针；C.穿刺鞘；D.弯止血钳；E.组织钳；F、G.持针器及针线；H.组织剪；I.皮肤拉钩

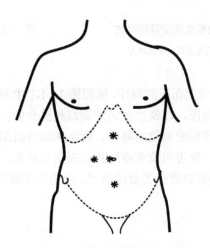

图 16-2-3　操作通道的解剖位置

（1）建立气腹：递尖刀沿脐缘做弧形切口约 1cm 达皮下，将气腹针刺入腹腔。待穿刺成功后，巡回护士打开气腹机，向腹腔内注入 CO_2 气体。先低流量（1L/min）充气，然后升高流量，使腹腔内压力维持在 12～15mmHg。

（2）建立操作通道：待气腹建立后，用电刀切开皮下脂肪，递组织剪和弯止血钳分离腹白线并切开腹膜少许，置入 11mm 金属穿刺鞘（或 12mm 一次性穿刺鞘）。也可不使用气腹针，直接按照上述所述的方法置入穿刺鞘，建立气腹。置入 30°腹腔镜，在腹腔镜直视的指引下建立另外 3 个通道，即在剑突与脐的中点、脐与耻骨联合的中点处放置 2 个 12mm 一次性穿刺鞘。需要时可在患侧腹直肌外缘平脐处放置 1 个 5mm 一次性穿刺鞘，用于术中牵引。分别从穿刺鞘操作孔处放入相应的腔内操作器械。

4. 显露腹膜后组织　在腹腔镜直视下先对腹腔内的主要器官进行探查后，用电凝钩或超声刀沿着患侧的结肠旁沟纵行打开侧腹膜，上方至结肠肝曲或脾曲，下方到达髂血管平面。同时游离患侧的结肠和小肠并将其向对侧推移，以显露患侧的腹膜后器官和组织。

5. 游离并切除患侧的精索血管　于患侧内环口找到之前施行患侧睾丸根治性切除术后残留的精索血管的断端，并分离出患侧的睾丸动、静脉。沿着患侧睾丸动、静脉向上游离至其在腹主动脉和下腔静脉的起始或汇入处，分别在靠近其起始或汇入处用超声刀切断患侧睾丸的动、静脉（图 16-2-4，图 16-2-5）。

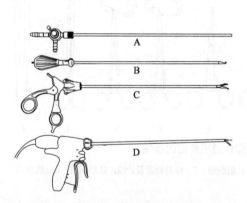

图 16-2-4　游离切除精索血管所需的器械

A.吸引器；B.电凝钩；C.分离钳；D.超声刀

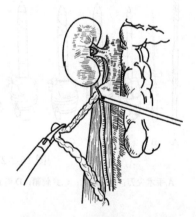

图 16-2-5　切断患侧精索血管

6. 清扫淋巴结　按照自上而下的顺序，依照图 16-1-1 中所确定的两侧睾丸肿瘤行腹膜后淋巴结清扫术各自的范围，以锐性及钝性剥离相结合的方法完整清扫患侧肾动静脉周围、下腔静脉及腹主动脉相应部位的淋巴、脂肪和结缔组织。对较大的淋巴管和血管可使用结扎速闭合后切断，也可用钛夹或结扎钉夹闭后剪断。继续向下清扫患侧髂总血管、髂外血管上 1/3 及对侧髂血管分叉处的淋巴、脂肪和结缔组织，并将其完全切　除（图 16-2-6，图 16-2-7）。

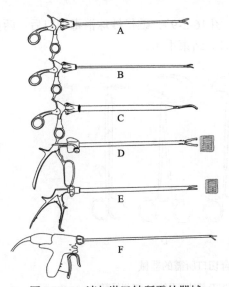

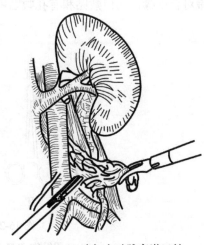

<table><tr><td>图 16-2-6 清扫淋巴结所需的器械</td><td>图 16-2-7 清扫主动脉旁淋巴结</td></tr></table>

A.腔镜剪；B.分离钳；C.直角钳；D.Hem-o-lock 钳；E.钛夹钳；F.超声刀

7. 取出标本，安置引流管 递圆刀并用电刀在脐缘操作孔处适当扩大切口，用取物袋将所清扫的患侧腹膜后淋巴、脂肪和结缔组织及精索血管完整地一并取出，并送病理检查。仔细对创面进行止血，从 5mm 穿刺鞘处置入 15Fr 硅胶多孔引流管并调节位置恰当后，用三角针 2-0/T 丝线将引流管固定于皮肤上，并连接引流瓶（图 16-2-8）。

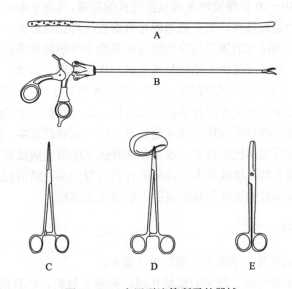

图 16-2-8 安置引流管所需的器械

A.硅胶多孔引流管；B.分离钳；C.弯止血钳；D.持针器及针线；E.组织剪

8. 缝合切口 器械护士和巡回护士清点所有手术用物无误后，巡回护士关闭气腹机、光源和摄像系统。手术医生取出穿刺鞘，并用双手挤压腹部，以尽量排出腹腔内残余的 CO_2。递 13×24 圆针 0 号丝线分层缝合腹膜及肌层，13×24 圆针 3-0 丝线缝合皮下组织，8×24三角针3-0丝线缝合皮肤（图16-2-9）。碘伏纱球消毒切口后，两把组织镊对合皮缘，切口敷贴和有孔敷贴覆盖切口后结束手术。

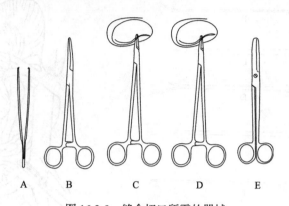

图16-2-9 缝合切口所需的器械

A.组织镊；B.弯止血钳；C、D.持针器及针线；E.组织剪

（张　燕　朱育春　刘嘉铭）

第三节　开放式髂腹股沟淋巴结清扫术手术配合

阴茎癌多见于40～60岁伴发包茎或包皮过长的患者，其发生率约占男性肿瘤的1%。阴茎癌主要通过淋巴途径转移，大多数患者可有腹股沟淋巴结肿大。但是，在诊断阴茎癌的同时发现的腹股沟区域的淋巴结肿大既可能是由于肿瘤转移所致，也可能是由于阴茎癌伴发感染所致，还可能是由上述两种因素共同作用所致。因此，在切除阴茎癌原发病灶以后，是否及何时需要施行髂腹股沟淋巴结清扫术及其手术指征仍然存在较大争议，关键的问题在于是否能够确定存在肿瘤淋巴结转移。如果腹股沟淋巴结明显肿大并融合成较大的团块，甚至形成癌性溃烂，或者通过淋巴结穿刺病理证实，或者切除部分淋巴结后病理检查证实有局部淋巴结转移，或者在切除阴茎癌原发病灶后积极抗感染治疗1个月局部淋巴结不缩小甚至继续长大，则应施行髂腹股沟淋巴结清扫术。髂腹股沟淋巴结清扫术可通过开放手术的途径和腹腔镜手术的途径来施行。

（一）手术用物

1. 常规布类　剖腹盆、手术衣、剖口单、桌单。

2. 手术器械　手外器械、超声刀或结扎速，另备S拉钩、小直角钳。

3. 一次性用物　吸引管1套、电刀1个、电刀加长柄1个、电刀清洁片1张、手外套针1包、纱布10～20张、15Fr硅胶多孔引流管1根、引流袋2个、无菌塑料灯柄罩1个、3-0丝线2包、2-0/T丝线2包、0号丝线2包、11号刀片1个、20号刀片1个、10号刀片1个、切口敷贴2张、有孔敷贴2张、手套按需准备。

（二）手术体位

患者取仰卧位，臀部处垫软垫。将患侧下肢外展，膝下垫软枕，患侧脚心置于对侧小腿内侧中份处，并用约束带妥善固定（图 16-3-1）。

用标记笔在腹股沟区域的皮肤上画出需要清扫的范围：先在腹股沟韧带上方 1cm 处画一条平行于韧带的直线，内起耻骨结节，向外延伸约 12cm；再在该线的内、外两侧各画一条垂直于该线的直线，分别长约 20cm 和 15cm；再作内、外两侧垂直线下端之间的连线，相互连接形成一个四边形。该四边形区域即涵盖了髂腹股沟淋巴结清扫的范围（图 16-3-2）。

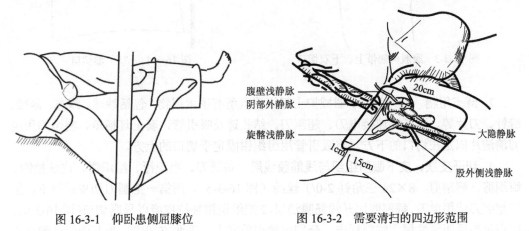

图 16-3-1　仰卧患侧屈膝位　　　　图 16-3-2　需要清扫的四边形范围

（三）消毒铺巾

1. 消毒液　碘伏。

2. 消毒范围　上方至脐平面，下方达大腿中下 1/3 处，外侧为患侧大腿最外端，内侧为对侧大腿的前方。

3. 铺巾

（1）治疗巾 1 张卷成球状垫于会阴部阴囊下方。

（2）反折 1/4 的治疗巾 4 张，依次覆盖切口的下侧、对侧、上侧及近侧，巾钳 4 把固定。

（3）铺剖口单 2 张。

（4）桌单 1 张齐切口下缘纵铺，覆盖床尾及手术托盘。

（四）手术配合

1. 手术切口　在患侧髂前上棘内侧向耻骨结节做一斜切口，或做平行于腹股沟韧带上、下方各 2～3cm 的双切口，或沿着腹股沟做一"S"形切口（图 16-3-3，图 16-3-4）。腹股沟韧带上、下方双切口的术式，由于皮瓣游离区域较少，血供保存较好，因而可以明显降低皮瓣发生缺血、坏死的风险；"S"形切口由于避开了平行于腹股沟韧带下方走行的旋髂浅动脉、阴部外动脉、腹壁下浅动脉，可以最大限度地减少对这些血管的损伤。

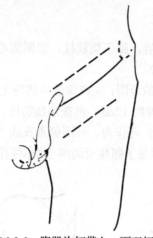

图 16-3-3　腹股沟韧带上、下双切口

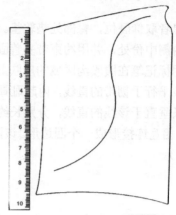

图 16-3-4　"S"形切口

2. 清点用物　巡回护士、器械护士仔细清点所有手术用物,包括纱球、纱布、器械、缝针、刀片等。准备并连接电刀、超声刀、结扎速及吸引管,套上灯柄罩,将电刀用电刀清洁片固定在切口的下方,将吸引管用组织钳固定于切口的上方。

3. 切开皮肤、皮下脂肪组织与浅筋膜浅层　备圆刀、组织镊、组织钳、皮肤拉钩、组织剪、解剖剪、8×24 三角针 2-0/T 丝线(图 16-3-5)。用第一把圆刀切皮后换下,第二把圆刀或用电刀、解剖剪切开浅筋膜浅层,2 把组织钳夹持皮缘以显露切口(图 16-3-6)。以白色半透明膜性层为解剖标志,分别用解剖剪向上、下两方和内、外两侧锐性游离皮瓣到达标记处。皮瓣上应带有浅筋膜(Camper 筋膜)浅层及其附着的脂肪,以保证游离皮瓣的血液供应,预防和减少术后皮瓣发生缺血、坏死的可能性。如皮肤已有肿瘤浸润,应在保证足够安全距离的条件下予以切除,如果皮肤缺损太大,可行皮肤移植。可用三角针 2-0/T 丝线间断缝合,以牵引切口两侧的皮瓣。

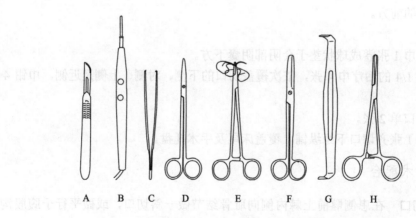

图 16-3-5　切开皮肤、皮下脂肪组织与浅筋膜所需的器械

A.手术圆刀;B.电刀;C.组织镊;D.解剖剪;E.持针器及针线;F.组织剪;G.皮肤拉钩;H.组织钳

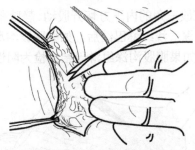

图 16-3-6　切开浅筋膜浅层

4. 清扫腹股沟淋巴结　备超声刀、弯蚊式止血钳、弯止血钳、敷料镊、解剖剪、小直角钳、7×20 圆针 2-0/T 丝线、6×14 圆针 3-0 丝线、钳带各型号丝线（图 16-3-7）。用超声刀、电刀或结扎速由外向内、由上向下分离浅筋膜浅层与阔筋膜之间的淋巴及脂肪组织。从切口上方分离到达腹外斜肌腱膜，从切口下方越过腹股沟韧带分离直达大腿的阔筋膜表面。应按照术前标记的范围，整块清扫、切除该区域内所有的淋巴、脂肪和结缔组织。应注意仔细结扎、电凝处理所有的淋巴管，以避免术后发生淋巴瘘。在股静脉入口处切断大隐静脉，用 0 号丝线双重结扎；或游离大隐静脉主干并保留，以减轻术后下肢的水肿。切断大隐静脉的属支，清扫大隐静脉周围的淋巴、脂肪和结缔组织（图 16-3-8）。在清扫股神经分支及股鞘浅面的组织时，应注意保留运动神经。可以切断皮神经及供应清扫区域皮下组织的股血管分支。

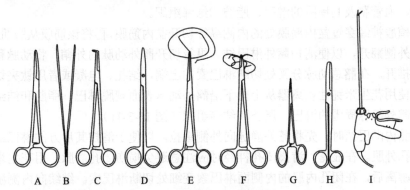

图 16-3-7　清扫腹股沟淋巴结所需的器械

A.弯止血钳；B.敷料镊；C.直角钳；D.解剖剪；E.钳带线；F.持针器及针线；G.弯蚊式止血钳；H.组织剪；I.超声刀

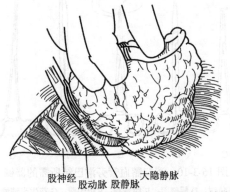

股神经　股动脉 股静脉　大隐静脉

图 16-3-8　清扫大隐静脉周围的淋巴、脂肪和结缔组织

5. 清扫股管淋巴结 在股三角的内下方切开股动、静脉鞘,仔细清扫股管淋巴结(图16-3-9)。在完全清除腹股沟深、浅组淋巴结后,如果腹股沟深组淋巴结有转移,可行扩大的髂淋巴结清扫;反之,如果腹股沟深组淋巴结活检为阴性,一般不需要再行盆腔淋巴结清扫。

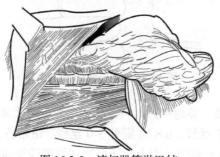

图 16-3-9　清扫股管淋巴结

6. 髂淋巴结清扫术 备超声刀、弯止血钳、解剖镊、花生米钝性剥离器、小直角钳、S 拉钩等(图 16-3-10)。用电刀在腹股沟韧带上方 3cm 处顺纤维方向切开腹外斜肌腱膜,再依次切开腹内斜肌和腹横筋膜,长度与皮肤切口等长。在外侧向深部游离,显露并向内侧推开腹膜。用 S 拉钩将腹前壁及腹膜反折处向内上方牵拉,以充分暴露髂血管。可见患侧输尿管沿腹膜偏外处上行,其与髂总动脉分叉处的交汇点即为盆腔淋巴结清扫范围的上界。按照自上而下的顺序,采用锐性加钝性剥离相结合的方法完整地清扫患侧髂部的筋膜、血管鞘及其周围的淋巴、脂肪和结缔组织。

在生殖股神经穿过盆内筋膜处的内侧纵行切开盆内筋膜,再将该筋膜从腰肌上游离,并将其向外侧翻开,以便清扫髂外淋巴结。纵行切开髂外动脉的外鞘,将动脉稍加游离后向内侧推开。在髂总动脉分叉处切断淋巴索的上端,结扎、电凝或者用钛夹切实处理近端后,使用花生米钝性剥离器从上向下沿髂外动脉表面剥脱淋巴、脂肪和结缔组织;同法清扫髂外静脉周围的淋巴、脂肪和结缔组织(图 16-3-11)。

清扫髂内淋巴结时,先将髂外静脉向外侧牵拉,以便于清扫其后方的淋巴组织,同时显露闭孔外肌。在显露、游离闭孔神经时应注意避免损伤闭孔静脉。用花生米钝性剥离器充分游离后,在闭孔内肌的内侧面淋巴索变细处切断淋巴索。继续向内侧游离并将淋巴索拉过股管或在此处切除后分别送病理检查。

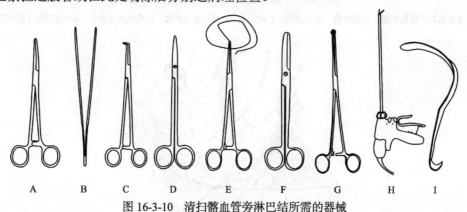

图 16-3-10　清扫髂血管旁淋巴结所需的器械

A.弯止血钳；B.敷料镊；C.直角钳；D.解剖剪；E.钳带线；F.组织剪；G.花生米钝性剥离器；H.超声刀；I.S 拉钩

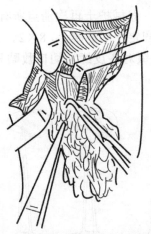

图 16-3-11 清扫髂血管旁淋巴、脂肪和结缔组织

7. 双侧髂腹股沟淋巴结清扫术 对于因病情需要行双侧髂腹股沟淋巴结清扫术的病例，可先做下腹正中切口行盆腔淋巴结清扫术。然后再在双侧腹股沟韧带下方 5cm 处各做一平行于腹股沟韧带的斜切口，注意应将股动脉搏动处置于该切口的中央。再按照上述的单侧腹股沟淋巴结清扫术中所描述的方法分别清扫双侧的腹股沟淋巴结。

8. 关闭髂部切口 仔细检查髂窝创面并彻底止血后，可使用生理盐水冲洗创面。巡回护士、器械护士仔细清点所有手术用物无误后，用 13×24 圆针 0 号丝线缝合被切断的各层腹肌及其腱膜。

9. 覆盖股血管 用 7×20 圆针 2-0/T 丝线缝合股三角处的筋膜缺损以覆盖股血管，也可在缝匠肌附着于髂前下棘处切断该肌，并将其移至内侧以覆盖股血管和股神经。用 13×24 圆针 0 号丝线将其上端缝合固定于腹股沟韧带上，对其外侧使用同法缝合固定。用 7×20 圆针 2-0/T 丝线缝合阔筋膜，以覆盖缝匠肌。

10. 放置引流管 备碘伏纱球、尖刀、弯止血钳、15Fr 硅胶多孔引流管、三角针 2-0/T 丝线。递尖刀在术野的外下方做皮肤切口，将硅胶多孔引流管经皮肤切口处引出后，三角针 2-0/T 丝线将引流管固定于皮肤上，并连接负压引流瓶/袋（图 16-3-12）。

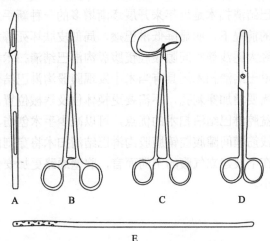

图 16-3-12 放置引流管所需的器械
A.手术尖刀；B.弯止血钳；C.持针器及针线；D.组织剪；E.引流管

11. 缝合切口 巡回护士、器械护士再次清点所有术中用物无误后，用 13×24 圆针 3-0 丝线将皮下脂肪缝合固定于阔筋膜上，8×24 三角针 3-0 丝线间断缝合皮肤。碘伏纱球消毒切口，2 把组织镊对齐皮缘，切口敷贴和有孔敷贴覆盖切口后结束手术（图 16-3-13）。

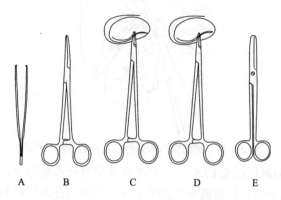

图 16-3-13　缝合切口所需的器械

A.组织镊；B.弯止血钳；C、D.持针器及针线；E.组织剪

（张　燕　刘嘉铭　陈忠兰）

第四节　经下腹壁浅筋膜间隙腹腔镜腹股沟淋巴结清扫术手术配合

目前，腹腔镜腹股沟淋巴结清扫术包括经下腹壁浅筋膜间隙腹腔镜腹股沟淋巴结清扫术及经大腿浅筋膜间隙腹腔镜腹股沟淋巴结清扫术两种类型。其中，经下腹壁浅筋膜间隙腹腔镜腹股沟淋巴结清扫术是近年来开展逐渐增多的一种新手术方式，该方式能够在保证肿瘤治疗效果的前提下，明显降低淋巴瘘、局部皮肤坏死等术后并发症的发生。与本章第五节所述的经大腿浅筋膜间隙腹腔镜腹股沟淋巴结清扫术相比，经下腹壁浅筋膜间隙腹腔镜腹股沟淋巴结清扫术还具有当术中发现腹股沟淋巴结转移，需要施行盆腔淋巴结清扫术时，不需要增加穿刺孔，不需要更换体位及器械位置，即可同时进行腹股沟区淋巴结清扫术和盆腔淋巴结清扫术的优点，可以减少手术创伤，缩短了手术时间。此外，由于经下腹壁浅筋膜间隙腹腔镜腹股沟淋巴结清扫术将穿刺口选择于腹壁，增加了操作空间，相对于在下肢建立气腹的空间而言，腹壁通路更加安全、易行，而且损伤血管神经的可能性更小。

（一）手术用物

1. 常规布类 剖腹盆、手术衣、剖口单、桌单。

2. 手术器械　腹腔镜普通器械、泌尿腹腔镜特殊器械、超声刀、Hem-o-lock 钳。

3. 一次性用物

（1）常规物品：吸引管 1 根、电刀 1 个、电刀清洁片 1 张、LC 套针 1 包、纱布 10 张、45cm×45cm 医用粘贴膜 1 张、15Fr 硅胶多孔引流管 1～2 根、无菌塑料灯柄罩 1 个、3-0 丝线 1 包、2-0/T 丝线 1 包、1-0 丝线 1 包、11 号刀片 1 个、切口敷贴 2 张、有孔敷贴 1 张、引流袋 1～2 个、手套按需准备。

（2）特殊物品：无菌保护套 1 个、12mm 穿刺鞘 1～2 个、5mm 穿刺鞘 2 个、结扎钉及钛夹按需准备。

（二）手术体位

手术体位同开放式腹股沟淋巴结清扫术，详见本章第三节。如为双侧腹股沟淋巴结清扫术，则将双下肢外展屈膝，双侧脚心相对，膝下垫软垫，并妥善固定。

（三）消毒铺巾

1. 消毒液　碘伏。

2. 消毒范围　上至剑突，下达大腿上 1/3，两侧均至腋中线。

3. 铺巾

（1）治疗巾 1 张卷成球状垫于会阴部阴囊下方。

（2）反折 1/4 的治疗巾 4 张，依次覆盖手术区域的下侧、对侧、上侧及近侧。

（3）1 张纱布或治疗巾擦干切口区域的碘伏后，贴医用粘贴膜以覆盖手术区域并固定治疗巾。

（4）铺剖口单 2 张。

（5）切口上缘横铺桌单 1 张以覆盖头架，切口下缘纵铺桌单 1 张，覆盖床尾及手术托盘。

（四）手术配合

1. 清点用物　巡回护士、器械护士仔细清点所有手术用物，包括纱球、纱布、纱条、器械、缝针、刀片等，需要注意腔镜器械、超声刀的完整性。

2. 连接、固定各管道及成像设备　备纱布 2 张、组织钳或巾钳 2 把、吸引管及无菌保护套。将腹腔镜特殊器械中的气腹管、电凝线、导光束及套上无菌保护套的摄像头电缆线整理归类后，分别用纱布捆扎后再用巾钳固定于手术区域上、下方的无菌单上，连接光学视管后，调节白平衡，检查、调试腔镜方向、亮度和清晰度后妥善放置备用。

3. 建立操作通道　备尖刀、纱布、弯止血钳、组织剪、13×24 圆针 0 号丝线、8×24 三角针 0 号丝线及各型号穿刺鞘等（图 16-4-1）。单侧腹腔镜腹股沟淋巴结清扫术通常需要建立 3 个操作通道；而双侧清扫则需要建立 4 个操作通道，以便于进行相关的手术操作（图 16-4-2）。

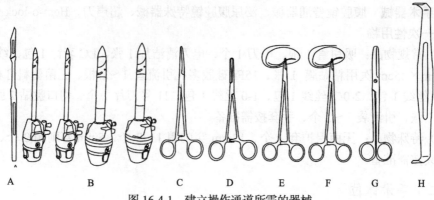

图 16-4-1　建立操作通道所需的器械

A.手术尖刀；B.穿刺鞘；C.弯止血钳；D.组织钳；E、F.持针器及针线；G.组织剪；H.皮肤拉钩

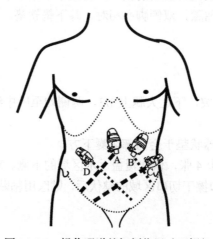

图 16-4-2　操作通道的解剖位置（双侧）

（1）建立下腹浅、深筋膜间隙：在脐下缘（A 孔）用尖刀纵行切开皮肤、皮下组织约 2cm，递大弯止血钳撑开切口，术者伸入手指钝性分离，建立下腹浅、深筋膜间隙。

（2）建立操作通道：在术者手指的引导下，在脐下 2 横指平面左腹直肌外侧缘放置 12mm 一次性穿刺鞘（B 孔），在脐部与右侧髂前上棘连线的中点处放置 5mm 一次性穿刺鞘（D 孔）；如为双侧腹股沟淋巴结清扫术，则在左侧脐与髂前上棘连线的中、外 1/3 交点处再增加放置 1 个 5mm 穿刺鞘（C 孔）。经脐下缘通道朝腹股沟方向置入 11mm 金属穿刺鞘或 12mm 一次性穿刺鞘，递 13×24 圆针 0 号丝线缝合切口皮下脂肪层，8×24 三角针 0 号丝线缝合皮肤，以避免切口漏气和固定穿刺鞘（图 16-4-2）。

（3）建立皮下气腹空间：置入 30°光学视管，将穿刺鞘连接气腹管。巡回护士打开气腹机，注入 CO_2 气体，将压力维持在 12~15mmHg，以建立皮下气腹空间。待皮下气腹建立后，应将气腹机最大压力下调为 7~8mmHg，以在保证视野清晰暴露的前提下避免发生广泛性的皮下气肿。根据手术侧别的不同，光学视管可经 A 孔或 B 孔放入，操作器械则分别经过其余的操作孔放入。

4. 游离腹股沟区皮瓣　备超声刀、电凝钩、分离钳、吸引器（图 16-4-3）。从腹外斜肌表面开始，以白色半透明的膜性层为解剖标志，分别向上、下两方和内、外两侧用超声刀或电凝钩锐性游离皮瓣，游离的范围外侧到髂前上棘，内侧达耻骨结节，下方暴露出腹股沟韧带，以显示腹股沟三角区。应注意游离的皮瓣上应带有浅筋膜（Camper 筋膜）的浅层及其所附着的脂肪，以保证游离皮瓣的血液供应，预防和减少术后皮瓣发生缺血、坏死的可能性。

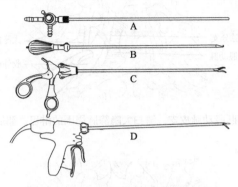

图 16-4-3　游离腹股沟区皮瓣所需的器械

A.吸引器；B.电凝钩；C.分离钳；D.超声刀

5. 清扫腹股沟浅组淋巴结　备超声刀、腔镜剪、吸引器、电凝钩、抓钳、分离钳、中号 Hem-o-lock 钳（图 16-4-4）。用超声刀或电凝钩由外向内、由上向下游离浅筋膜浅层与阔筋膜之间的淋巴、脂肪和结缔组织。切开阔筋膜，并向左右两侧分离，暴露长收肌和缝匠肌，以充分显示股三角。切开大隐静脉表面的筋膜，用超声刀游离大隐静脉周围的淋巴、脂肪和结缔组织直至股三角顶部，并将其离断（图 16-4-5）。需要时可离断大隐静脉的分支。在隐静脉裂孔处分离、暴露股血管鞘，切除其表面的淋巴结和脂肪组织。用超声刀分离、结扎、切断股动脉的分支，在股静脉入口处分离出大隐静脉，先用中号结扎钉结扎后，再用超声刀切断大隐静脉（图 16-4-6）。在整个游离过程中，应注意仔细结扎、处理所有的淋巴管，以避免术后发生淋巴瘘。

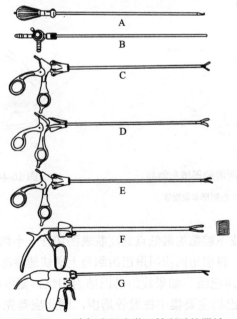

图 16-4-4　清扫腹股沟淋巴结所需的器械

A.电凝钩；B.吸引器；C.抓钳；D.腔镜剪；E.分离钳；F.中号 Hem-o-lock 钳；G.超声刀

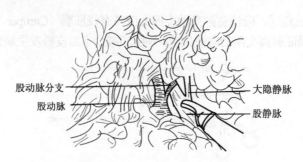

图 16-4-5 切断股动脉皮支，清扫大隐静脉周围的淋巴、脂肪和结缔组织

股动脉分支
股动脉
大隐静脉
股静脉

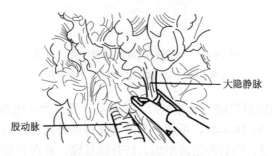

大隐静脉
股动脉

图 16-4-6 结扎并切断大隐静脉

6. 取出浅组淋巴组织，行快速冷冻病理活检 用无菌手套自制取物袋，在分离钳和抓钳的配合下将已经清扫的淋巴、脂肪和结缔组织完整地放入取物袋中，再将取物袋开口折叠后，用抓钳钳夹标本袋经脐下的穿刺通道完整取出（图 16-4-7，图 16-4-8）。

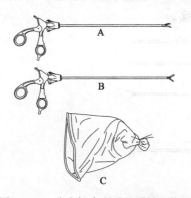

A
B
C

图 16-4-7 取出标本所需的器械和物品
A.分离钳；B.抓钳；C.自制标本取物袋

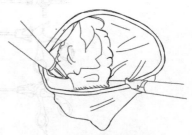

图 16-4-8 取出标本

　　也可递尖刀在上述皮下腔隙的最低点处皮肤表面切开一小切口，将已经切除的整块淋巴结和脂肪一并取出。将取出的浅组淋巴组织马上送快速冷冻病理活检。

7. 清扫腹股沟深组淋巴结 如果浅组淋巴结为阳性，则继续清扫腹股沟深组淋巴结。由于腹股沟深组淋巴结主要集中在股管周围，因此应首先在股三角的内下方切开股动、静脉的血管鞘，清扫股管淋巴结。淋巴结清扫的方向为从头侧向远端、从外围到股静脉。用分离钳或抓钳牵拉组织，用电凝钩、剪刀、超声刀切开分离。在手术过程中，助手应使用吸引器及时地吸引操作部位的烟雾及渗血，器械护士应视情况用湿纱布、碘伏纱球擦拭腹腔镜镜头，以保证视野清晰，及时用湿纱布清除电凝钩、超声刀头端的组织焦痂，以保证其正常使用。在完全清扫腹股沟区的深、浅淋巴结后，如果发现腹股沟深组淋巴结有肿瘤转移，应行扩大的髂淋巴结清扫（包括髂外、髂内、闭孔、髂总等盆腔淋巴结）；反之，如果腹股沟深组淋巴结活检为阴性，一般不需要再行盆腔淋巴结清扫。

8. 创面充分止血、留置引流管　备分离钳、弯止血钳、15Fr 硅胶多孔引流管、组织剪、8×24 三角针 2-0/T 丝线（图 16-4-9）。完整取出标本后，重新置入 11mm 穿刺鞘。将气腹压力降低，仔细检查术野有无活动性出血，彻底止血后放置硅胶多孔引流管。为了保证引流管安置的效果，在安置引流管时应维持一定的气腹压力，故应先用 1 把弯止血钳夹闭引流管的尾端后放置。将 15Fr 硅胶多孔引流管从 5mm 穿刺鞘通道内置入，用分离钳夹持引流管头端放置于创面处，退出 5mm 穿刺鞘。也可经过大腿皮下腔隙的最低点处做皮肤小切口置入硅胶多孔引流管。递三角针 2-0/T 丝线缝合 5mm 穿刺鞘处的皮肤切口，并将引流管固定于皮肤上，连接引流袋。巡回护士关闭气腹机、光源和摄像系统，台上医生取出其余穿刺鞘。

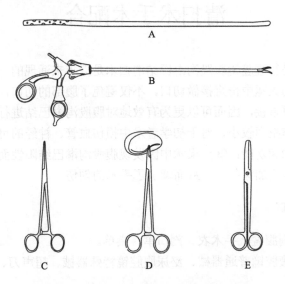

图 16-4-9　安置引流管所需的器械和物品

A.引流管；B.分离钳；C.弯止血钳；D.持针器及针线；E.组织剪

9. 清点手术用物、缝合切口　备 13×24 圆针 3-0 丝线、8×24 三角针 3-0 丝线、弯止血钳、组织镊、组织剪（图 16-4-10）。巡回护士、器械护士仔细清点所有手术用物无误后，用 13×24 圆针 3-0 丝线缝合皮下脂肪层，8×24 三角针 3-0 丝线缝合皮肤。巡回护士、器械护士再次仔细清点所有手术用物无误后，用碘伏纱球消毒切口，2 把组织镊对合皮缘，切口敷贴、有孔敷贴覆盖切口后结束手术。

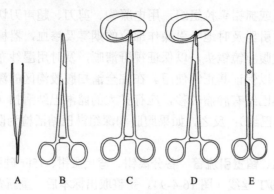

图 16-4-10　关闭切口所需的器械

A.组织镊；B.弯止血钳；C、D.持针器及针线；E.组织剪

（陈忠兰　刘嘉铭　张　燕）

第五节　经大腿浅筋膜途径腹腔镜腹股沟淋巴结清扫术手术配合

经大腿浅筋膜途径腹腔镜腹股沟淋巴结清扫术是近年来涌现的一种新的术式。该术式在邻近清扫部位的大腿中份直接做切口，不仅避免了腹部的切口，对外观影响较小，而且由于手术途径更直接，因而可以更为有效地对腹股沟淋巴结进行清扫。本术式的不足之处：①由于操作空间较小，对于初学者术中损伤血管、神经的可能性增大；②术后可能影响下肢的活动和功能；③如果术中因发现腹股沟淋巴结阳性而需要行盆腔淋巴结清扫时，需在腹部再增加穿刺口，从而增加了手术的创伤。

（一）手术用物

1. 常规布类　剖腹盆、手术衣、剖口单、桌单。

2. 手术器械　腹腔镜普通器械、泌尿腹腔镜特殊器械、超声刀、Hem-o-lock 钳。

3. 一次性用物

（1）常规物品：吸引管 1 根、电刀 1 个、电刀清洁片 1 张、LC 套针 1 包、纱布 10张、45cm×45cm 医用粘贴膜 2 张、15Fr 硅胶多孔引流管 2 根、无菌塑料灯柄罩 1 个、3-0 丝线 1 包、2-0/T 丝线 1 包、1-0 丝线 1 包、11 号刀片 1 个、切口敷贴 2 张、有孔敷贴 1 张、引流袋 2 个、手套按需准备。

（2）特殊物品：无菌保护套 1 个、12mm 穿刺鞘 1～2 个、5mm 穿刺鞘 2 个、结扎钉及钛夹按需准备。

（二）手术体位

手术体位同开放式腹股沟淋巴结清扫术，详见本章第三节。如为双侧腹股沟淋巴结清扫术，则将双下肢外展屈膝，双侧脚心相对，膝下垫软垫，并妥善固定。

（三）标记手术区域

主刀医生应在术前用标记笔在患者大腿根部画出拟行手术的区域，即股三角（femoral triangle）的界限（16-5-1）。股三角位于股前部上 1/3，是一个底在上、尖朝下的三角形凹陷结构。股三角的上界为腹股沟韧带，内侧界为长收肌的内侧缘，外侧界为缝匠肌的内侧缘；前壁为阔筋膜，底为髂腰肌、耻骨肌和长收肌。股三角内部的结构由外向内依次为：股神经、股鞘及其所包含的股动脉、股静脉、股管和腹股沟深淋巴结、脂肪组织等。股动脉居中，位于腹股沟韧带中点的深面，外侧为股神经，内侧为股静脉（图 16-5-1）。

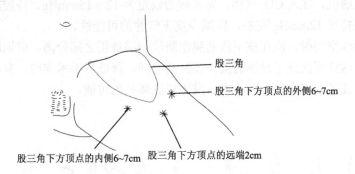

图 16-5-1　标记拟行手术的区域

（四）消毒铺巾

1. 消毒液　碘伏。

2. 消毒范围　上至脐，下达小腿上 1/3，两侧均至腋中线。

3. 铺巾

（1）治疗巾 1 张卷成球状垫于会阴部阴囊下方。

（2）反折 1/4 的治疗巾 4 张，依次覆盖手术区域的下侧、对侧、上侧及近侧。

（3）1 张纱布或治疗巾擦干切口区域的碘伏后，贴医用粘贴膜以覆盖手术区域并固定治疗巾。

（4）铺剖口单 2 张。

（5）切口上缘横铺桌单 1 张以覆盖头架，切口下缘纵铺桌单 1 张，覆盖床尾及手术托盘。

（五）手术配合

1. 清点用物　巡回护士、器械护士仔细清点所有手术用物，包括纱球、纱布、纱条、器械、缝针、刀片等，需要注意腔镜器械、超声刀的完整性。

2. 连接、固定各管道及成像设备　备纱布 2 张、组织钳或巾钳 2 把、吸引管及无菌保护套。将腹腔镜特殊器械中的气腹管、电凝线、导光束及套上无菌保护套的摄像头电缆线整理归类后，分别用纱布捆扎后再用巾钳固定于手术区域上、下方的无菌单上，连接光学视管后，调节白平衡，检查调试腔镜方向、亮度和清晰度后妥善放置备用。

3. 建立操作通道 备尖刀、纱布、弯止血钳、组织剪、13×24 圆针 0 号丝线、8×24 三角针 0 号丝线及各型号穿刺鞘等（图 16-5-2）。每侧腹腔镜腹股沟淋巴结清扫术通常需要各建立 3 个操作通道（图 16-5-1）。

递 11 号尖刀片在左股三角下方顶点的远端约 2cm 处做一小切口，主刀医生将右手示指伸入此小切口内，在浅筋膜表面进行钝性分离，以扩张出一个腔隙。在伸入大腿皮下手指的引导下，用尖刀分别在左大腿股三角下方顶点的内侧及外侧 6～7cm 处做一小切口，分别置入 12mm 一次性穿刺鞘、11mm 金属穿刺鞘（或 12mm 一次性穿刺鞘）及 5mm 一次性穿刺鞘。用 8×24 三角针 0 号丝线缝合皮肤以固定穿刺鞘并防止漏气。巡回护士打开气腹机，注入 CO_2 气体，先将压力设定为 12～15mmHg，待腔隙建立后降低压力，使其保持在 12mmHg 左右，以减少皮下气肿的可能性。

在建立操作空间时，应在皮下浅筋膜脂肪层与膜性层之间分离，辨识膜性层是分离解剖的关键，这样既保证了足够的操作视野及空间，降低了手术难度，有利于手术的顺利进行，又保证了皮瓣血供，减少术后发生皮肤坏死的可能。

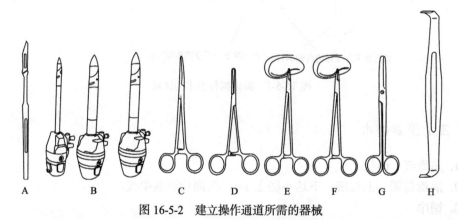

图 16-5-2 建立操作通道所需的器械

A.手术尖刀；B.穿刺鞘；C.弯止血钳；D.组织钳；E、F.持针器及针线；G.组织剪；H.皮肤拉钩

4. 游离并切除腹股沟淋巴结 备超声刀、腔镜剪、吸引器、电凝钩、抓钳、分离钳、中号 Hem-o-lock 钳（图 16-5-3）。分别从 3 个穿刺鞘内置入 30°腹腔镜镜头及腔镜器械。用超声刀及分离钳由髂前上棘水平，逐渐游离阔筋膜张肌和内收肌筋膜表面的脂肪组织。清扫的范围上界至腹股沟韧带上方 3cm，外侧至阔筋膜，内侧至内收肌，下方至股三角的顶端，以保证淋巴结清扫的彻底性。术中可以通过手指对表面的皮肤界限进行间断按压以协助定位，并与术前用记号笔在皮肤表面划出的手术范围相对照，以指引清扫的顺利进行和保证足够的清扫范围。

分离出大隐静脉的 5 个属支，递钛夹钳及 Hem-o-lock 钳依次将其全部结扎后，腔镜剪予以剪断。用超声刀分离出股动、静脉及股神经，依次清扫股血管周围的淋巴结及脂肪组织。最后再将腹股沟浅、深淋巴结和脂肪组织整块切除。将切除的组织完整取出后，立即送术中快速冷冻病理切片，以明确良、恶性（图 16-5-4，图 16-5-5）。同法清扫对侧腹股沟淋巴结。

　　如果病理活检显示阳性，需要进一步施行盆腔淋巴结清扫术，详见本章第四节所述。

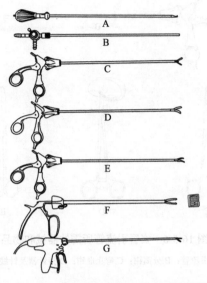

图 16-5-3　清扫腹股沟淋巴结所需的器械

A.电凝钩；B.吸引器；C.抓钳；D.腔镜剪；E.分离钳；F.中号 Hem-o-lock 钳；G.超声刀

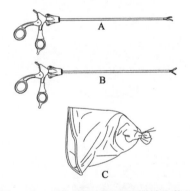

图 16-5-4　取出标本所需的器械和物品

A.分离钳；B.抓钳；C.自制标本取物袋

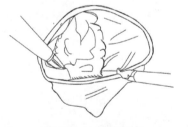

图 16-5-5　取出标本

　　5. 创面充分止血、留置引流管　备分离钳、弯止血钳、15Fr 硅胶多孔引流管、组织剪、8×24 三角针 2-0/T 丝线（图 16-5-6）。完整取出标本后，重新置入 11mm 穿刺鞘。将气腹压力降低，仔细检查手术创面有无活动性出血，并彻底止血。经最低位的穿刺孔留置硅胶多孔引流管，三角针 2-0/T 丝线缝合穿刺孔处的皮肤切口，将引流管固定于皮肤上，连接负压引流瓶。巡回护士关闭气腹机、光源和摄像系统，台上医生取出其余穿刺鞘。用三角针 3-0 丝线缝合其余穿刺孔处的皮肤切口。递切口敷贴和有孔敷贴覆盖切口后，用弹力绷带加压包扎后结束手术。

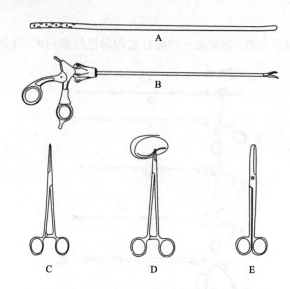

图 16-5-6　安置引流管所需的器械和物品

A.硅胶多孔引流管；B.分离钳；C.弯止血钳；D.持针器及针线；E.组织剪

（刘志洪　卢一平　莫　宏）

第十七章　肾移植手术配合

慢性肾衰竭是指因各种肾病导致肾功能渐进性、不可逆性减退，直至功能丧失所出现的一系列临床症状和代谢紊乱所组成的临床综合征，简称慢性肾衰。慢性肾衰竭的终末期即为人们常说的尿毒症。

肾移植是目前治疗尿毒症最合理、最有效的方法。器官捐献包括以下两种类型。

（一）死亡尸体器官捐献

1. 有心跳死亡（脑死亡）器官捐献（donation with brain death，DBD）　起源于欧美国家，是器官移植发展史上主要的器官移植来源，但是 DBD 必须要有脑死亡法作为相应的法律依据。目前，在我国尚未能广泛接受脑死亡的概念，尚未能制定相关的法律、法规，因而不具有可操作性。

2. 无心跳死亡器官捐献（donation after cardiac death，DCD）　是在尚不能接受脑死亡概念或者尚未完成脑死亡器官捐献法定程序的国家和地区中，针对志愿器官捐献者所采用的方法。但是，死亡尸体供肾来源的严重短缺难以满足等待肾移植人群的需要。

（二）活体器官捐献

1. 亲属活体器官捐献（relatives living organ donation）　指在亲属之间进行的活体器官捐献。根据我国于 2007 年 3 月 31 日颁布、2007 年 5 月 1 日正式实施的"人体器官移植条例"规定，"活体器官的接受人限于活体器官捐献人的配偶、直系血亲或者三代以内旁系血亲，或者有证据证明与活体器官捐献人存在因帮扶等形成亲情关系的人员"。

2. 非亲属活体器官捐献（纯利他主义者）（non relatives living organ donation）　在欧美国家比较流行，许多国家和地区不赞同，在我国是禁止的。活体供肾移植是缓解供肾资源短缺的一种选择。活体供肾移植具有潜在供者多、供肾质量高、等待时间短、手术准备充分等优点，已经成为肾移植的一个重要的发展趋势。

活体供肾有开放和腹腔镜切取两种方法，开放手术具有显露充分，处理供肾动、静脉方便快捷，肾热缺血时间短等优点；而腹腔镜手术具有切口小、供者痛苦较小、住院时间短、术后恢复快、供肾的功能和存活不受影响等优点，使得腹腔镜活体供肾切取方法得到医生和供者的广泛认可，并得到广泛推广应用。

第一节 尸体供肾切取术手术配合

尸体供肾的切取方法如下所述。

（1）尸体供肾整块切取术，此方法中又可分为：①两步法尸体供肾整块切取术；②三步法尸体供肾整块切取术。

（2）尸体供肾分侧切取术。

（3）尸体供肾的肝、肾（胰）等多器官联合切取术。

由于目前供器官严重短缺，因此基本不会仅仅单独切取肾脏，大多都会同时切取肝、肾甚至胰腺以供移植。故本节介绍 DCD 器官捐献的肝、肾（胰）联合切取术。

（一）手术用物

1. 常规布类 剖腹盆、手术衣、剖口单、桌单。

2. 手术器械 剖腹器械、急诊血管器械

3. 一次性用物准备

（1）常规物品：吸引管 1 套、电刀 1 个、电刀清洁片 1 张、电刀加长柄 1 个、剖腹套针 1 包、纱布 20 张、方纱 3 张、45cm×45cm 医用粘贴膜 1 张、无菌塑料灯柄罩 1 个、3-0 丝线 4 包、2-0/T 丝线 1 包、0 号丝线 5 包、1 号丝线 1 包、11 号刀片 1 个、20 号刀片 2 个、手套按需准备。

（2）特殊物品：无菌冰 2 盒（用肝肾保养液制作）、自制动静脉灌注管道 2 副、20G 直型留置针 1 个、20ml 注射器 2 副、冲洗器 1 个、0～4℃ UW 器官灌注保存液 3 袋（1000ml/袋）、0～4℃肾脏保养液 3 袋（500ml/袋）、器官保存袋（无菌塑料袋）4 个、器官储存罐 2 个、胰岛素 1 瓶、地塞米松 45mg、器官移植专用冷冻保存箱 2 个。

（二）手术体位

通常采用仰卧水平位（图 17-1-1）：将供者呈水平位仰卧于手术床上，也可将处于仰卧位供者的肋弓下缘放置于手术床腰桥的上缘处，然后升高腰桥，并将头端和脚端适当降低，以便托起肝脏和肾脏区域，并将肝、脾和肠道随重力作用分别向两端移开，以便于更好地充分暴露手术区域。

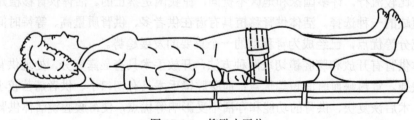

图 17-1-1 仰卧水平位

（三）消毒铺巾

1. 消毒液　碘伏。

2. 消毒范围　上至锁骨平面，下达大腿上 1/3，两侧均至腋后线。

3. 铺巾

（1）先用反折 1/4 的治疗巾 2 张，垫于切口的对侧腋中线和近侧腋中线，再用反折 1/4 的治疗巾 4 张，依次覆盖切口的下侧、对侧、上侧及近侧。

（2）用纱布或治疗巾擦干切口区域的碘伏后，贴医用粘贴膜覆盖手术区域并固定治疗巾。

（3）铺剖口单 2 张。

（4）切口上缘横铺桌单 1 张以覆盖头架，切口下缘纵铺桌单 1 张，覆盖床尾及手术托盘。

（四）手术配合

1. 手术切口　行腹部大"十"字切口，上至剑突，下达耻骨联合，两侧为双侧腋中线，必要时可延至腋后线（图 17-1-2）。

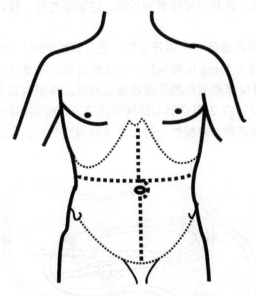

图 17-1-2　腹部大"十"字切口

2. 切开皮肤及皮下组织　器械护士、巡回护士清点所有手术用物后，器械护士备圆刀、纱布、皮肤拉钩、组织镊、敷料镊、13×24 圆针 0 号丝线等（图 17-1-3）。第一把圆刀切皮后换下，第二把圆刀或电刀切开皮下组织和腹直肌前鞘，用手术刀柄及手指向两侧分开腹直肌，显露其下方的腹膜。

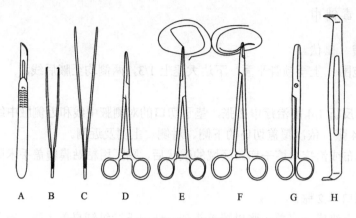

图 17-1-3　切开皮肤及皮下组织所需的器械

A.手术圆刀；B.组织镊；C.敷料镊；D.弯止血钳；E.钳带线；F.持针器及针线；G.组织剪；H.皮肤拉钩

3. 切开腹膜，进入腹腔　递 2 把弯止血钳，分别提起腹膜，注意不要钳夹腹腔内容物。用手扪查之间无腹腔内容物后，圆刀切开腹膜。将手指伸入腹腔并托起腹膜，组织剪在两指之间纵行切开腹膜，上至剑突，下达耻骨联合。在脐上 2cm 处从中线做向两侧的横切口至双侧腋中线，必要时可延至腋后线。进腹探查肝、肾，准备大方纱及大 S 拉钩牵开腹腔。

4. 做好低温灌注相关准备　在切开皮肤、进入腹腔期间，巡回护士应配制 UW 灌注液，一袋 UW 液里加入 15mg 地塞米松、40U 胰岛素，并及时将无菌冰 2 盒解上手术台。器械护士应将肝肾保养液制作的无菌冰刨成碎冰，将塑料袋套成双层，塑料袋内放入适量碎冰，准备 2 份。将 2 组自制动静脉灌注管道递给巡回护士（图 17-1-4），巡回护士连接 UW 液和肾保养液，器械护士排尽灌注管道空气后，分别放入适量的器官保存液于塑料袋内备用。

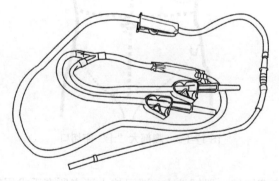

图 17-1-4　自制动静脉灌注管道

5. 建立供体原位低温灌注　备大方纱、敷料镊、解剖剪、直角钳、尖刀、大弯止血钳、钳带 0 号丝线、组织剪（图 17-1-5），由助手向上方推开肠管或将肠管提出体外，主刀医生在骶骨前用电刀切开后腹膜，分离显露腹主动脉下段。递钳带 1 号丝线在髂血管分叉处上方约 2cm 处牵引腹主动脉，大弯止血钳夹闭腹主动脉远心端，长解剖剪在大弯止血钳上方剪开腹主动脉约 0.8cm，插入已准备好的灌注管道，插入深度为腹主动脉开口平面以上 2～3cm，并用牵引线固定灌注管。助手用方纱将横结肠向上翻开，主刀医生在距肠系膜根部约 2cm 处找到肠系膜上静脉，用解剖剪将其部分游离，钳带 1 号丝线牵引肠系膜上静脉，尖刀纵行切开，向上插入灌注管道，插入深度约为 3cm，用牵引线固定灌注管道，弯止血钳夹闭肠系膜上静脉另一侧。电刀切开膈肌，显露胸腔，继续电刀游离胸主动脉，并用大弯止血钳夹闭胸主动脉。经灌注管开始灌注器官灌注保存液，灌注压力约为 100cmH$_2$O，要求灌注液必须连续成线状地快速灌注，动脉用加压输血器加压灌注。迅速经第 6 肋入胸切开心包，当灌注开始时，切开右心耳以利灌注液流出。一般情况下，经腹主动脉和肠系膜上静脉总共灌注器官灌注保存液 3000ml 即可达到要求（图 17-1-6）。

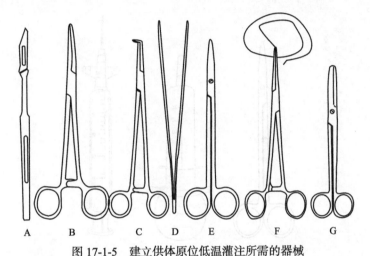

图 17-1-5　建立供体原位低温灌注所需的器械

A.手术尖刀；B.弯止血钳；C.直角钳；D.长敷料镊；E.解剖剪；F.钳带线；G.组织剪

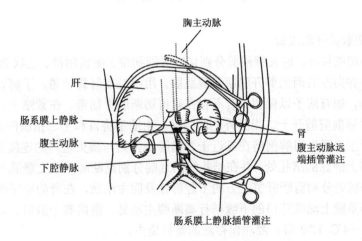

图 17-1-6　插管原位低温灌注图

6. 探查肝、肾　在进行原位低温灌注的同时，用长解剖剪剪开肝镰状韧带，迅速探查肝脏。如肝脏无肝硬化、肝肿瘤、损伤、脂肪肝、肝血管瘤或其他异常，适合用于移植时，则向肝表面铺撒用器官保存液制作的碎冰屑。同时打开双侧的肾周筋膜，检查并确认双肾灌注良好后，同法向双侧肾脏周围铺撒碎冰屑。

7. 灌洗胆道 在胆囊周围放置纱布作为保护，用解剖剪剪开胆囊底部，排尽胆汁后，用冲洗器（内吸 UW 器官灌注保存液）冲洗胆囊 2 次。在胆总管进入十二指肠处离断胆总管，仔细观察胆总管的粗细和胆汁颜色是否正常，用 20ml 注射器抽吸 0～4℃ UW 器官灌注保存液约 20ml，并套上 20G 留置针软管持续冲洗胆道，直到胆总管断端流出液变清为止。在灌洗胆总管时，术者应用手指轻轻将胆总管与插入其内的留置针软管捏住，使灌洗液在胆道内能够保持一定的压力。其间可以间断松开手指，观察反流的液体中有无结石、寄生虫等异物（图 17-1-7）。

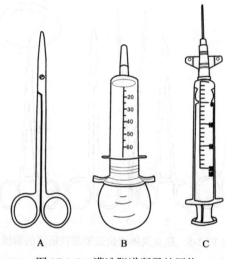

图 17-1-7　灌洗胆道所需的用物
A.解剖剪；B.冲洗器；C.注射器

8. 整块切取供肝和双肾

（1）整块切取供肝：递长解剖剪分别切断肝圆韧带、镰状韧带、冠状韧带，以及左、右三角韧带，并向左右两侧剪开膈肌至膈肌脚。用手触摸肝胃韧带，了解有无肝左动脉或副肝左动脉，如有应予以保留；若不存在则可切断肝胃韧带。在紧贴十二指肠上缘处进行分离，用解剖剪剪开十二指肠外侧的腹膜。由助手将胃和十二指肠向内下方牵开，以暴露胰头。主刀医生用解剖剪在靠近十二指肠处将其与胰头之间的连接剪断。向下后方找到肠系膜上静脉的结扎处，并在结扎线的远端分别离断肠系膜上静脉和肠系膜上动脉。在靠近膈肌处分别剪断肝脏上方的下腔静脉及腹主动脉，在肾静脉平面以上剪断下腔静脉，在肠系膜上动脉开口的下缘横行离断腹主动脉，游离整个肝脏，完整取下肝脏并置于盛满 0～4℃ UW 器官灌注保存液的塑料袋内。

（2）切取双肾：递解剖剪纵行剪开升结肠外侧的侧腹膜，向下至回盲部，向内上到达肠系膜根部。向上方提起升结肠、回盲部及小肠系膜，分别剪断肠系膜下动脉、胃结肠韧带、降结肠系膜及乙状结肠系膜，并将所有的肠管翻出腹腔外。在肾周脂肪囊外侧及其下内方游离双侧肾脏和相应的输尿管。

在双侧髂血管平面离断输尿管，于腹主动脉灌注口稍上方用剪刀在主动脉后方紧靠脊柱前缘游离腹主动脉、下腔静脉，将双肾及双侧输尿管呈整块一并切取下来。立即将双肾置于盛满 0～4℃ UW 器官灌注保存液的塑料袋内。

9. 缝合关闭腹部切口 器械护士和巡回护士仔细清点所有术中使用的器械、用物无误后，将所有肠道放回腹腔。备弯止血钳、组织镊、组织剪、皮肤拉钩，用 13×24 圆针 0 号线间断全层缝合腹膜和肌层。腹腔关闭完成后，器械护士和巡回护士再次清点所有术中使用的器械、用物无误后，用 13×24 圆针 3-0 丝线缝合皮下脂肪组织层，8×24 三角针 3-0 丝线缝合皮肤（图 17-1-8）。

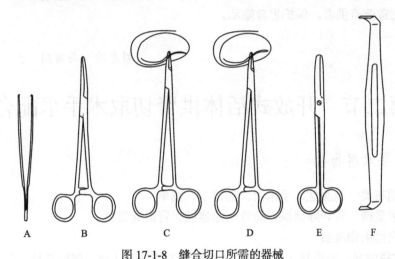

图 17-1-8 缝合切口所需的器械
A.组织镊；B.弯止血钳；C、D.持针器及针线；E.组织剪；F.皮肤拉钩

（五）特殊关注点

1. 手术前关注点

（1）确定捐赠文书已签齐全。

（2）尊重捐赠者，在心电图呈一条直线后，全体医护人员应默哀 1min，再行切取手术。

（3）提前准备好手术相关用物，尤其是 0～4℃ UW 器官灌注保存液和动静脉灌注导管等。

2. 手术中关注点

（1）正确配制 UW 器官灌注保存液，一袋 UW 器官灌注保存液里加入 15mg 地塞米松、40U 胰岛素。为了保证供肝、供肾的质量，腹主动脉灌注必须尽快施行，因此，切皮时器械护士和巡回护士立即将灌注管分 2 组准备妥当（动脉灌注液为 2 袋肾保养液、1 袋 UW 器官灌注保存液，静脉灌注液为 2 袋 UW 器官灌注保存液），视情况可做标示以便区分；灌注液连接好后及时排尽空气备用。

（2）腹主动脉灌注最好使用加压输血器加压灌注，灌注前确保腹主动脉远端和膈下腹主动脉已完全阻断。注意观察灌注液流速，及时添加配置好的灌注液，避免影响肝、肾灌注，灌注时先灌注肾保养液，再灌注 UW 器官灌注保存液。

（3）若先开始取肝，注意保证不损伤肾、胆道及肠道等，取肝后用装有器官灌注保存液和碎冰的塑料袋装肝脏，放入器官储存罐后打包，并注意降温，装入器官移植专用冷冻保存箱；取肾后用装有肾保养液和碎冰塑料袋包装后放入肾保养液制作的器官储存罐内，打包后装入器官移植专用冷冻保存箱。

（4）关注大切口手术用物的清点。

3. 手术后关注点

（1）整理遗容，准确填写遗体料理卡。

（2）术毕及时与器官移植协调员及太平间联系，按照术前协调员与供者家属达成的意见，并参照医院相关规定，及时、稳妥地将供者遗体送入太平间保存。

（3）注意遮盖供者，保护患者隐私。

（刘志洪　高丽川　罗　媛）

第二节　开放式活体供肾切取术手术配合

（一）手术用物

1. 常规布类　剖腹盆、手术衣、剖口单、桌单。

2. 手术器械　肾切除器械、肋骨切除器械、肾血管器械。

3. 一次性用物准备

（1）常规物品：吸引管 1 套、电刀 1 个、电刀清洁片 1 张、剖腹套针 1 包、纱布 10 张、45cm×45cm 医用粘贴膜 1 张、血浆引流管 1 根、无菌塑料灯柄罩 1 个、3-0 丝线 1 包、2-0/T 丝线 1 包、0 号丝线 1 包、11 号刀片 1 个、20 号刀片 2 个、便携式引流瓶 1 个、手套按需准备。

（2）特殊物品：无菌冰 1 盒（用肾保养液制作）、5-0 血管缝合线 1 根。

（二）手术体位

手术体位为供肾侧在上的肾侧卧位（图 17-2-1），详见第五章第二节。

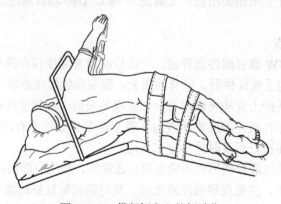

图 17-2-1　供肾侧在上的侧卧位

（三）消毒铺巾

1. 消毒液 碘伏。

2. 消毒范围 前、后方均超过腋中线，上方至腋窝，下方至髋部。

3. 铺巾

（1）1/4 折的治疗巾 3 张，分别覆盖切口的对侧、髋部和近侧；桌单 1 张齐切口上缘横铺，完全覆盖头架及托手架。

（2）纱布 1 张擦干切口区域的碘伏，贴医用粘贴膜覆盖切口区域并固定治疗巾。

（3）1/4 折的治疗巾 4 张，分别沿切口四周铺盖，巾钳 4 把固定。

（4）铺剖口单 2 张。

（5）桌单 1 张齐切口下缘纵铺，覆盖床尾及手术托盘。

（四）手术配合

1. 手术切口 行经第 12 肋的腰部斜切口或经第 11 肋间切口（图 17-2-2）。

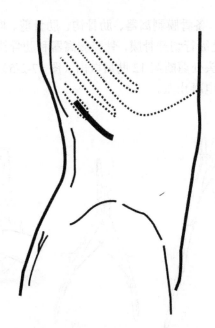

图 17-2-2 供肾侧腰部经第 12 肋斜切口

2. 切开皮肤及皮下组织 器械护士、巡回护士清点所有手术用物后，备圆刀、纱布、皮肤拉钩、组织镊、解剖镊、13×24 圆针 0 号丝线等（图 17-2-3）。递第一把圆刀切皮后换下，第二把圆刀或电刀切开皮下组织，用电刀切开腰部各层肌肉。在分离过程中若遇组织出血时，视情况用解剖镊夹持组织后电凝止血，或弯止血钳钳夹出血处组织后，0 号丝线结扎或圆针 0 号丝线缝扎止血。

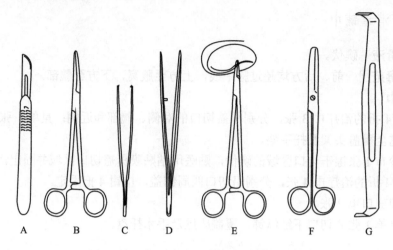

图 17-2-3　切开皮肤及皮下组织所需的器械

A.手术圆刀；B.弯止血钳；C.组织镊；D.解剖镊；E.持针器及针线；F.组织剪；G.皮肤拉钩

3. 切除部分第 12 肋　备骨膜剥离器、肋骨钩、肋骨剪、咬骨钳（图 17-2-4）。用电刀沿第 12 肋骨背侧中线处纵行切开骨膜，骨膜剥离器和肋骨钩将骨膜与第 12 肋充分剥离后，用肋骨剪于肋骨小头处剪断第 12 肋后取出（图 17-2-5）。需要时可用咬骨钳平整肋骨断端，对肋骨残端用电凝止血。

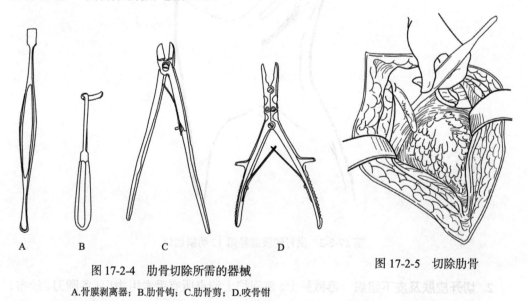

图 17-2-4　肋骨切除所需的器械

A.骨膜剥离器；B.肋骨钩；C.肋骨剪；D.咬骨钳

图 17-2-5　切除肋骨

4. 显露手术野　备长敷料镊、直角钳、解剖剪、弯止血钳、胸腔自持式牵开器。用湿纱布 2 张保护切口，胸腔自持式牵开器顺切口方向于切口中份放置后撑开切口（图 17-2-6，图 17-2-7）。

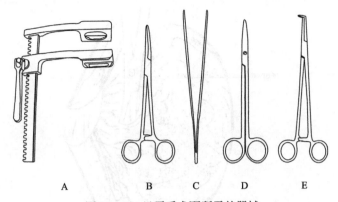

图 17-2-6　显露手术野所需的器械

A.胸腔牵开器；B.弯止血钳；C.长敷料镊；D.解剖剪；E.直角钳

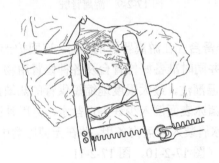

图 17-2-7　显露手术野

5. 游离供肾　备长敷料镊、直角钳、弯止血钳、解剖剪、花生米钝性剥离器、S 拉钩、钳带线等（图 17-2-8）。用 S 拉钩将腹腔内容物向前方牵拉，电刀换上加长柄后在切口的后方纵行切开肾周筋膜。在肾周脂肪囊内分别游离肾脏的背侧、腹侧和上、下两极，遇有血管侧支时应予以钳夹、切断后结扎处理。由于肾脏的上极常与肾上腺粘连紧密，因此应紧贴肾脏进行分离，尽量避免损伤肾上腺。应由浅入深、钝锐结合完全游离肾脏，轻提下极，即可显露肾蒂（图 17-2-9）。

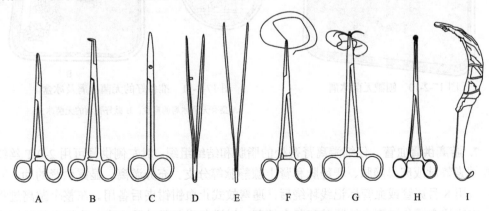

图 17-2-8　游离肾脏所需的器械

A.弯止血钳；B.直角钳；C.解剖剪；D.解剖镊；E.长敷料镊；F.钳带线；G.持针器及针线；H.花生米钝性剥离器；I.S 拉钩

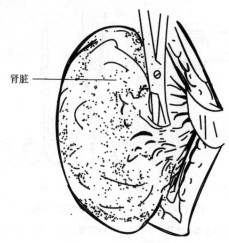

图 17-2-9 游离肾脏

6. 准备好无菌冰及修肾台　在游离肾脏的同时，巡回护士应将无菌冰盒（用肾脏保养液制作）解上手术台，并同时准备好修肾台及各种修肾用物，以保证在供肾切除后能够第一时间进行有效的低温灌注，最大限度地缩短供肾的热缺血时间。当无菌冰解上手术台后，器械护士可向无菌冰表面倒入少许生理盐水，再用骨凿或骨刀从无菌冰盒的中心部位刨戳细小冰屑。将冰屑装入弯盘内备用，并在无菌冰盒中心部位刨出直径约 10cm 的孔洞以备放置供肾之用（图 17-2-10，图 17-2-11）。

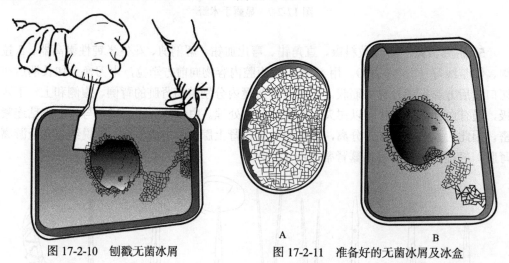

图 17-2-10　刨戳无菌冰屑

图 17-2-11　准备好的无菌冰屑及冰盒

A.盛有无菌冰屑的弯盘；B.戳好孔洞的无菌冰盒

7. 游离供肾血管　仔细游离肾蒂处的脂肪和结缔组织。对左侧供肾可用 2-0/T 丝线结扎精索静脉或卵巢静脉、腰静脉和肾上腺静脉等分支。充分游离、显露供肾的动、静脉，可用 8 号尿管或血管标记线环绕后，递弯蚊式止血钳钳夹后备用。在整个游离过程中，均应注意避免过度牵拉肾脏和肾血管蒂，以避免引起肾动脉痉挛、收缩和静脉回流受阻，从而影响供肾的血液供应（图 17-2-12，图 17-2-13）。

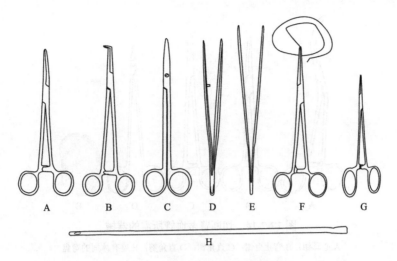

图 17-2-12 游离供肾血管所需的器械

A.弯止血钳；B.直角钳；C.长解剖剪；D.解剖镊；E.长敷料镊；F.钳带线；G.弯蚊式止血钳；H.8 号尿管

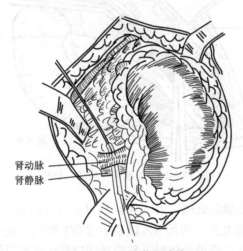

肾动脉
肾静脉

图 17-2-13 游离肾动脉

8. 游离、切断输尿管 在肾脏的后下方找到并向下方游离输尿管至跨越髂血管处。应注意保护输尿管系膜及肾门至肾下极三角形区域的脂肪结缔组织，以避免损伤输尿管的滋养血管而引起输尿管缺血。递大弯止血钳或直角钳 1 把钳夹输尿管远端，用解剖剪剪断近端，0 号丝线对远端进行结扎。

9. 切断肾蒂血管 分别递 2 把大弯止血钳或直角钳在位于主动脉的起始部钳夹、阻断供肾动脉，并开始记录肾脏的缺血时间。稍后用心耳钳或直角钳 1 把钳夹、阻断供肾静脉，应注意尽量保留足够长度的供肾血管。直角剪分别剪断供肾的动、静脉。如右侧供肾静脉过短时可取一紧邻的腔静脉瓣，以便成形后延长右肾静脉的长度。取出供肾并立即放置于事先准备好的装有冰屑及生理盐水的弯盘内，移至修肾台立即进行肾动脉灌注和供肾修整（图 17-2-14，图 17-2-15）。

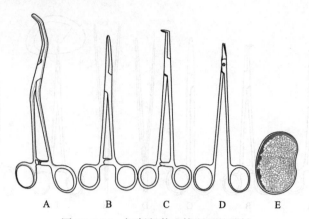

图 17-2-14　切断肾蒂血管所需的器械

A.心耳钳；B.弯止血钳；C.直角钳；D.直角剪；E.盛有冰屑的弯盘

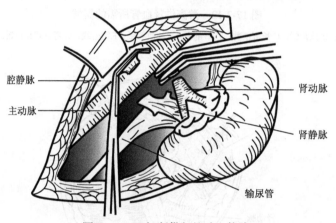

图 17-2-15　切断供肾的动、静脉

10. 肾脏动、静脉残端的处理　用 0 号丝线对供肾动脉残端行三重结扎；0 号丝线对供肾静脉残端行双重结扎后，再用 6×14 圆针 2-0/T 丝线对残端行贯穿缝扎。如果取了下腔静脉瓣，则用 5-0 血管缝合线对下腔静脉切口行连续折返缝合。清洁术野，仔细检查和妥善处置出血点（图 17-2-16）。

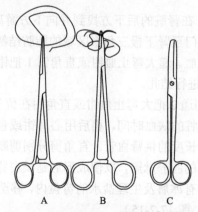

图 17-2-16　处理肾脏动、静脉残端所需的器械

A.钳带线；B.持针器及针线；C.组织剪

11. 放置引流 备碘伏纱球、尖刀、弯止血钳、血浆引流管、三角针 2-0/T 丝线（图 17-2-17）。撕开切口中下份后方的手术贴膜少许，碘伏纱球消毒后，用尖刀切开皮肤、皮下组织，弯止血钳钝性戳穿肌层，稍加扩张后将血浆引流管外侧端引出，将内侧端放置在肾门区，三角针 2-0/T 丝线缝合固定血浆引流管于皮肤上。

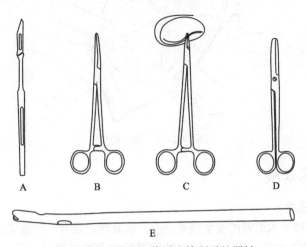

图 17-2-17 放置血浆引流管所需的器械

A.手术尖刀；B.弯止血钳；C.持针器及针线；D.组织剪；E.血浆引流管

12. 关闭切口 器械护士与巡回护士清点所有术中用物无误后，分层关闭切口。巡回护士适当回复手术床并降低腰桥，以减少切口的张力。用 13×24 圆针 0 号丝线分层或全层缝合肌层。待肌层关闭完成后，器械护士与巡回护士再次清点所有手术用物无误后，用 13×24 圆针 3-0 丝线缝合皮下脂肪组织层，三角针 3-0 丝线缝合皮肤（也可使用0 号可吸收缝线关闭肌层，2-0 可吸收缝线关闭皮下脂肪组织层，皮肤缝合器缝合皮肤）。碘伏纱球消毒切口，2 把组织镊对合皮缘，切口敷贴和有孔敷贴覆盖切口，将引流管连接便携式引流瓶后结束手术（图 17-2-18，图 17-2-19）。

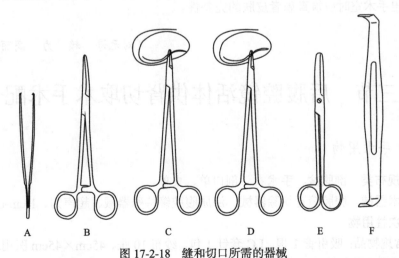

图 17-2-18 缝和切口所需的器械

A.组织镊；B.弯止血钳；C、D.持针器及针线；E.组织剪；F.皮肤拉钩

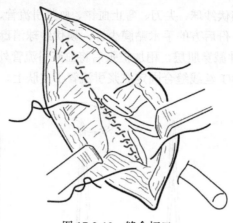

图 17-2-19 缝合切口

（五）特殊关注点

1. 手术前关注点

（1）严格执行对手术患者的安全核查制度，认真核对患者，阅读病历，全面了解病情。

（2）选择供肾侧上肢，用 16～18G 的留置针建立静脉通道。

2. 手术中关注点

（1）术中提前备好修肾台，当手术进行到游离肾脏的步骤时，巡回护士应将无菌冰解上手术台，同时准备好修肾台及所有修肾用物，以保证在供肾切除后能够第一时间进行有效的低温灌注，最大限度地缩短供肾的热缺血时间。

（2）当供肾及肾冰盒一同从手术台上移至修肾台后，巡回护士应配合修肾医生进行供肾动脉灌注。

3. 手术后关注点

（1）巡回护士应守护床旁，对供者适当进行约束，以避免因复苏期躁动引起意外坠床。

（2）应注意保护各种管路，避免意外脱出。

（3）出手术室时应检查患者皮肤的完整性。

（刘元婷　赖　力　高丽川）

第三节　后腹腔镜活体供肾切取术手术配合

（一）手术用物

1. 常规布类　剖腹盆、手术衣、剖口单、桌单。

2. 手术器械　腹腔镜肾切除器械、泌尿腹腔镜特殊器械、超声刀、Hem-o-lock 钳。

3. 一次性用物

（1）常规物品：吸引管 1 根、LC 套针 1 包、纱布 10 张、45cm×45cm 医用粘贴膜 1 张、15Fr 硅胶多孔引流管 1 根、引流袋 1 个、3-0 丝线 1 包、2-0/T 丝线 1 包、0 号丝线 1 包、11 号刀片 1 个、20 号刀片 1 个、纱条 1 包、手套按需准备。

（2）特殊物品：0 号可吸收缝线 1 包、2-0 可吸收缝线 1 包、皮肤缝合器 1 个、无菌保护套 1 个、12mm 穿刺鞘 2 个、5mm 穿刺鞘 1 个、结扎钉及钛夹按需准备。

（二）手术体位

手术体位为供肾侧在上的肾侧卧位，详见第五章第二节。

（三）消毒铺巾

1. 消毒液　碘伏。

2. 消毒范围　前、后方均超过腋中线，上方至腋窝，下方至髋部。

3. 铺巾

（1）1/4 折的治疗巾 3 张，分别覆盖切口的对侧、髋部和近侧；桌单 1 张齐切口上缘横铺，完全覆盖头架及托手架。

（2）纱布 1 张擦干切口区域的碘伏，贴医用粘贴膜覆盖切口区域并固定治疗巾。

（3）1/4 折的治疗巾 4 张，分别沿切口四周铺盖，巾钳 4 把固定。

（4）铺剖口单 2 张。

（5）桌单 1 张齐切口下缘纵铺，覆盖床尾及手术托盘。

（四）手术配合

1. 清点用物　巡回护士、器械护士共同仔细清点所有手术用物，包括纱球、纱布、器械、缝针、刀片等。

2. 连接各路管道及成像设备　备纱布 2 张、巾钳 2 把、吸引管及无菌摄像头保护套。将腹腔镜特殊器械中的气腹管、电凝线、导光束及套上无菌保护套的摄像头电缆线分别整理归类，用纱布捆扎后再用巾钳固定于切口上、下方的无菌单上。将摄像头与腹腔镜的目镜连接后调节白平衡，检查、调试摄像头的方向、焦距及清晰度后妥善放置备用。

3. 建立操作通道　备尖刀、纱布、11mm 金属穿刺鞘、12mm 一次性穿刺鞘、5mm 一次性穿刺鞘、大弯止血钳、组织剪、13×24 圆针 0 号丝线、8×24 三角针 0 号丝线（图17-3-1）。通常建立 3 个通道来进行相关的手术操作，3 个通道的解剖位置分别为腋中线髂嵴上缘 2cm 处、腋后线肋缘下和腋前线肋缘下（图 17-3-2）。

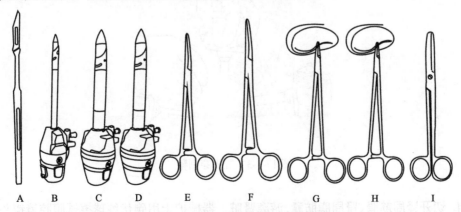

图 17-3-1　建立操作通道所需的器械

A.手术尖刀；B～D.穿刺鞘；E、F.弯止血钳；G、H.持针器及针线；I.组织剪

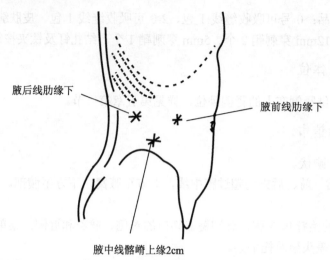

腋后线肋缘下

腋前线肋缘下

腋中线髂嵴上缘2cm

图 17-3-2　3 个操作通道的解剖位置

（1）建立第一个通道：递尖刀横行切开腋中线髂嵴上缘 2cm 处皮肤 1.5～2cm，用弯止血钳顺肌纤维方向钝性分离、撑开肌肉及腰背筋膜进入腹膜后间隙。伸入示指扩张肌肉通道和腹膜后间隙，并将后腹膜向腹侧推开。

（2）建立第二、第三个通道：在伸入第一通道内的示指的指引下，分别用尖刀切开另外两个通道处的皮肤、皮下组织，于腋后线第 12 肋肋缘下置入 12mm 穿刺鞘（此穿刺孔与腋中线髂嵴上缘穿刺孔的间隔控制在 5cm 左右）、腋前线第 12 肋肋缘下置入 5mm 穿刺鞘（根据手术侧别和主刀医生站位侧别的不同，腋后线及腋前线处置入的 12mm 和 5mm 穿刺鞘可以互换）。

（3）第一个通道插入 11mm 金属穿刺鞘或 12mm 一次性穿刺鞘，用大弯止血钳撑开第一通道处的肌肉，插入穿刺鞘，调节适当深度，圆针 0 号丝线和三角针 0 号丝线分别"8"字形缝合肌肉和皮肤，以固定穿刺鞘和避免漏气（图 17-3-3）。巡回护士打开气腹机，注入 CO_2 气体，建立手术空间。先低流量（1L/min）充气，后升高流量，并维持压力在 12～15mmHg。

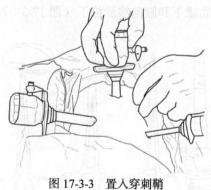

图 17-3-3　置入穿刺鞘

4. 切开肾周筋膜、肾周脂肪囊，游离肾脏　器械护士用碘伏纱球擦拭腹腔镜镜头后，医生在直视下将腹腔镜放入穿刺鞘内，分别从其余两个穿刺鞘操作孔处放入相应的腔内操作器械。主刀医生一般左手持吸引器或分离钳，右手持电凝钩或超声刀。首先钝锐结合分离肾周筋膜外的脂肪组织后，纵行切开肾周筋膜并充分扩大其切口，以保证术中良好显露。分离肾周脂肪囊，到达肾脏表面，沿着肾脏表面钝锐结合仔细分离，逐步游离肾脏的腹侧、背侧、上极和下极（图17-3-4，图17-3-5）。

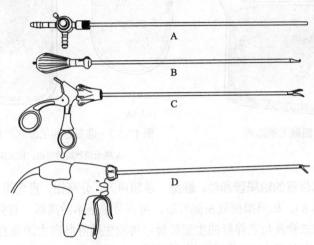

图 17-3-4　游离肾脏所需的器械

A.吸引器；B.电凝钩；C.分离钳；D.超声刀

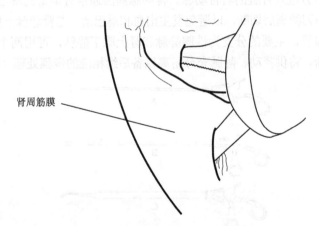

肾周筋膜

图 17-3-5　使用超声刀切开肾周筋膜

5. 准备好无菌冰及修肾台　在游离肾脏的同时，巡回护士应将无菌冰盒（用肾脏保养液制作）解上手术台。同时应准备好修肾台及所有修肾用物，以保证在供肾切取后能够第一时间进行有效的低温灌注，最大限度地缩短供肾的热缺血时间。当无菌冰盒解上手术台后，器械护士可向无菌冰表面倒入少许生理盐水，再用骨凿或骨刀从无菌冰盒的中心部位刨戳细小冰屑，并将冰屑装入弯盘内备用。在无菌冰盒的中心部位刨出直径约10cm的孔洞以备放置供肾之用（图17-3-6，图17-3-7）。

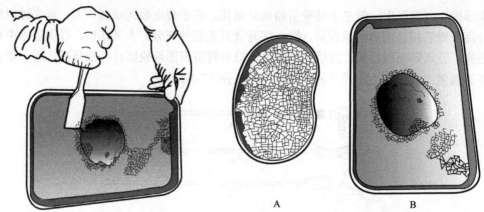

图 17-3-6　刨戳无菌冰屑　　　　　　　　图 17-3-7　准备好的无菌冰屑和无菌冰盒

A.盛无菌冰屑的弯盘；B.无菌冰盒

6. 游离、显露供肾的输尿管和动、静脉　备超声刀、分离钳、直角钳、Hem-o-lock 钳、腔镜剪等（图 17-3-8）。如果拟摘取左侧肾脏，可在肾脏基本游离后，首先用超声刀游离、显露上、中段的输尿管及与之伴行的生殖静脉，再沿生殖静脉向上游离直至其汇入左肾静脉处，而此时通常在其后上方可以见到左肾动脉；如果拟摘取右侧肾脏，则应首先游离显露上、中段输尿管，并在输尿管的后方游离、显露下腔静脉，再沿下腔静脉向上游离，即可找到从腔静脉后方进入肾脏的右肾动脉。肾动脉周围通常有丰富的淋巴组织和一些小动脉分支，可用超声刀游离后切断，以避免发生出血和淋巴瘘。左肾静脉一般可有 3～5 支汇入肾静脉的分支血管，主要的分支为性腺静脉和肾上腺下静脉，可用两个钛夹或结扎钉将其分别夹闭后剪断。将供肾动、静脉充分游离以备后续相应的步骤处理（图 17-3-9）。

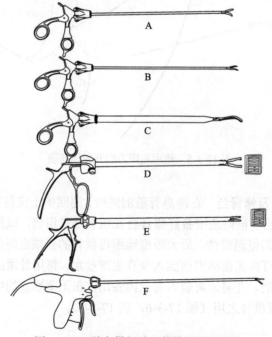

图 17-3-8　游离供肾动、静脉所需的器械

A.腔镜剪；B.分离钳；C.直角钳；D.Hem-o-lock 钳；E.钛夹钳；F.超声刀

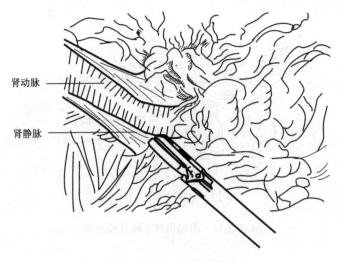

图 17-3-9　游离肾动脉

7. 游离和切断输尿管　备超声刀、直角钳、抓钳、吸引器、钛夹钳等（图 17-3-10）。用抓钳牵拉输尿管使其保持一定的张力以便于游离，分离输尿管时应远离输尿管，注意保护输尿管系膜及其穿行其中的滋养血管（图 17-3-11）。一般应在距离肾下极下方 7～8cm 处切断输尿管，以保证有足够长度的输尿管供后续吻合之用。在输尿管远端夹 1 个钛夹或结扎钉后，递腔镜剪将其剪断。

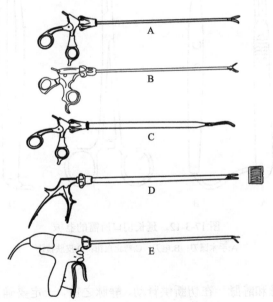

图 17-3-10　游离输尿管所需的器械

A.腔镜剪；B.抓钳；C.直角钳；D.钛夹钳及钉；E.超声刀

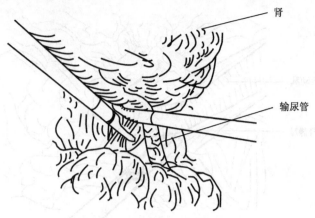

图 17-3-11　游离供肾下极及输尿管

8. 延长切口，以备取出供肾　备 20 号圆刀、电刀、弯止血钳、皮肤拉钩等（图 17-3-12），用 20 号圆刀沿第一穿刺鞘切口向腋后线穿刺点方向切开皮肤 4~6cm，用电刀切开皮下组织及腰部各层肌肉以延长切口，用于取出供肾。

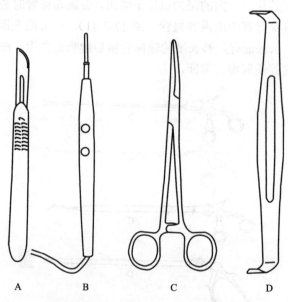

图 17-3-12　延长切口所需的器械

A.手术圆刀；B.电刀；C.弯止血钳；D.皮肤拉钩

9. 离断供肾动脉和静脉　在切断供肾动、静脉之前，一定要确定整个供肾除了供肾动、静脉之外再无其他任何组织相连，以保证在切断供肾动、静脉后能够在最短的时间内取出供肾行灌注和降温处理，否则会延长热缺血时间，增加供肾组织的损伤，从而影响移植的效果。充分暴露肾门区域后，直视下在供肾动脉的近心端夹 2 个大号结扎钉、1 个钛夹，在供肾静脉的近心端夹 2 个加大号结扎钉，递腔镜剪分别剪断供肾动、静脉（图 17-3-13~图 17-3-15）。

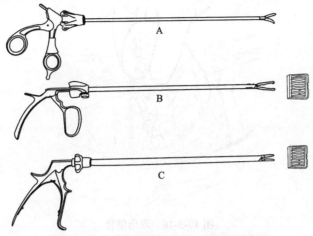

图 17-3-13　离断供肾动、静脉所需的器械

A. 腔镜剪；B. Hem-o-lock 钳及钉；C.钛夹钳及钉

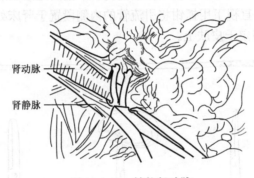

图 17-3-14　结扎肾动脉

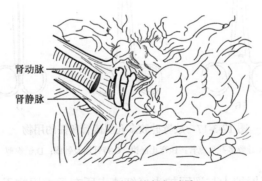

图 17-3-15　剪断肾动脉

10. 取出肾脏　迅速取出供肾（图 17-3-16），并将其立即放于事先准备好的装有无菌冰屑生理盐水的修肾盘内，移至修肾台上立即进行供肾动脉灌注和供肾修整。

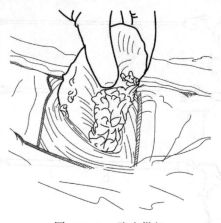

图 17-3-16　取出供肾

11. 放置引流、清点手术用物　备碘伏纱球、弯止血钳、15Fr 硅胶多孔引流管、三角针 2-0/T 丝线（图 17-3-17）。直视下仔细检查手术创面无渗血后，从腋前线穿刺孔处放入硅胶多孔引流管，直视下用抓钳将引流管的内侧段置于肾床处，拔除穿刺鞘，2-0/T 丝线三角针将引流管固定于皮肤上。

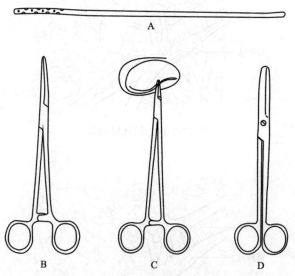

图 17-3-17　放置硅胶多孔引流管所需的用物

A.硅胶多孔引流管；B.弯止血钳；C.持针器及针线；D.组织剪

12. 关闭切口　器械护士与巡回护士仔细清点所有手术用物无误后，分层关闭切口。巡回护士适当回复手术床并降低腰桥，用 13×24 圆针 0 号丝线或 0 号可吸收缝线缝合肌层，13×24 圆针 3-0 丝线或 2-0 可吸收缝线缝合皮下脂肪组织层，8×24 三角针 3-0 丝线或皮肤缝合器缝合皮肤（图 17-3-18）。碘伏纱球再次消毒切口，2 把组织镊对合皮缘，切口敷贴和有孔敷贴覆盖切口和引流管出口，将引流管连接引流袋后结束手术。

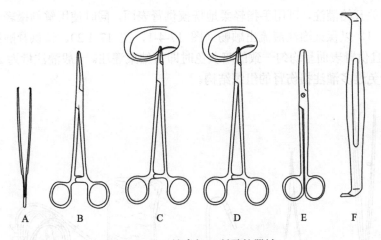

图 17-3-18　缝合切口所需的器械

A.组织镊；B.弯止血钳；C、D.持针器；E.组织剪；F.皮肤拉钩

（五）特殊关注点

同本章第二节。

（刘元婷　赖　力　黄中力）

第四节　供肾修整术手术配合

（一）手术用物

1. 手术器械　修肾盘器械。

2. 一次性物品　输液器 1 个、5-0 丝线 1 包、纱布肾袋 1 个、20ml 注射器 1 副、24G 直型留置针 1 个。

3. 特殊物品　0～4℃供肾保养液 500ml。

（二）手术配合

1. 准备修肾盘　巡回护士在专用的修肾台上打开修肾盘，将所有修肾物品解上台。悬挂 0～4℃供肾保养液，高度距修肾台平面 80～100cm，以使供肾动脉的灌注压力维持在 80～100cmH$_2$O，避免因灌注压力过高损伤供肾血管内膜，或因灌注压力不足导致灌注效果不佳。巡回护士将输液器的台下端与供肾保养液连接，器械护士或修肾医生将输液器的台上端与肾灌注管连接，并排净空气后备用。

2. 供肾灌注　当切取完成的供肾从手术台上移至修肾台后，修肾医生立即将供肾放入事先准备好的无菌冰盒中心部位的孔洞内，并用解剖镊、微血管止血钳轻柔、仔细地寻找和牵开供肾动脉的开口，轻柔地插入肾灌注管并良好固定。打开连接供肾灌注液的输液器开关开始灌注，可用手指轻柔地抚摸供肾表面，同时使用解剖镊轻柔地牵张供肾静脉的开口，以保证灌注液流出顺畅（图 17-4-1，图 17-4-2）。待供肾静脉的流出液基本清亮，且供肾表面呈均匀一致的暗灰色时即可结束灌注。一般灌注量为 200～300ml 即可，应避免过多灌注损伤肾的组织结构。

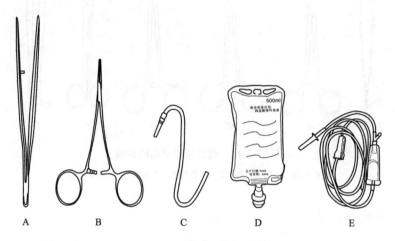

图 17-4-1 肾灌注所需的器械

A.解剖镊；B.微血管止血钳；C.灌注管；D.肾保养液；E.输血器

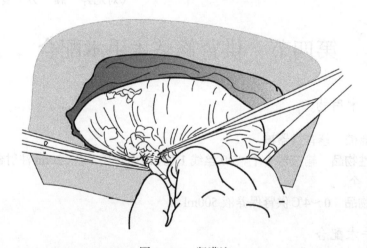

图 17-4-2 肾灌注

3. 供肾修整 供肾修整的目的是去除肾门区多余的脂肪、结缔组织，充分显露足够长度的供肾动脉、供肾静脉和输尿管，以便于其后的肾移植手术。用解剖镊和弯蚊式止血钳仔细分离，用 5-0 丝线结扎小血管和淋巴管。注意保护和游离位于肾脏上份和下份可能存在的异位血管，注意保护从肾门到肾下极三角形区域的脂肪结缔组织及输尿管的系膜，避免损伤输尿管的血液供应（图 17-4-3，图 17-4-4）。

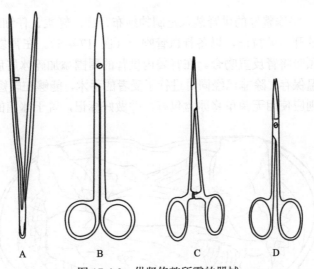

图 17-4-3 供肾修整所需的器械

A.解剖镊；B.解剖剪；C.弯蚊式止血钳；D.眼科剪

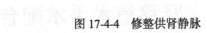

图 17-4-4 修整供肾静脉

4. 供肾血管工作台重建手术 当出现供肾血管多支畸形时，对供肾动脉的分支应尽量进行吻合。因为肾动脉为终末支血管，互相之间无交通，结扎后会造成所支配的供血区域的肾实质发生缺血性梗死。如果分支动脉的口径相仿，可将两只动脉断端的相对处纵行剪开 0.5～0.8cm，用 6-0 的血管缝合线行"裤衩"状吻合；如果分支动脉的口径相差较大，则可将口径较小的动脉分支以端-侧的方式与口径较大的动脉进行吻合；对于位于肾脏两极的极动脉，除非位于肾上极的支配范围<2cm^2 的小动脉可以结扎外，对于支配范围较大的极动脉，尤其是位于肾下极的极动脉均应予以保留，以避免因缺血造成肾实质梗死，引起漏尿；或因影响输尿管的血供，引起输尿管坏死、漏尿或狭窄。如果极动脉长度够长，可将其与肾动脉进行端-侧吻合，也可单独与髂外动脉/髂总动脉/腹壁下动脉进行吻合。由于肾静脉之间存在交通，因此，对于供肾静脉的多支畸形一般可以结扎口径较小的分支，仅保留 1 支较大口径的静脉用于吻合。

5. 供肾保存 将修整好的供肾装入定制的纱布肾袋，轻柔、仔细地将供肾的动脉、静脉经肾袋中份的开口处拉出，以备行血管吻合（图 17-4-5）。在肾袋上做好肾脏上、下极的标记，以预防将肾反置吻合。在肾袋内供肾的周围添加碎冰屑后放置于冰盒内，以保证供肾的低温保存。除非已经同时进行了受者的手术，能够在较短时间内即可进行肾移植手术，否则应使用无菌单将冰盒包好，并做好标记，置于冰箱的冷藏室内备用。

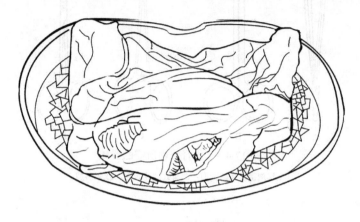

图 17-4-5　保存供肾

（三）特殊关注点

（1）待供肾修整完毕后，须仔细清点修肾台上的所有用物，以防止修肾所用的器械、缝针、敷料等被带到受者的手术台上引起混淆。

（2）供肾应低温冷藏保存，在放入冰箱前，应在冰盒的外包装上做醒目的标志。

（刘元婷　赖　力　黄中力）

第五节　肾移植术手术配合

（一）手术用物

1. 常规布类 剖腹盆、手术衣、剖口单、桌单。

2. 手术器械 肾切除器械、腹腔牵开器或框架拉钩、肾血管器械、肾移植微血管器械。

3. 一次性用物准备

（1）常规物品：吸引管 1 套、电刀 1 个、电刀加长柄 1 个、电刀清洁片 1 张、剖腹套针 1 包、纱布 10 张、无菌塑料灯柄罩 1 个、45cm×45cm 医用粘贴膜 1 张、潘氏引流管 1 根、香烟引流条 1 根、无菌塑料灯柄罩 1 个、3-0 丝线 1 包、2-0/T 丝线 1 包、0号丝线 1 包、11 号刀片 1 个、20 号刀片 2 个、便携式引流瓶 1 个、20ml 注射器 1 副、24G 直型留置针 1 个、小棉垫 2 个、手套按需准备。

（2）特殊物品

1）药物（由病房带入）：抗生素、20％甘露醇 250ml、肝素钠 1 支、甲泼尼龙 600mg、速尿 100mg。

2）其他：6-0 血管缝合线 4 包、4-0 或 5-0 可吸收缝线 1 包、肾移植专用 6Fr 输尿管内支架管 1 根（14cm）、血管标记线 1 根。

（二）手术体位

手术体位为仰卧水平位（图 17-5-1）。

（1）患者呈水平位仰卧于手术床上，头下、臀部、膝关节、踝关节处垫软枕，膝关节呈轻度弯曲状态，避免过度伸展造成腘静脉堵塞，引起深静脉栓塞的危险；抬高脚跟，能使体重沿小腿胫、腓肌分布，避免压迫跟腱。也可将处于仰卧位患者的肋弓下缘放置于手术床腰桥的上缘处，然后稍升高腰桥，并将头端和脚端适当降低，再将手术床向手术对侧稍加倾斜，以便于托起髂窝区域，并将肠道随重力作用向手术对侧移开，便于更充分地暴露手术区域。

（2）将双下肢稍向外分开，并用约束带于膝关节平面以上固定双下肢。

（3）将建立静脉通道侧的上肢外展并固定于托手架上，托手架应注意防压和过度外展；将另一侧上肢固定在患者身体同侧的手术床上。最好选择非手术侧上肢建立静脉通道，以避免因手术侧上肢外展影响术者操作。

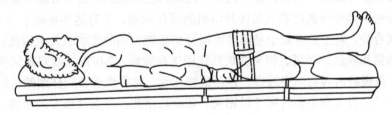

图 17-5-1　仰卧水平位

（三）消毒铺巾

1. 消毒液　碘伏。

2. 消毒范围　上至剑突，下达大腿上 1/3，两侧均至腋中线。

3. 铺巾

（1）反折 1/4 的治疗巾 4 张，依次分别覆盖切口的下侧、对侧、上侧及近侧。

（2）纱布或治疗巾 1 张擦干切口区域的碘伏后，贴医用粘贴膜覆盖手术区域并固定治疗巾。

（3）铺剖口单 2 张。

（4）切口上缘横铺桌单 1 张以覆盖头架，切口下缘纵铺桌单 1 张覆盖床尾及手术托盘。

（四）手术配合

1. 手术切口　做左（右）侧下腹部弧形切口（切口的侧别一般与供肾的侧别相对，当拟将供肾动脉与受者髂外动脉做端-侧吻合时，则切口的侧别宜与供肾侧别相同），上方至髂前上棘内下方 2～3cm 处，下端达腹正中线耻骨联合处，长 12～15cm（图 17-5-2）。

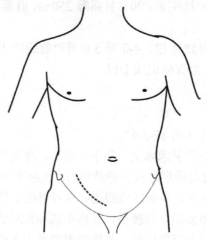

图 17-5-2　右下腹弧形切口

2. 切开皮肤及皮下组织　器械护士、巡回护士清点所有手术用物后，备圆刀、纱布、皮肤拉钩、解剖镊、13×24 圆针 0 号丝线、钳带 0 号和 2-0/T 丝线（图 17-5-3）。在切皮之前，巡回护士经静脉滴注甲泼尼龙 300mg 以行免疫抑制准备。用第一把圆刀切皮后换下，第二把圆刀或用电刀切开皮下组织。用电刀在腹直肌外侧切开腹外斜肌腱膜，并在腹直肌外侧缘钝性分离腹直肌与腹外斜肌的潜在间隙，上方达半环线上 3～4cm，下方到耻骨联合处。对于肥胖难于暴露者可横行切断切口侧的锥状肌甚至腹直肌，以便于充分暴露髂窝和膀胱。游离、钳夹并切断腹壁下血管后，2-0/T 丝线双重结扎。钝性游离后腹膜，将腹腔内容物向中线推开以显露髂血管。对男性患者应仔细游离精索并予以保留，对于已生育者在必要时可予以钳夹、切断后结扎；对女性患者应游离、钳夹、切断子宫圆韧带，并用 13×24 圆针 0 号丝线缝扎断端。

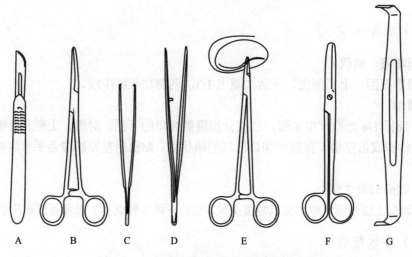

图 17-5-3　切开皮肤及皮下组织所需的器械

A.手术圆刀；B.弯止血钳；C.组织镊；D.解剖镊；E.持针器及针线；F.组织剪；G.皮肤拉钩

3. 显露手术野　　用湿纱布 2 张保护切口两侧边缘后，使用框架拉钩或腹腔自持式牵开器以充分显露手术野（图 17-5-4，图 17-5-5）。

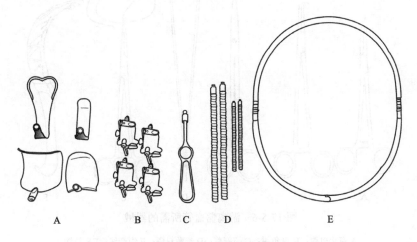

图 17-5-4　框架拉钩

A.拉钩片；B.固定夹；C.拉钩手柄；D.拉钩杆；E.椭圆形框架

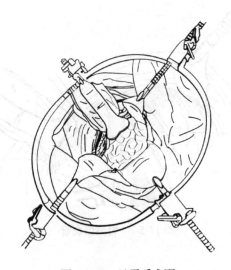

图 17-5-5　显露手术野

4. 游离髂血管　　备弯止血钳、解剖剪、长敷料镊、直角钳、钳带 2-0/T 线、钳带 3-0 丝线、S 拉钩（图 17-5-6）。递 S 拉钩将腹膜和腹腔内容物向内上方牵开，以充分显露髂窝。用长敷料镊、解剖剪剪开髂总血管鞘，直角钳游离髂外静脉和髂内动脉，血管标记线或 8 号尿管牵引髂内动脉（图 17-5-7）。对血管周围的淋巴管应予以电灼或妥善结扎，以预防术后淋巴瘘的发生。若髂内动脉血管条件不佳（包括直径太细、长度太短、内膜明显粥样斑块等）或者需要同时行髂内、髂外动脉吻合时亦可同时游离髂外动脉。

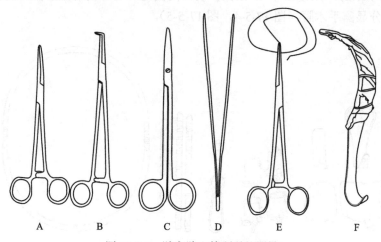

图 17-5-6　游离髂血管所需的器械

A.弯止血钳；B 直角钳；C.解剖剪；D.长敷料镊；E.钳带线；F.S 拉钩

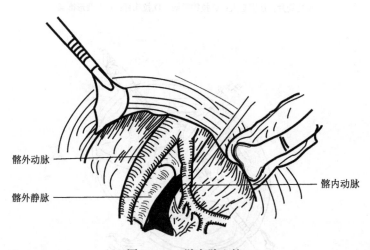

髂外动脉

髂外静脉

髂内动脉

图 17-5-7　游离髂血管

5. 肾脏血管吻合

（1）取出供肾：将使用供肾保养液冷灌注保存的供肾从冰箱内取出，严格按无菌操作要求运送至肾移植手术的无菌器械台上。在肾袋内供肾的周围填塞无菌冰屑，将供肾动、静脉分别从肾袋中份的孔洞中引出，置于弯盘中备用。

（2）阻断髂外静脉：用大号心耳钳纵行大部钳夹髂外静脉，根据供肾静脉的直径大小用直角剪剪出相应大小的裂口，递套上 24G 留置针软管的 20ml 注射器抽吸配制好的肝素液（500ml 生理盐水+1 支肝素钠）冲净静脉钳夹处腔内的血液后以备吻合（图 17-5-8，图 17-5-9）。

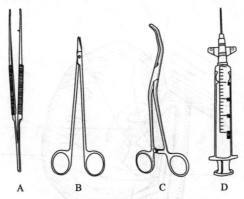

图 17-5-8 阻断髂外静脉所需的器械

A.无损伤镊；B.直角剪；C.心耳钳；D.注射器

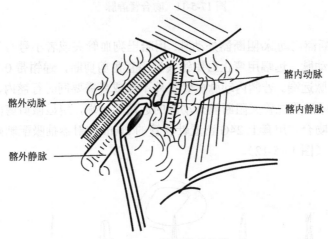

图 17-5-9 阻断髂外静脉

（3）吻合肾静脉：将供肾从弯盘中取出移至手术野。再次确定肾上、下极后，使用6-0 血管缝合线行供肾静脉与受者髂外静脉两定点连续端-侧吻合（图 17-5-10，图17-5-11），使用套上 24G 留置针软管的 20ml 注射器抽吸配置好的肝素液，冲洗吻合口以预防吻合口血栓形成，并保持吻合口视野清晰。

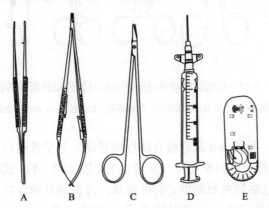

图 17-5-10 吻合肾静脉所需的器械

A.无损伤镊；B.显微持针器；C.直角剪；D.注射器；E.6-0 血管缝合线

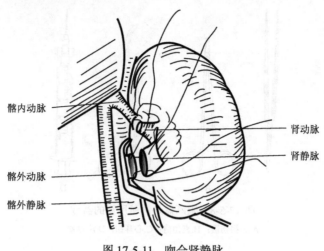

图 17-5-11 吻合肾静脉

（4）结扎切断髂内动脉/阻断髂外动脉：用哈巴狗血管夹或者小号心耳钳在靠近髂总动脉处阻断髂内动脉，远端用弯止血钳钳夹后用直角剪剪断，递钳带 0 号及 2-0/T 丝线双重结扎髂内动脉远端。若髂内动脉血管条件不佳或者需要同时行髂内、髂外动脉吻合时，亦可分别用哈巴狗血管夹阻断髂外动脉的近端和远端，用显微剪剪出与肾动脉相应大小的裂口以备吻合。用套上 24G 留置针软管的 20ml 注射器抽吸配制好的肝素液冲尽血液后以备吻合（图 17-5-12）。

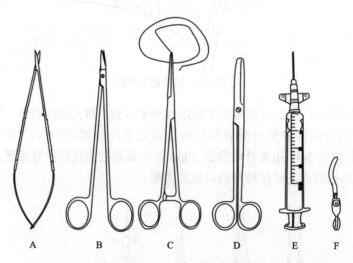

图 17-5-12 切断髂内动脉或阻断并切开髂外动脉所需的器械
A.显微剪；B.直角剪；C.钳带线；D.组织剪；E.注射器；F.哈巴狗血管夹

（5）吻合肾动脉：使用 6-0 血管缝合线行供肾动脉与受者髂内（或髂外）动脉两定点端-端（或端-侧）连续或者间断吻合（图 17-5-13，图 17-5-14），其间适时使用套上 24G 留置针软管的 20ml 注射器抽吸配置好的肝素液，冲洗动脉吻合口，预防吻合口血栓形成，并保持吻合口视野清晰。当动脉吻合至一半时，巡回护士经静脉滴注甲泼尼龙 300mg、快速静脉滴注 20％甘露醇 250ml。

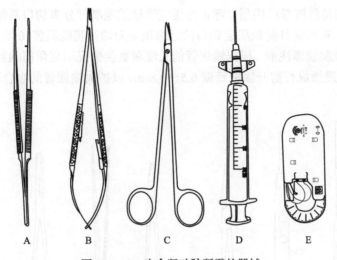

图 17-5-13　吻合肾动脉所需的器械

A.无损伤镊；B.显微持针器；C.直角剪；D.注射器；E.6-0 血管缝合线

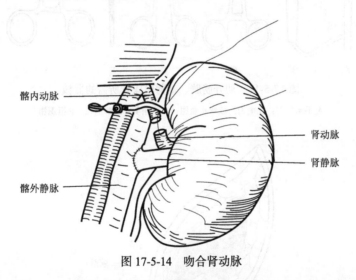

图 17-5-14　吻合肾动脉

6. 开放血循环　分别在供肾动、静脉靠近肾门处放置哈巴狗血管夹，分别原位松开阻断受者髂内/外动脉、髂外静脉的哈巴狗血管夹及心耳钳，仔细观察动脉、静脉吻合口有无漏血、狭窄、梗阻、扭转等异常情况。在确定动脉、静脉吻合口通畅、无漏血后，取出心耳钳、哈巴狗血管夹，恢复移植肾的血流灌注，记录和计算供肾的缺血时间。巡回护士经静脉注射速尿 100mg 以利尿，手术医生观察输尿管口尿液的分泌情况。剪开并撤除肾袋，移除其内的无菌冰屑。

7. 输尿管-膀胱吻合

（1）充盈膀胱：巡回护士经导尿管向膀胱内注入无菌生理盐水 300～400ml，使膀胱充盈。

（2）游离和显露膀胱的顶侧壁：主刀医生钝性向上推开覆盖膀胱前壁的腹膜，游离和显露手术侧膀胱的顶壁和侧壁。

（3）切开膀胱顶侧壁：在膀胱顶侧壁用电刀切开膀胱肌层 2.5～3cm 直至显露黏膜

层，递组织钳夹持膀胱壁肌肉层，弯止血钳钝性轻柔地潜行分离切口两侧肌层与膀胱黏膜之间的联系。在已切开膀胱肌层切口的远端用尖刀切开膀胱黏膜 0.8~1cm，负压吸引器吸尽尿液及膀胱灌注液。根据输尿管的长度和血供情况用直角剪裁剪输尿管至适当的长度，并在系膜缘纵行剪开输尿管壁 0.5~0.8cm，以扩大输尿管的吻合口（图 17-5-15，图 17-5-16）。

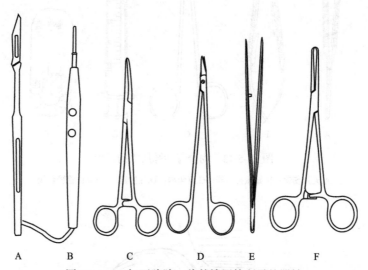

图 17-5-15 切开膀胱、裁剪输尿管所需的器械

A.手术尖刀；B.电刀；C.弯止血钳；D.直角剪；E.解剖镊；F.组织钳

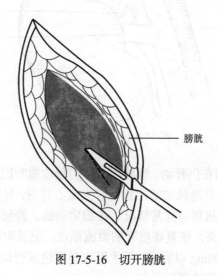

膀胱

图 17-5-16 切开膀胱

（4）输尿管-膀胱吻合：用 4-0 可吸收缝线行输尿管与膀胱三定点间断吻合，弯蚊式止血钳分别钳夹线尾区分并作牵引。在三定点处应将输尿管与膀胱全层进行吻合，以保证有足够的张力和牢固程度；对三定点以外的其他部分则应将输尿管与膀胱黏膜进行间断吻合，以保证其后能够将膀胱肌层覆盖于吻合口以构建抗反流隧道状缝合（图 17-5-17，图 17-5-18）。

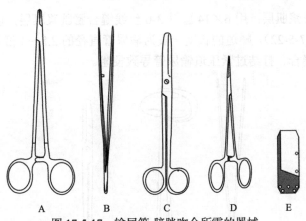

图 17-5-17　输尿管-膀胱吻合所需的器械

A.持针器；B.解剖镊；C.组织剪；D.弯蚊式止血钳；E.可吸收缝线

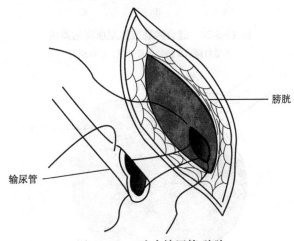

图 17-5-18　吻合输尿管-膀胱

（5）放置输尿管内支架管：备 6Fr 肾移植专用的输尿管内支架管（长度为 14cm），在输尿管-膀胱吻合完成前适时将输尿管内支架管安置到位（图 17-5-19）。

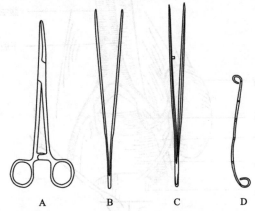

图 17-5-19　放置输尿管内支架管所需的器械

A.弯止血钳；B.敷料镊；C.解剖镊；D.支架管

（6）缝合膀胱浆肌层：用 6×14 圆针 3-0 丝线缝合膀胱浆肌层，以构建抗反流隧道（图 17-5-20～图 17-5-22），隧道的长度一般为输尿管直径的 2.5～3 倍为宜。应注意避免在建立隧道时因缝合、打结过紧压迫输尿管导致梗阻。

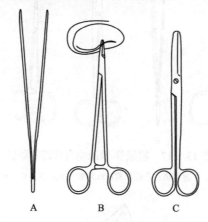

图 17-5-20　缝合膀胱浆肌层所需的器械

A.敷料镊；B.持针器及针线；C.组织剪

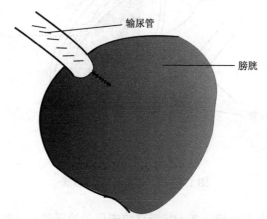

图 17-5-21　吻合好的输尿管-膀胱

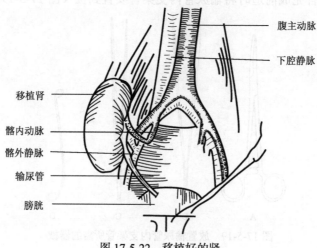

图 17-5-22　移植好的肾

8. 止血、放置引流管　仔细检查手术创面并充分止血后，于切口的上、下份分别放置香烟引流条和潘氏引流管，或只在切口下份放置潘氏引流管。递消毒别针固定香烟引流条以预防回缩、移位，三角针 2-0/T 丝线缝合固定潘氏引流管于皮肤上（图 17-5-23）。

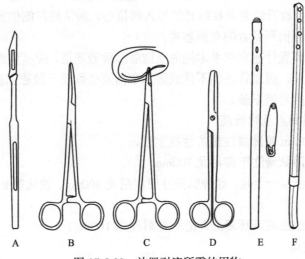

图 17-5-23　放置引流所需的用物

A.手术尖刀；B.弯止血钳；C.持针器及针线；D.组织剪；E.香烟引流条及别针；F.潘氏引流管

9. 缝合切口　器械护士与巡回护士仔细清点所有手术用物无误后，分层关闭切口。用 13×24 圆针 0 号丝线缝合肌层和腹外斜肌腱膜。待肌层关闭完成后，器械护士与巡回护士再次清点所有手术用物无误后，用 13×24 圆针 3-0 丝线缝合皮下脂肪组织层，三角针 3-0 丝线缝合皮肤（也可使用 0 号可吸收缝线关闭肌层，2-0 可吸收缝线关闭皮下脂肪组织层，皮肤缝合器缝合皮肤）。碘伏纱球消毒切口，2 把组织镊对合皮缘。切口敷贴和有孔敷贴覆盖切口，将引流管连接便携式引流瓶后结束手术（图 17-5-24）。

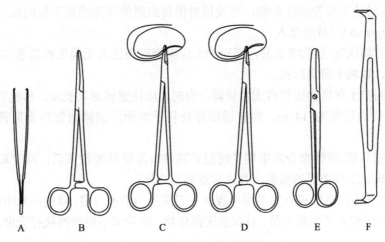

图 17-5-24　缝和切口所需的器械

A.组织镊；B.弯止血钳；C、D.持针器及针线；E.组织剪；F.皮肤拉钩

（五）特殊关注点

1. 手术前关注点

（1）严格执行手术患者的安全核查制度，认真核对患者，阅读病历，全面了解病情。询问患者有无药物过敏史，检查抗生素种类、剂量及皮试的结果、患者手术同意书的签订情况、相关的各种检查结果及移植肾的植入部位等。通常将左侧供肾移植到受者的右侧髂窝，右侧供肾移植到受者的左侧髂窝。

（2）选用 16G 留置针建立非手术侧的上肢静脉输液通道，应尽量避开造瘘侧及绑缚血压计袖带侧的上肢。因血管条件不佳或因术中需要必须在下肢建立静脉输液通道时，应尽量选择肾移植的对侧下肢。

2. 在各给药时间点及时给药

（1）切皮前 30min 静脉滴注预防性抗生素。

（2）切皮时经静脉滴注甲泼尼龙 300mg。

（3）当动脉吻合至一半时，经静脉滴注甲泼尼龙 300mg、快速静脉滴注 20％甘露醇 250ml。

（4）移植肾开放血液循环后立即静脉注射速尿 100mg。

3. 手术中关注点

（1）供肾应装入特制的肾袋内，仅显露供肾的动、静脉，以避免术中损伤供肾和影响暴露。肾袋中应放入无菌冰屑，以便于术中对供肾进行降温保护。在移植进行的过程中，应根据情况及时补充无菌冰屑，防止因供肾升温导致损伤。

（2）严密监测受者的生命体征，维持有效血压，保障移植肾有效的血流灌注。当肾动脉吻合开始时应注意保持适当的血压，在移植肾血流开放前，应将收缩压升至 130～140mmHg，以保证移植肾有足够的灌注压，预防因低血压导致术后发生移植肾功能延迟恢复。

1）充分扩容：输液量一般应掌握在 40ml/kg 左右，但应根据受者具体情况和监测指标进行调整，避免因输液过快导致左心衰竭和肺水肿。

2）必要时使用血管活性药物：可使用对供肾血液循环无明显干扰的低剂量多巴胺 [3～8μg/（kg·min）] 持续泵入。

（3）在行输尿管-膀胱吻合前，巡回护士应向膀胱内注入无菌生理盐水 300～400ml 使膀胱充盈，以利于游离膀胱。

（4）巡回护士在将输尿管内支架管解上台时，应注意核对其长度，移植肾专用的输尿管内支架管的长度为 14cm，而普通泌尿外科手术所用的输尿管内支架管的长度为 26cm。

（5）当输尿管-膀胱吻合术中切开膀胱黏膜并吸尽膀胱灌注液后，应立即接好引流袋，开始准确记录移植肾的尿量，并注意观察其变化。

（6）器械护士应熟悉相应的手术步骤及主刀医生的手术习惯，以便在术中准确配合。

（7）严格限制手术参观人员，以保证无菌环境。在手术中应严格执行无菌技术操作，防止感染。

4. 手术后关注点

（1）巡回护士应守护床旁，对患者适当约束，以避免因麻醉复苏期躁动引起意外坠床。

（2）巡回护士应与麻醉师一起密切观察患者的生命体征和其他各项指标，以便及时发现病情变化，并及时给予相应的处理。

（3）注意保护各种管路，避免意外脱出。

（4）出室时应检查患者皮肤的完整性。

（刘元婷 赖 力 黄中力）

第十八章　膀胱阴道瘘修补术手术配合

膀胱与阴道之间存在的异常通道称为膀胱阴道瘘，瘘口多数位于膀胱三角区或膀胱底部（图18-0-1）。高位瘘口并伴有子宫颈撕裂者称为膀胱子宫颈阴道瘘（图18-0-2），瘘口较低位于尿道者称为尿道阴道瘘，瘘口位于尿道和膀胱者称为尿道膀胱阴道瘘。膀胱阴道瘘的临床表现为尿液经阴道持续溢出。根据瘘口的大小和位置的不同，可以有从正常的排尿伴发少量的阴道漏尿直至尿液完全从阴道漏出而没有正常的排尿的各种情况。引起膀胱阴道瘘的原因包括：因难产时胎头持续压迫导致膀胱受压处缺血性坏死、外科/妇科手术损伤、放射性损伤、盆腔恶性肿瘤侵蚀膀胱和阴道等。外科手术修补是膀胱阴道瘘最基本的治疗方法，修补方式主要有经阴道修补、经膀胱修补和经腹腔修补三种途径。本章将分别对上述三种途径的膀胱阴道瘘修补术的手术配合进行介绍。

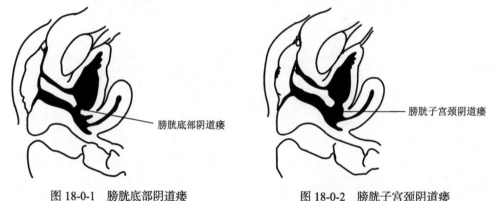

膀胱底部阴道瘘

膀胱子宫颈阴道瘘

图 18-0-1　膀胱底部阴道瘘　　　　　　图 18-0-2　膀胱子宫颈阴道瘘

第一节　经阴道途径膀胱阴道瘘修补术手术配合

该术式适用于尿道阴道瘘及膀胱阴道瘘、膀胱尿道阴道瘘或膀胱子宫颈阴道瘘，且能经阴道分离、显露及缝合瘘口者。

（一）手术用物

1. 常规布类　剖腹盆、手术衣、桌单。

2. 手术器械　阴道器械、膀胱镜器械。

3. 一次性用物

（1）常规物品：手外套针 1 板、2-0/T 丝线 1 包、15 号刀片 2 个、纱布 10 张、无菌塑料灯柄罩 1 个、16Fr 双腔气囊导尿管 1 根、医用润滑剂 2 支、20ml 注射器 1 副、60 ml 注射器 1 副、引流袋 1 个、45cm×45cm 泌尿专用粘贴膜 1 张、无菌保护套 1 个、0.9%氯化钠注射液（3000ml/袋）1 袋、手套按需准备。

（2）特殊物品：4～5Fr 输尿管插管 1 根、3-0 可吸收缝线 1～2 根。

4. 其他　可调节吊腿架 1 套。

（二）手术体位

截石位：将可调节吊腿架固定于手术床尾端边缘。调整患者位置，使其臀部位于手术床尾边缘外 5～10cm。将患者的膝关节弯曲后放于吊腿架上，双侧足底紧贴腿架垫足垫处，且让患者大腿尽量外展；对于下肢功能障碍不能弯曲者，可调节吊腿架腿垫的位置，以保持下肢处于伸直状态（图 18-1-1）。

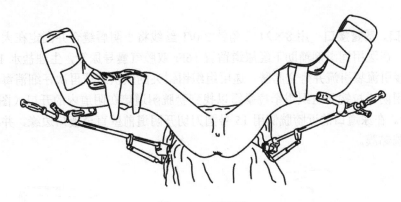

图 18-1-1　截石位

（三）消毒铺巾

1. 消毒液　碘伏。

2. 消毒范围　上方起自耻骨联合至脐 1/2 处，后方止于会阴、肛门及其周围，两侧为大腿内上 1/3。

3. 铺巾　于耻骨上横铺治疗巾 1 张，臀下、双腿各铺盖 1 张桌单，桌单 1 张横铺于耻骨上缘，并覆盖手术床头架及患者外展的上肢。

（四）手术配合

1. 膀胱镜检查　妥善连接膀胱镜的光学视管、光源系统、摄像系统和冲水管道。在医用润滑剂辅助下经尿道置入膀胱镜，仔细窥察瘘口的部位、大小、膀胱容量、黏膜情况等（图 18-1-2）。应注意明确瘘口与输尿管开口的关系，若发现瘘口靠近输尿管口，应向相应侧输尿管内插入 4～5Fr 输尿管插管，以免在修补瘘口时损伤和（或）缝闭输尿管。

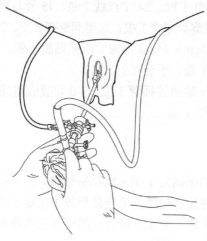

图 18-1-2　膀胱镜检查

2. 切口、暴露瘘口　用 8×24 三角针 2-0/T 丝线将小阴唇缝合并固定在大阴唇外侧的皮肤上。在医用润滑剂辅助下经尿道留置 16Fr 双腔气囊导尿管，生理盐水 10ml 注入气囊，连接引流袋引流并排空膀胱。递用组织钳钳夹的碘伏纱球再次仔细消毒阴道和子宫颈后，用阴道拉钩和组织钳牵拉暴露以找到膀胱阴道瘘在阴道内的开口（图 18-1-3，图 18-1-4）。在尿道口的近膀胱侧用 15 号圆刀切开阴道前壁直至瘘口边缘，并在瘘口边缘切开膀胱黏膜。

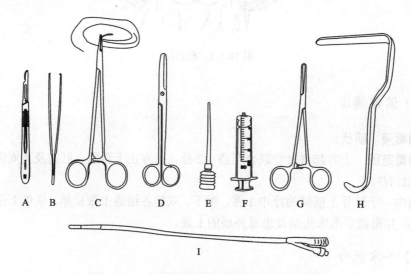

图 18-1-3　切开阴道壁及暴露瘘口所需的器械

A.15 号圆刀；B.组织镊；C.持针器及针线；D.组织剪；E.医用润滑剂；F.注射器；G.组织钳；H.阴道拉钩；I.双腔气囊导尿管

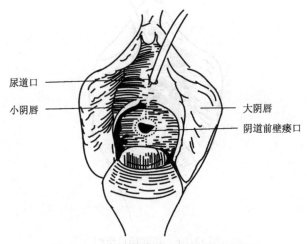

尿道口 —————

小阴唇 —————

————— 大阴唇

————— 阴道前壁瘘口

图 18-1-4 良好暴露的瘘口及阴道壁切口

3. 分离阴道壁 用 2 把组织钳钳夹瘘口附近的阴道壁，以牵引和暴露瘘口附近的阴道壁。递解剖剪沿着切口与阴道壁、尿道、膀胱壁之间的间隙钝性进行分离，使瘘口与周围组织之间的瘢痕粘连得到充分松解，以便在其后修补瘘口时不至因张力过大而造成修补困难（图 18-1-5）。

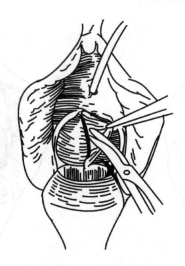

图 18-1-5 分离阴道壁

4. 切除瘘口瘢痕组织、修剪瘘口 用解剖剪尽可能彻底地剪除瘘口周围膀胱及阴道的瘢痕组织（图 18-1-6）。若瘢痕组织范围较大，彻底切除会影响修补者，可仅切除部分瘢痕组织或不切除，仅将瘘口周围修剪整齐后直接进行缝合。

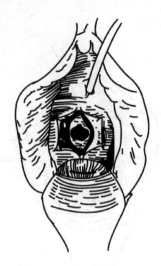

图 18-1-6　切除瘘口组织

5. 缝合　用 3-0 可吸收缝线将经过游离并切除瘢痕后的膀胱瘘口切缘做连续缝合（图 18-1-7）。缝合完毕后，可将经过稀释的亚甲蓝或生理盐水约 200ml 用 60ml 注射器经尿管注入膀胱内，以便于检查缝合口有无漏液。经确认缝合紧密无渗漏后，用 3-0 可吸收缝线对外层游离的膀胱筋膜间断进行第二层缝合，再用 3-0 可吸收缝线对第三层阴道壁切口进行间断缝合（图 18-1-8）。

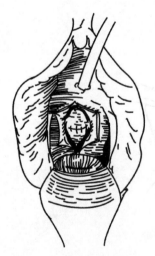

图 18-1-7　缝合膀胱瘘口

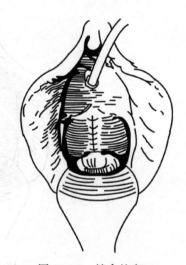

图 18-1-8　缝合的瘘口

6. 清点用物，碘伏浸润的纱布填塞阴道　缝合完毕后，器械护士和巡回护士仔细清点所有手术用物无误后，递用碘伏浸润的纱布填塞于阴道内，以压迫止血和预防感染。

（刘元婷　莫　宏　巴学园）

第二节　耻骨上膀胱阴道瘘修补术手术配合

该术式适用于高位膀胱阴道瘘或膀胱子宫颈阴道瘘、瘘口位于膀胱三角区或膀胱底部，以及因瘘口较大或阴道狭窄等原因造成经阴道途径很难修补者。

（一）手术用物

1. 常规布类　剖腹盆、手术衣、剖口单、桌单。

2. 手术器械　剖腹器械、腹腔牵开器（备用）。

3. 一次性用物　吸引管 1 套、电刀 1 个、电刀清洁片 1 张、剖腹套针 1 包、3-0 丝线 1 包、2-0/T 丝线 1 包、0 号丝线 1 包、11 号刀片 1 个、20 号刀片 2 个、纱布 10～20 张、45cm×45cm 医用粘贴膜 1 张、血浆引流管 1 根、无菌塑料灯柄罩 2 个、16Fr 双腔气囊导尿管 1 根、医用润滑剂 1 支、20ml 注射器 1 副、引流袋 2 个、4Fr 或 5Fr 输尿管插管（备用）、24Fr 蕈形尿管 1 根、手套按需准备。

4. 膀胱造瘘及缝合瘘口所需缝线　2-0 可吸收缝线 1 根、3-0 可吸收缝线 1～2 根。

（二）手术体位

手术体位为头端稍降低的仰卧位（图 18-2-1），详见第五章第三节。

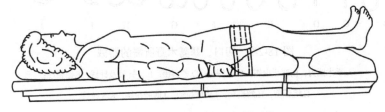

图 18-2-1　头端稍降低的仰卧位

（三）消毒铺巾

1. 消毒液　碘伏。

2. 消毒范围　上至剑突，下达大腿上 1/3，两侧均至腋中线。

3. 铺巾

（1）1/4 折的治疗巾 4 张，依次覆盖切口下侧、对侧、上侧和近侧。

（2）贴医用粘贴膜，覆盖手术切口并固定治疗巾。

（3）铺剖口单 2 张。

（4）齐切口上缘横铺桌单 1 张，以遮盖托手架和头架。

（5）齐切口下缘纵铺桌单 1 张，以完全覆盖床尾及手术托盘。

（四）手术配合

1. 清点用物　巡回护士、器械护士共同仔细清点所有手术用物，包括纱球、纱布、器械、缝针、刀片等。准备并连接电刀及吸引管，套上灯柄罩，将电刀用一次性电刀清洁片粘贴在无菌单上，吸引管用巾钳固定。

2. 切口、暴露术野 备圆刀、纱布、皮肤拉钩、组织镊、13×24 圆针 0 号丝线、钳带 0 号及 2-0/T 丝线（图 18-2-2）。做下腹部正中纵行切口，上缘起自脐与耻骨联合连线的中点处，下界抵达耻骨联合平面。第一把圆刀切皮后换下，第二把圆刀或用电刀逐层切开皮下脂肪、浅筋膜、腹白线。用 2 把皮肤拉钩向两侧牵拉暴露切口，电刀切开腹直肌腱膜，刀柄于中线处钝性分离腹直肌，电刀切断锥状肌。视情况传递弯止血钳、钳带 2-0/T 或 0 号丝线、13×24 圆针 0 号丝线行腹壁浅动、静脉结扎或缝扎止血，逐层进入腹膜外盆腔。用 2 张湿纱布保护切口两缘，腹腔拉钩、S 拉钩牵开切口暴露术野，也可用腹腔牵开器撑开暴露术野。

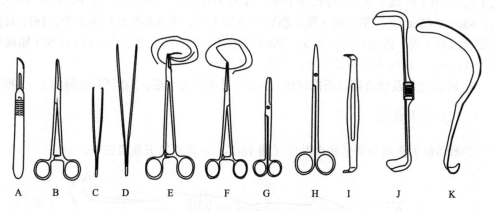

图 18-2-2　切口、暴露术野所需的器械

A.手术圆刀；B.弯止血钳；C.组织镊；D.敷料镊；E.持针器及针线；F.钳带线；

G.组织剪；H.解剖剪；I.皮肤拉钩；J.腹腔拉钩；K.S 拉钩

3. 分离与切除瘘口 备湿纱布、尖刀、敷料镊、解剖剪、组织钳、7×20 圆针 2-0/T 丝线、弯蚊式止血钳、输尿管插管及 S 拉钩等（图 18-2-3），术者将湿纱布缠绕于手指上，钝性将覆盖于膀胱前面的腹膜反折向上推移，以显露膀胱前壁和顶壁。递组织钳 2 把钳夹并提起膀胱前壁后，用电刀切开膀胱前壁，排空尿液后，用 S 拉钩牵开以显露瘘口，观察瘘口的部位、大小及其与输尿管口、膀胱颈的关系，瘘口靠近输尿管口时应将 4Fr 或 5Fr 输尿管插管插入输尿管口以作指示，从而避免损伤。在瘘口边缘的膀胱壁用 7×20 圆针 2-0/T 丝线缝 2 针牵引线，尾端用弯蚊式止血钳钳夹。对于较小的膀胱阴道瘘，递尖刀在距离瘘口边缘 0.5cm 处环形切开膀胱黏膜层，解剖剪锐性仔细游离膀胱壁与瘘口、阴道壁的粘连。充分游离瘘口后，用解剖剪沿瘘口边缘剪除瘢痕组织（图 18-2-4～图 18-2-6）。对于瘘口较大、瘘口位于膀胱三角区或靠近输尿管开口者，可用电刀将膀胱切口延长至瘘口部位，解剖剪锐性将膀胱与阴道及子宫颈分离，再沿瘘口边缘剪去瘢痕组织。

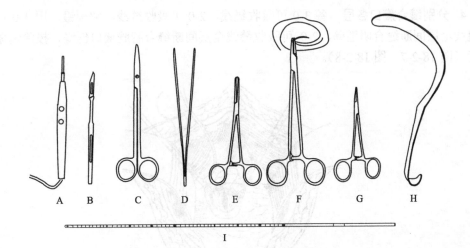

图 18-2-3　分离与切除瘘口器械

A.电刀；B.手术尖刀；C.解剖剪；D.敷料镊；E.组织钳；F.持针器及针线；G.弯蚊式止血钳；H.S 拉钩；I.输尿管插管

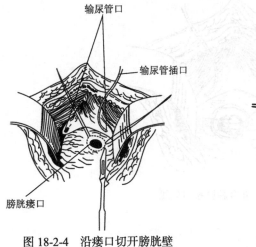

图 18-2-4　沿瘘口切开膀胱壁

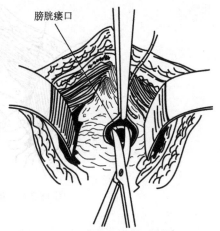

图 18-2-5　将瘘口与膀胱及阴道游离

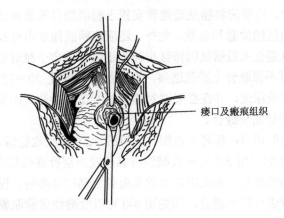

图 18-2-6　切除瘘口瘢痕组织

4. 分别缝合瘘口各层 备 3-0 可吸收缝线、2-0 可吸收缝线、解剖镊。用 3-0 可吸收缝线全层间断缝合阴道壁，2-0 可吸收缝线全层间断缝合膀胱瘘口创缘，拔除输尿管插管（图 18-2-7，图 18-2-8）。

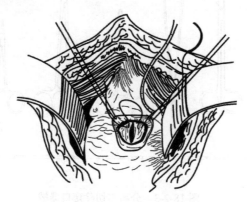

图 18-2-7 缝合阴道壁

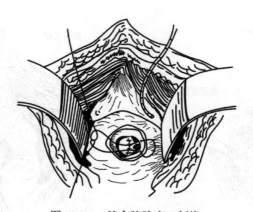

图 18-2-8 缝合膀胱瘘口创缘

5. 置入膀胱造瘘管，缝合膀胱前壁

（1）置入膀胱造瘘管：如果要进行耻骨上膀胱造瘘，则应在完全关闭膀胱切口之前放置 24Fr 蕈形尿管。注意应将膀胱造瘘管安置于膀胱切口的最高处，以减少或避免造瘘管对膀胱颈、三角区的激惹和刺激。此外，还应将膀胱顶部用可吸收缝线缝合并悬吊于腹直肌前鞘上，以避免术后膀胱因持续引流而退缩和固定于耻骨后的盆腔里，影响膀胱容量的恢复。也可不做耻骨上膀胱造瘘，而是经尿道安置 20～22Fr 的三腔气囊导尿管，术后持续低压引流尿液，并在必要时对膀胱进行低压冲洗。如果不做耻骨上膀胱造瘘，则应将膀胱切开处完全缝合。

（2）缝合膀胱前壁切口：备弯止血钳、敷料镊、2-0 可吸收缝线、6×14 圆针 3-0 丝线、组织剪（图 18-2-9）。用 2-0 可吸收缝线将黏膜及肌层行连续缝合，再用 3-0 丝线间断褶式内翻缝合加固浆肌层。如果决定不放置耻骨上膀胱造瘘管，仅安置三腔气囊导尿管，则需要对膀胱壁进行防水缝合，即先用 4-0 可吸收缝线做膀胱黏膜及黏膜下层连续缝合；再用 2-0 可吸收缝线对膀胱肌层做全层连续缝合，应注意缝合此层时仅限于肌层而不应穿透黏膜层，以免引起漏尿；最后再用 3-0 丝线或者可吸收缝线间断缝合浆肌层以作加固。

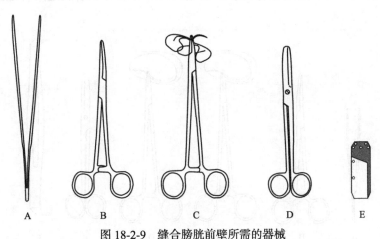

图 18-2-9　缝合膀胱前壁所需的器械

A.敷料镊；B.弯止血钳；C.持针器及针线；D.组织剪；E.可吸收缝线

6. 检查创面，彻底止血后安置血浆引流管　碘伏纱球消毒拟安置血浆引流管皮肤后，递尖刀切开皮肤及皮下组织，弯止血钳 1 把戳开肌层组织后稍加扩张，将血浆引流管内侧端放置在盆腔最低位，将外侧端拉出体外，用 8×24 三角针 2-0/T 丝线将其缝合固定于皮肤上（图 18-2-10）。

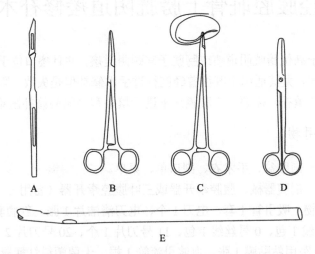

图 18-2-10　安置血浆引流管所需的器械

A.手术尖刀；B.弯止血钳；C.持针器及针线；D.组织剪；E.血浆引流管

7. 清点手术用物，缝合切口　备弯止血钳、组织镊、组织剪、13×24 圆针 0 号丝线、13×24 圆针 3-0 号丝线、8×24 三角针 3-0 丝线（图 18-2-11），巡回护士、器械护士仔细清点所有手术用物无误后，用 13×24 圆针 0 号丝线缝合肌层及腹直肌前鞘，13×24 圆针 3-0 号丝线缝合皮下脂肪层，8×24 三角针 3-0 丝线缝合皮肤（也可使用 0 号可吸收缝线关闭肌层，2-0 可吸收缝线关闭皮下脂肪组织层，皮肤用皮肤缝合器缝

合）。巡回护士、器械护士再次清点所有手术用物无误后，用碘伏纱球消毒切口，2 把
组织镊对合皮缘，切口敷贴和有孔敷贴覆盖切口，将耻骨上膀胱造瘘管连接引流袋后
结束手术。

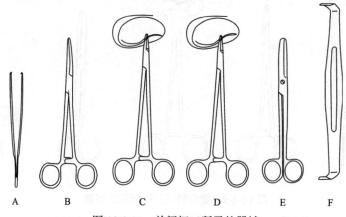

图 18-2-11 关闭切口所需的器械

A.组织镊；B.弯止血钳；C、D.持针器及针线；E.组织剪；F.皮肤拉钩

（莫 宏 刘元婷 巴学园）

第三节 经腹腔耻骨上膀胱阴道瘘修补术手术配合

该术式适用于高位膀胱阴道瘘或膀胱子宫颈阴道瘘，并且瘘口位于膀胱三角区或膀
胱底部且瘘口较大，尤其适用于既往曾经施行过手术修补但是失败，阴道和膀胱之间缺
乏组织可以缝合和填补，需要采集腹膜片来进行填补和分隔的修补困难者。

（一）手术用物

1. 常规布类 剖腹盆、手术衣、剖口单、桌单。

2. 手术器械 剖腹器械、腹腔牵开器或三叶腹腔牵开器（备用）。

3. 一次性用物 吸引管 1 套、电刀 1 个、电刀清洁片 1 张、剖腹套针 1 包、3-0 丝
线 1 包、2-0/T 丝线 1 包、0 号丝线 1 包、11 号刀片 1 个、20 号刀片 2 个、纱布 10～20
张、45cm×45cm 医用粘贴膜 1 张、血浆引流管 1 根、无菌塑料灯柄罩 2 个、16Fr 双腔
气囊导尿管 1 根、24Fr 蕈形尿管 1 根、医用润滑剂 1 支、20ml 注射器 1 副、引流袋 2
个、手套按需准备。

4. 膀胱造瘘及缝合瘘口所需缝线 2-0 可吸收缝线 2 根、3-0 可吸收缝线 1～2 根。

（二）手术体位

手术体位为仰卧位（图 18-3-1）。

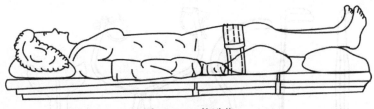

图 18-3-1 仰卧位

（三）消毒铺巾

1. 消毒液 碘伏。

2. 消毒范围 上至剑突，下达大腿上 1/3，两侧均至腋中线。

3. 铺巾

（1）1/4 折的治疗巾 4 张，依次覆盖切口下侧、对侧、上侧和近侧。

（2）贴医用粘贴膜，以覆盖手术切口并固定治疗巾。

（3）铺剖口单 2 张。

（4）齐切口上缘横铺桌单 1 张，遮盖托手架和头架。

（5）齐切口下缘纵铺桌单 1 张，完全覆盖床尾及托盘。

（四）手术配合

1. 清点用物 巡回护士、器械护士仔细清点所有手术用物，包括纱球、纱布、器械、缝针、刀片等。准备并连接电刀及吸引管，套上灯柄罩，将电刀用一次性电刀清洁片粘贴在无菌单上，吸引管用巾钳固定。

2. 切口、暴露术野 备圆刀、纱布、皮肤拉钩、组织镊、13×24 圆针 0 号丝线、钳带 0 号及 2-0/T 丝线。做下腹部正中纵行切口，上缘起自脐，下界抵达耻骨联合平面。第一把圆刀切皮后换下，第二把圆刀或用电刀逐层切开皮下脂肪、浅筋膜、腹白线。用 2 把皮肤拉钩向两侧牵拉暴露切口，电刀切开腹直肌腱膜，刀柄于中线处钝性分离腹直肌，电刀切断锥状肌。视情况传递弯止血钳、钳带 2-0/T 或 0 号丝线、13×24 圆针 0 号丝线行腹壁浅动、静脉结扎或缝扎止血，逐层切开腹膜进入腹腔。2 张湿方纱保护切口，用长敷料镊和 1 张湿方纱将肠道向上方推移并用湿方纱遮盖后，递三叶腹腔牵开器牵开切口并暴露术野（图 18-3-2）。

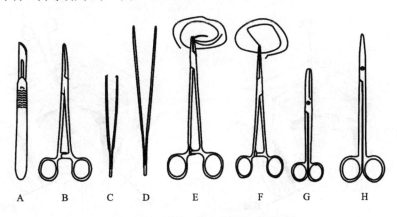

图 18-3-2 切口、暴露术野所需的器械

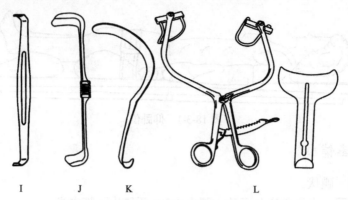

图 18-3-2　切口、暴露术野所需的器械（续）

A.手术圆刀；B.弯止血钳；C.组织镊；D.敷料镊；E.持针器及针线；F.钳带线；
G.组织剪；H.解剖剪；I.皮肤拉钩；J.腹腔拉钩；K.S 拉钩；L.三叶腹腔牵开器

3. 游离膀胱、切取腹膜片　备湿纱布、敷料镊、解剖镊、尖刀、解剖剪、花生米钝
性剥离器等（图 18-3-3）。术者将湿纱布缠绕于手指上，钝性将覆盖于膀胱前面的腹膜
反折向上推移，用解剖剪以钝锐结合的方式充分游离并显露膀胱的前壁和顶壁。用尖刀
在膀胱的顶后壁做腹膜切口，花生米钝性剥离器和解剖剪以钝锐结合的方式游离覆盖于
膀胱顶后壁的腹膜片以备后续的修补之用（图 18-3-4，图 18-3-5）。

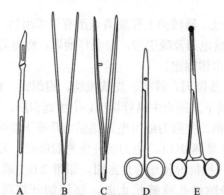

图 18-3-3　游离膀胱、切取腹膜片所需的器械
A.手术尖刀；B.敷料镊；C.解剖镊；D.解剖剪；E.花生米钝性剥离器

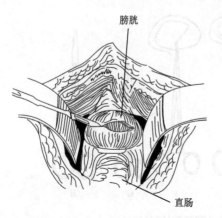

图 18-3-4　切开膀胱顶后壁腹膜

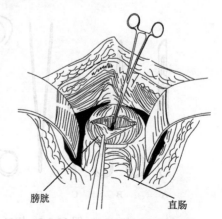

图 18-3-5　游离膀胱顶后壁腹膜

4. 切开膀胱壁，游离并切除瘘口处瘢痕　备组织钳、敷料镊、7×20 圆针 2-0/T 丝线、弯蚊式止血钳、输尿管插管（图 18-3-6）等。用 2 把组织钳分别钳夹膀胱后壁中线两侧，并向上提拉牵引，也可用 7×20 圆针 2-0/T 丝线在同样位置全层缝合，弯蚊式止血钳钳夹线尾，向上提拉牵引。用电刀在 2 把组织钳或者牵引线之间切开膀胱后壁，吸尽膀胱内尿液后仔细观察瘘口的部位、大小、与输尿管口及与膀胱颈的关系。若瘘口靠近输尿管口，用 4Fr 或 5Fr 输尿管插管插入输尿管口以作指示，从而避免损伤。用电刀将膀胱后壁的切口延长至瘘口部位，解剖剪锐性将膀胱与阴道及子宫颈分离，再沿瘘口边缘剪去瘢痕组织（图 18-3-7）。

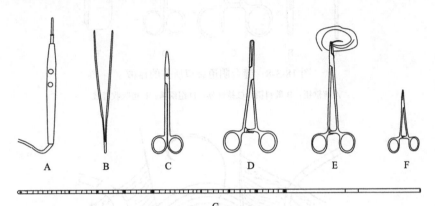

图 18-3-6　游离、切除瘘口所需的器械

A.电刀；B.敷料镊；C.解剖剪；D.组织钳；E.持针器及针线；F.弯蚊式止血钳；G.输尿管插管

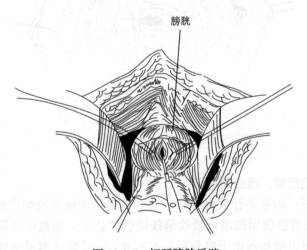

图 18-3-7　切开膀胱后壁

5. 缝合阴道裂孔、填塞并固定腹膜片　备持针器、3-0 可吸收缝线、2-0 可吸收缝线、解剖镊、敷料镊（图 18-3-8）。用 3-0 可吸收缝线全层间断缝合阴道裂口（图 18-3-9）。将之前游离的腹膜片尽可能地向膀胱后壁底部与阴道之间填塞，以便隔绝阴道裂口与膀胱裂口之间的间隙。用 3-0 可吸收缝线间断将腹膜片与阴道壁缝合固定。

4. 缝合阴道裂口变意扎，在

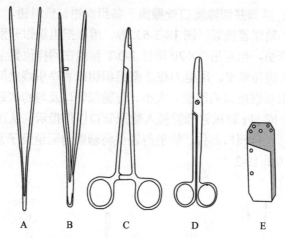

图 18-3-8 缝合阴道裂口所需的器械

A.解剖镊；B.敷料镊；C.持针器；D.组织剪；E.可吸收缝线

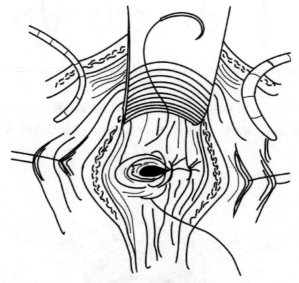

图 18-3-9 缝合阴道裂口

6. 置入膀胱造瘘管，缝合膀胱壁

（1）膀胱造瘘：如果要行膀胱造瘘，则应在完全关闭膀胱切口前安置 24Fr 蕈形尿管。此外，还应将膀胱顶部用可吸收缝线缝合并悬吊于腹直肌前鞘上，以避免术后膀胱因持续引流而退缩和固定于耻骨后的盆腔里，影响膀胱容量的恢复。也可不做耻骨上膀胱造瘘，经尿道安置 20~22Fr 的三腔气囊导尿管，术后持续低压引流尿液，并在必要时对膀胱进行低压冲洗。如果不做耻骨上膀胱造瘘，则应将膀胱切开处完全缝合。

（2）缝合膀胱壁：备敷料镊、弯止血钳、2-0 可吸收缝线、3-0 可吸收缝线、4-0 可吸收缝线、6×14 圆针 3-0 丝线、组织剪（图 18-3-10）。用 2-0 可吸收缝线将黏膜及肌层行连续缝合，再用 3-0 丝线间断褥式内翻缝合加固浆肌层（图 18-3-11）。如果决定不放置耻骨上膀胱造瘘管，仅安置三腔气囊导尿管，则需要对膀胱壁进行防水缝合，即先用 4-0 可吸收缝线做膀胱黏膜及黏膜下层连续缝合；再用 2-0 可吸收缝线对膀胱肌层做全层连续缝合；最后再用 3-0 丝线或者可吸收缝线间断缝合浆肌层以作加固。

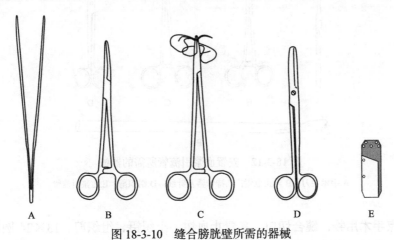

图 18-3-10　缝合膀胱壁所需的器械

A.敷料镊；B.弯止血钳；C.持针器及针线；D.组织剪；E.可吸收缝线

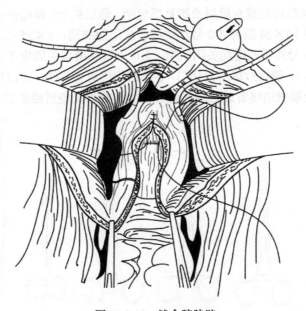

图 18-3-11　缝合膀胱壁

7. 检查创面，安置引流管　检查创面、彻底止血后，用碘伏纱球消毒切口下方、耻骨联合稍上拟安置血浆引流管处皮肤后，递尖刀切开皮肤及皮下组织，弯止血钳 1 把戳开肌层组织后稍加扩张，将血浆引流管内侧端放置在腹膜外盆腔最低位，将外侧端拉出体外，用 8×24 三角针 2-0/T 丝线将其缝合固定于皮肤上（图 18-3-12）。

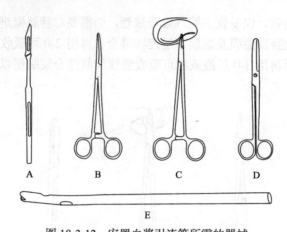

图 18-3-12　安置血浆引流管所需的器械

A.手术尖刀；B.弯止血钳；C.持针器及针线；D.组织剪；E.血浆引流管

8. 清点手术用物，缝合切口　备弯止血钳、组织镊、组织剪、13×24 圆针 0 号丝线、13×24 圆针 3-0 号丝线、8×24 三角针 3-0 丝线（图 18-3-13）。巡回护士、器械护士仔细清点所有手术用物无误后，用 13×24 圆针 0 号丝线间断缝合腹膜，以关闭腹腔，13×24 圆针 0 号丝线间断缝合肌层及腹直肌前鞘。巡回护士、器械护士再次清点所有手术用物无误后，递 13×24 圆针 3-0 号丝线缝合皮下脂肪层，8×24 三角针 3-0 丝线缝合皮肤（也可使用 0 号可吸收缝线关闭肌层，2-0 可吸收缝线关闭皮下脂肪组织层，皮肤用皮肤缝合器缝合）。碘伏纱球消毒切口，2 把组织镊对合皮缘。切口敷贴和有孔敷贴覆盖切口，将耻骨上膀胱造瘘管或三腔气囊导尿管连接引流袋后结束手术。

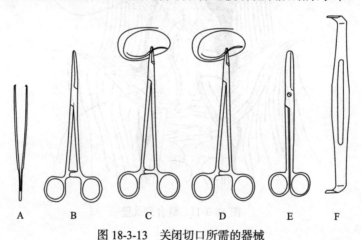

图 18-3-13　关闭切口所需的器械

A.组织镊；B.弯止血钳；C、D.持针器及针线；E.组织剪；F.皮肤拉钩

（刘志洪　卢一平　莫　宏）

参 考 文 献

梅骅, 陈凌武, 高新. 2008. 泌尿外科手术学. 北京: 人民卫生出版社, 411, 820

严振国. 2001. 正常人体解剖学. 上海: 上海科学技术出版社, 138, 139

那彦群. 2009. 实用泌尿外科学. 北京: 人民卫生出版社, 221

吴阶平. 2004. 吴阶平泌尿外科学. 济南: 山东科学技术出版社, 1084